Carl-Auer

Systemische Horizonte – Theorie der Praxis

Herausgeber: Bernhard Pörksen

»Irritation ist kostbar.«
Niklas Luhmann

Die wilden Jahre des Konstruktivismus und der Systemtheorie sind vorbei. Inzwischen ist das konstruktivistische und systemische Denken auf dem Weg zum etablierten Paradigma und zur *normal science*. Die Provokationen von einst sind die Gewissheiten von heute. Und lange schon hat die Phase der praktischen Nutzbarmachung begonnen, der strategischen Anwendung in der Organisationsberatung und im Management, in der Therapie und in der Politik, in der Pädagogik und der Didaktik. Kurzum: Es droht das epistemologische Biedermeier. Eine Außenseiterphilosophie wird zur Mode – mit allen kognitiven Folgekosten, die eine Popularisierung und praxistaugliche Umarbeitung unvermeidlich mit sich bringt.

In dieser Situation ambivalenter Erfolge kommt der Reihe *Systemische Horizonte – Theorie der Praxis* eine doppelte Aufgabe zu: Sie soll die Theoriearbeit vorantreiben – und die Welt der Praxis durch ein gleichermaßen strenges und wildes Denken herausfordern. Hier wird der Wechsel der Perspektiven und Beobachtungsweisen als ein Denkstil vorgeschlagen, der Kreativität begünstigt.

Es gilt, die eigene Intelligenz an den Schnittstellen und in den Zwischenwelten zu erproben: zwischen Wissenschaft und Anwendung, zwischen Geistes- und Naturwissenschaft, zwischen Philosophie und Neurobiologie. Ausgangspunkt der experimentellen Erkundungen und essayistischen Streifzüge, der kanonischen Texte und leichthändig formulierten Dialoge ist die Einsicht: Theorie braucht man dann, wenn sie überflüssig geworden zu sein scheint – als Anlass zum Neu- und Andersdenken, als Horizonterweiterung und inspirierende Irritation, die dabei hilft, eigene Gewissheiten und letzte Wahrheiten, große und kleine Ideologien so lange zu drehen und zu wenden, bis sie unscharfe Ränder bekommen – und man mehr sieht als zuvor.

Bernhard Pörksen, Professor für Medienwissenschaft an der Universität Tübingen

Luc Ciompi

Affektlogik

Über die Struktur der Psyche und ihre Entwicklung

Nachdruck, 2019

Themenreihe »Systemische Horizonte«
hrsg. von Bernhard Pörksen
Reihengestaltung: Uwe Göbel
Umschlag: Heinrich Eiermann
Printed in Germany

Erste Auflage, 2019
ISBN 978-3-8497-0262-5 (Printausgabe)
ISBN 978-3-8497-8170-5 (PDF)

Nachdruck der 4. Auflage, erschienen 1994
im Klett-Cotta-Verlag

Bibliografische Information der Deutschen Nationalbibliothek:
Die Deutsche Nationalbibliothek verzeichnet diese Publikation
in der Deutschen Nationalbibliografie; detaillierte bibliografische
Daten sind im Internet über http://dnb.d-nb.de abrufbar.

Informationen zu unserem gesamten Programm, unseren Autoren
und zum Verlag finden Sie unter: **www.carl-auer.de**.

Wenn Sie Interesse an unseren monatlichen Nachrichten
aus der Vangerowstraße haben, abonnieren Sie den Newsletter
unter http://www.carl-auer.de/newsletter.

Carl-Auer Verlag GmbH
Vangerowstraße 14 • 69115 Heidelberg
Tel. +49 6221 6438-0 • Fax +49 6221 6438-22
info@carl-auer.de

Inhalt

Caminante, no hay camino,
se hace camino al andar.
(Wanderer, es gibt keinen Weg
Der Weg entsteht beim Gehen).

Antonio Machado
1875 (Sevilla) – 1939 (Collioure)

Über dieses Buch

Sehr verehrte Leserin, sehr verehrter Leser!

Das Buch, das Sie aufgeschlagen haben, ist auf die folgende Weise entstanden: Seit Jahren habe ich aus dem Bedürfnis, etwas für mich Neues nicht wieder zu vergessen, mir hie und da Notizen gemacht über meine Gedanken bei der täglichen Arbeit mit psychiatrischen, vorwiegend schizophrenen Patienten. Mit der Zeit ist daraus ein ganzes Gedankengebäude entstanden, ein Wildwuchs sozusagen, der mir allmählich allerhand Mitteilenswertes zu enthalten schien. Vor einer buchmäßigen Bearbeitung schreckte ich lange zurück; eine Weile dachte ich daran, nur die Notizen zu veröffentlichen, doch schienen sie mir dafür zu inkohärent. Im Frühjahr 1979 formulierte ich einige meiner Ideen zu einem Vortrag über Zusammenhänge zwischen Psychoanalyse und Systemtheorie, der später in der Zeitschrift *Psyche* erschienen ist. Diese Arbeit wurde zum Kristallisationskern für das Ganze; der Stoff gruppierte sich mir zu einigen großen Kapiteln; im Herbst desselben Jahres begann ich ernstlich zu schreiben.

Ich meinte den zurückzulegenden Weg, oder doch die größeren Etappen, von Anfang an klar zu überblicken – daß es nur einige Gipfelpunkte, und nicht einmal immer die wichtigsten, gewesen waren, daß dazwischen tiefe Täler voller Hindernisse, aber auch mit verborgenen Schönheiten lagen, merkte ich erst unterwegs. Gewiß kam mir der Versuch, wenigstens im großen, zum Teil aber auch in Einzelheiten eine bessere Verbindung herzustellen zwischen mehreren Wissensgebieten, die zur generellen Problematik von Psyche und Psychose etwas beitragen können, zuweilen verwegen vor. Doch wurde mir auch – u. a. aufgrund verschiedener Publikationen, die während meiner Arbeit am Manuskript erschienen und offensichtlich genau auf der gleichen Fährte waren – immer deutlicher bewußt, daß ich nicht auf einsamen Abwegen wandelte, sondern mitten in aktuellen Fragen stand, über die viele Forscher gleichzeitig nachdachten und dabei zum Teil auch zu ganz ähnlichen Schlüssen gelangten.

Meine Arbeit fußt in erster Linie auf einer – nunmehr 25jährigen – klinischen und forschungsmäßigen Beschäftigung mit der klassischen Psychiatrie und Psychopathologie. Daneben hat mich seit meinen Studienjahren Freuds Psychoanalyse in einer Art von Haßliebe nie mehr losgelassen. Sozusagen als Antithese erregte später die moderne, system- und kommunikationstheoretische Familientherapie um so mehr mein Interesse, als beachtliche Erfolge dieser neuen Behandlungsmethoden mit der Zeit immer zweifelsfreier bekannt wurden. Die Lösung der lange fast paradoxalen Gegensatzspannung zwischen diesen beiden sehr verschiedenen Ansätzen brachte für mich schließlich die vertiefte Bekanntschaft mit dem monumentalen Werk Jean Piagets. Seine strukturalistische Vision der – allerdings fast nur in ihrem kognitiven Pol erfaßten – Psyche und ihrer Differenzierung, die zentrale Elemente der heutigen Systemtheorie seit den zwanziger Jahren vorweggenommen hatte, schien mir ein Modell zu sein, das für das psychische Geschehen auch auf affektivem, ja auf familiärem und sozialem Gebiet Gültigkeit hatte. Die etwa gleichzeitige Berührung mit dem französischen Strukturalismus, insbesondere mit Lévi-Strauss, bestärkte mich in dieser Ansicht, vor allem nachdem mir die quasi-Identität zwischen den Begriffen einer »Struktur« und eines »Systems« aufgegangen war.

Von alledem ist in diesem Buch die Rede. Zugleich aber entwikkelte sich für mich etwas Neues, das sich schließlich zum Begriff der »Affektlogik« verdichtete und zum eigentlich Mitzuteilenden wurde: wie nämlich, nach meiner Vorstellung, die Gefühle und das Denken, die Affekte und die Logik in einer ganzheitlichen »Psyche« zusammenspielen, zusammen*schwingen*, möchte ich am liebsten sagen, und was sich daraus an Neuem ergibt für das Verständnis von gesunden und krankhaften psychischen Phänomenen. Insbesondere die wichtigste Psychose, nämlich die Schizophrenie, erschien mir zunehmend in einem veränderten Licht; schließlich zeigten sich, ohne daß dies von vornherein beabsichtigt gewesen wäre — ich suchte in erster Linie nach einem Verstehen und nicht nach einem Tun —, recht bedeutsame therapeutische Konsequenzen; daß sie stark mit manchen modernen, auf ganz anderen Voraussetzungen gegründeten Bestrebungen übereinstimmen, ist sicher kein Zufall.

Der Weg, der sich schließlich ergab und auf welchem ich Sie, sehr verehrte Leserin, sehr verehrter Leser, um Begleitung bitte, ist der folgende:

Im *ersten Kapitel* diskutiere ich, wie gesagt, die Beziehungen zwischen Psychoanalyse und Systemtheorie. Der ursprüngliche Text aus der *Psyche* ist teilweise überarbeitet. Ich verfechte darin die These, daß trotz evidenter Unterschiede psychoanalytisches und systemtheoretisches Denken keineswegs, wie oft behauptet, grundsätzlich unvereinbar, sondern in manchen Aspekten ausgesprochen komplementär sind und einander mit Gewinn zu einem ganzheitlicheren Verstehen zu ergänzen vermögen. Damit ist eine wichtige Grundlage für alles Weitere gewonnen, die es ermöglicht, die im ersten Kapitel erst flüchtig gestreifte Frage einer »Affektlogik« nunmehr eindeutig zu stellen.

Sie bildet denn auch das zentrale Thema des *zweiten Kapitels*. Ein Vergleich der wichtigsten Erkenntnisse von Freuds Psychoanalyse und Piagets genetischer Epistemologie zeigt, daß die Psyche als ein Doppelsystem mit einem affektiven und kognitiven Pol, die unzertrennlich zusammengehören und sich im Laufe der Entwicklung gemeinsam strukturieren, verstanden werden kann. Die Affekte sind dabei eher einem materiellen und konkreten Körpergeschehen, die kognitiven Funktionen dagegen einem zunehmend immateriellen, abstrakten und geistigen Prozeß zuzuordnen. Auf dieser Grundlage wird zumindest im Ansatz eine affektive Struktur der Logik wie auch eine logische Struktur der Affekte, das heißt eine gemeinsam sich entwickelnde und einheitlich strukturierte »Affektlogik« sichtbar.

Im *dritten Kapitel* versuche ich die verwirrlichen Begriffe einer »Differenzierung«, einer »Struktur« und eines »Systems« zu klären. Die beiden letzteren erweisen sich, wie schon erwähnt, als praktisch identisch; ich definiere sie allgemein als »Produkt aus einer Invarianz und einer Varianz«. Auf dieser Grundlage kommt schließlich der zentrale Begriff eines »affektlogischen Bezugssystems« in Sicht: solche affektiv-kognitive, nach Piagetschen Gesetzen äquilibrierte Systeme scheinen auf verschiedensten Ebenen die wesentlichen Bausteine von psychischen Strukturen zu bilden.

Im *vierten Kapitel* wird auf dieser Basis die Frage des Bewußtseins und seiner Beziehungen zur Sprache bzw. zur »semiotischen Funktion« im Sinn von Piaget untersucht. Das Bewußtsein erscheint als Resultat eines zunehmenden, schließlich durch (zum Beispiel sprachliche) Zeichen markierten Verdichtungsprozesses (eines »Zusammenzugs« bzw. einer »Abstraktion«) von Information; hervorzuheben ist, daß »Information« dabei, entgegen dem Herkömmlichen, in spezifischer Weise als etwas sowohl Kognitives wie auch Affektives aufgefaßt wird. Der fortwährende Einbau von neuer Information in bestehende affektlogische Bezugssysteme zeigt sich als wesentliche Funktion des Bewußtseins; insgesamt erscheint die »Psyche« als ein sozusagen zwischen Organismus und Außenwelt ausgespanntes, aus hierarchisierten Bezugssystemen gebildetes Netzwerk oder Gefüge zur Verarbeitung von Information.

Im *fünften Kapitel* suche ich aufgrund der Erörterung der affektiv-kognitiven Struktur von Widerspruch, Paradox und Doublebind der Antwort auf die Frage näherzukommen, wie ein so sorgfältig äquilibriertes, informationsverarbeitendes Gefüge in krankhafte Spannung und Verwirrung geraten kann. Neuere psychoanalytische und familiendynamische Gesichtspunkte führen im Verein mit kommunikationstheoretisch-systemischen Erwägungen zu der Hypothese, daß wichtige, internalisierte affektlogische Bezugssysteme bei schizophreniegefährdeten Menschen (u. a.) aufgrund von unklar-widersprüchlichen Erfahrungen unscharf und verworren strukturiert und infolgedessen überdurchschnittlich labil sind.

Dieser über manche Umwege führende Anmarsch kulminiert gewissermaßen im *sechsten Kapitel* in einem teilweise neuen Verständnis der schizophrenen »Verrückung«, das aus der nunmehr gewonnenen affektlogischen Sichtweise erwächst. Eine allgemeine Theorie solcher »Verrückungen« wird im Ansatz skizziert und anhand der Literatur in das gegenwärtige Wissen über die rätselhafte Krankheit »Schizophrenie« eingeordnet.

Im *siebenten Kapitel* schließlich gehe ich auf einige praktische Konsequenzen der entwickelten Anschauungen für die Therapie von psychotischen Zuständen ein. Allgemeine Behandlungsgrundsätze, Behandlungsmilieu, Umgang mit Kranken und spezielle »Techniken der Bezugssystemveränderung« werden besonders erörtert. Auch hier ergeben sich eine Reihe von neuen Gesichtspunkten, die sich, wie schon erwähnt, teilweise verblüffend eng mit modernen therapeutischen Bestrebungen anderer Herkunft überschneiden.

Alle Kapitel haben den Charakter selbständiger Essays und können deshalb gut auch separat gelesen werden. Zugleich aber bildet jedes ein notwendiges Element eines größeren Ganzen, das darzustellen das eigentliche Ziel des Buches ist. Wer ganz vorwiegend an praktischen Fragen interessiert ist, wird von Kapitel 5 an Belangvolles finden; die Kapitel 1—4 sind mehr theoretischer Art und können zunächst übersprungen werden.

Eine Frage ist noch zu beantworten, die mir eine Zeitlang schon der Sprache wegen, die zu wählen war, erhebliches Kopfzerbrechen bereitet hat: Für wen schrieb ich eigentlich dieses Buch? Anfänglich ging es mir einfach darum, für einen recht anonymen Leser, vielleicht eine Art von alter ego, meine flüchtig notierten Gedanken zu ordnen und zu vertiefen; dabei dialogisierte ich innerlich viel mit den Autoren, denen ich am meisten Anregung verdanke. Aber manche von ihnen leben nicht mehr; Jean Piaget, Gregory Bateson, Milton Erickson, Albert Scheflen starben wärend meiner Arbeit an diesem Manuskript. Dann dachte ich des öfteren an die kritischen Experten und Forscher aus den verschiedenen Sachgebieten, die ich zu berühren hatte: an die strengen Genetiker, Somatiker und Biologen auf der einen, die extremen Analytiker, Familien- und Systemdynamiker auf der anderen Seite, namentlich als ich mehr und mehr mit meinen Überlegungen und »kontrollierten Spekulationen«, wie einer von ihnen einmal treffend sagte, auf Neuland geriet. Was ich mitteilen möchte, wendet sich gemäß meiner Fragestellung — was eine nicht geringe Schwierigkeit bedeutet — an sie alle, wenn auch analytische, sozio- und familiendynamische Überlegungen überwiegen.

Daneben aber hatte ich zunehmend, je mehr ich mich praktischen Fragen näherte, mir noch viel näherstehende Leser im Sinn, denen ich mich verständlich machen wollte: meine unmittelbaren Fachkollegen und Mitarbeiter, die Ärzte, Psychologen, Sozialarbeiter, Schwestern, Pfleger und andern Berufsleute, die täglich und stündlich mit der kranken Psyche, mit eben jenen Patienten zu tun haben, um die es hier geht. Und da wurde mir mit einem Mal klar, für wen ich ebenfalls schrieb: für ein so vielfältiges, engagiertes, interessiertes und kritisches Team wie dasjenige, das ich seit einigen Jahren an der Sozialpsychiatrischen Universitätsklinik in Bern leite — ein Mikrokosmos von Menschen ganz verschiedener Herkunft und Ausbildung, die nur *eine* Frage und Aufgabe verbindet: zu verstehen, was eigentlich los ist mit jenen Leuten, die man »psychisch krank« und gar »schizophren« nennt, und aufgrund dieses Verstehens einiges zu tun, was sinnvoll erscheint, und manches zu lassen, was es nicht ist.

Entsprechend versuchte ich zu schreiben. So klar, so einfach und, bei aller »kontrollierten Spekulation«, so kritisch wie möglich. Auch Interessierte aus anderen Bereichen — die Psyche geht gottlob nicht nur die Psychiater und ihre Helfer etwas an — werden davon profitieren, daß ich den Jargon, die ungebräuchlicheren medizinischen Fremdworte etc. nach Möglichkeit zu vermeiden oder doch zu erklären trachtete — wobei ich mir bewußt bin, daß mir dies, zumal in den Anfangskapiteln, nur zum Teil zufriedenstellend gelungen ist.

Es bleibt mir, denen zu danken, ohne deren Dazutun dieses Buch nie zustande gekommen wäre. In allererster Linie dem Ehepaar Dieter und Rita Signer: Dieter, dem Psychiater und Psychoanalytiker, dem engsten Freund und Diskussionspartner von Jugend an, Rita, der vielseitigen Informantin, der Gastgeberin. Meinen Lehrern Max Müller, dem Psychodynamiker und Somatotherapeuten, seinem Sohn Christian, dem Pionier der Psychotherapie Schizophrener und der modernen Sozialpsychiatrie, unter den Psychoanalytikern vor allen Ernst Blum und Germaine Guex, weiter dem Kollegen und Familientherapiepionier Luc Kaufmann, dem Systemtherapeuten und -theoretiker Gottlieb Guntern. Und Manfred Bleuler, der zwar nie direkt mein Lehrer war, aber mir mit seiner wissenschaftlichen Offenheit, Vielseitigkeit, Integrität, vor allem aber mit seinem Engagement für seine »lieben Schizophrenen« mehr und mehr zum leuchtenden Vorbild wurde. Der treuen und unermüdlichen Sekretärin Kathrin Balmer.

Sehr zu danken habe ich schließlich dem Verlag Klett-Cotta, insbesondere Frau Irmela Köstlin, für die stets angenehme Zusammenarbeit bei der Drucklegung und Gestaltung des Buches.

Vergesse ich das Wichtigste, die Wichtigsten, die, um welche sich das Ganze dreht: die Patienten, die Schizophrenen, diese besonderen Menschen, die nicht nur sensibler, feinsinniger, verletzlicher, sondern, hinter ihrer »Verrücktheit«, in mancher Hinsicht auch authentischer, origineller, interessanter sind als viele andere? Nein, ihnen gehört nicht nur mein größter Dank für alles, was mir der Umgang mit ihnen gebracht hat, sondern auch meine Zuneigung und Liebe.

Belmont-sur-Lausanne, im Sommer 1981

1 Psychoanalyse und Systemtheorie — ein Widerspruch?*

> Die Kollision zweier Theorien ist nicht eine Katastrophe, sondern eine Gelegenheit.
>
> A. N. Whitehead[1]

An den Anfang der Exploration der Frage nach der Struktur von Psyche und Psychose, die das Hauptthema dieses Buches bildet, setze ich die Erörterung der Beziehungen zwischen Psychoanalyse und Systemtheorie aus den folgenden Gründen:

Noch vor 20—30 Jahren stellte die Psychoanalyse praktisch das einzige umfassende, differenzierte und zugleich therapeutisch belangvolle Erklärungsmodell der Psyche dar. Seither sind indessen, teilweise in scharfem Gegensatz zur Psychoanalyse, neue Denkmodelle auf den Plan getreten, so seit den fünfziger Jahren zunächst die auf Lerntheorie und Behaviorismus fußende Verhaltenstherapie und seit einigen Jahren die — anfänglich auf physikalische und biologische und erst später auch auf psycho- und soziologische Vorgänge angewandte — sogenannte Systemtheorie.

Psychoanalyse und Systemtheorie stehen zur Zeit innerhalb einer dynamisch orientierten Psychiatrie im Mittelpunkt einer heftigen Diskussion. Ihre Ansätze erscheinen in mancher Hinsicht als konträr und werden oft geradezu als unvereinbar angesehen. In der Tat richtete die Psychoanalyse ihren Blick seit jeher in erster Linie auf das innerpsychische Geschehen des einzelnen Menschen; ihr hauptsächliches Interessengebiet war das Gefühlsleben, die Welt der Affekte. Der Ansatz der Systemtheorie dagegen ist anders und weiter. In Form einer »generellen Systemtheorie« versteht sie sich als allgemeingültige Wissenschaftstheorie, als neues »Paradigma«, wie

---

* Dieses Kapitel ist in einer ersten Fassung in *Psyche*, 35, 1981, S. 66—86, erschienen.

[1] Zitiert nach Prigogine, I., I. Stengers (1980). Dt.: *Dialog mit der Natur. Neue Wege naturwissenschaftlichen Denkens.* München (Piper) 1981, S. 202.

Kuhn[2] sagt, das die einzelnen Wissensgebiete übergreift. In der Psychiatrie ist sie vor allem in ihrer Anwendung auf Familien und Gruppen wichtig geworden; der mächtige Aufschwung der Familientherapie seit rund 20 Jahren entwickelte sich auf dieser Basis teilweise in scharfem Gegensatz zur Psychoanalyse (Rüesch, Bateson, Haley, Minuchin, Watzlawick), obwohl er zu einem andern Teil gerade von ihr ausging (zum Beispiel Lidz, Wynne, Searles, Selvini Palazzoli, Stierlin). Zugleich ist die Systemtheorie, wie wir später sehen werden, gut vereinbar mit Piagets »genetischer Epistemologie«, das heißt mit jenem Verstehensmodell, das heute wohl die tiefsten Aufschlüsse über das Denken und die kognitive Seite des Psychischen erbringt.

Der Hauptvorwurf der Systemtheorie gegenüber der Psychoanalyse lautet — ganz ähnlich wie bei manchen älteren Psychotherapieschulen, zum Beispiel den sogenannten »Kulturalisten« (Sullivan, Horney, Fromm etc.) — dahin, daß sich die Psychoanalyse zu einseitig auf das Individuum und sein innerpsychisches Erleben konzentriere und seine vielfältigen Verflechtungen mit der Umwelt, vor allem mit dem »Familiensystem«, außer acht lasse. Daneben bezichtigen die Systemtheoretiker die Psychoanalyse des linearen, einer überholten cartesianischen Wissenschaftsphilosophie verpflichteten Kausaldenkens, das der in Wirklichkeit zirkulären Natur aller Vorgänge in psychischen und sozialen Systemen nicht gerecht zu werden vermöge. Auf der anderen Seite erscheint die Systemtheorie manchen Psychoanalytikern als intellektualistisch einseitig und oberflächlich; sie berücksichtige, so wird kritisiert, weder die Geschichtlichkeit des Menschen noch seine tieferen, im Fleischlichen und Triebhaften wurzelnden Beweggründe gebührend; entsprechend mißverstehe und manipuliere sie das Individuum als seelen- und gefühlsloses »Element« von ebenso seelenlosen und abstrakten übergeordneten Strukturen.

Daß zwischen den beiden Denkmodellen große Unterschiede im Blickwinkel, im Denkansatz und vor allem in der therapeutischen Praxis klaffen, ist offensichtlich. Desungeachtet will ich im folgenden zu zeigen versuchen, daß sie sich prinzipiell über weite Strecken

[2] Kuhn, Th. S. (1970): *The Structure of Scientific Revolutions*. Chicago (University of Chicago Press). Dt.: *Die Struktur wissenschaftlicher Revolutionen*. Frankfurt a. M. (Suhrkamp) 1979.

nicht in einem Verhältnis des Widerspruchs, sondern allenfalls — wie sich ja schon aus dem Allgemeingültigkeitsanspruch der Systemtheorie ableiten läßt — im *hierarchischen* Verhältnis einer allgemeinen zu einer speziellen Theorie, und hinsichtlich der familiär-interpsychischen gegenüber der individuell-intrapsychischen Dynamik in einem ausgesprochen *komplementären* Verhältnis zueinander befinden, das etwa demjenigen zwischen molekularen und atomaren Vorgängen entspricht. Mit andern Worten, nach meiner These erweisen sich systemisch erfaßbare, familiendynamische Prozesse, von nahe besehen, keineswegs als den innerpsychischen Vorgängen, wie sie die Psychoanalyse versteht, entgegengesetzt, sondern diese beiden von unterschiedlicher Warte aus perzipierten Aspekte ergänzen sich vielmehr ganz ähnlich, wie es in Wirklichkeit mit dem individuellen und dem familiären Geschehen natürlicherweise der Fall ist, zu einem sinnvollen Ganzen. Dies soll zunächst auf einer mehr formalen Ebene anhand einer Gegenüberstellung wichtiger Elemente der beiden Theorien verdeutlicht werden. An zwei Beispielen — an der narzißtischen und an der ödipalen Problematik in ihrer Beziehung zur Familiendynamik — soll anschließend gezeigt werden, daß sich die beiden Denkansätze in der Tat fruchtbar zu einer Art von »psychoanalytischer Systemtheorie« oder »systemtheoretischer Psychoanalyse« kombinieren lassen.

Systemtheorie

Erste Ansätze zu systemischem Denken im heutigen Sinn wurden m. W. erstmals 1928 von dem österreichischen Biologen v. Bertalanffy formuliert und in der Folge über verschiedene Zwischenstufen bis 1950 zu einer »allgemeinen Systemtheorie« ausgebaut.[3] Zentral ist in ihrem Ansatz, den Blick weg von Einzelvorgängen an bestimmten Elementen (oder »Individuen«) auf ganze Systeme zu richten, von denen diese Elemente ein Teil sind. J. G. Miller, neben v. Bertalanffy einer der bedeutendsten Systemtheoretiker, definierte 1975 ein System als ein »Set« von Elementen, die miteinander in Beziehung stehen, wobei der Zustand jedes Elementes durch den-

[3] v. Bertalanffy, L. (1928): *Modern theories of development.* New York (Harper, Tordbooks) 1962. — Ders. (1950): An outline of general systems theory. *Brit. J. Phil. Sci.*, 1, S. 134—165.

jenigen anderer Elemente bestimmt ist.[4] Das Wort »System« (σύστημα) stammt vom griechischen συνίστημι ab, welches soviel wie »das Zusammenstellen« oder »Zusammengestelltsein« bedeutet. Es hat seit der Antike eine lange philosophische Tradition und wurde, entsprechend der ursprünglichen, aktiv-passiven Doppelbedeutung sowohl im Sinn von »vorhandene Ordnung« wie auch »freier Entwurf einer Ordnung« gebraucht. Nach einem Handbuchartikel von Zahn[5], dem ich diese Information entnehme, ist es der Philosophie nie gelungen, hier eine Übereinkunft zu erzielen; sie faßte den Systembegriff — ganz ähnlich wie denjenigen einer »Struktur« (vgl. Kap. 3) — bald als etwas ausgesprochen Statisches, bald als etwas Dynamisches auf. Schon diese Parallele weist auf eine enge Verwandtschaft zwischen den beiden Begriffen hin, die wir später noch genauer untersuchen werden. Zwischen systemtheoretischer und strukturalistischer Sichtweise bestehen überhaupt auffällige Übereinstimmungen, die auch im Definitorischen deutlich zum Ausdruck kommen. So beschreibt etwa Piaget in seiner kleinen, aber äußerst dichten Schrift aus dem Jahr 1968 über den Strukturalismus[6] eine Struktur im dynamischen Sinn als »ein System von Transformationen nach gewissen Gesetzmäßigkeiten«, als deren drei Hauptcharakteristika er die Totalität, Transformation und Autoregulation nennt. Klare Beziehungen bestehen ferner zu manchen anderen ganzheitlichen, durch ein dynamisches Gegensatzdenken charakterisierten Ansätzen alter und neuer Zeit, vom chinesischen Yin und Yang über Heraklit bis zu Hegel, zur philosophischen und wissenschaftlichen Phänomenologie und zur Gestaltpsychologie. Vor, neben und sozusagen »hinter« dem analytisch auf Einzelphänomene gerichteten Kausaldenken der vorherrschenden deduktiven Wissenschaft gab es also seit jeher ein ganz anders geartetes Global- und Gleichgewichtsdenken, von welchem die heutige Systemtheorie nur eine besondere, sozusagen säkularisierte und verwissenschaftlichte Erscheinungsform darstellt.

---

[4] Miller, J. G. (1975): General systems theory. In: Freedman, A. M., H. J. Kaplan, B. J. Sadock (Hrsg., 1975): *Comprehensive Textbook of Psychiatry*. Baltimore (William and Wilkins).

[5] Zahn, M. (1974): System. In: Krings, H., H. M. Baumgartner, C. Wild (Hrsg., 1974): *Handbuch philosophischer Grundbegriffe*. München (Kösel), S. 1458—1475.

[6] Piaget, J. (1968): *Le structuralisme*. Paris (Presses Universitaires de France). Dt.: *Der Strukturalismus*. Olten-Freiburg (Walter) 1973.

Die Systemtheorie faßt das gesamte Universum als eine Hierarchie von konkreten Systemen (Systemen und Subsystemen) auf, von denen die biologischen und sozialen Systeme Spezialfälle darstellen. Es können geschlossene und offene Systeme unterschieden werden. Lebende Systeme sind immer offen und bestehen nach Miller notwendigerweise aus mindestens 19 Subsystemen, darunter 1. solche, die Materie/Energie aufnehmen, verteilen, umwandeln, speichern, abgeben (zum Beispiel Verdauungssystem, Blutkreislauf etc.), 2. Subsysteme, die Materie/Energie *und* Information verarbeiten (u. a. Reproduktionsapparat, Sinnesapparate) und 3. informationsverarbeitende Subsysteme (zum Beispiel Aufnahme, Umwandlung, Codierung, Speicherung, Entscheidung, Output von Information im Zentralnervensystem). Das beste aller Beispiele für ein (offenes) System ist in der Tat ein lebender Organismus; ein aufschlußreiches Sinnbild dafür ist auch das Zusammenspiel vieler solcher Organismen in einem »Ökosystem«, zum Beispiel auf einem beliebigen Quadratmeter unberührter Natur.

Des weiteren sind die folgenden Begriffe, neben dem bereits erwähnten globalen Ansatz, kennzeichnend für die Systemtheorie:

- Die Beziehungen zwischen den einzelnen Elementen (oder »Individuen«) eines Systems sind *zirkulärer* und nicht linearer Art — womit das Ursache-Wirkung-Denken der klassischen Physik oder das Stimulus-Effekt-Denken der klassischen Psychologie als überholt erscheinen.
- Diese Zirkularität kommt zustande durch sogenannte *Feedback oder Rückkoppelungsmechanismen*, durch welche Veränderungen eines Elementes B durch ein Element A ihrerseits wieder das Element A verändern.

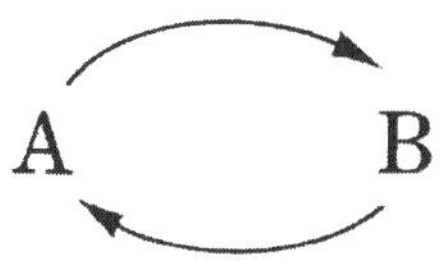

- Durch *negative Feedbacks* (zum Beispiel zunehmende Drosselung von A, je größer sein Effekt in B ist; Beispiele: Thermostat, Ausflußregulation aus Stausee) wird im System ein Gleichgewichtszustand, eine sogenannte *Homöostase* aufrechterhalten, welche einer fortwährend gleichsinnigen Veränderung des Systems bis zum vollständigen Spannungsausgleich, das heißt bis zu seinem völligen

Verschwinden im Sinn des 2. thermodynamischen Grundgesetzes (allgemeine Tendenz aller Naturvorgänge zur »Entropie«, das heißt zu einem »Zustand maximaler Unordnung«) entgegenwirkt und also für sein »Überleben« entscheidende Bedeutung hat.

Wir werden im Zusammenhang mit den Entstehungsmechanismen von Psychosen später noch sehen, daß heute in vielen Bereichen der Biologie, insbesondere beim Aufbau von zunehmender Ordnung (Entwicklung der lebendigen Formen etc.) entgegen der Tendenz zum »Entropietod der Welt« auch *positive Feedbacks* im Sinne einer fortlaufenden Verstärkung gewisser Prozesse durch entsprechende Rückkoppelungen (zunehmende Amplifikation von A, je größer sein Effekt in B ist) eine entscheidende Rolle spielen.

● Das systemtheoretische Denken ist in erster Linie *gegenwartsbezogen,* das heißt »geschichtsfeindlich«; es interessiert sich viel mehr für die simultanen Beziehungen aller Elemente untereinander im Querschnitt als für die Genese dieser Beziehungen im Längsschnitt (auch in diesem Punkt ist die Parallele zwischen dem systemtheoretischen und dem strukturalistischen Ansatz und der vermehrten Berücksichtigung der »Synchronie« gegenüber der »Diachronie«, wie sie seit de Saussure in die Linguistik und seit Lévi-Strauss in die Anthropologie eingeführt wurde, so frappant, daß sie nicht weiter betont zu werden braucht).

Alle diese hauptsächlichen, aus der *allgemeinen Systemtheorie* stammenden Konzepte, denen man, neben andern, etwa noch dasjenige der *Äquifinalität* (= die Tatsache, daß ein gleicher Endzustand eines Systems von den verschiedensten Anfangszuständen aus erreichbar ist) anfügen könnte, finden sich nun als Anwendung auf ein Spezialgebiet in der modernen, *systemisch orientierten Familientherapie* wieder: Psychische Störungen bei einem Familienglied werden von ihr bekanntlich nicht mehr als Ausdruck von lebensgeschichtlich determinierten persönlichen Problemen, sondern von jetzt und hier ablaufenden dynamischen, durch (möglicherweise pathologische) homöostatische Mechanismen regulierten Vorgängen im ganzen Familiengefüge aufgefaßt und behandelt. Was dies im einzelnen heißt, haben u. a. Autoren wie Haley und Hoffmann, Watzlawick, Minuchin, Selvini Palazzoli eingehend beschrieben. Dabei bestehen viele Querverbindungen mit der modernen, kybernetischen Informations- und Kommunikationstheorie. Dies gilt sowohl für die soziale und sprachliche Kommunikation im engen und herkömmlichen Sinn, welche in spezifischen Kommunikationsnetzen oder -systemen (zum Beispiel in der Gruppe, in der Familie) abläuft, wie auch für die Auffassung von »Information« in einer äußerst generellen Bedeutung, in der schließlich jede Einwirkung eines beliebigen abstrakt-geistigen, organischen oder anorganischen Elements auf ein anderes, das heißt jeder dynamische Vorgang überhaupt, als eine Übertragung von »Information«, und insofern als »Kommunikation« in weiterem Sinn aufgefaßt werden kann. Wenn ich hier von Systemtheorie spreche, sind deshalb moderne Kommunikations- und Informationstheorien immer impliziert.

Psychoanalyse

In diesem Abschnitt sollen einige wesentliche Elemente der psychoanalytischen Theorie (nach Freud) aufgezeigt werden, die für die Beziehungen der Psychoanalyse zur Systemtheorie von besonderem Interesse sind. In erster Linie ist zu betonen, daß Freud sicher mit vollem Recht als Begründer der modernen *Psychodynamik* gilt, das heißt eines Ansatzes, der von einer linear-kausalen Betrachtungsweise psychischer Vorgänge etwa vom Typ der Stimulus-Effekt-Lehre weit fort und zu einem Denken hinführt, in welchem dynamisch hin- und herwogendes Geschehen zwischen zwei (oder mehr) Polen, Spannungsausgleich, Gleichgewichtszustände und Kompromisse als Resultate der Einwirkung verschiedenster Kräfte eine entscheidende Rolle spielen. Ein gutes Beispiel hierfür ist etwa die Auffassung von neurotischen Symptomen, Fehlhandlungen, Trauminhalten etc. als vielfach determinierte Kompromisse zwischen komplexen Trieb- und Triebabwehrkräften. Es ist somit zum mindesten unkorrekt, die Psychoanalyse — trotz ihrer zunächst an Vorbildern aus der Physik und Mechanik orientierten Ausdrucksweise, von der indessen auch die Systemtheorie keineswegs frei ist — kurzerhand dem »reduktionistischen«, einseitig linear-kausalen Ursache-Wirkungs-Denken der älteren Naturwissenschaft zuzuordnen — ein Denken, das es übrigens in reiner Form spätestens seit Beginn dieses Jahrhunderts gar nicht mehr gibt.

> »Das reduktionistische Paradigma ist monokausal, monofaktoriell und eindimensional. Es beruht auf einem oft rigiden Alles-oder-nichts-Determinismus, und es reduziert die Ätiologie beobachtbarer Phänomene auf einen einzigen Faktor« ... »Das

systemische Paradigma verwirft solchen Reduktionismus als unzulässig. Es erklärt Verhalten als bedingt durch die hic-et-nunc-Struktur eines komplexen, transaktionellen Feldes. Das Paradigma ist multi-konditionell, multi-faktoriell und multi-dimensional. Es ersetzt den monokausalen Determinismus durch die Theorie eines probabilistischen Determinismus. Probabilistischer Determinismus heißt, daß mehrere Faktoren summativ und aufgrund ihres spezifischen Strukturmusters die Wahrscheinlichkeit so lange erhöhen, bis pathologisches Verhalten ausgelöst wird«.

»Als Vertreter des reduktionistischen Paradigmas wählen wir die Freudsche Psychoanalyse, weil ihr Einfluß auf die Psychotherapie besonders nachhaltig ist.«[7]

Es ist für jedermann, der mit der Psychoanalyse näher vertraut ist, klar, daß sie in Wirklichkeit selbst in ihren Anfängen, als sie noch direkt die Sexualität und nicht den späteren, viel komplexeren Begriff der »Libido« (nebst den aggressiven Trieben) als die einzige, große Causa neurotischer Störungen ansah, kaum je einem derart karikaturalen »Reduktionismus« gehuldigt hat, wie er oben gegeißelt wird. Geschweige denn heute, wo immerhin mehrere Jahrzehnte modernen, multikausalen wissenschaftlichen Denkens auch an der Psychoanalyse — und speziell an jener Psychoanalyse, die uns hier am meisten interessiert, nämlich derjenigen, die sich mit narzißtischen und psychotischen Störungen und ihren Beziehungen zum Familiengeschehen befaßt — nicht spurlos vorübergegangen sind. Auch für sie ist die Genese psychischer Krankheiten längst durchaus »multi-konditionell, multi-faktoriell und multi-dimensional« geworden.

Bevor ich im folgenden über diese neueren Entwicklungen berichte, soll zunächst gezeigt werden, daß bereits in der ursprünglichen Freudschen Theorie viele Elemente nahe Beziehungen zu heutigen systemtheoretischen Konzepten aufweisen, obwohl sie in anderer Sprache formuliert wurden. Solche Beziehungen sehe ich in erster Linie in den folgenden Bereichen:

[7] Guntern, G. (1980): Die kopernikanische Wende in der Psychotherapie: Der Wandel vom psychoanalytischen zum systemischen Denken. *Familiendynamik*, 5, S. 4 und 7.

1. Die psychoanalytische Trieblehre

Die psychoanalytische Trieblehre[8] — und darüber hinaus wohl die gesamte psychoanalytische Theorie — ist dadurch charakterisiert, daß sie durchs Band weg in einer Struktur von Dualismen oder *Polaritäten* ausgespannt ist. Das psychische Geschehen, und insbesondere das Triebgeschehen, wird aufgefaßt als (fortwährend fluktuierende) Resultante von dynamischen Prozessen, die sich zwischen einer Vielzahl von Polen resp. Gegensatzpaaren abspielen. Die wichtigsten von ihnen sind (mit verschiedenen Überlagerungen und ohne direkte Entsprechungen zwischen den jeweils links und rechts angeführten Elementen) die folgenden:

Bewußtes	⇄	Unbewußtes
Ich (und Überich)	⇄	Es
Liebe	⇄	Haß
Lebenstriebe (Libido)	⇄	Todestriebe (Destrudo)
objektale Triebe (Objektliebe oder -haß)	⇄	narzißtische Triebe (Selbstliebe oder -haß)
Lustprinzip	⇄	Realitätsprinzip
Spannung	⇄	Entspannung
Stabilitätsprinzip	⇄	Nirwanaprinzip

Bipole indessen stellen — und dies ist ein in seiner Allgemeinbedeutung bisher ungenügend gewürdigter, auch durch das vorstehende Rückkoppelungsschema A ⇄ B illustrierter Sachverhalt — die einfachste überhaupt mögliche Form eines »Systems« dar; durch das Zusammenwirken von mehreren Bipolen entstehen komplexere Systeme. Deshalb zeigen diese bipolaren Strukturen, und in ganz besonderem Maße Konzepte wie das »Stabilitätsprinzip« oder das »Nirwanaprinzip«, die Freud von Fechner resp. Low übernahm und die in jeder Hinsicht dem Homöostase- resp. Entropiebegriff entsprechen[9], daß der Begründer der Psychoanalyse in bezug auf das innerpsychische Geschehen an grundsätzlich ganz ähnliche,

[8] Die verschiedenen Entwicklungsstadien der psychoanalytischen Trieblehre bis in die zwanziger Jahre werden hier vernachlässigt. Die Rede ist von der voll entwickelten Theorie, mit Einbezug ökonomischer und dynamischer Gesichtspunkte (psychoanalytische »Metapsychologie«).

[9] Vgl. Freud, S. (1920): *Jenseits des Lustprinzips.* Ges. Werke, London (Imago Publ.) 1940, Bd. XII, S. 1—69. — Ders. (1924): *Das ökonomische Problem des Masochismus,* a. a. O., Bd. XII, S. 369—383.

wenn nicht geradezu identische Prozesse dachte, wie sie später von der Systemtheorie in andern »Ganzen« (zum Beispiel in der Familie, in der Gesellschaft) exploriert und formuliert wurden. Von einem Widerspruch zwischen den beiden Theorien kann jedenfalls in dieser Hinsicht kaum die Rede sein.

2. Die psychoanalytische Ichpsychologie

Größtenteils nach dem Tode Freuds, aber ausgehend von seinen eigenen Ansätzen sowie den Arbeiten Anna Freuds über die Abwehrmechanismen[10] haben in der Folge bekanntlich eine Reihe von Autoren (Hartmann, Kris, Löwenstein, Jacobson, Rapaport etc.) die psychoanalytische Theorie von einer vorwiegenden Trieb- zu einer eigentlichen »Ichpsychologie« weiterentwickelt, in der das »Ich« als eine höchst komplexe, aus mehreren Subsystemen bestehende psychische Ausgleichs- und Integrationsinstanz zwischen Triebanforderungen bzw. dem Lustprinzip einerseits, Wahrnehmungen, Erfahrungen, Geboten und Verboten, das heißt dem Realitätsprinzip und dem Überich andererseits, erscheint. Ziel und Zweck dieses komplexen »psychischen Apparates« (Freud), unter dessen Herrschaft u. a. die Motorik, die Sprache, das Gedächtnis, die Wahrnehmung etc. stehen, ist die Erhaltung eines zum Überleben genügenden Gleichgewichts — einer Homöostase, würden wir heute sagen — zwischen der Vielzahl von Kräften und Reizen, denen das Individuum fortwährend ausgesetzt ist. Von da stammt auch der Begriff der »Abwehrmechanismen«, der heute in nur unwesentlicher Abwandlung in Form der sogenannten »Coping-Mechanismen« in der modernen Krisentheorie, in der ganzen »life-events-Forschung« (Erforschung der Zusammenhänge zwischen belastenden Lebenssituationen und psychischer Dekompensation) und in der Lehre von der Über-, Unter- bzw. optimalen Stimulation im Verhältnis zu einer gegebenen »Kanalkapazität« wiederum eine höchst bedeutsame Rolle spielt.

Auch die der psychoanalytischen Ichpsychologie zugehörigen Anschauungen und Formulierungen scheinen in keiner Weise in Widerspruch zu stehen zur Systemtheorie, sondern ihr vielmehr

[10] Freud, A. (1936): *Das Ich und die Abwehrmechanismen.* Wien (Internat. Psychoanalyt. Verlag.)

voll zu entsprechen resp. sie gewissermaßen vorwegzunehmen. K. Menninger, einer der wenigen Autoren, die sich sehr früh (1963) differenziert mit den Beziehungen zwischen Psychoanalyse und Systemtheorie beschäftigt haben, schreibt zum Beispiel:[11]

> »Wie ein Monitor oder Periskop sucht das Ich ständig den Umgebungshorizont nach Möglichkeiten und Notwendigkeiten, Gefahren und Gelegenheiten ab. Zugleich bleibt es in Kontakt mit der Innensituation; es ›hört‹ auf viele Stimmen. Es beachtet die triebhaften Gegebenheiten und Notwendigkeiten, somatischen Zustände, Normen und Gebote des Gewissens und verschiedener autonomer Instanzen, inklusive seiner selbst. Das Zusammenspiel zwischen einer Unzahl von inneren und äußeren Gegebenheiten gibt ein unendliches, kaleidoskopartiges Geschehen; gewisse Elemente unterstützen sich gegenseitig, und andere treten in Konflikt. Eine unendliche Zahl von Kompromissen ergibt sich, die meisten von ihnen ohne Mühe und Anstrengung. Wie unsere Atmung funktioniert das Ich größtenteils automatisch. Aber die Umstände können diese Funktion beschleunigen, verlangsamen oder bis zum Zusammenbruch durcheinanderbringen«.
>
> »Das Ich kann beschrieben werden als eine Kontrollinstanz, welche Impulse erkennt, aufnimmt, speichert, integriert, ausdrückt, modifiziert und dirigiert. Es kann als ein Ausdruck (und Produkt) fundamentaler biologischer Tendenzen in Richtung auf organismische Einheit, Synthese, Integration und Konstanz verstanden werden. Zugleich gehören die Triebe, welche ebenfalls Ausdruck der biologischen Tendenz zu Überleben und Anpassung sind, zu den Stimuli, die das Ich auszugleichen und zu verarbeiten hat. So ist das Ich der Wächter des vitalen Gleichgewichts«.

Wenn man solche Formulierungen liest, so kann man an einen fundamentalen Widerspruch zwischen Psychoanalyse und Systemtheorie nicht glauben — es sei denn, man anerkenne die Gültigkeit letzterer ausdrücklich bloß für interpsychisch-soziale, nicht aber für innerpsychisch-individuelle Prozesse. Dies würde indessen keineswegs dem (m. E. durchaus zu Recht bestehenden) Anspruch einer

[11] Menninger, K. (1963): *The vital balance.* New York (Viking Press), S. 102 und 104 (Übersetzung vom Autor).

»generellen Systemtheorie« entsprechen. Die Psyche wird in der modernen Psychoanalyse in der Tat durchaus als ein dynamisches System im heutigen Sinn aufgefaßt, in welcher das Ich als ausgleichende Instanz zur Erhaltung eines homöostatischen Gleichgewichts fortwährend zwischen allen möglichen äußeren und inneren Einflüssen zu vermitteln hat. Strukturell besteht dabei — wie gerade auch die Formulierungen Hartmanns zeigen, der zum Beispiel die sogenannte »konfliktfreie Sphäre des Ichs« (s. Kap. 2) mit dem ruhigen Hinterland eines Staates, an dessen Grenzen die Armee konflikthaft äußere Störenfriede abwehrt, verglich[12] — eine klare Analogie mit übergeordnet sozialen oder untergeordnet biologischen Systemen (zum Beispiel Gruppen oder Familien bzw. Organen oder Zellen). Die ganze Psychoanalyse ist nichts anderes als ein Versuch, mit den (gewiß diskutablen, aber vorderhand unersetzlichen) Methoden der Introspektion, der Einfühlung und der teilnehmenden Feinbeobachtung eines intimen zwischenmenschlichen Prozesses (der analytischen Beziehung) Struktur und Funktionsweise dieses innerpsychischen Systems zu verstehen. Die Resultate sind, wie Freud immer wieder betonte, hypothetische Konstrukte mit einer gewissen Unsicherheitsmarge; indessen gibt es heute noch kein anderes wissenschaftliches Denkmodell, das auch nur annähernd den Differenziertheitsgrad psychoanalytischen Verstehens von *inner*psychischen Prozessen erreichen würde.

3. Die moderne psychoanalytische Lehre vom Narzißmus

Zweifellos die wichtigste und fruchtbarste Weiterentwicklung der Psychoanalyse der letzten zwei Jahrzehnte ist die mit Namen wie Winnicott, Balint, Grunberger, Kohut, Kernberg verbundene Vertiefung und Ausweitung der Lehre vom sogenannten »Narzißmus«, das heißt — grob gesagt — von der Entwicklung (und den möglichen Störungen) der Identitäts- und Selbstwertgefühle in den ersten, sogenannt »präödipalen« Lebensjahren, ehe noch eigentliche Objekt- und Partnerbeziehungen von der Art, wie sie später in der ödipalen

[12] Hartmann, H. (1939): *Ego-psychology and the problem of adaptation.* New York (Internat. Univ. Press). Dt.: *Ich-Psychologie und Anpassungsproblem.* Stuttgart (Klett), 2. Aufl. 1970.

Phase — und von daher in den Neurosen des Erwachsenenalters — eine zentrale Rolle spielen, überhaupt möglich werden.

Das Entwicklungsproblem dieser frühen, um die Identitätsbildung zentrierten Phasen kann definiert werden als das Problem der Ablösung und Abgrenzung eines eigenen, autonomen, funktionsfähigen, genügend stabilen (konstanten) und konsistenten »psychischen Apparates«, nämlich des »Selbst« oder — ungenauer — des »Ich« des Kindes, von demjenigen der Mutter, mit welchem es zunächst untrennbar verbunden ist.

Diesen Fragenkreis, und insbesondere seine Beziehung zu psychotischen Zuständen und damit zu jenen Familienkonstellationen, mit denen sich die moderne Kommunikations- und Systemtheorie ganz besonders intensiv beschäftigt hat, werde ich im folgenden Abschnitt noch näher erörtern. Vorderhand genügt es festzuhalten, daß die soeben psychoanalytisch formulierte, von der narzißtischen Problematik bestimmte Entwicklungsaufgabe der ersten Lebensjahre sich ganz zwanglos auch systemtheoretisch fassen läßt, und zwar wie folgt: Es geht um das — interessante und meines Wissens von der Systemtheorie noch kaum generell erforschte — Problem der Abtrennung eines (hier: psychischen) Systems von einem anderen bzw. um den Aufbau eines neuen, eigenen homöostatischen Gesetzen gehorchenden Ganzen »nach dem Muster« des alten — ein Vorgang, der in der Natur millionenfach, so zum Beispiel in der gewöhnlichen Zellteilung, in der sexuellen Vermehrung usw. auftritt und somit eine ungeheure allgemeine Bedeutung besitzt. Im hier diskutierten Rahmen bietet dieser Ablösungsprozeß ein gutes Beispiel dafür, daß gewisse psychoanalytische Sachverhalte sehr gut systemtheoretisch formuliert werden können — und umgekehrt. Die These einer Komplementarität statt eines Widerspruchs zwischen den beiden Theorien wird dadurch weiter gestützt.

Schon jetzt glaube ich aufgrund der angeführten Indizien behaupten zu dürfen, daß im Prinzipiellen zwischen der Systemtheorie und der Psychoanalyse in vielen Punkten nahe Übereinstimmung besteht, ja, daß Freud die Systemtheorie mit großer Wahrscheinlichkeit aufgegriffen und fest in die psychoanalytische Lehre eingebaut hätte, wäre sie nur damals schon zur Verfügung gestanden. Als spezielle Anwendungsform der allgemeinen Systemtheorie müßte man zweifellos sogar eine spezifisch »psychoanalytische Systemtheorie« ins Auge fassen, deren Gebiet die *intra*psychischen Vorgänge wären, die als offenes System in eine Hierarchie von über- und untergeordneten Systemen und Subsystemen (zum Beispiel Zellen, Zellverbände, Organe, Organsysteme, Organismus bzw. Individuum, Familie, Gruppe, Gesellschaft) eingebettet sind. Ansätze zu einer solchen finden sich da und dort in der neueren psychoanalytischen Literatur, so zum Beispiel in einem — im übrigen andern Fragen gewidmeten — Artikel von Kernberg, in dem er die »innere Welt« der Objektrepräsentanzen als wesentliche Elemente des innerpsychischen, durch das Ich kontrollierten und durch die Ichgrenzen limitierten Systems begreift.[13] Kernberg meint, daß die primäre Aufgabe des Systems die Erfüllung der (objektorientierten) Es-Bedürfnisse sei. Diese Konzeptualisierung scheint mir allerdings noch zu eng, meines Erachtens wäre eher der gesamte »psychische Apparat« mitsamt Es, Ich und Überich als innerpsychisches »System« im heutigen Sinn aufzufassen. Dessen Funktion müßte somit nicht nur im Hinblick auf die Bedürfnisse des Es, sondern des Gesamtorganismus (psychoanalytisch: des Selbst) im Austausch mit der ganzen inneren und äußeren Realität (und nicht bloß mit den Objekten bzw. ihren internalisierten Repräsentanzen) definiert werden.

Kernbergs Darstellung der Welt der verinnerlichten Objekte und ihrer Genese wird uns im übrigen später u. a. im Zusammenhang mit schizophrenogenen Mechanismen noch besonders interessieren (Kap. 5). Dabei wird sich zeigen, daß auch in diesem Bereich manche weiteren Brückenschläge zwischen psychoanalytischen und systemischen Konzepten bzw. zwischen innerpsychischen und familiären Prozessen möglich sind. Sie einander als Gegensatz und Widerspruch gegenüberzustellen, bloß weil sie mit unterschiedlichen Methoden erforscht und deshalb — wie kaum anders zu erwarten — auch in verschiedener Weise konzeptualisiert wurden, vernebelt nur die Sicht für Möglichkeiten, die sich bei einem Blick auf beide zugleich eröffnen. Ein frappierendes Beispiel hierfür bietet im Feld der kognitiven Funktionen die genetische Epistemologie Jean Piagets, dessen vielleicht genialste Leistung in meinen Augen gerade

[13] Kernberg, O. (1973): Psychoanalytic object-relations-theory, group processes and administration: Toward an integrative theory of hospital treatment. *Ann. Psychoanal.*, Vol. I, New York (New York Times Book Co.), S. 363—388. Der Beitrag ist enthalten in *Objektbeziehungen und Praxis der Psychoanalyse.* Stuttgart (Klett-Cotta) 1981, S. 256—297.

die Tatsache ist, daß er intrapsychische resp. psychologische »Konzepte«, nämlich seine sogenannten »Schemata«, schon sehr früh ganz im heutigen Sinn als homöostatisch regulierte »Systeme« (bzw. »Strukturen«) auffaßte, die im Laufe der kindlichen Intelligenzentwicklung in einem dialektischen Wechselspiel mit der Außenwelt (Assimiliation und Akkomodation, siehe Kap. 2) optimal auf die Bewältigung der begegnenden Realität eingestellt werden. Die Vermutung, daß etwas Analoges ebenso auf dem Gebiet der — von Piaget u. a. aus methodologischen Gründen wenig berücksichtigten — Affektivität stattfinden muß, ist für das zu entwickelnde Konzept einer »Affektlogik« zentral. Die Kombination von psychoanalytischen und systemtheoretischen Gesichtspunkten, wie sie sich hier umrißhaft abzeichnet, scheint also einen Zugang zu einem besseren Verständnis nicht nur des Zusammenspiels zwischen Innen- und Außenwelt, sondern ebenfalls zwischen Fühlen und Denken zu eröffnen.

Einige ganz vorläufige, später noch vielfach zu vertiefende Gedanken über eine mögliche Struktur einer solchen Synthese sollen im folgenden anhand von zwei Beispielen entwickelt werden.

Narzißtische Problematik und Familiendynamik

Wir haben bereits gesagt, daß der wesentliche Fortschritt der modernen psychoanalytischen Narzißmuslehre in einem vertieften Verständnis für die Probleme der Identitäts- und Selbstwertfindung in früher Kindheit, der Loslösung aus der physiologischen und psychischen Fusion mit der Mutter und der Demarkation eines neuen und (in gewissen Grenzen) autonomen psychischen Systems, das heißt eines mehr oder weniger unabhängigen Fühl-, Denk- und Entscheidungszentrums, besteht. Die Psychoanalyse hat nun weiter beschrieben, was passiert, wenn ein solches »eigenes Entscheidungszentrum« nicht gebildet werden kann: Es kommt zu einer gravierenden sogenannten »Ichschwäche«, das heißt, es entsteht keine klar abgegrenzte, konsistente psychische Struktur (in Piagetschen Begriffen könnte man sagen, daß keine klaren, gut abgegrenzten, äquilibrierten und somit autonom und ökonomisch funktionsfähigen psychischen »Schemata« entstehen). Insbesondere die Konturen der internalisierten Selbst- und Objektrepräsentanzen bleiben unscharf (Kernberg). Die Folge sind die von der neueren

Psychoanalyse bereits bei Borderline-Fällen und mehr noch bei Psychotikern immer wieder beschriebenen »durchlässigen Ichgrenzen« (mangelnde Demarkation zwischen fremden und eigenen Gefühlen, Gedanken, Meinungen etc., erhöhte Neigung zu vielfältigen Projektionen und Introjektionen, niedrige Reizschwelle bzw. erhöhte Sensibilität, Empfindlichkeit, Vulnerabilität), verbunden mit defektem Identitätsgefühl und mangelndem resp. labilem und inkonsistentem Selbstvertrauen (Neigung zu Depersonalisations- und Derealisationsgefühlen, hypochondrischen Körpermißempfindungen, depressiver Selbsterniedrigung oder manischer Selbstüberhöhung). Psychoanalytiker und Familiendynamiker verschiedenster Provenienz haben seit etwa 30 Jahren mit steigender Präzision die Bedingungen untersucht, unter welchen solche defekten Ichstrukturen zustande kommen. Das völlig übereinstimmende Resultat ist, daß sie in Wechselbeziehung zu den Eltern und insbesondere zur Mutter entstehen, woraus sich zunächst der Begriff der »schizophrenogenen Mutter« herausgeschält hat. Obwohl dieser Begriff später relativiert und präzisiert wurde, ist als entscheidende (wenn auch m. W. bisher selten präzis formulierte) Erkenntnis doch geblieben, daß Mütter, beziehungsweise, wie wir noch sehen werden, Eltern von Kindern mit narzißtischen Ichdefekten selber in ähnlicher Weise narzißtisch gestört, das heißt, von ihren eigenen Müttern oder Eltern schlecht abgegrenzt sind. Von daher entwickelten Autoren wie Bowen und Boszormenyi-Nagy schließlich folgerichtig die sogenannte »Mehrgenerationentheorie der Schizophrenie«[14]. Das wesentliche — und unter Umständen bis ins Erwachsenenalter hinein persistierende — Resultat einer solchen Eltern-Kind-Konstellation ist u. a. eine durchgehende *Konfusion*, das heißt eine Vermischung resp. mangelnde Unterscheidung von Gefühlen, Ängsten, Bedürfnissen, Gedanken, Meinungen, ja Wahrnehmungen von Eltern und Kindern.

Gerade in diesem Feld finden wir nun eine Fülle von teils gemeinsam und teils unabhängig gewonnenen, jedenfalls aber in erstaunlichem Maße konvergierenden Boebachtungen und Erkenntnissen

[14] Boszormenyi-Nagy, J., G. Spark (1973): *Invisible Loyalties*. New York (Harper and Row). Dt.: *Unsichtbare Bindungen*. Stuttgart (Klett-Cotta) 1981. – Bowen, M. (1978): Schizophrenia as a multi-generational phenomenon. In: Berger, M. M. (Hrsg., 1978): *Beyond the double-bind*. New York (Brunner and Mazel), S. 101–123.

sowohl von Psychoanalytikern wie auch von Kommunikations- und Systemtheoretikern. Daß beispielsweise die von Minuchin[15], Selvini Palazzoli[16] und andern systemisch denkenden Autoren immer wieder beobachtete Verwischung der Generationengrenzen durch abnorme Allianzen über die Generationen hinweg eine enge Beziehung zu den von der Psychoanalyse beschriebenen unscharfen Ichgrenzen resp. der Fusion und ungenügenden Demarkation zwischen Eltern und Kindern haben muß, liegt auf der Hand. Auch der fast nie fehlende, aber viel öfters verdeckte als offene Konflikt der Eltern, ebenso wie die mehrfach beschriebene generelle Konfliktunfähigkeit solcher Familien (vgl. hierzu zum Beispiel Wynnes Konzept der »Pseudo-Mutualität«[17]) werden psychoanalytisch leicht verständlich, ja, sie sind sozusagen unausweichlich: Wenn nämlich die Eltern in solchen Familien selber narzißtische Defekte aufweisen — und es ist gezeigt worden, daß dies mit erhöhter Wahrscheinlichkeit bei *beiden* Eltern der Fall ist, da sich derartige Partner aufgrund von wirklichkeitsfremden, sogenannten »prägenital«-unreifen Idealisierungen vermehrt anziehen —, so müssen ihre Objekt- bzw. Partnerbeziehungen stark narzißtischer Art sein, das heißt, sie müssen sich vom Partner vor allen Dingen eine »Ergänzung«, eine Ausfüllung des »fundamentalen Defektes« (Balint)[18] erhoffen, an dem sie leiden und der im wesentlichen aus mangelndem Selbstwert- und Identitätsgefühl besteht.

Ebenso unausweichlich ist, daß eine derartige »Ergänzung« von einem selbst narzißtisch gestörten Partner nicht oder nur höchst ungenügend geleistet werden kann, da er ja selber dem Partner nicht in erster Linie etwas geben will (und kann), sondern von ihm etwas bekommen möchte und müßte. Die Folge ist über kurz oder lang eine tiefgreifende, gegenseitige Frustration, Enttäuschung und Entfremdung, m. a. W. ein Ehekonflikt, der aber gerade wegen

---

[15] Minuchin, S. (1974): *Families and Family Therapy.* Cambridge (Harvard University Press). Dt.: *Familie und Familientherapie.* Freiburg (Lambertus) 1977.

[16] Selvini Palazzoli, M. u. a. (1975): *Paradosso e Controparadosso.* Mailand (Feltrinelli). Dt.: *Paradoxon und Gegenparadoxon. Ein neues Therapiemodell für die Familie mit schizophrener Störung.* Stuttgart (Klett-Cotta), 3. Aufl. 1981.

[17] Wynne, L. C., I. M. Ryckoff, J. Dave, S. J. Hirsch (1958): Pseudomutuality in the family relations of schizophrenics. *Psychiatry,* 21, S. 205—220.

[18] Balint, M. (1968): *The basic fault.* London (Tavistock Publ.). Dt.: *Therapeutische Aspekte der Regression.* Stuttgart (Klett) 1970.

der gegenseitigen narzißtischen Verschränkung und Verkettung, in welcher jede echte Demarkation und Verselbständigung des Partners als vitale Gefährdung empfunden werden muß (der andere ist in der narzißtischen Objektbeziehung ein Teil von mir selbst; seine Funktion ist, meine fundamentalen Bedürfnisse zu befriedigen; wenn er sich selbständig macht, gehe ich jeder Hoffnung auf eine derartige »Ergänzung« verlustig), nicht offen angegangen und ausgetragen werden kann: Solche Familien sind aus guten und tiefen Gründen unfähig zu jeder wirklichen »Auseinander-Setzung«. Was liegt nun näher für jeden der in dieser Art frustrierten Partner, als Ersatz zu suchen bei den Kindern, speziell bei einem Kind, das (vielleicht aus konstitutionellen Gründen: möglicher Stellenwert genetischer Faktoren) besonders unselbständig ist und sich deshalb zur Rolle des »narzißtischen Objektes« hervorragend eignet. Wenn derartige Mechanismen bei beiden Eltern und gleichzeitig auch bei den Kindern vorliegen, die — wie gezeigt — fatalerweise in der Regel an derselben Problematik leiden, so ergeben sich in einem solchen »System« in der Tat allseitig mächtige, durch die Gesamtheit der innerpsychischen (und nur psychoanalytisch verstehbaren) Bedürfnisspannungen aller Beteiligten aktivierte Kräfte, die das pathologische Beziehungsnetz mit aller Macht aufrechtzuerhalten, das heißt jede echte Veränderung durch Verselbständigung irgendeines Beteiligten zu verhindern suchen. Mit anderen Worten, erst psychoanalytische Überlegungen zur Dynamik der beteiligten »intrapsychischen Systeme« (Individuen) machen Vorgänge im »interpsychischen System« (der Familie), nämlich den Ursprung der pathologischen homöostatischen Kräfte, der sonst völlig unklar bleibt und von der Systemtheorie einfach als ein Faktum registriert wird, verständlich.

Was weiter die durchgehende Konfusion im ganzen Kommunikationsgefüge betrifft, so haben wiederum Psychoanalytiker *und* Kommunikationsforscher über das bereits Gesagte hinaus übereinstimmend gezeigt, daß die Kommunikation in solchen Familien durch eine Reihe von besonderen Phänomenen gekennzeichnet ist, deren Zweck es zu sein scheint, jede autonome psychische Regung eines Beteiligten, sofern sie zu einem echten Ausbrechen aus dem Familiengefüge zu führen droht, zu sabotieren. Viele und immer subtilere Formen dieser Sabotage sind seit den zwei oder drei Jahrzehnten, seit die Familienforscher derartigen Sachverhalten auf die

Spur kamen, beschrieben worden, so zum Beispiel die Devalorisierung, Verneinung, Verleugnung, Abspaltung, Disqualifizierung, Mystifizierung. Der Psychoanalytiker Searles hat als erster gezeigt, wie solche ständigen Sabotagen und Disqualifizierungen schließlich zu derartiger Verwirrung und Spannung zu führen vermögen, daß einer der Beteiligten — jedenfalls der dauernd oder auch nur momentan ichschwächste — schließlich »verrückt« wird, »überschnappt« in ein anderes, eigenes und dem gewöhnlichen Verständnis nicht oder nur mehr schwer zugängliches Bezugs- resp. Fühl-, Denk- und Funktionssystem.[19] Ich werde auf solche Mechanismen der »Verrückung« in Kapitel 6 noch ausführlich zu sprechen kommen.

Eine bedeutsame Erhellung erfuhr die in Familien mit psychotischen oder präpsychotischen Angehörigen offenbar herrschende Kommunikationskonfusion ferner mit der Formulierung des Konzepts des »Double-bind« durch Bateson, Jackson, Haley und Weakland (1956), das heißt, der unentrinnbar paradoxen und schmerzlich verwirrlichen simultanen Kommunikation von widersprüchlichen Geboten, Regeln, aber auch Gefühlen und »Definitionen« von interpersonellen Beziehungen etc. auf verschiedenen Ausdrucks- und auch logischen Ebenen.[20] Selbst wenn sich solche Double-binds (oder »Beziehungsfallen«, »affektiv-kognitive Zwickmühlen«) in praxi oft als schwer abgrenzbar und nicht auf Familien von Psychotikern beschränkt erwiesen, so ist doch mit diesem Konzept nach übereinstimmendem Urteil fast aller Familienforscher ein außerordentlich wichtiger Aspekt tiefgreifend gestörter affektiv-kognitiver Kommunikationen aufgedeckt worden.

Auch derartige Phänomene werden später (Kap. 5) noch eingehend zu erörtern sein. Halten wir für den Moment nur fest, daß gerade hier der mögliche Ort einer weiteren, sehr interessanten Synthese zwischen den beiden Denkmodellen zu liegen scheint. Alles deutet nämlich darauf hin, daß unser Verständnis des interpersonellen Phänomens des Double-bind wiederum nur durch die psycho-

[19] Searles, H. F. (1959): The effort to drive the other person crazy. *Brit. J. Med. Psychol.*, 32, S. 1—19.

[20] Bateson, G., D. D. Jackson, J. Haley, J. W. Weakland (1956): Towards a theory of schizophrenia. *Behav. Science*, Vol. I, S. 251—264. Dt.: Auf dem Weg zu einer Schizophrenie-Theorie. In: Habermas, J., D. Henri, J. Taubes (Hrsg., 1969): *Schizophrenie und Familie*. Frankfurt (Suhrkamp).

analytische Erfassung grundlegender intrapsychischer Konstellationen bei allen Beteiligten, in erster Linie bei Mutter und Kind, ein Stück weiterzubringen ist. Falls nämlich die Beziehungen zwischen Mutter und Kind (und darüber hinaus die Beziehung zum Vater, ja die Familienbeziehungen überhaupt) in den hier diskutierten Fällen entscheidend durch *(gegenseitige)* narzißtische Bedürfnisse geprägt sind, das heißt, falls in der Tat das Kind für die Mutter (und zunächst, schon physiologisch, auch die Mutter für das Kind) ein »narzißtisches Objekt« im Sinn der psychoanalytischen Lehre darstellt, dann muß die eigentliche Beziehung der Mutter zum Kind (und in gewissem Maße auch umgekehrt) die folgende Struktur haben: Die Mutter möchte, meint, glaubt und gibt (unbewußt) vor — und jedermann glaubt es mit ihr —, daß sie das Kind (genau wie ihren Mann und die andern Familienmitglieder) um seiner selbst willen liebt, das heißt, daß sie bereit ist, sein Wachsen, sein Stark-, Erwachsen- und Autonomwerden nach *seinen* Gesetzen ebenso selbstlos zu befördern, wie etwa ein Gärtner eine Pflanze liebevoll nach ihren eigenen Gesetzen hegen und aufziehen muß, wenn sie wachsen und gedeihen soll. Aber diese scheinbare Liebe ist in einem tieferen, unbewußten Sinn eine »Lüge«, ein falscher und nur vorgespiegelter Sachverhalt. Die Mutter hegt im Grund das Kind um ihret- und nicht um seinetwillen; es soll ihre tiefen (und unbewußten) Bedürfnisse nach Ganz-, Intakt- und Liebsein (= Geliebtwerden) befriedigen; es darf sich dieser ihm zugedachten Funktion nicht entziehen, das heißt, es darf vor allem nicht ihr entwachsen und selbständig werden.

Ich meine, daß dieser tragische und unauflösbare Widerspruch das eigentliche Wesen des Double-bind ausmacht, das heißt, daß hinter all den unendlich zahlreichen, groben oder subtilen, offenen oder verdeckten Erscheinungsformen und Abwandlungen des Double-bind immer wieder der gleiche, zwar höchst einfache, aber darum nicht minder gravierende Grundsachverhalt steckt, der etwa in die folgende paradoxe, widersprüchliche und in sich doppelt unstimmige, zugleich affirmierte und negierte Botschaft und Formel zusammengefaßt werden könnte:

Ich liebe *dich* (nicht) ⇄ Ich liebe *mich* (nicht)

Anzufügen ist, daß hier der Einfachheit halber nur von der narzißtischen Beziehung der Mutter zum Kind die Rede war. In Wirklichkeit muß — teils induziert und teils physiologisch bedingt — eine ebenso narzißtisch geprägte Beziehung auch vom Kind zur Mutter und zwischen Mutter und Vater vorliegen: Die Double-binds in einer solchen Familienkonstellation sind — was in der Literatur viel zu wenig betont wird — gegen- und nicht etwa nur einseitig; die tägliche Beobachtung in Familien mit psychotischen Kommunikationsmustern zeigt, daß auch die Kinder, und keineswegs nur die Eltern, ständig ihre eigenen Bedürfnisse, Gedanken und Gefühle für diejenigen der anderen ausgeben, die anderen Familienangehörigen disqualifizieren und Double-bind-Botschaften vom Stil

Ich liebe dich (nicht) ⇄ Ich liebe mich (nicht)

(zum Beispiel ich tue dies und jenes nur für dich ⇄ mich) von sich geben. Auch dies ist sowohl aus systemischer wie auch aus psychoanalytischer Sicht nur folgerichtig: Wie bereits gesagt, leiden die Kinder notwendigerweise an der gleichen grundlegenden narzißtischen Problematik wie die Eltern; abgesehen von puren Lerneffekten, die sicher ebenfalls eine wichtige Rolle spielen, können sie auf einer tieferen Ebene gar nicht anders, als sich (resp. einen fundamentalen psychischen Sachverhalt) so »mit-teilen«, wie sie in Wirklichkeit sind (resp. wie »die Sache sich in Wirklichkeit verhält«): Möglicherweise ist eine andere als eine Double-bind-Antwort auf einen Double-bind oft gar nicht möglich, da im genannten fundamentalen Kommunikationsbereich das Kind der Mutter einerseits ihre (und seine!) Liebe fortwährend bestätigen und sie andererseits gleichzeitig dementieren muß. Systemtheoretisch läßt sich dieser Sachverhalt im Prinzip so ausdrücken, daß die Veränderung eines (hier: Kommunikations-)Elementes notwendig zur Veränderung aller andern Elemente des Systems führt.

Von daher wird auch besser verständlich, daß nicht selten — wie die Familienforscher in den letzten Jahren speziell bei Schizophrenen immer klarer erkennen — Schuld und Scham, im Grund Vergehen wider das Leben, reale (und nicht bloß eingebildete) psychische Vergewaltigungen, archaische Grausamkeiten vom Typ des Auffressens und Aufgefressenwerdens unter- und hintergründig dabei eine große Rolle spielen (vgl. u. a. Boszormenyi-Nagys Begriff der »Schuld- und Verdienstkonten«; ferner Stierlin[21]). Solche Dinge bleiben für gewöhnlich tief verborgen. Sie sind durch Routineexplo-

[21] Boszormenyi-Nagy, I., G. Spark (1973), a. a. O. — Stierlin, H. (1980): *Von der Psychoanalyse zur Familientherapie*. Stuttgart (Klett-Cotta), 2. Aufl., S. 182f.

ration kaum je, in Familiensitzungen selten und selbst bei jahrzehntelanger Kenntnis von Familien Schizophrener erst hinter sieben Siegeln erkennbar. »*Ge*wußt« sind sie von allen Beteiligten irgendwie immer, obwohl zumeist nicht *be*wußt; ihr Verhalten ist untergründig dadurch bestimmt. Ich vermute, daß in der panischen Angst vor Aufdeckung solcher manchmal jahrzehntealten und objektiv kaum zu bewältigenden Schuldkonten ein weiterer, hochgradig wirksamer Grund zur Aufrechterhaltung der »Familienhomöostase« liegt. Die beiden folgenden Fallskizzen mögen dies zumindest andeutungsweise erhellen:

Ein begabter, nun 30jähriger Mann, einziger Sohn eines reichen, autoritären Großbauern, ist von klein auf gegen seine Neigung zur Nachfolge des Vaters und Weiterführung der bäuerlichen Familientradition bestimmt (vgl. hierzu Stierlins Begriff der »Delegation«[22]). Sein Vater hintertreibt eine Sekundarschulbildung, die ihn auf »Abwege« führen könnte; von da an (ab etwa elf Jahren) wird der Knabe eigenbrötlerisch und »merkwürdig«. — Ausbruch einer schweren, kataton-mutistischen Psychose mit 18 Jahren, am Tag, nachdem er den Eltern zuliebe das Examen für die landwirtschaftliche Schule bestanden hatte. Unmittelbare Chronifizierung, mehrjähriger Klinikaufenthalt, bis der Vater den Hof schließlich verkaufen und als reisender Vertreter arbeiten muß! Seither allmähliche Besserung; fast unheimliche Krankheitseinsicht, versteht zum Beispiel im Einzelgespräch sofort, daß er schlußendlich »der Stärkere war« und den Vater in die Knie gezwungen hatte; dieser seinerseits predigt nun in einer Elterngruppe jedermann, man müsse die Kinder frei gewähren lassen...

Eine Frau, verheiratet, in der Kindheit zunächst die vergötterte einzige Tochter eines patriarchalischen Kaufmanns, dann aber im Alter von acht Jahren völlig entthront durch die Ankunft eines ersehnten Stammhalters und einer jüngeren Schwester, verfällt mit rund 30 Jahren, kurz nach dem Tod des Vaters, bis an ihr Lebensende einer chronischen paranoid-katatonen Psychose. Gleichzeitig ständig hochgradige Span-

[22] Stierlin, H. (1978): *Delegation und Familie*. Frankfurt a. M. (Suhrkamp).

nung zur ganzen Familie, speziell zu den Geschwistern. Lange nach ihrem Tod erst kommt an den Tag, daß der Ausbruch der Psychose eng mit schlimmen familiären Verwicklungen während einer Schwangerschaft und Geburt zusammenhing, in deren Verlauf die jüngere Schwester der Patientin mit Erfolg den Mann abspenstig machte. Diese Vorfälle wurden jahrzehntelang von der ganzen Familie totgeschwiegen bzw. waren den jüngeren Familienmitgliedern überhaupt nicht mehr bekannt. Gelegentliche Anspielungen, wütende Schimpfreden und Drohungen der Patientin gingen einfach aufs Konto ihrer »Verrücktheit«.

Im ersten Fall liegt, zumindest in einer oberen Schicht, die Verschachtelung von familiärer und persönlicher Problematik fast offen zutage. Auch im zweiten wird sie, bei einiger (durch zusätzliche Informationen erleichterter) psychoanalytischer Deutungsarbeit transparent: Die Entthronung durch den Bruder, den das sensitive, achtjährige Mädchen von Anfang an ambivalent sowohl intensiv gehätschelt wie auch aggressiv abgelehnt und dominiert hatte, führte zweifellos zu einer tiefgehenden Beziehungs- und Identitätskrise, die in der Folge durch die Ankunft der kleinen Schwester noch verschärft wurde. Zu welch unerträglichen familiären *und* innerpsychischen, realen *und* in der Übertragung erlebten Verwicklungen und »Fluktuationen« (siehe S. 302ff.) die Tatsache führen mußte, daß ihr, in zeitlichem Zusammenhang mit dem Verlust des Vaters, der Mann unter der Geburt dann ausgerechnet mit der jüngeren Schwester untreu wurde, kann man sich unschwer ausmalen. Alles paßt zusammen wie ein Schlüssel ins Schloß, aber um dies wirklich zu sehen, braucht es, meine ich, sowohl psychoanalytisches wie familiendynamisches Verstehen.

Ödipale Problematik und Familiendynamik

Wie die frühe narzißtische, so spielt sich auch, auf späterer und reiferer Stufe, die ödipale Problematik nicht nur im intra-, sondern zugleich auch im interpsychisch-familiären Raum ab. Es scheint evident, daß hier wiederum eine Synthese von psychoanalytischen und systemtheoretisch-familiendynamischen Gesichtspunkten zu Einsichten zu führen vermag, die von nur einem Denkmodell aus nicht zu erreichen sind. Allerdings muß ich mich hier mit einigen exploratorischen Überlegungen begnügen, da dieser für die Psychoanalyse so zentrale Bereich überraschenderweise von seiten der Familiendynamiker offenbar noch kaum erforscht worden ist.

Zwei Aspekte der ödipalen Problematik erscheinen aus psychoanalytischer Sicht für unser Thema als besonders bedeutsam: Zum ersten handelt es sich um eine Dynamik, die, wie heute immer klarer erkannt wird, nur dann in der ursprünglich von Freud beschriebenen Form ablaufen kann, wenn alle Beteiligten — Kinder *und* Eltern — zuvor einen gewissen psychischen Reifegrad, das heißt eine so weitgehende narzißtische Konsolidierung und Demarkierung erreicht haben, daß echte, »objektale« Beziehungen von einer (relativ) autonomen Person zur andern überhaupt möglich werden. Die im vorangehenden Abschnitt beschriebene, in früher Kindheit noch physiologische narzißtische Verschränkung zwischen Mutter und Kind muß mindestens so weit gelöst sein, daß beide sich als einigermaßen selbständige »Entscheidungszentren« mit eigenen Wünschen und Bedürfnissen zu erleben und wahrzunehmen imstande sind. Das wiederum bedeutet, daß zumindest bei Mutter und Vater klare, auch sexuell, alters- und rollenmäßig determinierte Identitäten, also auch eindeutige Abgrenzungen zwischen den Generationen vorliegen müssen. Das andere, strukturell wichtige Faktum ist, daß die ödipale Problematik und Dynamik spezifisch eine *Dreierdynamik* ist: Die ursprüngliche, symbiotisch-fusionelle Zweierbeziehung resp. Einheit zwischen Mutter und Kind hat durch das Auftreten eines Dritten, des Vaters nämlich — der seinerseits sich aus der ursprünglich nebelhaften Vermischung aller Beziehungspartner (resp. »psychischen Apparate« oder »Systeme«) nur insofern herauszulösen und Profil zu gewinnen vermag, als auch Mutter und Kind sich demarkieren und »auseinandersetzen« —, eine dramatische Ausweitung und Komplizierung erfahren. Diese Ausweitung ist von Freud, und später insbesondere von Lacan, immer wieder als entscheidendes »Scharnier« der psychischen Reifeentwicklung bezeichnet worden. Überlegungen, die der Systemtheorie — oder hier vielleicht eher ihrem engen Verwandten, dem Strukturalismus — zumindest nahestehen, vermögen ein Stück weit zu erklären, weshalb: Die Ausweitung von einem relationellen Zweiersystem — das ja in Wirklichkeit für lange Zeit eher einem »Einersystem« gleicht — zu einem Dreiersystem bedeutet, kombinatorisch gesehen, einen ungemeinen Gewinn an Freiheit, der schon rein mathematisch offensichtlich ist (zwischen drei Partnern gibt es viel mehr mögliche Beziehungen und Kombinationen von Beziehungen als zwischen zwei), in Tat und Wahrheit aber über diesen mathematischen Aspekt noch weit hinausgeht: Sie gleicht dem Ausbruch aus einem Gefängnis — dem Gefängnis der ausschließlichen Kind-Mutter-Beziehung nämlich — gewissermaßen in die Freiheit überhaupt. Damit, daß eine Tür aufgeht zu einem Dritten, wird ja zum ersten Mal die Möglichkeit erlebt, daß es überhaupt etwas »anderes« gibt: *Alles* andere, *jede* Mehrzahl, das heißt alle möglichen Arten von anderen Beziehungen und Konstellationen sind damit »impliziert« und werden nun erstmals intuitiv als möglich erlebt. Kein Wunder, daß Lacan das Auf-den-Plan-Treten des Vaters, des *dritten* Elements, in Verbindung bringt (und hier wäre jedes feministische resp. »maskulinistische« Mißverständnis absurd) mit dem Aufscheinen des Geistes, der Sprache, des Symbolischen überhaupt, das heißt mit einem strukturierenden Element von allerhöchster Bedeutung. Affektiv und geistig, das heißt im Bereich jenes ganzheitlichen affektiv-kognitiven Erlebens, das ich »Affektlogik« nenne und welches zweifellos weit mehr als jeder Aspekt gesondert unsere eigentliche psychische Realität ausmacht, werden nun eine große Zahl von relationellen, affektiven und kognitiven Kombinationen, von »Spielen« im Sinn sowohl der mathematischen wie der psychologischen Spieltheorie, möglich und — wenigstens zum Teil — auch effektiv durchexerziert. Man darf sie, wie jedes Spiel, förmlich als eine »psychoaffektive Gymnastik« von hochgradig strukturierender (explorativer, übender, reifender) Potenz bezeichnen. Mit den einmal als solchen demarkierten, isolierten und erfaßten Protagonisten im Dreieck geht nun (im Sinn aller möglichen, von der Psychoanalyse beschriebenen positiven, negativen und gekreuzten Ödipuskonstellationen) ein Ballett von Anziehungen und Abstoßungen, Annäherungen und Distanzierungen, Sympathien und Antipathien mitsamt entsprechenden Gefühlen von Rivalität, Eifersucht, Schuld, Kastration und Versagen einerseits, Gewinn, Bestätigung, Ganzheit und Gelingen andererseits los, das grundlegende psychoaffektive *und* zugleich kognitive Funktionssysteme anlegt. Diese müssen in der Folge im Sinn von strukturierten assoziativen bzw. semantischen Bahnen oder »Bedeutungsnetzen« notwendigerweise immer wieder benutzt resp. »durchlaufen« werden.

Wir werden in den nächsten Kapiteln sehen, daß derartige »affektiv-kognitive Bezugssysteme«, wie wir sie nennen werden, wahrscheinlich eine analoge Struktur haben und sich auch ähnlich strukturieren (das heißt sich assimilatorisch-akkomodatorisch äquilibrieren) wie Piagets »Schemata« im rein kognitiven Feld. Das heißt aber, daß sie grundsätzlich strukturalistischen und systemtheoretischen Konzepten zugänglich sind und daß einmal mehr, wie bereits im Feld des Narzißmus, aus einer Synthese zwischen psychoanalytischen und systemtheoretischen Erkenntnissen eine vertiefte Einsicht in das effektive psychische Geschehen dieser entscheidenden Entwicklungs- und Reifungsphase zu erwachsen vermag.

Aber noch in anderer Hinsicht kann — obwohl dies bisher m. W. kaum geschah — die Systemtheorie zur Erhellung ödipaler Konstellationen beitragen: Es liegt auf der Hand, daß die beschriebene, kombinatorische »psychoaffektive Gymnastik« sehr verschieden ablaufen muß, je nachdem, welchen Reifegrad (das heißt welchen Grad von Identitätsbefestigung, Selbständigkeit, Fähigkeit, andere Personen als »verschieden« zu verstehen) die Eltern erreicht haben, und wie es infolgedessen um ihre gegenseitige Beziehung bestellt ist. Sind die Eltern narzißtisch ungefestigt und deshalb zu sehr von eigenen affektiven Bedürfnissen in Beschlag genommen, oder stehen sie aus anderen Gründen miteinander in Konflikt, so werden die oben beschriebenen »Spiele« und Kombinationen nicht mehr frei und optimal strukturierend, das heißt nicht mehr rein »spielerisch« ablaufen können. Es wird da und dort zu plötzlichen Fixierungen, zu überstark schmerz- oder lustvollen, affekt- und schuldbeladenen, inzestuösen Bindungen (»Komplexen«) kommen müssen, welche mit Bestimmtheit in die sich bildenden Bezugs- und Funktionssysteme mit eingehen. So wird zum Beispiel der normale, für Identitätsbefestigung und persönliche Reifung hochbedeutsame Trauerprozeß, den das klar in seine alters- und geschlechtsgemäßen Schranken gewiesene und also seine Grenzen erlebende Kind beim Ausgang aus der ödipalen Phase durchzumachen hat, unmöglich gemacht, wenn ein Elternteil aus narzißtischen Gründen eine untergründig zweideutige, die ödipal-inzestuösen Hoffnungen des Kindes nicht klar ausschließende Haltung einnimmt. Die Vermutung liegt sehr nahe, daß spätere neurotische Konstellationen mit solchen pathologischen oder doch potentiell pathogenen Verhaltensfixierungen und -prägungen zusammenhängen — wobei auch theoretisch nicht ausgeschlossen erscheint, daß eine systemisch orientierte Analyse der Familienstruktur und -dynamik etwa im Sinn von Minuchin solche (ja im zwischenmenschlichen Verkehr wirksame) Verhaltenskonstellationen möglicherweise leichter aufzudecken und im Familienverband zu modifizieren vermag als die individuelle Psychoanalyse.

Dies führt zum Schluß zu der — vielleicht vom Leser längst ungeduldig gestellten — Frage, inwieweit diese vorwiegend theoriebezogenen Ausführungen auch für die therapeutische Praxis relevant sind. Vorderhand vermag ich diese Frage nur sehr summarisch zu beantworten. Wir stehen mit der Reflexion über die Zusammenhänge zwischen den beiden Denkmodellen ja erst ganz am Anfang; sie bedarf vielfältiger Vertiefung. Psychoanalytische Gesichtspunkte von der Art der hier vorgetragenen mögen vielleicht zur Verfeinerung systemisch orientierter Behandlungstechniken beitragen; ein solcher Einfluß ist zum Beispiel in den raffinierten therapeutischen Techniken der früheren Psychoanalytikerin und jetzigen radikalen Systemtherapeutin Mara Selvini Palazzoli (siehe S. 371) für einen Analytiker ganz unverkennbar. Auf der andern Seite erweitern systemisch-familiendynamische Erkenntnisse mit Sicherheit den Verstehenshorizont der Psychoanalyse. Es ist durchaus denkbar, daß bei einer Zusammenschau der beiden Denkweisen je nach Situation das eine Mal gerade aus psychoanalytischem Verständnis (etwa bei einer explosiven, narzißtisch determinierten Schuldproblematik bei Psychosen von der Art, wie sie in den obigen Fallbeispielen skizziert wurden) einem systemtherapeutischen Vorgehen der Vorzug gegeben werden könnte, während in andern Fällen umgekehrt aus systemtheoretischen Gründen (etwa im Fall eines neurotischen Schullehrers, Personal- oder auch Familienchefs, bei welchem von der Veränderung seiner intrapsychischen Situation vielfältige Veränderungen im Gesamtsystem zu erwarten sind) eine psychoanalytische Behandlung gewählt werden mag. Auf diese Weise könnten anstelle von unklaren, mehr glaubensmäßigen Gesichtspunkten entscheidende Fragen der Ökonomie und der Effizienz im Verhältnis zum angestrebten Ziel zu den eigentlichen Kriterien der Wahl eines Behandlungsverfahrens werden. Sie sorgfältig und sachgemäß gegeneinander abzuwägen bleibt unmöglich, solange die beiden hier diskutierten Denkansätze als unvereinbare Widersprüche und Gegensätze behandelt werden.

Spezifischere therapeutische Konsequenzen solcher Überlegungen sollen im übrigen erst im Schlußkapitel erörtert werden. Als vorläufiges Fazit hat sich gezeigt, daß unter manchen Aspekten eine Kombination der beiden Verstehensmodelle ohne Vernachlässigung ihrer — fruchtbaren — Unterschiede theoretisch im Prinzip durchaus möglich und für die Praxis wahrscheinlich gewinnversprechend ist. Weiter vermögen wir hier nur zu kommen, wenn wir, ebenfalls unter Berücksichtigung sowohl von psychoanalytischen wie auch systemtheoretischen Gesichtspunkten, jetzt die mögliche Struktur einer »Affektlogik« genauer ins Auge fassen.

2 Über Affektlogik*

Glück des Schriftstellers ist der Gedanke, der ganz Gefühl, ist das Gefühl, das ganz Gedanke zu werden vermag.
Thomas Mann, *Der Tod in Venedig*

In der Einleitung wie im vorangehenden Kapitel war schon mehrfach die Rede von einer »Affektlogik«, in welcher affektive und kognitive Funktionen ein untrennbares Ganzes bilden, das weit mehr als jeder Aspekt für sich unsere eigentliche und erlebte psychische Wirklichkeit ausmachen würde. In diesem Kapitel soll nun der Versuch unternommen werden, näher zu ergründen, was »Affektlogik« (oder »logische Struktur der Affekte«, »Affektstruktur der Logik«) eigentlich ist oder sein könnte. Vorauszuschicken ist, daß die Antwort auf diese Frage keineswegs von vornherein feststeht, weder für den Autor noch — seines Wissens — für sonst jemanden. Vielmehr ist es so, daß wir vor einem echten wissenschaftlichen Problem stehen, dessen Lösung uns der Erkenntnis des Wesens der menschlichen Psyche zweifellos um ein erhebliches Stück näher bringen würde. Es kann also hier keinesfalls darum gehen, bereits erschöpfende Antworten zu einer so schwierigen Frage vorzulegen. Mein Anliegen ist weit bescheidener: Es ist schon allerhand erreicht, wenn das Problem überhaupt erst mit ausreichender Klarheit benannt und die ungefähre Richtung von möglichen Lösungen versuchsweise abgesteckt werden kann.

Fragestellung; Postulat der Einheitlichkeit des Psychischen

Das Problem stellt sich uns in folgender Weise dar: Wir sind, sofern wir uns überhaupt psychischen Phänomenen in wissenschaftlicher Weise nähern wollen, gewohnt, das Psychische durch die Brillen der verschiedenen Wissenschaften und Schulen zu sehen, die sich mit ihm befassen — und damit zerfällt es alsbald in eine große Zahl von einzelnen Aspekten und Facetten, die unter sich oft nur geringe oder überhaupt keine sichtbare Verbindung mehr haben. Wissen-

* Ein leicht modifizierter Vorabdruck dieses Kapitels erschien in *Psyche*, 3, 1982.

schaftlich-akademische Psychologie auf der einen, Psychoanalyse verschiedenster Schattierung auf der andern Seite, Anthropologie, Soziologie, Neuropsychologie, Kommunikations- und Systemtheorie und noch manche anderen Wissensgebiete entwerfen jeweils ihr eigenes und spezifisches Bild von der Psyche; jede Wissenschaft klaubt sozusagen aus dem »Kuchen« des Ganzen diejenigen Teile und Rosinen heraus, deren sie mit ihren Methoden habhaft zu werden vermag — vom Ganzen aber, dem das ursprüngliche Fragen galt, bleibt nur noch ein Torso, in dem das eigentlich Gesuchte oft kaum mehr wiederzuerkennen ist.

Im hier diskutierten Zusammenhang ist dieser Spaltprozeß — dessen methodologische Notwendigkeit und Effizienz in Teilbereichen hier nicht in Frage gestellt werden soll — besonders augenfällig in bezug auf Affekt und Intellekt, die immer mehr zum Objekt von sehr verschiedenen und unter sich wenig verbundenen Disziplinen wurden. Dies gilt von der wissenschaftlichen Psychologie und der Affektlehre im allgemeinen, ganz besonders aber von den beiden Forschungsbereichen, die sich am fundiertesten mit diesen Gegenständen befaßt haben und damit auch zum Ausgangspunkt unserer weiteren Überlegungen werden müssen, nämlich von der Freudschen Psychoanalyse für das Affektleben und von Piagets genetischer Epistemologie für die intellektuellen Funktionen. Ungeachtet der Tatsache, daß beide Bereiche sich seit den zwanziger Jahren, also gut ein halbes Jahrhundert lang, parallel und gleichzeitig zu immer größerer Tiefe und Breite entwickelt haben, bleiben affektive Faktoren in dem Bild, das die genetische Epistemologie, und umgekehrt, kognitive Faktoren in dem Bild, das die Psychoanalyse von der menschlichen Psyche entworfen hat, in der Tat erstaunlich wenig integriert.

Dabei fehlt es auf beiden Seiten nicht an Hinweisen, daß sowohl Freud als auch Piaget ursprünglich durchaus das vorhin erwähnte *Ganze* aller psychischen Erscheinungen im Visier gehabt hatten. Bereits in dem frühen (und bis in die jüngste Zeit unveröffentlichten) *Entwurf einer Psychologie* aus dem Jahr 1895 wie auch in der *Traumdeutung* (1900) stellte Freud grundlegende Überlegungen über die Zusammenhänge zwischen Fühlen und Denken resp. triebhaft-affektiven und kognitiven Mechanismen an[1] (Entstehung des Denkens aus ersatzweisen »Halluzinationen« bei Ausbleiben einer direkten Triebbefriedigung; Differenzierung zwischen triebhaft-affektgesteuerten »Primärvorgängen« und durch Vernunft und Realität strukturierten »Sekundärvorgängen« etc., siehe unten). In der Folge stand aber während langer Zeit das Trieb- und Affektleben ganz im Vordergrund der psychoanalytischen Interessen, bis sich diese mit der Lehre vom Ich und vom Es (Freud, 1923) und später mit der daran anknüpfenden, sogenannten Ichpsychologie vermehrt wieder den Zusammenhängen zwischen affektiven und kognitiven Funktionen zuwandten. Einige wenige psychoanalytische Autoren, darunter de Saussure (1933), Rapaport (1950), Gressot (1955), Gouin-Décarie (1962), Escalona (1963), Haynal (1975) versuchten dabei explizit, eine Brücke zu Piagets »genetischer Epistemologie« zu schlagen. Der nachfolgende Überblick stützt sich zum Teil auf ihre Arbeiten.[2] Eine Fülle von interessanten, oft in frappierender Weise mit den hier vorgebrachten Überlegungen übereinstimmenden Informationen bringt ferner die – zwar erst nach Abschluß des Manuskripts erschienene, aber doch noch in mehreren Hinweisen berücksichtigte — Arbeit *Die Theorie Piagets. Ein Paradigma für die Psychoanalyse?* von H. Schneider.[3]

Piaget seinerseits interessierte sich in jungen Jahren so intensiv für die Psychoanalyse (und damit für das Affektleben), daß er selber eine Lehranalyse durchmachte, einige Fälle analytisch behandelte und aktiv an mehreren psychoanalytischen Kongressen teilnahm. 1923 veröffentlichte er eine Arbeit über das symbolische Denken des Kindes, in dem affektive Faktoren noch viel stärker berücksichtigt sind als in seinen späteren Publikationen. Unter anderem stoßen wir dort auf den — freilich nicht weiter definierten und auch

---

[1] Freud, S. (1895): Entwurf einer Psychologie. In: *Aus den Anfängen der Psychoanalyse* (1887—1902). Frankfurt a. M. (Fischer) 1975. — Ders. (1900): *Die Traumdeutung.* Ges. Werke, Bd. II u. III.

[2] de Saussure, R. (1933): Psychologie génétique et psychanalyse. *Rev. Franç. Psychanal.*, 6, 1950, S. 364—403. — Rapaport, D. (1950): On the psychoanalytic theory of thinking. *Int. J. Psycho-Anal.*, 31, S. 161—170. — Gressot, M. (1955): Psychanalyse et connaissance. In: *Le royaume intermédiaire.* Paris (Presses Univ. France) 1979. — Gouin-Décarie, T. (1962): *Intelligence et affectivité chez le jeune enfant.* Neuchâtel (Delachaux & Niestlé). — Escalona, S. F. (1963): Patterns of infantile experience and the developmental process. *The Psychoanalytic Study of the Child,* Vol. XVIII. — Haynal, A. (1975): Freud und Piaget. Parallelen und Differenzen zweier Entwicklungspsychologien. *Psyche,* 29, 1975, S. 242—272.

[3] Schneider, H. (1981): *Die Theorie Piagets, ein Paradigma für die Psychoanalyse?* Bern-Stuttgart-Wien (Huber).

später m. W. nie weiter bearbeiteten — Begriff einer »affektiven Logik«. Überhaupt ist diese Studie, in der bereits viele große Themen des spaterenPiaget — so zum Beispiel diejenigen der Assimilation/Akkomodation, der Reversibilität, der Rolle des bildhaften Denkens, der Struktur des Unbewußten u. a. m. — umrißhaft erscheinen, eine wahre Fundgrube von interessanten Ideen, hierin nicht unähnlich Freuds frühem »Entwurf einer Psychologie«. 1933 sprach Piaget beim Kongreß der französischsprachigen Psychoanalytiker — und lieferte damit das Gegenstück zum oben erwähnten Beitrag von R. de Saussure — über die Beziehungen zwischen Psychoanalyse und intellektueller Entwicklung; noch 1970 hielt er vor der Amerikanischen Psychoanalytischen Gesellschaft eine für unser Thema besonders wichtige Ansprache über das affektive und kognitive Unbewußte.[4] In seinem ungeheuer weitverzweigten Werk freilich ist insgesamt von affektiven im Gegensatz zu kognitiven Funktionen außerordentlich wenig die Rede. Erst 1966 zeigen sich im (zusammen mit B. Inhelder verfaßten) Abriß *Die Psychologie des Kindes*, in welchem nun ausdrücklich mehrfach auch psychoanalytische Erkenntnisse berücksichtigt werden, wieder bedeutsame Ansätze zu einer eigentlichen Synthese. Im Schlußwort liest man dort:

> »Wir haben wiederholt gesehen, die Affektivität ist die Energetik der Verhaltensweisen, deren kognitiver Aspekt sich nur auf die Strukturen bezieht. Es gibt deshalb kein Verhalten, so intellektuell es auch sein mag, das nicht als Triebfeder affektive Faktoren enthalten würde; doch umgekehrt kann es auch keine affektiven Zustände geben, ohne daß Wahrnehmungen und Anschauungen mitwirken, die ihre kognitive Struktur ausmachen. Das Verhalten ist folglich eins, auch wenn seine Strukturen nicht seine Energetik erklären und umgekehrt die Energetik die Strukturen unberücksichtigt läßt: Der affektive und der kognitive Aspekt sind weder voneinander zu trennen noch aufeinander zurückzuführen.«[5]

[4] Piaget, J. (1923): La pensée symbolique et la pensée de l'enfant. *Arch. Psychologie*, 18, 1923, S. 273—304. — Ders. (1933): La psychanalyse et le développement intellectuel. *Rev. Franç. Psychanalyse*, 6, 1933, S. 404—408. — Ders. (1976): The affective unconscious and the cognitive unconscious. In: Inhelder, B., H. H. Chipman (Hrsg., 1976): *Piaget and his school*. New York-Heidelberg-Berlin (Springer), S. 63—71.

[5] Piaget, J., B. Inhelder (1966): *Die Psychologie des Kindes*. Frankfurt a. M. (Fischer) 1977, S. 117.

Ganz auf der Linie solcher Erkenntnisse gehe ich in den folgenden Überlegungen über eine »Affektlogik« davon aus, daß es in unserem Erleben in Wirklichkeit keinerlei scharfe Trennung gibt zwischen Affekt und Intellekt (oder: zwischen affektiven und kognitiven Funktionen, zwischen Fühlen und Denken — was, wie ich noch näher darlegen werde, auch bedeutet: zwischen mehr »körperlichen« und mehr »geistigen« Aspekten der Psyche). Der Terminus »Affektlogik« will nicht nur besagen, daß die »Logik« und die »Affekte« eng miteinander verbunden sind und — genau wie Piaget unterstreicht — voneinander losgelöst gar nicht vorkommen. Er schließt des weiteren (in gewisser Abweichung von Piaget) die Vermutung ein, daß beiden eine ähnliche Grundstruktur eigen ist, die auf eine gleichartige und gemeinsame Genese hinweist. Und insofern als der affektive und der kognitive Bereich als die zwei wichtigsten Erscheinungsformen des Psychischen, zusammen also als etwas recht Umfassendes angesehen werden dürfen, postuliert die »Affektlogik« auch eine strukturelle Einheit oder Einheitlichkeit des Psychischen überhaupt. Sie möchte im Grund also schließlich eine Art von »einheitlicher psychischer Feldtheorie« aufstellen – wobei zu präzisieren ist, daß »das Psychische« hier in seinem denkbar weitesten Sinn, unter Einschluß nicht nur von affektiven und kognitiven, sondern virtuell selbst von sozialen und kulturellen, ja wissenschaftlichen und künstlerischen Phänomenen gemeint ist. Das anspruchsvolle Fernziel einer adäquaten affektlogischen Theorie müßte es somit sein, in allen nur möglichen psychischen Vorgängen und Erscheinungen affektive und kognitive Komponenten nicht isoliert, sondern in ihrem ständigen und engen funktionellen Zusammenwirken zu verstehen. Damit sollte schließlich auch eine »Affektlogik« in einem engeren Sinn, das heißt eine logische Struktur der Affekte ebenso wie eine Affektstruktur der Logik faßbar werden.

Im folgenden fasse ich zuerst separat einige der wichtigsten Elemente der beiden Theorien kurz zusammen. Anschließend werde ich versuchen, zu einer gewissen Synthese zu gelangen.

Affekt und Intellekt im Lichte der Psychoanalyse

Die psychoanalytische *Affektlehre* ist einerseits außerordentlich komplex und schwer überschaubar — die gesamte Psychoanalyse beschäftigt sich ja eigentlich kaum mit etwas anderem als mit Affekten. Auf der andern Seite aber ist sie paradoxer- und bedeutsamerweise in gewissem Sinne relativ unkompliziert, indem bekanntlich neben den beiden hauptsächlichen Affekten oder Trieben Liebe und Haß (je nach Entwicklungsperiode der psychoanalytischen Lehre und Kontext mit gewissen Bedeutungsverschiebungen auch Libido und Destrudo, Sexualität und Aggressivität, Eros und Thanatos genannt) fast nur noch die Angst, die Trauer und die Melancholie, nicht aber all die vielen feineren anderen Affekte und Affektschattierungen zwischen und neben ihnen systematisch ins Lehrgebäude der Psychoanalyse eingeordnet wurden. Liebe und Haß erscheinen als die beiden großen und absolut zentralen Gegenspieler im gesamten Affektleben; Trauer und Melancholie, ebenso wie etwa affektbeladene Zwänge und Dränge, hysterische Phänomene und andere neurotische Symptome stellen nichts als besonders geartete Ab- und Umwandlungen von ursprünglich erotischen oder aggressiven, nunmehr aber unter dem Einfluß unbewußter Verdrängungen nicht mehr unverstellt an die Oberfläche der Psyche gelangenden Affektregungen dar. Die Angst bedeutet in erster Linie ein Signal für äußere und mehr noch für innere Gefahren, die vom möglichen Durchbruch unerlaubter, verdrängter Affekte her drohen. Als wichtigste Regulatoren des Affektlebens wirken — wie bereits im vorangehenden Kapitel angetönt — einerseits das Lust- und andererseits das Realitätsprinzip (Streben nach Lust, Vermeidung von Unlust, notwendige Anpassung an die Realität); zudem steht die ganze Affektdynamik unter der Herrschaft des »Nirwanaprinzips«, das ständig auf den Ausgleich und Abbau affektiver Spannungen bis zu einem Nullpunkt hindrängt.

Die folgenden Charakteristika der psychoanalytischen Affektlehre sind ferner von Bedeutung für unser Thema: Die libidinösen und aggressiven »Affekte« (welche in dieser Lehre von den »Trieben« oder »Instinkten« nicht scharf gesondert werden) entwickeln und strukturieren sich vom ersten Lebensjahr an während der ganzen Kindheit in einer regelmäßigen Stufenfolge, die sich je nach den jeweils im Vordergrund stehenden Triebbedürfnissen an den entsprechenden »erogenen Zonen« orientiert. Demgemäß folgt — um nur die großen Etappen zu nennen — auf die frühkindlich orale, auf die Mundzone und die Aufnahmefunktionen zentrierte Phase zunächst eine anale, mehr den Exkretions- und Retentionsvorgängen und schließlich eine genitale, den eigentlichen Geschlechtsorganen und -regungen zugewandte Phase, wobei diese groben biologischen Substrate nur sozusagen die Matrix für eine große Zahl von wesentlich subtileren und mit dem Ursprung nur noch untergründig verbundenen Gefühlsregungen abgeben (vgl. hierzu den Begriff der Sublimation, siehe unten). Gezügelt, moduliert und äquilibriert durch die obengenannten Regulatoren erfahren sowohl die libidinös-erotischen wie auch die aggressiven Impulse im Laufe der Kindheit eine zunehmende Differenzierung und Reifeentwicklung, deren Kulminationspunkt der in die »genitale Phase« fallende Ödipuskonflikt, das heißt die Auseinandersetzung mit der etwa im dritten bis vierten Lebensjahr am intensivsten erlebten Dreieckssituation des Kindes zwischen dem gleich- und dem gegengeschlechtlichen Elternteil darstellt. Kann diese ödipale Phase unter günstigen Voraussetzungen durchlebt und zum Abschluß gebracht werden, so resultiert daraus, wie schon im ersten Kapitel dargestellt, ein neues, sowohl differenzierteres wie auch solideres Gleichgewicht aller affektiven Kräfte, das zur wichtigsten Grundlage für eine spätere harmonische Persönlichkeitsentfaltung wird. Im anderen Fall aber sind disharmonisch-pathologische resp. pathogene Spannungszustände und »Fixierungen« die Folge, in denen die Psychoanalyse den Keim zu späteren Neurosen und anderen psychischen Störungen des Erwachsenenalters sieht.

Gerade hier wird besonders deutlich, daß die geschilderte Affektentwicklung auch nach psychoanalytischer Auffassung sich keineswegs bloß in einem abstrakten innerpsychischen Raum, sondern im handelnden und erlebten Austausch mit den nächsten Bezugspersonen, für gewöhnlich natürlich in erster Linie mit der Mutter und später ebenso mit dem Vater, den Geschwistern, Spielkameraden usw. abspielt — wobei diese Partner anfänglich freilich noch gar nicht als vom Subjekt abgetrennte unabhängige äußere »Objekte« perzipiert und damit auch mit Affekten besetzt werden können. Vielmehr unterliegt die Perzeption der Objekte, die Ausbildung von inneren Objektrepräsentanzen und parallel dazu die Erfassung eines abgegrenzten »Selbst« mit eigener Identität während den ersten Lebensjahren ebenfalls einer bedeutsamen Reifeentwicklung, die mit der Affektentwicklung untrennbar verbunden ist und wie diese während der ödipalen Phase zu einem vorläufigen Höhepunkt und Abschluß gelangt.

Insofern als in der Ausbildung von adäquaten internalisierten Objekt- und Selbstrepräsentanzen gemäß der psychoanalytischen Lehre unzweifelhaft, wie in den letzten Jahren insbesondere von Kernberg[6] konzeptualisiert worden ist, neben den affektiven zugleich kognitive Elemente am Werke sind, sieht auch die Psychoanalyse die Entwicklung von Affekt und Intellekt implizit als untrennbar verbunden.

Was das *Denken und die intellektuellen Funktionen* betrifft, sind des weitern die folgenden Konzepte von Wichtigkeit für unser Thema:[7] Wie schon angedeutet, versteht die Psychoanalyse seit Freuds frühen Formulierungen im *Entwurf einer Psychologie* (1895) und in der *Traumdeutung* (1900) die intellektuellen Funktionen genetisch als Produkt einer bereits im ersten Lebensjahr beginnenden Differenzierung zwischen »Primär- und Sekundärprozessen«, das heißt zwischen unmittelbar zur Befriedigung drängenden, den Gesetzen des Unbewußten folgenden primären Triebregungen einerseits und ihrer sekundären, zu Bewußtheit und Rationalität hinführenden Verarbeitung andererseits. Diese stellt eine Folge des von der Realität immer wieder auferlegten, vorläufigen Aufschubs eben dieser Befriedigung dar. Der Beginn des Denkens liegt dabei für die Psychoanalyse in der »halluzinierten« (bzw. phantasierten), ersatzweise vorweggenommenen Triebbefriedigung, die während dieses Triebaufschubs aufgrund von Gedächtnisspuren möglich wird. Das Denken stellt also zunächst nichts anderes als einen Umweg zur Triebbefriedigung dar; indirekt steht somit auch es, trotz des zunehmend strukturierenden und die »Sekundärprozesse« befördernden Einflusses des Realitätsprinzips, unter der Herrschaft des Lustprinzips. Das Denken ist — und dies ist im Hinblick auf ganz ähnliche Formulierungen Piagets von besonderem Interesse — nach Freud vor allem ein *Probehandeln* mittels kleiner Quantitäten von »deplazierter Energie«, die sich anhand von internalisierten Repräsentanzen von triebbefriedigenden Objekten (in früher Kindheit in erster Linie der Mutter) entwickelt. Den Motor des Denkens liefern für die Psychoanalyse also ganz eindeutig die inneren Triebbedürfnisse, das heißt etwas Lust- oder Unlustvolles und damit Af-

---

[6] Kernberg, O. (1976): *Object relations theory and clinical psychoanalysis*. New York (Jason Aronson). Dt.: *Objektbeziehungen und Praxis der Psychoanalyse*. Stuttgart (Klett-Cotta) 1981.

[7] Vgl. hierzu insbesondere D. Rapaport (1950) und M. Gressot (1955), a. a. O.

fektives, während seine Inhalte aus der über die Sinnesorgane wahrgenommenen äußeren Realität stammen.

Nach diesem Modell versteht die Psychoanalyse die Entwicklung der kognitiven Funktionen überhaupt. Die Inhalte wechseln und differenzieren sich gemäß den verschiedenen Entwicklungsphasen der Libido, das heißt gemäß den der Reihe nach in den Vordergrund tretenden oralen, analen und genitalen »erogenen Zonen« und den damit wechselnden Triebobjekten. Aber den Anstoß gibt – freilich auf zunehmend höherer Stufe und immer weitgehender moduliert durch das Realitätsprinzip – das unverändert gleiche Streben nach schließlichem Lustgewinn bzw. nach Unlustvermeidung. Zunächst ganz unverhüllt triebhafte Impulse vermögen sich dabei mit der Zeit in vielfacher Weise zu wandeln und zu sublimieren (sexuelle Neugierde zum Beispiel entwickelt sich zu Entdeckerlust und Wissensdrang, erotische Rivalität aus der Zeit des Ödipuskonflikts wird zum erwachsenen Selbstbehauptungs- und Konkurrenzstreben etc.).

Von besonderem Interesse für das Zusammenspiel zwischen affektiven und kognitiven Faktoren ist ferner der von Heinz Hartmann 1939 eingeführte ichpsychologische Begriff der sogenannten »konfliktfreien Ichsphäre« bzw. der »Neutralisation« oder »Dekonfliktualisierung«, der zugleich mit dem vorhin erwähnten Prozeß der Sublimation in Beziehung steht.[8] Er besagt, daß ursprünglich stark affektbeladene und damit »konfliktualisierte« motorische, sensorische oder kognitive Funktionen wie zum Beispiel das Gehen, die Sinneswahrnehmungen, das Sprechen und Denken, die der Kontrolle des Ich unterliegen und zunächst von erotischen, aggressiven, libidinösen oder anderen Affektregungen (zum Beispiel Lust- und Machtstreben, Hoffnung auf Liebesgewinn, identifikatorische Nachahmung wichtiger Beziehungspersonen, Rivalitäts- oder Minderwertigkeitsgefühle etc.) in Gang gebracht werden, unter günstigen Voraussetzungen mit der Zeit immer affekt- und konfliktfreier ablaufen können. Schließlich komme es zu einer fast vollständigen affektiven Neutralisierung und Automatisierung — wobei freilich Affektbesetzung und Konflikt je nach Umständen jederzeit wieder aufflammen können. Ein Paradebeispiel für diese Vorgänge ist das Autofahren, dessen anfänglich intensive Affektbeladenheit

[8] Hartmann, H. (1939), a. a. O.

während der Lernphase und zunehmende Automatisierung bei gelegentlicher heftiger Rekonfliktualisierung sozusagen jeder Autofahrer am eigenen Leibe erfahren hat.

Orthodoxe Psychoanalyse und moderne Ichpsychologie vertreten übereinstimmend die Ansicht, daß affektive Elemente in solcher oder ähnlicher Weise an *allen* motorischen, sensorischen und kognitiven Funktionen beteiligt sind; Divergenzen gibt es nur in bezug auf den Grad der möglichen Neutralisierung und hinsichtlich der Frage, ob es neben solchen sekundär dekonfliktualisierten Ichanteilen auch eine primäre, das heißt schon von Geburt an bestehende konfliktfreie Sphäre (zum Beispiel in Form der angeborenen motorischen, sensorischen und kognitiven, nach eigenen Reifungsgesetzen weiterdifferenzierten Entwicklungsanlagen) gebe. Damit liefert die Ichpsychologie einen wichtigen, sowohl mit der psychoanalytischen Affektlehre wie auch mit der wissenschaftlichen Psychologie weitgehend konsistenten Beitrag zur *affektiven* Seite einer möglichen »Affektlogik«.

Trotzdem sollte nicht übersehen werden, daß selbst sie — wie in noch viel stärkerem Maße die ganze übrige Psychoanalyse — die kognitiven Funktionen nur in einer sehr summarischen Weise berücksichtigt. Von einer echten und ins einzelne gehenden Integration der Ergebnisse der psychologischen Forschung zu Genese und Struktur der Intelligenz in die Psychoanalyse kann keine Rede sein.

Intellekt und Affekt in Piagets »genetischer Epistemologie«

> »Ich glaube, daß die Probleme des kognitiven Unbewußten ähnlich sind wie die Probleme des affektiven Unbewußten (...). Ich bin überzeugt, daß eines Tages die kognitive Psychologie und die Psychoanalyse verschmelzen und eine allgemeine Theorie bilden müssen, welche sowohl die kognitive Psychologie wie die Psychoanalyse verbessern und korrigieren wird.«

Dies sagte Jean Piaget 1970 vor der Amerikanischen Psychoanalytischen Gesellschaft.[9] Piaget hat bekanntlich mit seinen Mitarbeitern und Schülern in einer ebenso minuziösen wie monumentalen

[9] Piaget, J. (1976). In: Inhelder, B., H. H. Chipman (Hrsg., 1976), a. a. O., S. 63f. (Übersetzung vom Autor).

Forschungsarbeit über mehr als fünf Jahrzehnte die Struktur und Genese der kognitiven Funktionen beim Kind systematisch untersucht. Wir dürfen uns also von seinem Lebenswerk — das seines Umfanges und seiner Differenziertheit wegen wie auch aufgrund der Tatsache, daß es sich ganz vorwiegend auf den Intellekt konzentrierte und affektive Faktoren weitgehend außer acht ließ, ein komplementäres Gegenstück zur Psychoanalyse darstellt — sicher mit Recht wesentliche Aufschlüsse für unser Thema erhoffen.

Ganz ähnlich wie die Psychoanalyse in bezug auf die Affekte hat die genetische Epistemologie eine *regelmäßige Entwicklung der kognitiven Funktionen* vom ersten Lebensjahr bis zur Adoleszenz festgestellt, die in den folgenden Stufen abläuft.[10]

1. Von der Geburt bis zum Alter von etwa eineinhalb Jahren erstreckt sich *die sensori-motorische Periode*, in welcher in sechs gleitend auseinander hervorgehenden Entwicklungsschritten (I spontane Reflexe und Bewegungen; II erste Gewohnheiten; III sekundäre zirkuläre Reaktionen; IV Koordination zwischen Mittel und Zweck; V Entdeckung neuer Mittel; VI Erfindung neuer Mittel durch innere Koordination und plötzliches Begreifen) eine noch rein praktische und konkrete, nur auf ganz kleine Distanzen und Zeiträume gerichtete »Intelligenz« ausgebildet wird. Immerhin gibt es in dieser frühen »Logik des Tuns« durch Verbindung und Verschachtelung von einfachen »Schemata« bereits deutliche Ordnungs- und Beziehungsstrukturen, deren wichtigste die Erfassung der Objektpermanenz (Erfassung der Kontinuität von Gegenständen oder Personen, die auftauchen und wieder verschwinden), die Schaffung einer ersten kontinuierlichen Grundstruktur von Raum und Zeit und das praktische Verständnis von einfachen Kausalbeziehungen als Grundlage allen späteren Denkens sind.

2. In einer nächsten Periode, die von etwa eineinhalb Jahren bis ins siebte oder achte Lebensjahr dauert, erwirbt das Kind in langsam progressivem Übergang von der konkreten Aktion zur denkerischen Operation zunächst die *semiotische oder symbolische Funktion*, das heißt die Fähigkeit, Gegenstände, Ereignisse oder Begriffe mit Hilfe von Symbolen und Zeichen wiederzugeben (Differenzierung zwischen de Saussures »signifiant« und »signifié«).

[10] Vgl. Piaget, J. (1967): *La psychologie de l'intelligence*. Paris (Armand Collin). Dt.: *Die Psychologie der Intelligenz*. Olten-Freiburg i. Br. (Walter) 1972.

Nachahmung, symbolisches Spiel, Zeichnung, Gedächtnis, die Ausbildung von »inneren Bildern« (Vorstellungen) und vor allem der Erwerb der Sprache spielen dabei eine entscheidende Rolle. Zentral wichtig ist, daß die bloß Schritt für Schritt vorgehende (diachrone) Intelligenz der sensori-motorischen Phase allmählich zu gleichzeitigen (synchronen) Gesamtvorstellungen[11] verdichtet wird. Wiederholte Aktionen generieren dabei ein »Schema«, das durch die wiederhol- und generalisierbaren Anteile der Aktion charakterisiert ist. Schemata stellen somit — ganz ähnlich wie die späteren »Operationen« — nichts anderes als *internalisierte Handlungen* dar.

In einer ersten Unterphase (etwa bis zum fünften Lebensjahr) kommt es — immer noch bloß für begrenzte Distanzen und Zeiträume — im Rahmen des *symbolischen Denkens* bis zur Formierung von *Präkonzepten* ohne generelle Klassenbildung und ohne Reversibilität (siehe unten), die eine Zwischenstufe zwischen allgemein-logischen Konzepten und bloß individuellen Aktionsschemata aus der sensori-motorischen Ära darstellen. Mit anderen Worten, es handelt sich beim symbolisch-präkonzeptionellen Denken erst um eine Art von internalisierten, konkreten Aktionen, mit allen Limitationen eines solchen »imaginativen Empirismus«. In der nachfolgenden Unterphase des *intuitiven Denkens* (im Alter von vier bis sieben oder acht Jahren) mischt sich eine immer noch stark aktionsgebundene, subjektivistisch-egozentrische, halb symbolische und halb logische Denkweise ohne volle Konservation eines Ganzen, ohne Reversibilität und ohne allgemeingültigen, gemeinsamen Zeitbegriff mit Ansätzen zur Generalisierung und Objektivierung resp. »Dezentrierung«, die zum Stadium der eigentlichen denkerischen Operationen hinführt.

> Zwei gleiche Gläser A_1 und A_2 werden vom Kind eigenhändig mit genau gleich viel Perlen gefüllt. A_1 bleibt als »Beleg« stehen, während die Perlen aus A_2 in ein dünneres und höheres Glas B umgefüllt werden. Für das vier- bis fünfjährige

[11] Das deutsche Wort »Vorstellung« enthüllt dabei einen tiefen, von verschüttetem Sprachwissen zeugenden Sinn: Eine »Vor-Stellung« ist (auch) ein zum voraus Eingestelltes, eine Art von vorgebahntem Weg- oder Bezugssystem (= ein »Begriff«, ein »Konzept«, ein »Schema«), durch welches wir das Begegnende »er-fahren« und »begreifen«.

Kind hat sich die Zahl der Perlen nun entweder »vergrößert, weil das Glas B höher« (1) oder aber »verkleinert, weil das Glas B dünner« (2) ist. Die Zentrierung der Aufmerksamkeit zum Beispiel auf die Höhe (1) schlägt jedoch bei Versuchen mit immer höheren und dünneren Gläsern C, D usw. in diejenige auf die Dünne (2) um, und umgekehrt. — Sobald das Kind (mit ca. sieben Jahren) die beiden sukzessiven Zentrierungen zu einer einzigen zu vereinen und damit die Konstanz der Anzahl der Perlen in allen Gläsern zu erkennen vermag, hat es (für diesen Bereich) die Stufe der »konkreten Operationen« erreicht.[12]

3. Die mit sieben bis acht Jahren beginnende und bis ins Alter von elf bis zwölf Jahren reichende *Periode der konkreten Operationen* bringt eine hochbedeutsame und oft recht plötzliche Wende, indem nun in den verschiedensten Bereichen vorher nur intuitiv erahnte Zusammenhänge durch eine Art von Äquilibrationsvorgang in ein Gleichgewicht gebracht und damit klar erkannt werden. Der entscheidende Fortschritt besteht darin, daß sich schließlich dem Kind — wie im obigen Beispiel — mehrere Einzelaspekte eines Systems zu einem zusammengehörigen Ganzen zusammenfügen resp. »gruppieren«. Dieses Ganze (zum Beispiel die Anzahl Perlen) bleibt nun trotz aller Transformationen (zum Beispiel Umlagerung in verschiedenartige Gläser) erhalten; die damit vorgenommenen Operationen werden *reversibel* (Inversion bzw. Negation und Reziprozität); gleichzeitig gruppieren sich auch die in den früheren Stadien bereits einzeln angelegten Fähigkeiten zur Klassifizierung, Aneinanderreihung, Zuordnung (von einem zum andern und von einem zu vielen) etc. zu einem kohärenten Ganzen, was u. a. die Erfassung einer generellen Zeit, eines generellen Raumes, das Messen und das Verständnis des Systems ganzer Zahlen erlaubt. Allerdings bleiben alle diese Operationen in diesem Stadium noch auf konkrete Dinge und Aktionen beschränkt; sobald abstrakte Vorstellungen etwa in Form von bloß verbalen Propositionen (siehe unten) ins Spiel kommen, versagt das kindliche Verständnis noch.

4. Mit elf bis zwölf Jahren ist auch diese Hürde überwunden und die Stufe der *formalen oder propositionellen Operationen* erreicht. Durch eine Art von sowohl »buchstäblicher« wie auch denkerischer

---

[12] Piaget, J. (1967), a.a.O., S. 140 (Übersetzung vom Autor).

»Reflexion« auf ein höheres Niveau (»reflektierende Abstraktion«; Bildung von Operationen von Operationen) macht sich das Denken nunmehr zunehmend frei vom unmittelbaren und konkreten Handeln. Die vorher noch aktionsgebundenen, grundlegenden Operationen (klassifizieren, ordnen, zählen, messen, in Raum und Zeit plazieren und deplazieren etc.) vermögen jetzt gänzlich internalisiert und auf bloß verbale Propositionen hin (zum Beispiel: Edith ist blonder als Susanne; Edith ist dunkler als Lili. Welche ist die dunkelste der drei?) abzulaufen. Eine maximale formale Mobilität, Freiheit und Reversibilität des Denkens, die mit den Gesetzen der axiomatischen und symbolischen resp. algorhythmischen Logik zusammenfällt, ist erworben. Nicht nur Gegenstände, sondern ebenso Ideen, Hypothesen etc. (Affirmationen oder Negationen) können nun logischen Operationen — wie zum Beispiel der Implikation (wenn... dann), der Disjunktion (oder... oder auch... oder beide), der Ausschließung (entweder... oder), der Unvereinbarkeit (weder... noch), der reziproken Implikation etc. — unterworfen werden, die vorher nicht (oder nur agiert) zur Verfügung standen. Konkrete wie auch abstrakte Ganze werden trotz aller Transformationen voll konserviert; Raum- und Zeitbegriff dehnen sich ins Unendliche und Generelle, das Denken löst sich vom Aktuellen; der Adoleszente bildet und diskutiert — im Gegensatz zum Kind — mit seinen neuerworbenen hypothetico-deduktiven Fähigkeiten mit Vorliebe Theorien über alles und jedes ganz außerhalb von Gegenwart und unmittelbarer Erfahrung. Ein grundlegender »Dezentrationsvorgang«, das heißt eine weitgehende Loslösung vom eigenen Tun und Erleben, die sich in Ansätzen bereits im Erwerb der ersten sensori-motorischen Schemata manifestierte und seither von Phase zu Phase deutlicher wurde, hat stattgefunden: Die Fähigkeit der »Gruppierung« des Begegnenden zu einem kohärenten Ganzen impliziert immer genereller den Einbezug nicht nur des faktisch Realen, sondern ebenso des bloß Möglichen und Virtuellen ins Denken. Es liegt auf der Hand, daß mit dem Erwerb dieser formalen Fähigkeiten in der Adoleszenz Möglichkeiten eröffnet sind, die sowohl für den einzelnen wie für die Gemeinschaft zu immer neuen und weitergehenden »Dezentrationen«, das heißt zu allo- statt egozentrischen Erkenntnisprozessen führen müssen.

Es ist nun für unser Thema von hohem Interesse, daß Piaget diese Dezentrationsvorgänge in weitere, bis tief ins biologische Geschehen hineinreichende Zusammenhänge stellt, indem er — auf experimenteller Grundlage — immer wieder zeigt, daß sie im kognitiven ganz gleich wie im biologischen Bereich aus einem dialektischen Prozeß zwischen *Assimilation* einerseits (= Integration von äußeren Elementen in bestehende innere Strukturen des Organismus — Beispiel: Verdauung) und *Akkomodation* andererseits (= Modifikation bestehender innerer Strukturen unter dem Einfluß von äußeren Elementen — Beispiel: Anpassung des Organismus an neue Nahrungsmittel; Immunreaktionen) erwachsen. Eine optimale »Dezentration« und damit Reversibilität des Denkens ist erst dann erreicht, wenn sich ein Gleichgewicht zwischen »egozentrischen« (= auf das eigene Tun und Erleben zentrierten) Assimilations- und »allozentrischen« (= auf äußere Elemente zentrierten) Akkomodationsvorgängen eingependelt hat. Dieses Gleichgewicht liegt funktionell erst im Stadium der formalen Operationen vor; vorher überwiegt die Assimilation über die Akkomodation, genau wie das Tun über das Denken überwiegt. Auf diesen Ausgleich hin tendiert die gesamte Intelligenzentwicklung indessen von allem Anfang an; sie ist als Ganzes überhaupt erst aus dieser Tendenz zu einem Gleichgewicht hin zu verstehen. In einer faszinierenden Synthese zeigt Piaget, wie sich die schließlich erreichte, voll äquilibrierte Reversibilität der formalen Intelligenz bereits in den noch ganz im Biologischen verankerten, instinkt- und reflexgebundenen Zweierrhythmen der angeborenen Aktionsschemata und in den agonistisch antagonistischen Regulationen der sensori-motorischen Periode ankündigen, um sich von daher unter zunehmender Verinnerlichung bis zu den gleichgewichtigen »Gruppierungen« der höchsten Entwicklungsstufen auszudifferenzieren.

Im Biologischen wie im Psychischen, in der Ausbildung einzelner Schemata wie in der kognitiven Entwicklung als ganzer spielt somit die Äquilibration von immer komplexeren Systemen eine entscheidende Rolle. Im krönenden Konzept der »majorisierenden Äquilibration« (1975)[13] zeigt Piaget schließlich, wie diese fortwährende Höherentwicklung kybernetisch aus der immer wieder notwendig werdenden, assimilatorisch-akkomodatorischen Integration von äußeren »Störfaktoren« oder »Inkongruenzen« in bestehende

[13] Piaget, J. (1975). Dt.: *Die Äquilibration der kognitiven Strukturen.* Stuttgart (Klett) 1976.

»Schemata« resp. Begriffs- und Bezugssysteme verstanden werden kann. Seine gesamte Theorie erweist sich damit, wie schon mehrfach hervorgehoben, als völlig kongruent mit modernen system- und kommunikationstheoretischen Konzepten; die mächtigen homöostatischen Kräfte, die in den kognitiven Begriffssystemen jeder Stufe — gleich wie in allen andern offenen, äquilibrierten Systemen — wirksam werden, erklären, warum der geistige Fortschritt beim einzelnen wie in der Kollektivität (man könnte auch sagen onto- wie phylogenetisch) sehr viel Zeit beansprucht: Er ist immer wieder nur gegen erhebliche, systemimmanente Widerstände zu realisieren und kommt bloß zustande aufgrund von massiven »Störungen«, die zu Spannung und Disharmonie führen und ohne eine Änderung des gesamten Systems gar nicht mehr integrierbar sind.

Gerade hier drängt sich mehr denn je die Frage auf, welche Rolle denn in diesem großartigen Piagetschen Lehrgebäude die *affektiven Faktoren* spielen. Ich habe schon erwähnt, daß Piaget sie nur am Rande und, so muß ich anfügen, in einer auffällig undifferenzierten Art und Weise berücksichtigt. Es gibt Hinweise, daß dafür neben wissenschaftlich-methodologischen auch persönliche Gründe eine Rolle spielen.[14] In manchen Studien werden die Affekte überhaupt nicht explizit beachtet, obwohl man ihnen implizit auf Schritt und Tritt begegnet; so etwa, wenn Piaget zur Illustration des Erwerbs der »Objektpermanenz« schreibt, mit welchem (sicher gegenseitigen!) Vergnügen seine 1,7jährige Tochter Jacqueline einen vom Vater unter einer Mütze A, einem Nastuch B oder einer Jacke C versteckten Bleistift findet:[15] »... ich zeige ihn ihr ein drittes Mal, bevor ich ihn unter C lege, wo ich den Bleistift lasse. Nachher zeige ich ihr meine offene Hand und wiederhole ›Kuckuck der Bleistift‹. Jacqueline sucht den Bleistift sofort unter C. Sie findet ihn und lacht...«

---

[14] In seiner Autobiographie bringt Piaget selber seine Vorliebe für die intellektuellen Funktionen mit der »Unberechenbarkeit des Unbewußten« (»la malice de l'inconscient«, wie er sich ausdrückt) und auch mit der emotionellen Instabilität seiner Mutter, im Gegensatz zum ernsten Vater, der ihm schon früh zum Vorbild wurde, in Zusammenhang. Möglicherweise liegt hier die wichtigste Wurzel seiner lebenslangen Abwehr gegenüber der Bedeutung der Affekte. (In: *Jean Piaget et les sciences sociales. Autobiographie.* Genève (Droz) 1966, S. 129—159).

[15] In: Inhelder, B., H. H. Chipman (Hrsg., 1976): *Piaget and his school.* New York-Heidelberg-Berlin (Springer), S. 155 (Übersetzung vom Autor).

Nicht einmal in seinem Werk über die Bildung der moralischen Begriffe und Wertsysteme[16] findet sich trotz vielfältiger Hinweise auf die Beteiligung von Lust- und Unlustgefühlen, Bewunderung, Sympathie, Respekt vor Älteren, Angst etc. (beispielsweise im instruktiven Beispiel des Marmelspiels, dessen Regeln im Einklang mit der gesamten kognitiven Entwicklung vom Kind stufenweise internalisiert werden) eine ausdrückliche Würdigung des Einflusses affektiver Faktoren.

Erst in der bereits erwähnten Zusammenfassung *Die Psychologie des Kindes* (1966) tragen Piaget und Inhelder der Bedeutung der Affektivität als »Motor« und Energielieferant der kognitiven Entwicklung ausführlicher Rechnung — wobei sie allerdings in nicht sehr durchsichtiger Weise unterstreichen, daß die Affektivität weder Ursache noch Wirkung der kognitiven Strukturierung sei. Schon für die frühe sensori-motorische Periode postulieren sie (unter Berufung auf die Untersuchungen von Spitz, Gouin-Décarie und Escalona[17]) eine völlige Parallelität zwischen kognitiver und affektiver Entwicklung:

> »Ganz allgemein läßt sich sagen, daß, während die kognitive Schematik von einem auf das eigene Tun zentrierten Anfangszustand zur Konstruktion eines objektiven und dezentrierten Universums führt, die Affektivität derselben sensori-motorischen Stufen von einem Zustand, der noch nicht zwischen dem Ich und der physischen und menschlichen Umwelt unterscheidet, in einen neuen Zustand übergeht, wo ein System von Austauschwirkungen zwischen dem differenzierten Ich und den Personen (interindividuelle Gefühle) oder den Dingen (veränderliche Interessen je nach Stufe) aufgebaut wird.«[18]

Die Affekte seien zunächst ganz auf den eigenen Körper und das eigene Tun zentriert; erst später richte sich, parallel zu den ersten Dezentrierungen, die zur Erfassung der Objektpermanenz im kognitiven Sinne führten, auch die Affektivität auf andere Personen — wobei Personen anfänglich nichts anderes als besonders aktive,

[16] Piaget, J. (1954). Dt.: *Das moralische Urteil beim Kind.* Frankfurt a. M. (Suhrkamp) 1973.

[17] Spitz, R. (1965). Dt.: *Vom Säugling zum Kleinkind. Naturgeschichte der Mutter-Kind-Beziehungen im ersten Lebensjahr.* Stuttgart (Klett-Cotta), 6. Aufl. 1980. — Gouin-Décarie (1962), a. a. O. — Escalona (1963), a. a. O.

[18] Piaget, J., B. Inhelder (1966), a. a. O., S. 23.

unberechenbare und deshalb interessante Objekte darstellten, auf die das Kind gerade deshalb in zunehmend spezifischer Weise durch Ausbildung von besonderen kommunikativen Schemata in Form von mimischen und gestischen Austauschsystemen reagiere. Als wichtiger Unterschied zum Verhalten unbelebter Gegenstände wird dabei die Tatsache hervorgehoben, daß das Verhalten von Personen in direkte Beziehung mit dem eigenen Tun gesetzt werden kann (Escalona). Mit dem Erwerb der Objektkonstanz, und vor allem mit dem Erwerb der semiotischen Funktion (innere Bilder, Gedächtnis, Sprache) wird der »affektive Gegenstand« (einmal brauchen die Autoren auch den für unsere Fragestellung besonders interessanten Ausdruck »sensori-motorisch-affektives Objekt«) »... immer gegenwärtig und wirksam, sogar wenn er physisch nicht präsent ist, und diese grundlegende Tatsache bewirkt die Bildung neuer Affekte: in Form von Sympathien und Antipathien, was den anderen betrifft, und in Form eines dauerhaften Selbstbewußtseins und einer dauerhaften Wertschätzung, was das Ich betrifft« (S. 85f.). Es ist evident, daß derartige Formulierungen mit psychoanalytischen Auffassungen zur selben Entwicklungsphase voll übereinstimmen.

Für spätere Phasen legen die Autoren den Akzent mehr und mehr auf den *sozialen* Aspekt der affektiven Reaktionen. Das Spiel erscheint als ein »Interferenzbereich zwischen kognitiven und affektiven Interessen«[19]. In den Regelspielen (wie zum Beispiel im erwähnten Marmelspiel) werden u. a. durch Nachahmung und Internalisierung der Gebote der älteren Gespielen Verhaltensnormen (die Autoren nehmen hier ausdrücklich Bezug auf den Freudschen Begriff des Überich) erlernt, die sich — bei zunehmendem Verständnis für den Sinn der Regeln an sich und abnehmender Abhängigkeit von der Autorität — in der Folge zu einem »moralischen Bewußtsein« mit der *Gerechtigkeit* als zentraler Norm ausdifferenzieren. Sie führt sowohl zum gegenseitigen Respekt wie auch zu der Fähigkeit zur Kooperation. In diesen Reziprozitäten sieht die Piagetsche Schule ein — auch chronologisch einigermaßen stimmiges — Parallelphänomen zur Reversibilität des Denkens im kognitiven Bereich.

[19] Dies entspricht sehr gut Winnicotts Begriff des »Übergangsobjekts« aus dem psychoanalytischen Bereich.

Konvergenzen und Divergenzen zwischen Psychoanalyse und genetischer Epistemologie

Bevor wir weitere Überlegungen zum Wesen von Affekt und Intellekt und einer sie beide umfassenden »Affektlogik« anstellen, wollen wir die Gemeinsamkeiten und Unterschiede zwischen Psychoanalyse und genetischer Epistemologie aufgrund des bisher Berichteten und einiger zusätzlicher Informationen kurz zu überblicken versuchen.

- Psychoanalyse wie genetische Epistemologie sind eminent »historisch« und »konstruktivistisch« orientiert, da sie die erwachsene Psyche als Resultat eines langen affektiven resp. kognitiven Entwicklungsprozesses von frühester Kindheit an verstehen. Beide unterscheiden in dieser langsam wachsenden Konstruktion verschiedene Phasen, die allerdings fast nur in den ersten etwa eineinhalb Jahren einigermaßen übereinstimmen. So verlegt zum Beispiel die Psychoanalyse die entscheidenden affektiven Reifungsschritte mit dem Ödipuskonflikt bereits ins dritte bis vierte Lebensjahr und, nach einer Latenzzeit, in geringerem Maße in die Pubertät, während gemäß der genetischen Epistemologie die wichtigsten Fortschritte der kognitiven Entwicklung gerade — wie übrigens auch die Psychoanalyse unterstreicht — in dieser »affektiven Latenzperiode«, das heißt mit sieben bis acht und elf bis zwölf Jahren erfolgen. Falls beide recht haben, wäre also — abgesehen vielleicht von den ersten Lebensmonaten — nicht von einer völligen Parallelität, sondern vielmehr von einer *charakteristischen Verschiebung* zwischen affektiver und kognitiver Reifung bei gleichzeitiger partieller Überlappung der Entwicklung zu sprechen — ein möglicherweise höchst sinnreiches Phänomen, bei welchem Fortschritte auf der einen jeweils zur Basis von Fortschritten auf der anderen Seite werden könnten.
- Psychoanalyse und genetische Epistemologie betrachten völlig übereinstimmend Affektivität und Intellekt als untrennbar verbunden, jedoch als grundlegend verschieden. Indessen berücksichtigt erstere in ihrer gesamten Betrachtungsweise die kognitiven Faktoren, letztere die affektiven Faktoren nur am Rand. Trotzdem gelangen beide zumindest für das erste Entwicklungsjahr zu fast identischen Auffassungen und Formulierungen, während für spätere Entwicklungsphasen — vielleicht nur mangels diesbezüglicher

Untersuchungen — eine derartige Übereinstimmung nur noch generell, nicht aber in Einzelheiten festzustellen ist.

Insbesondere sind sich beide Wissensbereiche durchaus einig, daß im ersten Lebensjahr

> »... alle Aktionen eine Interdependenz zwischen dem Subjekt und den Objekten zeigen, die miteinander ohne präetablierte, trennende Grenzen verbunden sind. Es gibt zunächst noch keine vom Subjekt unabhängigen Objekte (die Objektpermanenz beginnt erst mit neun bis zehn Monaten), und umgekehrt kennt sich das Subjekt nicht als solches, sondern nur in Beziehung zu seinen sukzessiven Aktionen ...«[20]

Genauso stimmen die beidseitigen Forschungsresultate insofern gänzlich überein, als — wie Gouin-Décarie (1966) in gezielten Untersuchungen nachweisen konnte — das erste »permanente Objekt« eine *Person* und nicht ein Gegenstand ist.[21] Daß nach Piaget solche Personen im späteren Leben eines Menschen zu dauernd wirksamen, internalisierten und mit Sympathien und Antipathien belegten »sensori-motorisch-affektiven Objekten« werden, entspricht völlig dem psychoanalytischen Begriff von den »inneren Objektrepräsentanzen«, ebenso wie Piagets und Inhelders (weiter oben zitierte) Bemerkungen zum Ich und zum Selbstbewußtsein in Beziehung zu den Affekten geradezu der modernen, psychoanalytischen Narzißmuslehre entnommen sein könnten. Nicht nur der Partner als selbständiges »Objekt«, sondern reziprok auch das Selbst kann dabei — wie insbesondere Shands[22] darlegte — als ein allgemeines, kognitiv-affektives »Konzept« im Piagetschen Sinn aufgefaßt werden, das sich in der Kindheit (oder eventuell später in der Psychotherapie) durch »Spiegelung« in einer Bezugsperson immer klarer aufbaut und befestigt.

● Beide in Frage stehenden Wissensbereiche scheinen einigermaßen darin übereinzustimmen, daß die Affektivität in erster Linie etwas »Energetisches« und der Intellekt etwas »Strukturiertes« sei. Während allerdings die (sich entwickelnde) Struktur der kogni-

---

[20] In: Inhelder, B., H. H. Chipman (Hrsg., 1976), a. a. O., S. 32 (Übersetzung vom Autor).

[21] Ebd., S. 71.

[22] Shands, H. C. (1976): *Structuralism and genetic epistemology*. 6th Internat. Interdisciplinary Seminar on Piagetian Theory. Univ. South. Calif., Jan. 1976 (Manuskript).

tiven Funktionen von der genetischen Epistemologie im einzelnen freigelegt und von der Psychoanalyse sozusagen stillschweigend — oder in der psychoanalytischen Ichpsychologie mit ihrem Konzept der »Neutralisation« und »konfliktfreien Ichsphäre« explizit — als solche anerkannt wird, sind die Verhältnisse in bezug auf die Affektivität weit weniger durchsichtig. Die den Affekten innewohnende Energie kommt zwar nach übereinstimmender Aufassung von den (biologisch verankerten) Trieben, die im Verhalten vor allem im immerwährenden Streben nach Lustgewinn resp. Unlustvermeidung faßbar werden. In diesem Sinn redet auch Piaget zuweilen global von positiven oder negativen Gefühlen, mit denen die Objekte besetzt seien:

> »... Die Affektivität auf der einen Seite ist charakterisiert durch die Verteilung von positiven und negativen Objektbesetzungen. Kognitive Aspekte des Verhaltens auf der anderen Seite sind charakterisiert durch ihre Struktur, ob dies nun elementare Aktionsschemata, konkrete Operationen (Seriation, Klassifizierung) oder proportionale Logik sei.«[23]

Unklar ist indessen vor allem die Frage der Strukturierung der Affekte. Für die Psychoanalyse stellt die ganze Affektentwicklung nichts anderes als eine zunehmende Strukturierung dar (nach Lacan ist damit bekanntlich selbst das Unbewußte »strukturiert wie eine Sprache«[24]). In der genetischen Epistemologie aber wird einerseits die affektive »Energetik« — sofern von ihr überhaupt einmal die Rede ist — der kognitiven Strukturierung gewissermaßen als Gegensatz gegenübergestellt: »Affektive und kognitive Mechanismen sind untrennbar, obwohl verschiedenartig: erstere hängen von Energie ab und letztere von Struktur.«[25] Andererseits spricht Piaget gelegentlich (unter Bezugnahme auf Janet) ebenfalls von der Existenz von »affektiven Regulationen«, und einmal (bei einem psychoanalytischen Kongreß[26]) sogar von »affektiven Schemata«, die prinzipiell gleich strukturiert seien wie die kognitiven. Sie würden damit dem so wichtigen analytischen Begriff der »Komplexe«

---

[23] In: Inhelder, B., H. H. Chipman (Hrsg., 1976), a. a. O., S. 64 (Übersetzung vom Autor).

[24] Lacan, J. (1964). Dt.: *Die vier Grundbegriffe der Psychoanalyse.* Olten (Walter) 1978, S. 24.

[25] Ebd., S. 71.

[26] Piaget, J. (1933), a. a. O.

entsprechen.[27] Da Piaget indessen m. W. diesen — für unser Thema besonders interessanten — Gedanken später nicht mehr weiterführte, muß diesbezüglich wahrscheinlich auf eine gewisse Divergenz zwischen Psychoanalyse und genetischer Epistemologie geschlossen werden. *Eine* grundlegende Übereinstimmung darf dennoch hervorgehoben werden: Alle unendlichen Nuancen und Schattierungen des Affektlebens spannen sich letztlich für beide Denkweisen offenbar nur zwischen *zwei* grundlegenden Affektpolaritäten aus: Lust und Unlust bzw. »positive« und »negative« Gefühle.

- Keine wesentlichen Divergenzen, sondern im Gegenteil eine bedeutsame Konvergenz sehen wir zwischen Freuds Auffassung des Denkens als »Probehandlung« mit kleinen »Energiequanten« und Piagets Konzept der kognitiven Schemata und Operationen als »internalisierte Aktionen«. Die ganze Intelligenzentwicklung kann, so schreibt er, verstanden werden als eine »schrittweise Bildung und darauf progressive Internalisation von Aktionen« in der Kindheitsentwicklung. Die kognitiven — und zugleich affektiven, möchte ich, meinen weiteren Überlegungen vorgreifend, hinzufügen — »Schemata« und »Operationen« erscheinen damit als eine Art von gespeicherten, den Computerprogrammen nicht unähnlichen »Aktionsprogrammen« bzw. »Vor-Stellungen«, die sich aufgrund der Erfahrung ausgebildet und in kontinuierlichen Prozessen assimilatorisch-akkomodatorisch äquilibriert haben.
- Interessante Konvergenzen bei gleichzeitig möglichen gewissen Divergenzen bestehen ferner in bezug auf den so bedeutsamen Begriff des Unbewußten. In seinem Vortrag über »Das affektive und das kognitive Unbewußte« aus dem Jahr 1970[28] anerkennt Piaget das psychoanalytische Unbewußte voll und ganz, bezweifelt aber, daß es gegenständliche »unbewußte Vorstellungen« gibt. Im »kognitiven Unbewußten« jedenfalls, das er dem affektiven gegenüber- oder vielmehr zur Seite stellt, seien nicht dingliche Vorstellungen, sondern Schemata und Operationen bzw. *Relationen* im Sinn der oben erwähnten »Aktionsprogramme« gespeichert.

---

[27] Ganz ähnlich gelangt Schneider aufgrund solcher Hinweise zum Schluß, daß Piagets Theorien »strukturelle Isomorphien« zwischen dem kognitiven und dem affektiven Bereich, und damit die Notwendigkeit reflektierender Abstraktionen auch für letzteren implizieren (Schneider 1981, a. a. O., S. 73).

[28] Piaget, J. (1976). In: Inhelder, B., H. H. Chipman (Hrsg., 1976), a. a. O., S. 63f.

»Es gibt keine Konzepte in Form von Vorstellungen im kognitiven Unbewußten. Die Idee von ›unbewußten Vorstellungen‹ scheint mir widersprüchlich. Das kognitive Unbewußte besteht aus sensori-motorischen oder operationalen Schemata, die schon zu Strukturen organisiert sind. Die Schemata drükken aus, was das Subjekt ›tun‹ kann, aber nicht, was es denkt. Das Subjekt besitzt auch affektive und Persönlichkeitsschemata, zum Beispiel Tendenzen, Triebe etc.«[29]

Die Psychoanalyse hat sich mit einem solchen »kognitiven Unbewußten« wenig befaßt; es hätte indessen ohne weiteres Platz in den von ihr bekanntlich postulierten unbewußten Ichanteilen. Überhaupt besteht diesbezüglich wahrscheinlich gar kein wirklicher Gegensatz, denn auch Freud äußerte die Ansicht, daß nicht eigentlich die vorstellungsmäßigen Elemente, sondern die Relationen zwischen perzeptiven Elementen und ihren Bildern unbewußt seien.[30] Beide Theorien scheinen also auf die Vorstellung eines sowohl affektiven wie auch kognitiven Unbewußten hin zu konvergieren; das entscheidende Charakteristikum des Unbewußten sieht Piaget im Fehlen von Abstraktion und Konzeptualisation:

»Das affektive Unbewußte ist nur ein Spezialfall des Unbewußten im allgemeinen, und dieses Unbewußte umfaßt alles, was wegen des Fehlens von reflektierender Abstraktion, Konzeptualisation etc. nicht explizit gemacht werden kann. Das Unbewußte ist alles, was nicht konzeptualisiert ist.«[31]

Dieses Postulat würde allerdings wohl nur dem psychoanalytischen Konzept des primären, nicht aber des sekundären (verdrängten) Unbewußten entsprechen. Wir werden im Kapitel über Sprache und Bewußtsein nochmals auf diesen wichtigen Unterschied zurückkommen müssen.

● In größerem Rahmen bestehen zweifellos des weiteren bedeutsame — wenn auch m. W. nirgends ausdrücklich festgehaltene — Übereinstimmungen zwischen der psychoanalytischen Auffassung einer allgemeinen Entwicklungstendenz vom primären (und sekun-

[29] Ebd., S. 68 (Übersetzung vom Autor).

[30] Freud, S. (1911): *Formulierungen über zwei Prinzipien des psychischen Geschehens*. Ges. Werke, Bd. VIII (nach Gressot, 1955, a. a. O., S. 89).

[31] Piaget, J. (1977): *Mes idées. Propos recueillis par Richard I. Evans-Denoel*. Paris (Gouthier), S. 58 (Übersetzung vom Autor; zitiert nach Schneider, H. [1981], a. a. O., S. 147).

dären) Narzißmus mit seiner Verschmelzung von Subjekt und Objekt bis zu den reifen (»ödipalen« bzw. »genitalen«) Objektbeziehungen unter autonomen Partnern einerseits und dem Piagetschen Konzept der Entwicklung von der frühkindlichen »Egozentrizität« (bzw. der Zentrierung auf den eigenen Körper und das eigene Tun) bis zur optimalen »Dezentration« und kognitiven Reversibilität im Adoleszentenalter andererseits. Die »Objektpermanenz« spielt dabei übrigens für beide Schulen auf jeweils neuer Stufe, von der beginnenden Abgrenzung klar differenzierter Selbst- und Objektrepräsentanzen bis hin etwa zu der Fähigkeit zu echter (»reifer«) Trauer in der Psychoanalyse und bis hin zu der Fähigkeit zur kognitiven »Gruppierung« von Gleichartigem in der genetischen Epistemologie, eine zentrale Rolle. Beide — die affektive und die kognitive Entwicklungslinie — treffen sich u. a. in der schließlichen Fähigkeit zur partnerschaftlichen Kooperation unter dem Siegel der »Gerechtigkeit«, deren Werdegang Piaget im Spiel und bei der Bildung moralischer Wertvorstellungen untersucht hat.

Nach so vielen Konvergenzen ist schließlich noch auf zwei auffällige Gegensätzlichkeiten — die allerdings in Wirklichkeit, wie so viele andere Unterschiede, eher Komplementaritäten als eigentliche Widersprüche darzustellen scheinen — hinzuweisen.

- Die erste betrifft die Tatsache, daß sich als übergreifende (oder vielleicht besser *basale*) Grundstruktur der Affektivität bzw. der intellektuellen Funktionen zwei offenbar ganz verschiedenartige Polaritäten abzeichnen: Im Affektleben ist es der sehr konkret erfaßbare Gegensatz zwischen Liebe und Haß (libidinösen und aggressiven Gefühlen, Eros und Thanatos etc.), im Bereich des Intellekts dagegen die — wie Piaget sagt, schon in den ersten, antagonistischen Rhythmen und Regulationen angelegte — viel abstraktere Polarität oder Reziprozität zwischen logischen Operationen (zum Beispiel Addition und Subtraktion, Multiplikation und Division, Implikation und Exklusion, Affirmation und Negation etc.), die das Wesen der Reversibilität, das heißt der Möglichkeit der Rückkehr zum Ausgangspunkt und damit der *Freiheit* des Denkens (inkl. der Umwandlung von Diachronie in Synchronie — und umgekehrt) ausmacht. Wir müssen vermuten — ohne das vorderhand weiter diskutieren zu können —, daß diese Unterschiede bei gleichzeitiger untergründiger Gemeinsamkeit für die gesuchte Struktur einer »Affektlogik« von erheblicher Bedeutung sein könnten. Bedeutsam ist jedenfalls, daß beide Denkweisen eine fundamental *binäre, polare Grundstruktur* des psychischen Geschehens implizieren.

● Beim zweiten Gegensatzpaar handelt es sich darum, daß die Psychoanalyse sich nicht nur in erster Linie mit Affekten, sondern auch mit den Beziehungen zwischen *Personen* (resp. ihren allmählich internalisierten inneren Repräsentanzen) befaßt. Die genetische Epistemologie dagegen konzentriert ihre Aufmerksamkeit nicht bloß vorwiegend auf die kognitiven Funktionen, sondern zugleich auf die Beziehungen des Kindes zur *unbelebten Welt* (Gegenstände, Materie, Raum, Zeit, Verhältnisse, Begriffe etc.). Das kann kein Zufall sein: Wir erinnern uns daran, daß nach Piaget und Inhelder das kleine Kind auf Personen, die ja »Objekte« ganz ausgezeichneter und aktiver Art darstellen, in immer spezifischerer Art reagiert, u. a. indem es mit ihnen ein ganz besonderes, auf Nachahmung und Gegenseitigkeit beruhendes Austausch- bzw. Kommunikationssystem aufbaut. Es liegt auf der Hand, daß dieses Kommunikationssystem mit solch »aktiven Objekten« oder Personen — von denen ja von allem Anfang an auch intensivste Lust- oder Unlusterlebnisse ausgehen — in erster Linie von *Affekten* getragen ist, ja daß Affekte geradezu *das* fundamentale Kommunikationsmittel im Umgang mit Lebewesen darstellen, wogegen kognitive Funktionen hier (zunächst) relativ zweitrangig bleiben. Genau umgekehrt verhält es sich offenbar mit der unbelebten Welt.

Es bestätigt sich also — und das bildet das vorläufige Fazit der Gegenüberstellung der Beiträge von Psychoanalyse und genetischer Epistemologie zu unserem Thema —, daß die beiden Wissensbereiche zwei verschiedenartige, nach beider Ansicht immer untrennbar verbundene, aber doch je nach Situation mehr oder weniger im Vordergrund stehende Aspekte des Psychischen erforscht und beschrieben haben: die Psychoanalyse mehr die Welt der *Personen und der Gefühle*, die genetische Epistemologie mehr die Welt der *Dinge und der Gedanken*. Mehr denn je müssen wir angesichts der zahlreichen und im Grund fast durchgehenden Konvergenzen zwischen den zwei Bereichen vermuten, daß tiefe strukturelle Gemeinsamkeiten zwischen ihnen bestehen — mit andern Worten, daß sie sich in der Tat in einer beide zugleich umfassenden »Affektlogik« treffen, die mehr als jeder Einzelbereich unsere eigentliche psychische Wirklichkeit ausmacht. Im folgenden möchte ich zuerst die Frage diskutieren, in welcher Art die beiden Aspekte des Psychischen wahrscheinlich zusammenwirken, um mich dann anschließend dem Problem der vermutlichen Struktur dieser »Affektlogik« zuzuwenden.

»Affektlogische Schemata«; affektive Komponenten der Logik und logische Komponenten der Affektivität

Es muß — wie auch Piaget und Inhelder mit dem Ausdruck »sensori-motorisch-affektives Objekt« beiläufig andeuteten — in voller Übereinstimmung mit psychoanalytischen Auffassungen nicht bloß kognitive, sondern auch kognitiv-affektive, das heißt spezifisch *affektlogische Schemata* oder »Vor-Stellungen« geben, in denen die affektiven und kognitiven Komponenten in der Tat so untrennbar miteinander verbunden sind, wie es die beiden erwähnten Wissenschaften übereinstimmend fordern.

Meine Vermutung geht sogar dahin, daß *alle* Schemata in Wirklichkeit »affektlogisch« und nicht nur kognitiv (oder nur affektiv) sind. Die inneren Schemata entstehen nach Piaget ja aus den (zunehmend regulierten, koordinierten, äquilibrierten und internalisierten) sensori-motorischen Aktionen des Organismus. Es ist nun aber ganz klar, daß diese Aktionen — speziell, aber keineswegs ausschließlich, wie wir gesehen haben, im Umgang mit Personen — immer auch eine affektive Komponente beinhalten: Ihr Ziel oder Effekt ist (grob gesagt) entweder Lust oder Unlust, oder (differenzierter ausgedrückt) alle möglichen Schattierungen und Abwandlungen davon. Die biologische Funktion von Lust und Unlust ist es indessen, dem Organismus anzuzeigen, was ihm nützlich (aufbauend, energiespendend, lebenserhaltend) oder nicht nützlich (gefährlich, destruktiv) ist — und daran ändert auch die Tatsache, daß es sich vielfach als wichtig erweist, die Lust nicht unmittelbar, sondern unter Triebaufschub über allerhand Umwege zu suchen, grundsätzlich gar nichts. Deshalb ist es höchst sinnvoll und notwendig, die lebenswichtige Information über Lust oder Unlust in die internalisierten Aktionen und »Handlungsanweisungen«, die die inneren Schemata (und später die Operationen) ja darstellen, fest einzubauen: Wenn das Kind zum Beispiel handelnd-erlebend ein kognitives Schema über den Umgang mit Feuer bildet, so ist es äußerst wichtig, daß darin die möglichen Unlustgefühle und Gefahren, die mit dem Feuer verbunden sind, in Form von Angstsignalen und Geboten zur Vorsicht fest enthalten sind. Dies ist ohne jeden Zweifel vollumfänglich der Fall — eine Fülle von Alltagsbeobachtungen *und* von wissenschaftlichen Untersuchungen, von den panikartigen Reaktionen der Pavlovschen Hunde beim Anblick von Wasser im Anschluß an die große Petersburger Flut, während der sie in ihren Käfigen um ein Haar ertrunken wären, über eine Unzahl von andern Befunden hinsichtlich der bedingten Reflexe bis zu den »Schreckneurosen« beim Menschen belegen es. Genau dasselbe trifft zweifelsohne bei allen andern möglichen »Schemata« oder »Handlungsanweisungen« zu, ganz speziell auch bei denjenigen über den Umgang mit Personen (Mutter, Vater, Geschwister, Spielkameraden, Fremde, Autoritätspersonen etc., kurz Partner aller Art). Wie effizient derartige Affektkomponenten unser Handeln bestimmen, hat die Psychoanalyse ja im Phänomen der Übertragung, das heißt der sozusagen automatischen Wiederholung von ähnlichen Verhaltensweisen und Gefühlsreaktionen gegenüber Personen, die mit den ursprünglichen, meist frühkindlichen Vorbildern eine Ähnlichkeit haben (wie zum Beispiel Vorgesetzte mit Eltern etc.), höchst eindrücklich aufgezeigt. Offensichtlich bekommen also alle kognitiven Schemata einen ganz spezifischen affektiven Stempel oder »Inprint«, der genau wie seine kognitiven Anteile im handelnden Erleben erworben wird. Er stellt nichts anderes als einen Auszug (oder eine »Abstraktion«) der affektiven Invarianz (*und* der Spielweite der möglichen Varianz) des Erlebten — so dürfen wir im Vorgriff auf Späteres schon formulieren — zum möglichst adäquaten und ökonomischen Handeln dar. Damit aber wäre die Affektstruktur in der Tat untrennbar mit der kognitiven Struktur verbunden; ihre Bildung wäre, zumindest im Prinzipiellen, völlig analog und gemeinsam, und die eingebaute Affektkomponente würde allen unseren kognitiv bestimmten Handlungen und Operationen immer wieder eine — allerdings mit der Zeit oft weitgehend abgeschwächte und »neutralisierte«, aber doch jederzeit wieder aktivierbare — spezifische gefühlsmäßige Tönung verleihen, aus der sie mit Wahrscheinlichkeit auch ihre allgemeine Orientierung und Motivierung, das heißt ihre »Energetik« beziehen.

Diese Annahme ist nicht nur voll kompatibel mit den in der Psychologie wichtig gewordenen Vorstellungen, die Miller, Galanter und Pribram vor Jahren zur Struktur von internalisierten Verhaltensplänen entwickelten,[32] sondern kann sich auch auf viele entsprechende Hinweise aus der Hirnanatomie und -physiologie stützen. So gibt es etwa außerordentlich reiche neuronale Verbindungen zwischen jenen Teilen des Palaecortex (Riechhirn, Hypothalamus, limbisches System), die eng mit Stimmungen und Gefühlen wie Angst, Aggressivität, Lustgefühlen im Bereich der Sexualität, des Hungers, des Durstes etc. in Zusammenhang stehen, und jenen Rindengebieten des Neocortex (Großhirnrinde, speziell zentrale und präfrontale Gebiete), die so typisch kognitive Funktionen wie die sensorische Wahrnehmung und ihre Verarbeitung, das höhere Denken und Urteilen regulieren. John Eccles, der bekannte Hirnforscher und Nobelpreisträger, schreibt hierzu:[33]

> »Hypothalamus und limbisches System modifizieren und färben die bewußten Wahrnehmungen, die von sensorischen ›Inputs‹ kommen, mit Emotionen und beladen sie mit motivierenden Trieben. Kein anderer Teil des Neocortex hat diese enge Beziehung zum Hypothalamus.«
>
> »Man kann den präfrontalen Cortex als die Region anschauen, in der alle emotive Information mit somato-ästhetischen, visuellen und auditiven Informationen kombiniert wird, um so dem Subjekt bewußte Erfahrungen zu geben und sein Verhalten zu leiten.«

Im Grundsätzlichen damit völlig übereinstimmend finden wir bei dem Psychoanalytiker Kernberg die folgende Formulierung:

> »... Verschiedene angeborene physiologische, verhaltensmäßige, affektive und perzeptive Strukturen werden zusammen als eine erste Einheit intrapsychischer Strukturen internalisiert. Wahrnehmung und Affekt sind also zwei Aspekte derselben primären Erfahrung. Obwohl die für die affektive Erfahrung und für die (kognitive) Fähigkeit zur Speicherung dieser Erfahrung verantwortlichen neurophysiologischen Strukturen verschieden sind, bildet meiner Ansicht nach ihre Integration in dem frühsten affektiven Gedächtnis (Arnold) eine gemeinsame Struktur (lustvolle oder unlustvolle primitive

[32] Miller, G. A., E. Galanter, K. H. Pribram (1960): *Plans and the structure of behavior.* New York (H. Holt & Co.).

[33] Popper, K., J. Eccles (1977): *The self and its brain.* Berlin-Heidelberg-London-New York (Springer), S. 273 (Übersetzung vom Autor). Dt.: *Das Ich und sein Gehirn.* München (Piper) 1982.

Erfahrung), aus der heraus sich Wahrnehmung und Affekt in auseinanderlaufenden Richtungen entwickeln. Dies ist von Bedeutung für die psychoanalytische Triebtheorie.«[34]

Ein besonders gut erforschter, kognitiv-affektiver Funktionskreis ist etwa der sogenannte Papez-Kreis, ein Ringsystem, das als morphologisches Substrat für Ausdruck, Emotion und Stimmung angesehen wird. Schon lange ist auch, wie Kernberg oben erwähnt, ein »affektives Gedächtnis« postuliert worden, über das affektive Elemente, insbesondere Lust oder Unlust, mit kognitiven Inhalten in Verbindung stehen.[35] Obwohl erst zum Teil erforscht, ist insgesamt an der Existenz wichtiger neuronaler, affektiv-kognitiver Verbindungen überhaupt nicht zu zweifeln. Sie dürften gemäß neueren Erkenntnissen je nachdem, welche Erfahrungen gemacht wurden, laufend durch ein Netz von feineren, dendritischen Verbindungen ergänzt werden. Vieles spricht ferner dafür, daß solche »Schaltkreise« genauso als »offene Systeme« funktionieren, wie in Analogie dazu psychologische, affektiv-kognitive Begriffe (resp. Schemata, Bezugssysteme) durch Erfahrung äquilibrierte offene Systeme bilden. Nach Schneider zum Beispiel ist es zweckmäßig, »... auf dem Hintergrund der Theorien Piagets empathisch-introspektive Erfahrungen in Begriffen (der Entwicklung) psychologischer Systeme zu formulieren, die eine Entsprechung finden würden in neurobiologischen Vorstellungen über die Elaboration neuronaler Netzwerke.[36]

Auf diesen Grundlagen ergeben sich — um auf das psychologische Terrain zurückzukehren — weitere, bedeutsame Zusammenhänge, die uns dem Verständnis der Struktur einer »Affektlogik« noch näher zu bringen vermögen: Einerseits kommt allmählich eine *affektive Komponente der Logik* in Sicht und andererseits eine *logische Komponente der Affektivität.* Zum ersten: Wenn wirklich alle kognitiven Schemata einen affektiven »Inprint« aufweisen, dann muß dieser bei ihrer Bildung maßgeblich im Spiel gewesen sein. Gerade dies scheint nun evident, wenn auch von der genetischen Epistemologie trotz mancher Beobachtungen viel zu wenig berücksichtigt worden zu sein: Stimmige logische Operationen sind (ursprünglich

[34] Kernberg, O. (1976), a.a.O., S. 62.

[35] Arnold, M. B. (1970): Perennial problems in the field of emotion. In: Arnold, M. B. (Hrsg., 1970): *Feelings and emotions.* New York (Academic Press), S. 169—185.

[36] Schneider, H. (1981), a.a.O., S. 142.

und bei ihrer Entdeckung auf jeder Stufe immer wieder neu) allein schon deshalb intensiv *lustvoll*, weil sie eine Spannung vermindern, weil sie ökonomischer und harmonischer als das Bisherige sind, weil sie eine »Störung« beseitigen und ein »angenehmeres« Gleichgewicht schaffen und weil sie damit ganz neue Möglichkeiten zum Verstehen, Handeln und Operieren eröffnen. Bereits das Erkennen einer Regelmäßigkeit, einer Ordnung, zum Beispiel in Form einer *Wiederholung* (= einer »Invarianz«), ist an sich ja (meist) lustvoll — wir beobachten dies alltäglich beim Kind, und wir erleben etwas Verwandtes als Erwachsene zum Beispiel noch in der spezifischen Lust, die wir verspüren, wenn wir in der unbekannten Fremde auf etwas oder jemand Vertrautes stoßen. In dieser Lustkomponente ist zweifellos ein konstruktiv höchst wichtiges Prinzip, nämlich der Anreiz zur Herstellung einer *Kontinuität* begründet, die schon von den ersten Lebenstagen an zur Bildung von positiv affektbesetzten, »lieben« (bzw. geliebten) Gewohnheiten führt. Überhaupt muß die so ursprüngliche Freude am Rhythmischen, am Wiederholen und Wiedererkennen beim Aufbau von kognitiven (bzw. kognitiv-affektiven) Schemata bis hin zu den späteren Operationen der Klassifizierung und Gruppierung für die Entwicklung der Intelligenz eine höchst bedeutsame Rolle spielen: Eine positive Affekttönung ist immer dann zu verzeichnen, wenn etwas »stimmt« und »aufgeht«, das heißt wenn eine Übereinstimmung und Harmonie festgestellt wird — ob es sich nun um eine Bestätigung einer impliziten Hypothese auf einer sehr frühen Entwicklungsstufe (so zum Beispiel die Freude von Piagets kleiner Tochter beim Finden eines versteckten Bleistifts am vermuteten Ort), um die Befriedigung des Erstkläßlers beim Erfassen von so fundamentalen reziproken »Stimmigkeiten« wie $1 + 1 = 2 / 2 — 1 = 1$ oder $2 \times 2 = 4 / 4 : 2 = 2$ etc. oder um die von Piaget anschaulich geschilderte (aber nicht weiter berücksichtigte) Euphorie des Heranwachsenden beim oft recht plötzlichen Erwerb von neuen Denkoperationen auf höherer Stufe handelt. Nicht anders ist es grundsätzlich mit der Entdeckerfreude des Forschers, dem sich nach langem, vergeblichen (und vielfach recht unlustvollen) Bemühen um eine Lösung die Teile eines Puzzles plötzlich zu einem Ganzen zusammenfügen — ein höchst eindrückliches Beispiel hierzu ist aus jüngerer Zeit etwa die Schilderung von James Watson zur Entdeckung der Doppelspiralstruktur der Gene.[37] Zumindest spekulativ dürfen wir sogar vermuten, daß diese »Lust an der Harmonisierung«, die ja immer auch eine Spannungslösung und Ökonomisierung bedeutet, bei der gesamten intellektuellen (*und* affektiven) Entwicklung des Menschen, ja bei jeder »Strukturierung« überhaupt bis tief in den biologischen Bereich eine entscheidende Rolle spielt. Manche Hinweise in dieser Richtung finden wir sowohl bei Piaget als auch in psychoanalytischen Schriften; Gressot zum Beispiel äußert die — plausible und in ihren Konsequenzen sehr weitreichende — Vermutung, daß das Erreichen eines Gleichgewichts zwischen Assimilation und Akkomodation im Piagetschen Sinn lustvoll sei.[38] Falls dies stimmt, erschiene die Behauptung der Psychoanalyse, das Streben nach Lust sei der Motor der gesamten kognitiven Entwicklung, in einem neuen und präziseren Licht. In einem ähnlichen Sinn schreibt Cobliner:

> »Es ist jedoch erwiesen, daß das Erkennen ohne affektive Beteiligung ein Kunstprodukt ist (...). Das Erkennen und die Erkenntnisvorgänge werden ausgelöst von affektiven Prozessen und Erlebnissen und sind mit ihnen verknüpft. Diese innerseelischen Kräfte üben auf die Erkenntnis einen mächtigen Einfluß aus, wirken mit an ihrer Entfaltung und treiben im allgemeinen die ontogenetische Entwicklung ebenso stark voran, wie äußere Einflüsse es tun.«[39]

Zu beachten ist dabei, daß — wie schon erwähnt — die ursprüngliche intensive Lust bei der Entdeckung einer »Stimmigkeit« mit der Zeit stark abgeschwächt wird. Nichtsdestoweniger bleibt diese »Stimmigkeit« mit einer positiven Affektmarke versehen. Die scheinbar gefühlsneutrale oder »kühle« Lust, die der Mathematiker, der Wissenschaftler beim Lösen seiner Gleichungen empfindet, stellt selbst wieder eine spezifische affektive »Marke« dar, mit welcher global das ganze Gefüge mathematischer Ableitungen versehen ist: Tatsächlich wird das hier versteckt immer mitspielende, gefühlsmäßige Moment durch sein unlustvolles Gegenteil sofort sichtbar, wenn plötzlich irgendwo eine solche Ableitung nicht mehr »aufgeht«. In diesem Sinn sind Mathematik und (stimmige) Wissenschaft umfassende Bezugssysteme, denen eine durchgehend recht einheitliche Gefühlsqualität als »Invarianz« (siehe drittes Kapitel) zugeordnet ist.

---

37 Watson, J. D. (1968): *The Double Helix*. London (Weidenfeld & Nicholson). Dt.: *Die Doppel-Helix*. Reinbek (Rowohlt) 1969.

38 Gressot, M. (1979), a. a. O., S. 187. 39 Zit. nach Haynal, A. (1975), a. a. O., S. 249.

Was die möglichen (formal-)*logischen Komponenten der Affektivität* betrifft, so tappen wir allerdings noch ziemlich im Dunkeln. Freud hat uns zwar eindrücklich die durchgehende Determiniertheit (und damit eine implizite Logik) des Trieb- und Affektlebens vor Augen geführt; er hat ferner sehr interessante, affektive »Operationen« — zum Beispiel die Umdrehung ins Gegenteil, die Verneinung und Verleugnung, die Abspaltung, die Verdichtung und Verschiebung, die Projektion und Introjektion — beschrieben, in denen strukturell-dynamische Analogien etwa zur logisch operationalen Reversion und Negation, zur Implikation und Exklusion etc. unverkennbar sind. Insbesondere sind im affektiven Bereich manche Phänomene zu finden, die formal der logischen Reversibilität der Denkoperationen nahestehen. So läßt sich zum Beispiel die aus dem kognitiven Bereich bekannte Tatsache, daß erst das zum Teil gehörige Gegen-Teil (die zur Operation gehörige Gegenoperation) ein Ganzes ausmacht, auch im affektiven Feld mit Leichtigkeit nachweisen:

Ein Patient zum Beispiel beteuert im Verlauf seiner Psychoanalyse stundenlang seine Kleinheit, Wertlosigkeit und Nichtswürdigkeit — die von Anfang an untergründig mitschwingenden, symmetrisch dazugehörigen Größenphantasien und -hoffnungen kommen einige Stunden später in voller Klarheit zum Vorschein.

Ein anderer Patient behauptet mit aller Bestimmtheit: »Ich habe keine Lust, mich dem Chef zu unterwerfen.« In der Folge erweist sich eindeutig, daß für ihn alle nur denkbaren Umkehrungen dieses Satzes genau gleich gültig und »stimmig« sind, also zum Beispiel

— »Ich habe Lust, mich dem Chef zu unterwerfen.«
— »Ich habe Angst, mich dem Chef zu unterwerfen.«
— »Ich habe Angst, den Chef zu dominieren.«
— »Ich habe Lust, den Chef zu dominieren«, etc.

Es ist evident, daß das Ganze der eigentlich in Frage stehenden Gefühle erst dann erfaßt, daß der Analysand erst dann »ganz« und »er selber« wird, wenn er seine fundamentalen Ambivalenzen, nämlich die versteckten Gegen-Teile dessen, was er sagt, ebenfalls zu erkennen, das heißt zu spüren und zu integrieren vermag. Genau wie in der Kognition stellt somit die Einsicht in die fundamentale »Reversibilität« (oder »Zweiseitigkeit«) aller Sachverhalte offensichtlich auch im Gefühlsbereich einen Reifungsschritt von erstrangiger Bedeutung dar.

Die Komplementarität von Liebe und Haß, Lust und Angst, Freude und Schmerz, Heteroaggression und Autoaggression, Hoffnungen und Befürchtungen, erlittenen Frustrationen und entsprechenden Überkompensationen etc. oft über sehr lange Zeiträume hinweg ist der Psychoanalyse längst geläufig. Insgesamt erkennen wir, wie schon im ersten Kapitel angetönt, ein Gefüge von Polaritäten, die das affektive Feld eines Individuums begrenzen, bestimmen und dabei, wie wir sahen, in ihrer Kombination ein typisches »System« bilden. Darüber hinaus wird darin eine ähnlich *polare bzw. binäre Grundstruktur der Affektivität* sichtbar, wie sie Piaget im kognitiven Bereich nachgewiesen hat und die, wie er zu zeigen vermochte, in ihren Ursprüngen tief ins Biologische zurückreicht. Wenn wir berücksichtigen, daß selbst die anorganische Welt der Physik eine solche fundamentale Polaritätenstruktur aufzuweisen scheint — sie ist zum Beispiel aus lauter elektrischen »Positivitäten« und »Negativitäten« aufgebaut, sie besteht aus der Dualität bzw. Identität von Masse und Energie, Materie und Antimaterie etc. —, so gelangen wir zu der Vermutung, daß, wie im nächsten Kapitel weiter beleuchtet werden soll, in den beschriebenen Phänomenen ein generelles, vielleicht überhaupt ein ubiquitäres Bauprinzip alles Bestehenden zum Ausdruck kommt.

Fassen wir vorderhand zusammen: Die Logik besitzt unzweifelhaft eine affektive und die Affektivität offenbar auch eine »logische« (oder doch formal und strukturell der Logik ähnliche) Komponente. Beiden scheint als Bauprinzip eine polare Teil- und Gegenteil-, Satz- und Gegensatzstruktur zugrunde zu liegen. Gleichzeitig scheinen Denken und Fühlen selber eine Art von grundlegenden und zugleich komplementären Gegen-Teilen darzustellen. Offenbar sind wir interessanten, allgemeinen Zusammenhängen auf der Spur, ohne sie indessen bereits wirklich klar und »befriedigend« (= spannungslösend, stimmig, harmonisierend, lustbringend...) erkennen und formulieren zu können. Trotz der erreichten Aufschlüsse fehlt es uns immer noch, so will uns scheinen, an einer genügenden Einsicht in das dynamische Zusammenwirken von Affekt und Intellekt. Vielleicht kommen wir hier weiter, wenn wir uns genauer zu vergegenwärtigen versuchen, in welcher Weise wir eigentlich unser Fühlen und Denken (bzw. »Fühlen-Denken«) erleben.

Affekt und Intellekt, Körper und Geist

Die Frage, die sich uns stellt, ist, welche Art von »Wirklichkeit« denn eigentlich hinter den Begriffen »Affekt« und »Intellekt« verborgen sei und in welchem Verhältnis diese beiden verschiedenen Wirklichkeiten zueinander stehen.

Wenn wir versuchen, etwas vom Wesen dessen, was diese Begriffe beinhalten, anhand der Unterschiede zwischen ihnen zu erfassen, so werden wir gewahr, daß der Affekt, wie schon angetönt, jedenfalls etwas ist, das der Körperlichkeit, dem körperlichen Erleben nahesteht, während der Intellekt offenbar einer eher immateriellen und geistigen Sphäre zugehört, die im Gehirn und weniger im peripheren Körper zu lokalisieren ist. »Affekte« oder »Gefühle« äußern sich ganz vorwiegend in körperlichen Sensationen und Reaktionen, etwa durch Erröten und Erblassen, durch Atembeschleunigung oder -verlangsamung, durch »in der Brust« lokalisierte »Beklemmung« oder »Erleichterung«, durch besondere Körperhaltungen mit entsprechender Mimik und Gestik (Freude, Trauer, Wut etc.), durch Zittern, Verkrampfungen, bestimmte Muskelspannungen oder -erschlaffungen etc. Auch die Umgangssprache verlegt die Gefühle ganz eindeutig in den Körper: Sie sitzen »im Herzen«, in der Magengrube und in den Gedärmen, sie »kriechen über die Leber«, der Körper »zerplatzt vor Wut« oder »erstarrt vor Entsetzen«. Die Angst macht »Schiß«, und die Überraschung ist »schauderhaft« oder »haarsträubend«, die Freude verursacht Herzklopfen etc. Dieses uralte Sprachwissen hat bekanntlich vor nicht allzulanger Zeit seine wissenschaftliche Bestätigung in Selyes Lehre vom Streß und seinen Beziehungen zum endokrinen System gefunden: Wir wissen heute, daß die »Gefühle« auf chemischem Weg den Körper affizieren, indem je nach Affektlage gewisse Hormone (zum Beispiel Adrenalin, Noradrenalin) ins Blut ausgeschüttet werden, die eine Unzahl von globalen oder regionalen körperlichen Veränderungen — von »Umstimmungen« oder veränderten »Stimmungslagen«, könnte man sagen — im Gefäßsystem, an der glatten und quergestreiften Muskulatur und in allen Organen und Organsystemen zu bewirken vermögen.

Nichts dergleichen ist bekannt für die geistig-kognitiven Funktionen. Soweit bei ihnen körperliche Veränderungen vorkommen, können sie auf die das »reine Denken« begleitenden Affekte zurückgeführt werden: Unsere Pupille mag sich erweitern bei einer angstvollen Erinnerung, das Herz klopft höher beim Gedanken an eine schöne Frau, eine unwillkürliche Muskelspannung begleitet vielleicht eine Erzählung über kämpferische Ereignisse. Aber diese körperlichen Begleiterscheinungen sind bei dem Gedanken an ein solches Ereignis weit schwächer als beim Erleben des ursprünglichen Geschehens; sie stellen sozusagen nur noch einen Widerschein und Abklatsch davon dar, und sie verschwinden beim »reinen Denken«, zum Beispiel über mathematische oder philosophische Probleme, deren Gefühlskomponente weitgehend neutralisiert worden ist, fast gänzlich. Dementsprechend denken wir, laut Umgangssprache, mit dem »Kopf« oder dem »Gehirn«, die vielleicht einmal »rauchen« oder »zerbrechen« mögen vor lauter Anstrengung — aber ansonsten fehlt eine der »Körpersprache« zur Beschreibung der Gefühle irgendwie vergleichbare Charakterisierung der gedanklich-kognitiven Vorgänge fast völlig.

Die »Affekte« sind also psychische Phänomene, die den Körper direkt und konkret »affizieren« bzw. implizieren, während es sich beim »Denken« und den »Gedanken« um etwas weitgehend Unkörperliches, Indirektes und Immaterielles, kurz um etwas »Geistiges« handelt, das ganz vorwiegend im Gehirn abläuft und das nun noch näher untersucht werden muß.

Um das Wesen des »Geistigen« besser zu verstehen, ist es nötig, das Phänomen der *Abstraktion* und der Relation (bzw. der Operation mit Relationen) heranzuziehen, aus denen m. E. der »Geist« in erster Linie besteht. Bei der Abstraktion haben wir es, wie das Wort sagt, mit einer Art von *Zusammenzug* oder *Verdichtung* (von Information) zu tun; in moderner kybernetischer Sprache könnte man auch sagen mit einem »Auszug der Invarianz«: *Der grundlegende Vorgang der Abstraktion besteht effektiv darin, daß in einer Vielfalt von verschiedenartigen Phänomenen etwas Gemeinsames, ein in bestimmtem Sinn »einheitliches Gesamtphänomen«, das heißt ein übergeordnetes »Ganzes«, erfaßt wird.* Auch der zentrale Piagetsche Begriff der »reflektierenden Abstraktion« läßt sich durchaus in dieser Weise verstehen. Wir werden uns in der Folge noch mehrfach mit dem Wesen von Abstraktionsprozessen zu beschäftigen haben; u. a. werden wir im nächsten Kapitel sehen, daß der »Auszug von Invarianz« zur Erkennung von typischen »Strukturen« führt. Im übernächsten Kapitel werde ich die Beziehungen der Abstraktion zur Bewußtwerdung diskutieren. Der »Geist« operiert weniger mit den direkten und konkreten, einzelnen Sensationen des Körpers, einschließlich der spezifischen Sinnesorgane, als mit etwas, das über diese Sensationen hinausgeht und damit »abstrakter« und im Grund rein mathematischer Natur ist: nämlich mit den Beziehungen und Verhältnissen *(Relationen)* zwischen ihnen.

Einen besonders einfachen Spezialfall der Operation mit Relationen, der zu einem ersten abstrahierenden »Auszug einer Invarianz« und damit zur Erfassung von typischen Strukturen und mathematischen Ganzen zu führen vermag, stellt zum Beispiel bereits die Feststellung des (wiederholten) Zusammenvorkommens bestimmter Informationselemente dar. Auf höherem Niveau erfolgen Zusammenzüge von Zusammenzügen und werden Relationen von Relationen erfaßt.

Daß sich auf diese Weise das »Geistige«, das »Denken« und damit auch die »kognitiven Funktionen«, aufbauend auf dem immer gleichen Konstruktionsprinzip der Abstraktion und der Erfassung von Relationen zwischen Ganzen bis ins Unendliche weiter zu differenzieren vermögen, braucht nicht weiter ausgeführt zu werden. Im Gegensatz zu den Gefühlen oder Affekten, die — obwohl natürlich gleichfalls im Gehirn registriert und zum Teil (zum Beispiel über die hypophysäre Regulation hormonaler Vorgänge) von ihm beeinflußt — ganz vorwiegend peripher körperliche und damit materielle Vorgänge und Sensationen betreffen, besteht das »Denken« in erster Linie aus immateriellen und mittelbaren, zentral im Gehirn ablaufenden Vorgängen, in denen statt konkreter körperlicher und sensorischer Phänomene die Erfassung von Ganzen und von *Verhältnissen* zwischen Ganzen im Mittelpunkt steht.

Ein weiterer interessanter Sachverhalt ist hervorzuheben: Falls wirklich die »Gefühle« vorwiegend peripher im Körper und die »Gedanken« vorwiegend zentral im Gehirn lokalisiert werden dürfen, so laufen sie auch in einem ganz verschiedenartigen organischen Milieu ab, was wichtige Unterschiede in ihrer Erscheinungsweise verständlich machen könnte. Die affektiven Vorgänge und »Botschaften« werden dem Körper, wie gesagt, in erster Linie über ins Blut ausgeschüttete Hormone, das heißt über komplexe organische Makromoleküle übermittelt, die den Körper mit der Geschwindigkeit des Blutes durchfluten und also vergleichsweise langsam ablaufen.[40] Sie haben globale körperliche Umstimmungen von erheblicher Dauer zur Folge und benötigen trotz der geringen Konzentration, in der die Hormone wirksam werden, im Vergleich zum Denken doch recht große Quantitäten chemischer Stoffe. Ganz anders im Gehirn, wo sich bekanntlich alle Informationen dank winziger elektrischer Ströme, die durch die Verschiebung einfacher Natrium- und Kaliumionen über kleinste Distanzen entstehen, ungleich schneller und mit viel weniger Aufwand ausbreiten. Zudem fließen diese Ströme — wie insbesondere Eccles immer wieder betont — innerhalb der differenziertesten Organisationsform von Materie, die es im Kosmos, mit Einschluß der gesamten menschlichen Technik, überhaupt gibt. Die physikalischen Vorgänge, die mit dem Ablauf affektiver Prozesse einhergehen, dürfen deshalb in gewissem Sinn mit einer recht trägen »Grobmechanik« oder »Starkstromtechnik« verglichen werden, während rein kognitive, denkerische und geistige Prozesse sich sozusagen — wie Freud mit seiner Theorie des Denkens als »Probehandeln mit kleinen Energiemengen« voraussah — auf eine hochgradig verfeinerte, mit schwächsten Strömen arbeitende neuronale »Mikroelektronik« stützen können. Selbst wenn solche Vergleiche zweifellos zu summarisch sind — sie berücksichtigen zum Beispiel nicht genügend, daß ein Stück weit auch die Affekte über zentrale Schaltungen laufen und somit das oben beschriebene Feininstrumentarium mitbenutzen —, so vermögen sie doch einen zweifellos bedeutsamen Unterschied zwischen Affekt und Intellekt, nämlich die relative Trägheit, Undifferenziertheit und Globalität der Gefühle im Vergleich zur ungeheuren Mobilität, Differenziertheit und Vielfalt des Denkens in recht befriedigender Weise zu erhellen.

Für die mögliche Struktur einer »Affektlogik« haben diese unterschiedlichen Verhältnisse weitreichende Folgen. Einerseits bilden offenbar die Affekte eine Art von (relativer) Invarianz, auf welche die variableren kognitiven Inhalte gewissermaßen aufmoduliert werden; sie charakterisieren damit als typische »Befindlichkeiten« oder »Gestimmtheiten« ganze, komplexe »affektlogische Bezugssysteme«. Den gleichen Sachverhalt hat offensichtlich Kernberg im

[40] Die Tatsache, daß Gefühle den Körper auch über das periphere (speziell das vegetative) Nervensystem affizieren, verfeinert die hier dargestellten Verhältnisse, ändert sie aber nicht grundsätzlich.

Auge, wenn er die Affekte als grundlegende »Organisatoren« psychischer Strukturen bezeichnet. Zugleich erscheint uns die »Psyche« als ganze nunmehr spezifisch als eine Art von *Doppelsystem*, aufgebaut aus zwei wesensmäßig ganz unterschiedlichen Anteilen: Der eine (nämlich der Gefühlsanteil) ist stark im Materiellen, Körperlichen und Konkreten verankert, dem direkten Tun und Perzipieren (das heißt der Sensori-Motorik) verhaftet, und reicht damit in seinen Ursprüngen recht direkt ins Animalische und Biologische zurück. Der andere (nämlich der geistige oder kognitive Anteil) dagegen greift unter gradliniger Weiterdifferenzierung der schon im biologischen und sensori-motorischen Bereich angelegten Strukturen, wie Piaget gezeigt hat, weit über das materielle und faktische Geschehen hinaus, indem er dieses — mit einem ungemeinen Gewinn an Beweglichkeit, Ökonomie, Expansions- und Differenzierungsmöglichkeiten, kurz an Freiheit, aber gleichzeitig auch mit einem gewissen Informationsverlust — zunehmend abstrahiert und internalisiert.

In noch viel ausgeprägterem Maße als erwartet muß eine »Affektlogik«, die beide vereint, also eine Doppelstruktur haben: Sie ist nicht nur gefühlsmäßigen und kognitiven, sondern *sowohl körperlich-materiellen wie auch geistig-immateriellen Wesens.* In ihr finden sich somit zwei ausgesprochen polare Gegen-Teile zu einer Einheit zusammen, die in höchst eigentümlicher Weise sowohl als »dual« wie auch als »adual« erscheint. Der Gedanke liegt nicht fern, daß es sich auch hier um einen – besonders bedeutsamen — Ausdruck jener fundamentalen, dem Paradox verwandten Polaritätenstruktur alles Bestehenden handeln könnte, die seit Heraklit bis zur Moderne in Physis und Psyche immer wieder vermutet wurde. Der Grund dafür könnte in der zentralen Rolle liegen, den Gleichgewichtsprozesse im heutigen wissenschaftlichen und insbesondere systemtheoretisch-kybernetischen Denken spielen: Die einfachste nur mögliche »Konstitution« eines Gleichgewichts ist, wie schon im ersten Kapitel hervorgehoben wurde, der Bipol oder, noch allgemeiner ausgedrückt, das Zusammenwirken eines »Teils« mit einem »Gegen-Teil«. Es ist deshalb keineswegs verwunderlich, daß gerade derartige, aus Bipolen gebildete »Ganze« immer wieder als grundlegende Bausteine von differenzierteren Strukturen in Erscheinung treten.

Wir werden solchen Zusammenhängen im nächsten Kapitel noch

weiter nachgehen. Jetzt aber wollen wir, nachdem wir uns bisher bevorzugt mit den beiden Polen des Gegensatzpaars Fühlen/Denken beschäftigt haben, unser Augenmerk ganz gezielt der Frage ihres Zusammenwirkens in jenem einheitlich »affektlogischen« psychischen Gesamtgeschehen und -erleben zuwenden, nach dem wir von allem Anfang an auf der Suche sind.

Versuch einer Synthese: Zur möglichen Struktur und Dynamik einer »Affektlogik«

Wenn wir versuchen, das bis hier Zusammengetragene zu überblikken, so gelangen wir alles in allem etwa zu den folgenden Anschauungen:

Affektives und kognitives Erleben muß in der Tat als etwas untrennbar Verbundenes, aber in bestimmter Hinsicht Wesensverschiedenes betrachtet werden. Die Gefühle sind mehr dem Körper und damit einem konkret-materiellen Erleben, das Denken dagegen dem Gehirn und dem »Geist«, das heißt einem viel abstrakteren »Gefüge von Relationen« zuzuordnen. Beide zusammen bilden eine Art Doppelsystem, oder vielmehr *ein* zusammenhängendes System mit zwei Polen; dieses System stellt das Instrumentarium dar, mittels welchem wir mit der begegnenden Umwelt umgehen, das heißt sie wahrnehmen (= perzipieren) und uns ihr mit-teilen (= kommunizieren). Beide Aspekte bilden sich gemeinsam und vereinigen sich zu immer feiner ausdifferenzierten affektlogischen Schemata oder »Schaltkreisen«. Möglicherweise besteht entwicklungsmäßig zwischen ihnen nicht einfach eine Parallelität bzw. Symmetrie, sondern zumindest zeitweise — so zum Beispiel nach der stürmischen Affektentwicklung der Ödipalphase mit anschließender affektiver Latenzzeit, in welche bedeutsamste kognitiv-instrumentelle Reifungsschritte fallen — eine charakteristische und sinnvolle Phasenverschiebung, so daß die erreichte Differenzierung im einen Bereich jeweils zur Grundlage einer weiteren Differenzierung im andern Bereich werden kann. Ein Hinweis auf die Existenz solcher Phasenverschiebungen mag auch in der Tatsache liegen, daß phylogenetisch das »Fühlsystem« viel früher entstanden ist als das »Denksystem«. Primitive »Gefühle« haben jedenfalls auch schon recht niedere Tiere; vielleicht ist ihr Ursprung sogar bis zu den globalen

Sensationen und Reaktionen der einfachsten Einzeller auf alle möglichen Umweltreize (zum Beispiel Licht, Wärme, Berührung, chemotaktische Stimuli etc.) zurückzuverfolgen, aus denen sich allmählich die komplexen hormonalen Regulationen der höheren Lebewesen ausdifferenziert haben. Im Hirn sind bezeichnenderweise die Zentren und Bahnen, die mit den Gefühlen in Verbindung stehen, im Hypothalamus und im limbischen System, das heißt in phylogenetisch außerordentlich alten Hirnregionen lokalisiert. Die kognitiven Funktionen dagegen, und besonders der spezifisch menschliche Intellekt (Denken, Sprache, Bewußtsein) gehören, soweit sie sich lokalisieren lassen, eindeutig den entwicklungsmäßig jüngsten Rindengebieten des Neocortex und ganz besonders, wie wir noch sehen werden, der linken Großhirnhemisphäre an. Gefühle stellen also eine weit ursprünglichere, sowohl summarischere als auch umfassendere Art von Perzeption und Kommunikation mit der begegnenden Umwelt dar als der (spezifisch menschliche) Intellekt: Sie vermitteln averbal erste noch weitgehend ganzheitliche »Eindrükke« bzw. »Ausdrücke« (oder Befindlichkeiten, Stimmungen, Gerichtetheiten, Intentionalitäten) und bilden so eine Art grundlegenden Raster, der dann durch den analytischen Intellekt sozusagen weiter moduliert und ausdifferenziert wird. Das Gefühlsleben hat deshalb wahrscheinlich auch eine direktere Beziehung zur stummen und ganzheitlicheren Funktionsweise der rechten Großhirnhemisphäre als das analytisch-digitale, »linkshirnige« Denken und Sprechen; allerdings ist in dieser Hinsicht noch manches ungeklärt.[41] Jedenfalls erscheint es gewissermaßen als tragender Untergrund und (relative) »Invarianz«, auf welche sich die kognitiv denkerische »Varianz« aufpfropft. Daß aus der Kombination von zwei derartigen Elementen notwendig eine typische »Struktur« entstehen muß, werden wir im nächsten Kapitel sehen.

Schon jetzt aber sind wir in der Lage, zusammenfassend einiges über die grundsätzliche Struktur einer »Affektlogik« (bzw. der kognitiv-affektiven, von den Rindenregionen bis hinab in die subthalamischen Zentren reichenden Schaltsysteme, die wir als zerebrales Substrat der Affektlogik vermuten müssen) auszusagen. Wir kön-

---

[41] Vgl. Hoppe, H. (1975): Die Trennung der Gehirnhälften. Ihre Bedeutung für die Psychoanalyse. *Psyche*, 29, S. 919—940. — Wexler, B. E. (1980): Cerebral laterality and psychiatry: A review of the literature. *Ann. J. Psychiatry*, 137, S. 279—291.

nen dabei eine Grob- und eine Feinstruktur unterscheiden, wobei erstere naturgemäß klarer erkennbar ist als letztere.

Im *Groben* haben wir gesehen, daß offenbar in der affektiven wie in der kognitiven Entwicklung ein ganz ähnliches und im wahrsten Sinne grund-legendes Bauprinzip am Werk ist. Ich meine damit die fundamentalen Polaritäten, die alles Fühlen und Denken von den primitivsten bis zu den komplexesten Stufen durchgehend zu beherrschen scheinen: im Affektbereich Lust und Unlust (oder Liebe und Haß, Libido und Destrudo, Lebens- und Todestriebe) und im kognitiven Bereich etwas, das wohl adäquat nur abstrakt, etwa als »Positivität« und »Negativität« (als Verallgemeinerung der konkret erfahrenen Polaritäten zwischen hier und dort, oben und unten, vorwärts und rückwärts, voher und nachher, schwarz und weiß, dick und dünn etc.), zu fassen ist.

Die ursprünglich ganz groben affektiven Gegensätze Lust und Unlust (bzw. Liebe und Haß etc.) verfeinern und sublimieren sich mit der Zeit zu allen möglichen, von der Psychoanalyse beschriebenen Nuancen von Attraktion und Aversion, Sympathie und Antipathie, die unsere Wertsysteme, Zielsetzungen, Motivationen etc. begründen. Aus den besagten einfachen sensori-motorischen Polaritäten aber wächst allmählich jenes komplexe System von mathematisch-abstrakten »Reversibilitäten« heraus, das Piaget ins Zentrum der geistigen Entwicklung überhaupt stellt. Beide treffen sich im Phänomen der zunehmenden »Dezentration«, das heißt der Erkenntnis einer fundamentalen »Differenz« (siehe S. 95) zwischen Ich und Außenwelt, was zu der immer besser entwickelten Fähigkeit führt, die Welt auch allozentrisch statt nur egozentrisch zu verstehen. Ein ausgezeichnetes Beispiel hierfür ist die Differenzierung der internalisierten Repräsentanzen von sich selbst und anderen (von »Selbst« und »Objekt« im psychoanalytischen Sinn), die als umfassende, typisch »affektlogisch« strukturierte »Schemata« (oder, wie wir im nächsten Kapitel sehen werden, »Bezugssysteme«) aufzufassen sind: Die Voraussetzung für die Auseinander-Setzung dieser inneren Konstrukte ist die Integration der Erkenntnis, daß sie grundlegend verschieden und reziprok sind. Erst durch sie wird die Möglichkeit zu echt »objektalen«, das heißt partnerschaftlichen Beziehungen zwischen abgegrenzten affektiv-kognitiven Entitäten eröffnet.

Die *Feinstruktur* der Affektlogik deckt sich auf der kognitiven

Seite mit dem von Piaget erforschten, als Niederschlag der Erfahrung immer komplexer ausdifferenzierten Gefüge von reversiblen Operationen, das schließlich in die formale Logik — und damit in eine Art von universeller »Grammatik des Geistes« mit unendlich wechselnden spezifischen Inhalten — ausmündet. Auf der affektiven — und für eine objektivierende Forschung naturgemäß viel schwerer zugänglichen — Seite aber liegen jedenfalls Strukturen vor, die zumindest in großen Zügen den von Freud und der Psychoanalyse seit langem aufgestellten Hypothesen entsprechen: An bestimmte kognitive Inhalte (so u. a. an das Selbst und die personalen Objekte, aber auch an bestimmte Gegenstände, Örtlichkeiten, Situationen etc.) heften sich ganz bestimmte Affekte, die zeitweilig als »Komplexe« bezeichnet wurden und die — trotz ihrer sicher geringeren Strukturierung im Vergleich zum analytischen Intellekt — einen beträchtlichen Grad von Komplexität und Spezifität aufweisen können. Auch sie müssen als eine Art von »Programmen« oder »Vor-Stellungen« (bzw. von »Fühlanleitungen«) im Sinn eines Niederschlags von prägenden Erfahrungen aufgefaßt werden; wie gesagt, bezeichnet sie Piaget gelegentlich, ohne sich näher mit ihnen zu befassen, als »affektive Schemata«. In Verbindung mit kognitiven Elementen bilden sie die Grundlage der in der Psychoanalyse so bedeutsamen komplexhaften (Fehl-)Reaktionen, insbesondere des Wiederholungszwanges und der Übertragungsphänomene. Auch der psychoanalytische Begriff der Fixation und derjenige der Regression fügen sich mühelos in eine derartige Betrachtungsweise ein.[42]

Daß gerade auch für die Feinstruktur der Affektlogik affektive und kognitive Anteile, selbst wenn sie hier gesondert ins Auge gefaßt wurden, immer als engstens ineinander verschränkt betrachtet werden müssen, braucht nach dem Gesagten nicht mehr besonders hervorgehoben zu werden. Von der Genese her könnte man sogar die Hypothese aufstellen, daß im Feinbau der Psyche immer ein affektives mit einem kognitiven Element alternieren muß, da wahr-

[42] Ob sich auch die als »Instanzen« bezeichneten psychoanalytischen Konstrukte des Ich, Es und Überich auf dieser Grundlage verstehen lassen, erscheint fraglich. Diese übergeordneten hypothetischen Strukturelemente der Psyche sind derart umfassend, daß sie m. E. trotz ihrer operationalen Aspekte nicht ohne weiteres mit Piagets operationalen »Schemata« verglichen werden können.

scheinlich immer wieder ein Quantum emotiver (Unlust-)Spannung nötig ist, um das zur Integration eines neuen kognitiven Elementes nötige Energiegefälle zu gewinnen. Das Piagetsche Konzept der »majorisierenden Äquilibration«, das heißt der Weiterentwicklung der kognitiven Schemata aufgrund einer spannungschaffenden Störung, würde jedenfalls sehr gut zu einer derartigen Auffassung passen.

Was uns freilich noch mehr interessiert als Genese und Struktur, ist die *Dynamik* einer solchen Affektlogik. Mit andern Worten, wir möchten vor allem wissen, wie die affektlogisch strukturierte Psyche »funktioniert«. Zur adäquaten Beantwortung dieser Frage wären, basierend auf den hier entwickelten Konzepten, ebenso minuziöse, aber sicher noch bedeutend schwierigere Untersuchungen wie diejenigen, die die Piagetsche Schule für den kognitiven Bereich durchgeführt hat, vonnöten. Solche stehen zur Zeit noch völlig aus. So sind wir auf einige allgemeine Überlegungen und die Teilbefunde angewiesen, die uns insbesondere die Psychoanalyse zur affektlogischen Psychodynamik liefert.

Grundsätzlich kann gesagt werden, daß jede (Psycho-)Dynamik als eine »Aktualisierung« oder Mobilisierung von Struktur aufgefaßt werden darf, genauso wie umgekehrt jede Struktur gewissermaßen den verfestigten Niederschlag einer Dynamik darstellt. Die Analogie zu einem Computerprogramm ist evident. Generell könnte man sogar formulieren, daß Struktur eine zur Synchronie gewordene Diachronie, und Dynamik eine wieder zur Diachronie gewordene Synchronie ist. Struktur ist die *Folge* von Dynamik und Dynamik ist die Folge von Struktur; die beiden formen ein sich gegenseitig bedingendes Ganzes, dessen Dialektik in enger Beziehung zur Wechselwirkung zwischen Assimilation und Akkomodation im psychischen Differenzierungsprozeß steht. Dies bedeutet, daß die affektlogische Dynamik durch die Struktur der Affektlogik genauso determiniert ist, wie diese Struktur ihrerseits nur aus der Psychodynamik (»aus der *Aktion*«, wie Piaget sagt) verstanden werden kann: Affektlogische dynamische Abläufe müssen immer wieder die »Schemata« oder »Schaltkreise« durchlaufen, die vorher durch dynamische Abläufe im Zusammenhang mit gleichen oder ähnlichen Inhalten (Problemen, Situationen, Personen etc.) angelegt worden waren.

Einen weiteren Zugang eröffnet die Frage, welche Art von Dynamik grundsätzlich in einem affektiv-kognitiven bzw. körperlich-geistigen Doppelsystem, wie ich es skizziert habe, möglich ist. Allein schon aus dieser Doppelstruktur ergeben sich nämlich eine ganze Reihe von möglichen dynamischen Prozessen, in denen wir unschwer allerhand bekannte normale und pathologische Phänomene wiedererkennen können. Zwei kleine Beispiele mögen das Gemeinte veranschaulichen:

> Winterlicher Ski-Langlauf im verschneiten und sonnendurchfluteten Wald. Mein Körper arbeitet rhythmisch, wärmedurchpulst, kräftig; mein Geist verfolgt das Spiel von Licht und Schatten in den glitzernden Tannen, sieht deren Schönheit — und schaut zugleich (in Gedanken an das Kapitel, das ich eben schreibe) mir selber zu, wie ich als körperlich-geistiges Wesen denkend und fühlend der zügigen Spur folge. Wohlgefühl, Harmonie, klares Erkennen und Spüren einer »Übereinstimmung« — es »geht mir gut«, ich bin ganz »da« oder, noch besser gesagt: ich bin sowohl »ganz« wie auch »ganz da«.

Ein Gegenbeispiel:

> Ich spiele einmal wöchentlich zur Erholung mit einem Arbeitskollegen eine Art von Volley-Fußball, ein selbsterfundenes, lustiges Spiel übers Netz in einer Halle voller Winkel und Ecken, das oft zu den komischsten Überraschungen Anlaß gibt. Wir amüsieren uns scheinbar wie gewöhnlich — aber etwas stimmt nicht. Kurz zuvor hatten wir unvermutet eine peinlich harte berufliche Auseinandersetzung; sie wirkt uneingestandenermaßen weiter in uns beiden nach; die Gedanken sind mehr dort als beim Spiel; wir spielen schlecht; der gewohnte lösende Erholungseffekt bleibt aus.

Es ist offensichtlich, daß im ersten Beispiel (Körper-)Gefühl und Denken weitgehend zusammenklingen, im zweiten dagegen nicht. Ich meine, daß ersteres der Normalfall sei, die einfachste und eigentlich »richtige« Situation des gleichsinnigen Zusammenwirkens von Affekt und Intellekt, während der zweite Fall eine besondere Variante aus einer großen Zahl von möglichen Abwandlungen und Komplikationen bezeichnet.

Normalerweise »sagen« Fühlen und Denken (oder »Körperlichkeit« und »Geistigkeit«) dasselbe, und zwar für uns selber (in der Perzeption) wie auch für die andern (in der Kommunikation). Mit andern Worten, sie bestätigen, bestärken und validieren einander — und damit werden wir wohl in unseren Perzeptionen wie auch in unseren Kommunikationen »ganz«, einheitlich und eindeutig: Fühlen und Denken wirken zusammen wie zwei Linien (zum Beispiel einer Peilung), die sich in einem — und *nur* einem — Punkt treffen; sie orten wie das binokulare Sehen das Gemeinte mit großer Präzision; aus dieser Koinzidenz resultiert optimale Klarheit und Harmonie und eine besondere, schließlich geradezu »zenhaft« anmutende Art von gleichgewichtiger Ruhe (= Ökonomie, minimale Spannung) selbst da, wo der Inhalt der Perzeption oder Kommunikation an sich unruhig oder unharmonisch ist (zum Beispiel im sportlichen Wettkampf oder bei einem schmerzhaften Erlebnis, wie etwa im Zustand der Trauer nach einem Verlust).

Es ist offenkundig, daß ein Erleben, in dem von klein auf Affekt und Intellekt in dieser Weise zusammenstimmen, zu affektlogischen Schemata bzw. internalisierten Handlungsanweisungen (oder Bezugssystemen, siehe nächstes Kapitel) von großer Prägnanz und Klarheit führen muß, was wahrscheinlich, wie wir noch genauer sehen werden, weitgehend mit dem psychoanalytischen Begriff der »Ichstärke« (oder auch mit Erik Eriksons »Urvertrauen«) gleichgesetzt werden darf. Des weiteren scheint offensichtlich, daß in diesem Fall affektive *und* kognitive Funktionen eine einheitliche, festgefügte Struktur haben müssen, mit andern Worten, daß bestimmte Affekte in eindeutiger Weise bestimmten kognitiven Schemata zugeordnet sind.

Ganz anders ist die Situation, wenn zwischen Fühlen und Denken wie im zweiten Beispiel statt Kongruenz Disharmonie besteht. Hier bestärken und validieren die beiden Perzeptions- und Kommunikationsweisen des Psychischen einander nicht; im Gegenteil, sie schwächen und dementieren einander gegenseitig. Die Folge ist unbehagliche Spannung, Unsicherheit, Unruhe, kurz, allgemeine Disharmonie im »körperlich-geistigen Gesamtsystem«, die sich unter gewissen Umständen (die im Kapitel über paradoxe Widersprüche und Double-bind noch näher untersucht werden) bis zu beständiger Unklarheit, Angst und Verwirrung psychotischer Art steigern kann. In schwacher und flüchtiger Ausprägung finden sich Distorsionen zwischen Fühlen und Denken, wie obiges Beispiel zeigt, in großer Zahl im Alltagsleben; als Dauerhaltungen scheinen sie aber auch bei Neurosen, psychosomatischen Affektionen und möglicherweise überhaupt bei allen funktionellen psychischen Störungen eine fundamentale Rolle zu spielen.

Über Struktur und Dynamik solcher Zustände liefert die Psychoanalyse, in Verbindung mit den hier entwickelten Anschauungen, wesentliche Aufschlüsse. So wird begreiflich, daß widersprüchliche Gefühle und Gedanken unter dem Einfluß der alles regulierenden Tendenz nach Ausgleich und Abbau von Spannungen so zurechtgebogen werden müssen, daß wenigstens ein Anschein von Gleichgewicht entsteht: Alle von der Psychoanalyse beschriebenen »Operationen mit Affekten«, so zum Beispiel die Verdrängung, Verneinung, Verleugnung, Abspaltung, Umkehr ins Gegenteil, Projektion und Introjektion etc., aber auch die eigenartigen Annullierungen von scheinbar ganz eindeutigen kognitiven Perzeptionen, wie sie etwa in der Depression, in der Manie oder im Wahn zu beobachten sind (der Depressive leugnet in seinem Verarmungswahn gegen alle Evidenz jeglichen Besitz; der Wahnkranke ignoriert »bedenkenlos« alle Wahrnehmungen und Gedanken, die seinem Wahn widersprechen etc.), können unter diesem Gesichtswinkel gesehen werden.

Was die Psychosomatik betrifft, so müßten die hier entwickelten Anschauungen zumindest im Grundsätzlichen eine beträchtliche Klärung bringen: Die menschliche Psyche, oder vielmehr der Mensch als Ganzes, erscheint in noch viel präziserer Weise als bisher als ein psycho-somatisches Wesen par excellence. Fühlen und Denken bzw. »Körper« und »Geist« (oder Gehirn) stehen bei ihm, wie man mengenmathematisch formulieren könnte, sozusagen im Verhältnis einer »bijektiven Applikation«: Jedem Element im einen Bereich (oder »Ganzen«) ist ein Element im andern Bereich (bzw. »Ganzen«) zugeordnet; zusammen bilden diese beiden gekoppelten Systeme ein Instrument mit zwei komplementären Anteilen (wie etwa die Klaviatur einer Orgel und die Orgelpfeifen), die einander entsprechen und also auch harmonisch zusammenwirken — sofern alles »stimmt«. Gerade dies aber ist bei typisch psychosomatischen Störungen offensichtlich nicht der Fall. Zwischen Denken und Fühlen klafft ein Hiatus: der Körper »sagt« und lebt etwas ganz anderes als das Gehirn; er steckt zum Beispiel voll von eingeklemmten Affekten wie Wut, Angst, Liebesbedürftigkeit, Wille zur Macht oder zur Unterwerfung etc., die sich keine Bahn zum kognitiven Erleben, zum sprachlichen Ausdruck und zur bewußten Auseinandersetzung zu schaffen wissen — wiederum eine Anschauung, die mit modernen psychoanalytischen Erkenntnissen zur Psychosomatik, und namentlich mit der sogenannten »Alexithymie« (Unfähigkeit, Gefühle wahrzunehmen) und der »pensée opératoire« der französischen Psychosomatiker[43] (mechanistisch-gefühlsentleertes, verbalisationsschwaches Denken ohne Verbindung zum Körpererleben), voll übereinstimmt.

Insgesamt gewinnen wir das Bild eines komplexen Systems von möglichen dynamischen Beziehungen zwischen dem Fühl- und dem Denkbereich, vom einfachsten und »normalen« (oder doch »gesündesten«) Fall des gleichsinnigen Zusammenklingens beider Teilaspekte über mannigfache Distorsionen kognitiver und/oder affektiver Art (Verneinung, Verschiebung, Verwerfung, Umdrehung ins Gegenteil etc.) bis zum völligen Widerspruch oder zur Unterbrechung jeder Verbindung (Abspaltung, Annullierung etc.). Es erscheint durchaus möglich, daß sich das ganze Spektrum normaler und pathologischer psychischer Zustände (abnorme Reaktionen, neurotische und psychosomatische Störungen, Depressionen, Manie, Schizophrenie...) in ein derartiges System von Konstellationen bzw. Dynamismen zwischen Affektivität und Intellekt einordnen ließe.

Eine Frage, die ich trotz oder vielmehr *wegen* ihrer Wichtigkeit hier nur kurz erwähnen und erst später eingehender diskutieren will, ist diejenige der *Bewußtheit* bzw. *Unbewußtheit* solcher Vorgänge. Sowohl für die Psychoanalyse als auch für die genetische Epistemologie steht, wie wir gesehen haben, eindeutig fest, daß wesentliche Teile einer derartigen Psychodynamik ganz unbewußt bleiben bzw. ins Unbewußte verdrängt werden. Die vorangehenden Überlegungen führen zu der — interessanten und durch viele klinischen Beobachtungen bestätigten — Vorstellung, daß unter Umständen nur der affektive oder nur der kognitive Teil eines »affektlogischen Bipols« verdrängt sein kann: Zu gewissen bewußten kognitiven Inhalten (zum Beispiel Erinnerungen an traumatische Situationen etc.) mögen die zugehörigen Affekte oder zu gewissen bewußten Affekten (zum Beispiel Angst- oder Wutanfällen) die zugehörigen kognitiven Inhalte fehlen. Das Unbewußte erscheint also

[43] Marty, P. (1972): Sur la pensée opératoire. *Rev. Franç. Psychanal.*, 36, S. 805—816.

in erster Linie, wie Piaget sagt, als ein »Set von Strukturen und Funktionen«, das heißt von — typisch affektlogisch konfigurierten — Handlungs- und Denkanleitungen, in denen weniger einzelne inhaltliche Elemente als vielmehr die dynamischen Beziehungen und Prozesse zwischen ihnen von Bedeutung sind. Indessen bleiben in dieser Hinsicht bei näherem Zusehen doch wesentliche Unklarheiten bestehen: Ist also, wie etwa Lacan meint, das Unbewußte hochgradig »strukturiert wie eine Sprache« oder ist es im Gegenteil gerade das noch weitgehend Unstrukturierte, nämlich alles, was »wegen des Fehlens von reflektierender Abstraktion, Konzeptualisation etc. nicht explizit gemacht werden kann«[44]? Letzteres dürfte, wie schon weiter oben erwähnt, höchstens für das primäre, kaum aber für das sekundäre Unbewußte im psychoanalytischen Sinn, das erst nach einer bewußten Zwischenphase der Verdrängung unterliegt, zutreffen. Sekundär großenteils unbewußt werden ebenfalls eine riesige Zahl von strukturierten Abläufen und Fertigkeiten, wie zum Beispiel das Gehen, Schreiben, Klavierspielen etc., die zunächst nur unter intensiv bewußter Zuwendung mühsam erworben und automatisiert werden konnten. Offensichtlich sind die Verhältnisse sehr komplex; ins Bewußtsein gelangen affektiv-kognitive Schemata und »Vor-Stellungen« jedenfalls bloß unter privilegierten Bedingungen, die sowohl mit ihrem Abstraktionsgrad wie auch mit manchen andern Umständen, denen ich im übernächsten Kapitel weiter nachgehen werde, zusammenzuhängen scheinen.[45]

Ich komme zum Schluß. Mehr läßt sich vorderhand über die affektlogische Dynamik kaum aussagen; weitere Präzisierungen werden sich in den folgenden Kapiteln ergeben. Dem Ziel, etwas von Struktur und Dynamik einer »Affektlogik« zu erfassen, meine ich durch die hier entwickelten Gedanken ein Stück weit nähergekommen zu sein, selbst wenn das Erreichte nach wie vor bloß als eine Art von Gerüst, als ein grober Raster zu betrachten ist, in welchen viele Einzelheiten aufgrund gezielter Untersuchungen erst noch einzutragen wären. Immerhin wird sich in der Folge schon dieser Raster als recht nützlich erweisen. Ich *fasse zusammen*, was mir im Hinblick auf das Weitere davon am wichtigsten erscheint:

1. Es scheint kein Zweifel mehr zu bestehen, daß es eine »Affekt-

[44] Piaget, J. (1977), a. a. O., S. 58. — Schneider, H. (1981), a. a. O., S. 147.

[45] Vgl. dazu auch die Fußnote auf S. 166.

logik« gibt, das heißt, daß unsere psychische Wirklichkeit, unser Erleben in jedem Moment sowohl affektive wie kognitive Elemente umfaßt, die unzertrennlich zusammengehören und sich auch gemeinsam strukturieren.

2. Die Hypothese, daß diese affektiven und kognitiven Elemente in kombinierten, aufgrund der »Aktion« (bzw. der Erfahrung) gebildeten affektiv-kognitiven Schemata (oder »Verhaltensprogrammen«, »Bezugssystemen«, siehe drittes Kapitel) mit vorwiegend unbewußtem Untergrund fixiert sind, wird durch viele psychologische und auch hirnphysiologische Argumente gestützt; sie erscheint also sehr plausibel.

3. Die These des ersten Kapitels, wonach sich psychoanalytische und systemtheoretische Gesichtspunkte grundsätzlich durchaus kombinieren lassen, bestätigt sich in frappanter Weise in den fast durchgehenden Konvergenzen, die zwischen psychoanalytischen und genetisch-epistemologischen Gesichtspunkten zum Zusammenwirken von affektiven und kognitiven Funktionen aufgetaucht sind. Viele psychoanalytisch erfaßte Sachverhalte auf der Affektseite vermögen in der Tat systemtheoretische Begriffe zu den kognitiven Funktionen höchst sinnvoll zu ergänzen und umgekehrt. Dies gilt insbesondere für das zentrale Konzept der reflektierend-abstrahierenden Weiterentwicklung durch »majorisierende Äquilibration«, indem mit spannungsschaffenden Störungen Unlust-, mit spannungslösenden Harmonisierungen dagegen Lusterlebnisse einhergehen.

4. Gerade an diesem Punkt liegt meines Erachtens eine entscheidende Verbindungsbrücke zwischen der Freudschen Trieblehre und Piagets genetischer Epistemologie. Sie wird eröffnet durch die — lange vor der Formulierung einer expliziten »Systemtheorie« erfolgte und in ihrer Genialität noch keineswegs gebührend gewürdigte — Erkenntnis Piagets, daß sich internalisierte psychologische Begriffe, Schemata und Operationen als »offene Systeme« verstehen lassen, deren Weiterdifferenzierung den gleichen grundlegenden Gesetzmäßigkeiten folgt wie diejenige biologischer (und ebenso physikalischer) Strukturen. Assimilation und Akkomodation, die beiden übergeordneten, antagonistisch-komplementären Regulationsprinzipien dieser Entwicklung, können aus solcher Sicht als eine besonders komplexe Erscheinungsform jener ubiquitären Feedback-Mechanismen verstanden werden, die im heutigen wis-

senschaftlichen Denken eine zentrale Rolle spielen und uns auch in späteren Kapiteln noch vielfach beschäftigen müssen.

5. Die Vorstellung einer Polarität zwischen affektivem und kognitivem Erleben und die Zuordnung des ersteren zu den mehr körperlich-konkreten und des letzteren zu den geistig-abstrakten Erlebensweisen scheint einige vielversprechende Klärungen zu bringen; sie ermöglicht jedenfalls interessante grundsätzliche Überlegungen zum Zusammenwirken dieser beiden Pole des »affektlogischen Doppelsystems« und seinen möglichen Störungen in einem neuen, sowohl erweiterten wie auch präzisierten Begriff von »Psycho-Somatik«.

Dieser letzte Punkt führt wiederum zur Frage nach den *therapeutischen Anwendungen* der hier entwickelten Konzepte. Sie ist nach wie vor verfrüht. Immerhin will ich, wie bereits am Schluß des ersten Kapitels, einige allgemeine Überlegungen schon jetzt anfügen: Eine generelle therapeutische Zielsetzung aus der Perspektive der Affektlogik müßte sein, Denken und Fühlen miteinander in Einklang zu bringen, das heißt spannungschaffende Inkongruenzen und Widersprüchlichkeiten zwischen diesen beiden Polen zu beseitigen. Ansatzpunkte hierfür zeigen sich wiederum sowohl im innerpsychischen wie auch im zwischenmenschlichen Bereich: Innerpsychisch müßte es vor allem darum gehen, die affektiv-kognitiven Repräsentanzen des »Selbst«, der »Objekte« und ihrer gegenseitigen Beziehungen zu klären, zu befestigen und zu valorisieren. Genau die gleiche Zielsetzung gilt (zum Beispiel im Rahmen von familien- und soziotherapeutischen Verfahren) für die zwischenmenschlichen Kommunikationen und Transaktionen: In beiden Bereichen wären in erster Linie vermehrte Ordnung, Klarheit, Eindeutigkeit und damit auch Verläßlichkeit, Sicherheit, Ökonomie zum Beispiel durch harmonisierende, kollaborative Priorisierung widersprüchlicher Wünsche, Zielsetzungen usw. anzustreben — wobei dies, wie wir später sehen werden, keineswegs einfach Konfliktvermeidung, sondern unter Umständen gerade Konfliktualisierung am rechten Ort und im rechten Moment, mit dem Ziel schließlicher schöpferischer Konfliktbewältigung bedeutet.

Des weiteren zeichnet sich auch in diesem Zusammenhang ab, daß wohl erst durch eine umfassende Berücksichtigung sowohl des innerpsychischen wie auch des sozialen Bereichs, mit andern Worten: sowohl psychoanalytischer wie auch systemtheoretischer Gesichtspunkte ein sinnvolles Gesamtbild im Hinblick auf den Stellenwert verschiedener Behandlungsverfahren zu gewinnen ist. Die aufgezeigten Beziehungen zwischen Affekten und Körperlichkeit könnten auch einen Weg zu einer angemesseneren Integration somatischer oder psychosomatischer Therapiemethoden eröffnen.[46]

[46] Verblüffend ähnliche Gedankengänge wie in diesem Kapitel werden in einem — noch unveröffentlichten, mir erst während der Drucklegung des Buches bekanntgewordenen — Manuskript von Fritz Simon vertreten (Arbeitstitel: »Die Logik der Individuation. Entwurf einer kybernetischen Psychoanalyse«). Insbesondere entsprechen seine Begriffe der »koenästhetischen Wahrnehmung« (R. Spitz) bzw. der »diakritischen Wahrnehmung« dem, was ich hier unter »Affekt« bzw. »Kognition« verstehe.

3 Differenzierung, Struktur, System, Bezugssystem

In diesem Kapitel geht es darum, den Begriff eines »affektlogischen Bezugssystems« möglichst klar zu erfassen. Wir werden dabei nicht um einige weitere, recht theoretische Reflexionen herumkommen, u. a. weil der Begriff eines »Systems« sich, wie schon früher angemerkt, stark mit demjenigen einer »Struktur« überschneidet. Dazu wird es sich als nützlich erweisen, das Wesen einer »Differenz« und »Differenzierung« in unsere Überlegungen mit einzubeziehen, denn Strukturen und Systeme entstehen durch Differenzierung; es stellt sich also die Frage, in welcher Relation diese vieldeutigen Termini und Konzepte zueinander stehen.

Als »affektlogische Bezugssysteme« fasse ich hier die internalisierten affektiv-kognitiven Schemata auf, die wir im vorangegangenen Kapitel kennengelernt haben, und zwar hauptsächlich aus den zwei folgenden Gründen: Erstens stellen sie in der Tat, wie wir aufgrund der Piagetschen Forschungen sahen, typische, sorgfältig äquilibrierte Systeme im systemtheoretischen Sinn dar, und zweitens determinieren sie als (größtenteils erworbene) Raster unser ganzes Fühlen, Denken, Wahrnehmen, Verhalten, indem sie es entsprechend der in ihnen gespeicherten Erfahrung immer wieder in ganz bestimmte Relationen und Zusammenhänge bringen.

Untersuchen wir zunächst ganz allgemein, wie derartige »Differenzierungen« entstehen.

»Differenz« und »Differenzierung«

Eine »Differenzierung« kann als ein Gefüge von »Differenzen« betrachtet werden; was eine »Differenz« sei, ist in letzter Zeit vor allem für die Kommunikations- und Informationstheorie zu einer wichtigen Frage geworden. Bateson schreibt (im Zusammenhang mit dem binokularen Sehen) hierüber folgendes:

»Das einfachste und tiefgründigste von all diesen Beispielen ist das Faktum, daß es zumindest zwei Etwas braucht, um eine Differenz zu schaffen. Um etwas unterscheidbar Neues, das heißt Information zu produzieren, sind zwei (reale oder vorgestellte) Entitäten nötig, so daß die Differenz zwischen ihnen in ihrer gegenseitigen Relation enthalten ist; und der ganze Sachverhalt muß so sein, daß die Information über diese Differenz innerhalb einer informationsverarbeitenden Entität, zum Beispiel in einem Gehirn oder vielleicht in einem Computer, repräsentiert werden kann.«[1]

Als Grundeinheit oder »bit« (zusammengezogen von »binary digit«) bezeichnet Shannon denjenigen Betrag an Information, der nötig ist, um die Ungewißheit (oder die Entscheidung) zwischen zwei gleich wahrscheinlichen Alternativen zu beseitigen, m. a. W. wiederum eine »Differenz«. Jede Differenzierung beginnt effektiv mit dem Auftreten von Differenzen bzw. Unterschieden im vorher Undifferenzierten und Einheitlichen. Die einfachste nur denkbare Differenzierung liegt dann vor, wenn ein Eines und Einfaches (ein »Ganzes«) sich in zwei Teile (zwei »Halbe«) oder, noch anders ausgedrückt, in einen Teil und sein zugehöriges Gegen-Teil aufspaltet.

Dieser grundlegende Sachverhalt erscheint zunächst derart banal, daß wir kaum Anlaß finden, uns weiter damit aufzuhalten. Er hat jedoch weitreichende Konsequenzen, indem er geradewegs zu einer fundamental binären, polaren Satz- und Gegensatzstruktur jeder beliebigen Differenzierung zu führen scheint. Der eigentliche Grund dürfte, allgemein ausgedrückt, darin liegen, daß die Zahl 2 die einfachste Mehrzahl darstellt, die es gibt: eine Dreier-, Viereroder Fünfer-Differenzierung etc. läßt sich immer noch in mindestens 2 Teile unterteilen (zum Beispiel 2 + 1 oder 2 + 2), eine Zweier-Differenzierung dagegen nicht; nach bzw. *vor* ihr bleibt nur noch das völlig Undifferenzierte. Die vielfachen Anhaltspunkte für eine fundamentale Binärstruktur des Psychischen, auf die wir bereits in den vorangegangenen Kapiteln gestoßen sind (u. a. die durchgehende Polaritätenstruktur der Affekte, wie sie die Psychoanalyse

[1] Bateson, G. (1979): *Mind and nature. A necessary unit.* Toronto-New York-London (Bantam Books), S. 76 (Übersetzung vom Autor). Dt.: *Ökologie des Geistes.* Frankfurt (Suhrkamp) 1981.

erfaßt; die von Piaget — zum Beispiel als Abweichung von einem Gleichgewicht und Rückkehr zu ihm — vermutete Zweierstruktur aller kognitiven Prozesse; die Tatsache, daß der Bipol das einfachste aller nur denkbaren Systeme darstellt), erscheinen damit in einem neuen Licht. Sie weisen auf einen durchgehenden, strukturellen Sachverhalt hin, für den ebenfalls aus der Sinnesphysiologie und -psychologie viele Fakten sprechen, so zum Beispiel das berühmte Figur-Hintergrund-Problem — eine Wahrnehmung ist nur dann möglich, wenn aufgrund einer »Differenz« zumindest zwei Komponenten, eben »Figur« und »Hintergrund«, unterscheidbar sind — oder die Tatsache, daß jede beliebige Perzeption, aber auch jedes Verhalten, jedes »Verhältnis«, jede »Größe« überhaupt zwischen zwei Gegensätzen (groß/klein, hell/dunkel, heiß/kalt etc.) ausgespannt ist.

Diese Überlegungen bleiben voll gültig, wenn wir uns — immer noch auf abstrakter Ebene — der weiteren Differenzierung einer ersten »Differenz« zuwenden. Wiederum besteht für jeden der beiden entstandenen ersten Teile die einfachste Möglichkeit der Weiterdifferenzierung in einer Aufspaltung in zwei Komponenten; auch alle komplexeren Differenzierungen lassen sich letztlich auf etwas Polares (und nicht weiter) reduzieren. Insgesamt sind nun also (mindestens) vier »Differenzen« resp. Differenzierungsformen entstanden; nach einer weiteren Aufspaltung jeder Komponente in zwei Teile haben wir zunächst acht, dann 16, dann 32 »Differenzen« etc. Die einfachste nur mögliche Differenzierung, das »Prinzip« oder Grundgerüst jeder Differenzierung, kann graphisch also durch den bekannten, weiter unten (umgekehrt) gezeichneten »Entscheidungsbaum« dargestellt werden; wir werden sehen, daß dieses fächerartige, einem sich immer weiter verzweigenden Wurzel- oder Astwerk vergleichbare Gebilde bei genauerer Betrachtung einige weitere, für unser Problem interessante Eigenschaften einer jeden Differenzierung enthüllt.

Konkret kann mit solchen »Differenzierungen« alles Mögliche gemeint sein, zum Beispiel die Entwicklung irgendwelcher unbelebter oder belebter Objekte aus der Natur (Gesteins- oder Pflanzenformen, Tiergattungen etc.), von Menschen verfertigte Gegenstände (Häuser, Kirchen, Autos, Waschmaschinen), aber auch Ideen, Theorien, Organisations- und Verhaltensformen etc. Betrachten wir zur Veranschaulichung eines typischen Differenzie-

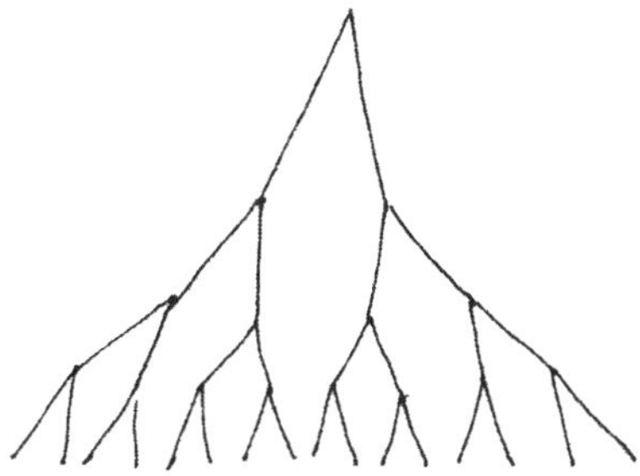

rungsprozesses die Entstehung eines ganz einfachen Gegenstandes, zum Beispiel eines Tisches:

Wir dürfen annehmen, daß das außerordentlich simple »Tischprinzip« — die Kombination einer waagrechten Abstellplatte mit (einer oder mehreren) senkrechten Stützen — vom Urmenschen in grauer Vorzeit mehr oder weniger zufällig entdeckt worden ist, sei es, daß er tischartig angeordnete Steinplatten in der Natur vorfand oder daß er, vielleicht zunächst ganz spielerisch, selbst Steine aufeinanderschichtete und die so entstandenen Gebilde dann als willkommene Abstellfläche benützte. In der Folge variierte er dieses (»duale«) Prinzip, zum Beispiel indem er auf die Idee kam, größere oder kleinere, runde, vier- oder mehreckige Abstellplatten zu verwenden, den Stein durch Holz, die eine Stütze durch mehrere zu ersetzen usf. Die Entdeckung des »Tischprinzips«, das im oben beschriebenen Sinn als erste »Differenz« (nämlich im vorher undifferenzierten und ungeordneten Durcheinander der Steine bzw. der Formen) aufgefaßt werden darf, markiert den Beginn eines Differenzierungsprozesses, der schließlich zur fast unerschöpflichen Vielfalt von Tischen führte, die wir heute kennen: Tische aus allen nur möglichen Materialien, Holz, Metall, Glas, Plastik; runde und viereckige, lange oder breite, hohe oder niedrige Tische; Tische mit einem, drei oder vier Beinen, Tische mit Verwischung (bis hin zur völligen Verschmelzung) bzw. mit maximaler Akzentuierung von waag- und senkrechtem Element u. ä. Das primitive Tischprinzip hat sich dabei in genau derselben Weise aufgefächert, wie es in dem oben abgebildeten »Entscheidungsbaum« dargestellt ist. Jedes einzelne als »Differenz« neu in den Differenzierungsprozeß eingeführte Element (jede neue Idee, jeder »Gesichtspunkt«, jedes »bit« an Information, wie wir verallgemeinernd formulieren dürfen) führt zur

Bereicherung der bestehenden Variationsmöglichkeiten um das Zweifache: Das folgende Diagramm zeigt, daß die Zahl der vom Urmenschen potentiell konstruierbaren Tischarten sich jeweils genau verdoppelte, sobald er entdeckte, daß Tische nicht nur aus Stein, sondern auch aus Holz, mit hohen oder niedrigen Stützen, runden oder viereckigen Platten etc. gefertigt werden können.

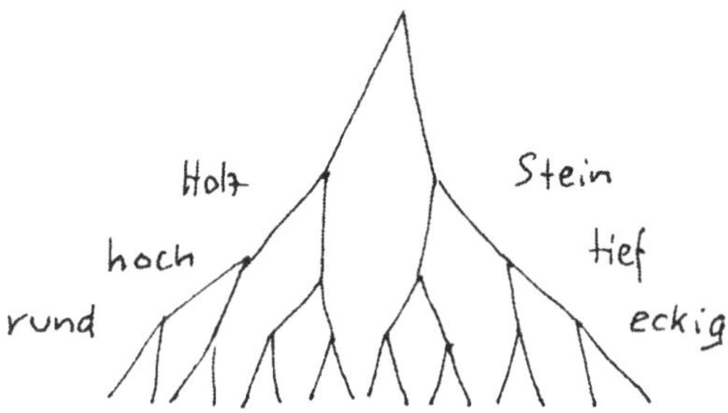

In gleicher Weise lassen sich, neben der Differenzierung von dinglichen Objekten, prinzipiell alle andern, zum Beispiel motorische, psychische, soziale Entwicklungen erfassen, so etwa diejenige von Tanzformen, religiösen Riten, sprachlichen Ausdrucksweisen, Gesellschaftsorganisationen etc. Ihre Inventarisierung durch die entsprechenden Wissenschaften führt zur Aufstellung eines »Systems« sowohl der grundsätzlich möglichen wie auch der tatsächlich realisierten Entwicklungsformen, das heißt geradewegs zu einer typisch strukturalistischen Betrachtungsweise, wie sie als erster Lévi-Strauss in Sozialstrukturen aller Art (in Eß- oder Heiratsbräuchen, sprachlichen Phänomenen etc.) durchgeführt hat.[2]

Einige weitere Aufschlüsse sind zu gewinnen, wenn wir noch andere Eigenschaften des oben gezeichneten »Entscheidungsbaums« näher ins Auge fassen: Es ist evident, daß jedes solche Diagramm ein »Ganzes« mit all seinen Teilen bezeichnet; die Ganzheit ist dadurch gegeben, daß sämtliche darin enthaltenen Elemente eine Gemeinsamkeit — eine »Invarianz«, können wir mit einem heute in manchen Wissenschaften gängigen Ausdruck formulieren — aufweisen. Im obigen Beispiel besteht diese Invarianz darin, daß es sich bei jedem Element um Tische handelt. Aber auch jede einzelne,

[2] Vgl. Lévi-Strauss, C. (1958): *Anthropologie structurale.* Paris (Plon). Dt.: *Strukturale Anthropologie I und II.* Frankfurt (Suhrkamp) 1977/78.

an beliebiger Stelle in einem solchen »Entscheidungsbaum« als Pyramide abtrennbare Untergruppe, zum Beispiel nach dem ersten Differenzierungsschritt diejenige der steinernen und der hölzernen Tische, oder nach dem zweiten diejenige der hohen bzw. niedrigen steinernen bzw. hölzernen Tische bezeichnet jeweils ein (Unter-) Ganzes mit seiner zugehörigen Invarianz. Eine Differenzierung erweist sich also als ein Gebilde, in welchem Ganze verschiedenster Ordnung in komplexer Weise ineinander verschachtelt sind.

Ein weiteres, den festgestellten Ganzen und Invarianzen komplementäres Merkmal ist hervorzuheben: Zu jeder »Invarianz« in dem oben abgebildeten Entscheidungsbaum gehört offensichtlich eine entsprechende »Varianz«, die durch die Variationen oder Abwandlungen des gemeinsamen Prinzips gebildet wird. Erst beide *zusammen* bilden das Ganze der vorliegenden Differenzierung: Das Ganze sämtlicher Tische wird durch die Gesamtheit aller steinernen, hölzernen, hohen, niedrigen, runden, eckigen Tische etc. gebildet; Analoges gilt für die Untergruppen nur der steinernen, hölzernen, hohen oder niedrigen Tische etc. Mit andern Worten, eine Differenzierung — *jede* Differenzierung — besteht, so erkennen wir jetzt, aus einer *Kombination zwischen einer Invarianz und einer Varianz*. Im nächsten Abschnitt wird sich zeigen, daß wir damit zugleich eine einfache, allgemeingültige und überaus klärende Definition des Begriffs »Struktur« gefunden haben.

Struktur

Was eine »Struktur« sei, ist trotz (oder vielleicht wegen) des immer ausgedehnteren Gebrauchs, den dieser Begriff seit rund 50 Jahren in allen Wissenschaften findet, keineswegs klar. 1962, das heißt auf einem Höhepunkt des strukturalistischen Denkens in Frankreich, publizierte Roger Bastide ein Buch mit dem Titel »Sinn und Gebrauch des Terminus ›Struktur‹«, in dessen Einleitung er schreibt, daß dieses Konzept ebenso viele Bedeutungen habe, wie es Autoren gebe, die ihn benützten, wobei diese Bedeutungen vielfach in keiner Weise aufeinander reduzierbar seien.[3] Zwanzig Beiträge aus Biologie, Linguistik, Ethnologie, Nationalökonomie, Rechtskunde, Psy-

[3] Bastide, R. (1962): *Senses et usages du terme »structure«*. Den Haag (Mouton & Co.).

chologie und Soziologie, unter ihnen solche so bedeutender Autoren wie Claude Lévi-Strauss, Daniel Lagache, Raymond Aron, bestätigen dieses pessimistische Urteil weitgehend. Dennoch scheint es aufgrund der oben ausgeführten Überlegungen möglich, darin einen gemeinsamen Nenner zu entdecken, der, wie zu zeigen sein wird, mit der eben erwähnten Definition sehr gut übereinstimmt.

Das Wort »Struktur« kommt vom Lateinischen struere = schichten, neben- oder übereinanderlegen, zusammenfügen, aufbauen, errichten. Eine »Konstruktion« ist also, wie im Wort noch erkennbar, ein Prozeß, der Struktur schafft. Demgemäß definieren die Architekten und ebenso die Anatomen und Biologen den Begriff der »Struktur«, wie E. Wolff in dem erwähnten, von R. Bastide herausgegebenen Buch[4] darlegt, einfach durch »die Art, wie ein Gebäude gebaut ist«, oder durch »die Art, wie die Teile eines Ganzen unter sich arrangiert sind«. Auch in den Lexika wird diese Bedeutung immer wieder erwähnt.

Im übrigen findet man definitorisch praktisch überall die folgenden Elemente: Der Begriff einer »Struktur« umfaßt a) ein Ganzes, b) die Teile dieses Ganzen und c) die Beziehungen zwischen diesen Teilen. Dieser dritte, im Vergleich zu den beiden vorangehenden deutlich dynamischere Aspekt gewinnt im Laufe der Zeit zunehmend an Gewicht. Die Mathematik definiert in den fünfziger Jahren eine Struktur als »ein spezifisches System von Relationen oder von Gesetzen, welche die Funktionen eines durch ein Modell repräsentierbaren Phänomens beschreiben«[5]; und Bastide[6] schließlich umschreibt eine Struktur als »ein in sich verbundenes System, in welchem die Veränderung eines Elements notwendigerweise Veränderungen in den andern Elementen nach sich zieht«. Weitaus am deutlichsten wird diese Tendenz bei Piaget, der in seiner bereits erwähnten Schrift über den Strukturalismus[7] eine Struktur sehr allgemein als *»ein System von Transformationen«* beschreibt und als ihre wichtigsten Charakteristika die *Totalität*, die *Transformation* und die *Autoregulation* nennt. Von besonderem Interesse ist aus unserer Sicht, daß Piaget im Kapitel über mathematische Struktu-

[4] A. a. O., S. 23—28.

[5] Ebd., S. 14 (Übersetzung vom Autor).

[6] Ebd., S. 16 (Übersetzung vom Autor).

[7] Piaget, J. (1968), a. a. O., S. 6—7.

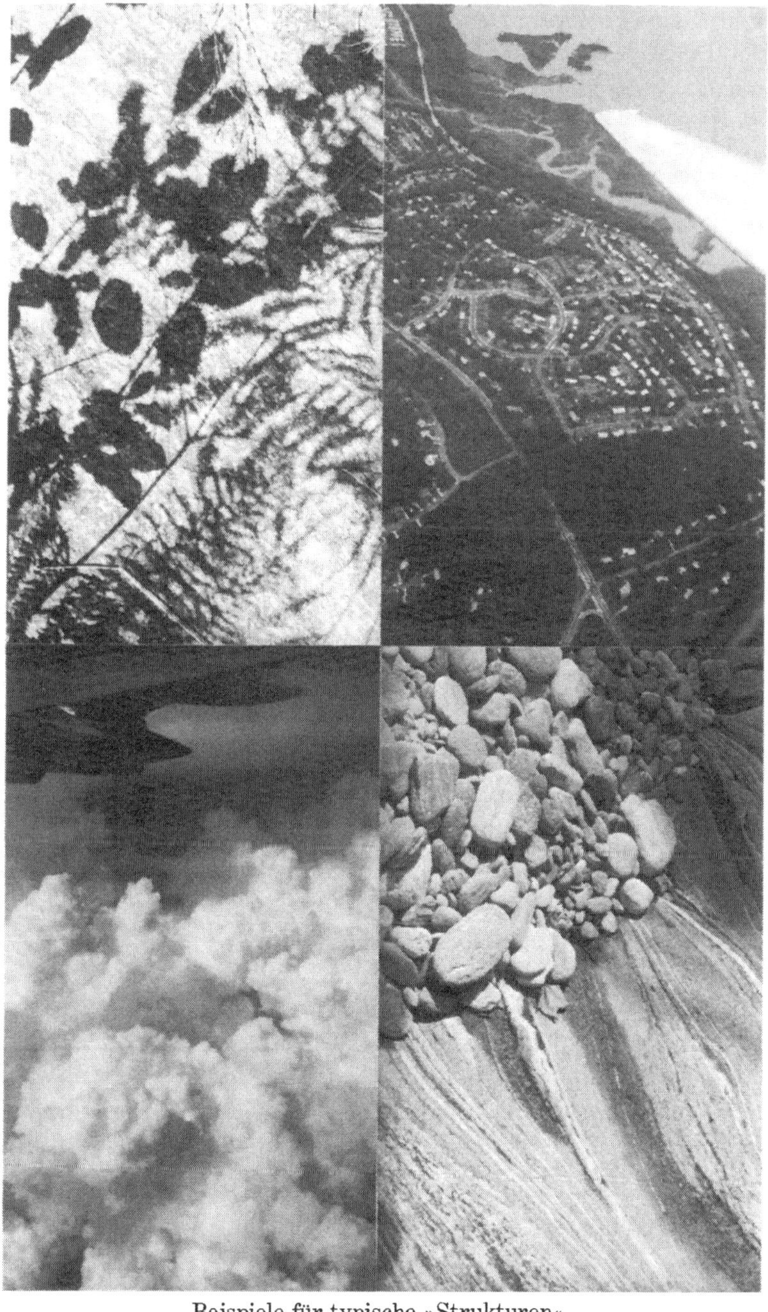

Beispiele für typische »Strukturen«

ren neben dem Phänomen der Transformation zugleich dasjenige der Invarianz, mit dem diese Transformationen »solidarisch verbunden« seien, als konstituierendes Element einer Struktur hervorhebt;[8] in gleichem Sinn spricht Lagache[9] bemerkenswerterweise im Zusammenhang mit psychologischen und psychopathologischen Strukturen von einer *»unitas multiplex«*, das heißt von einer »Einheit in der Vielfalt«.

Es wird also deutlich, daß tatsächlich auch in einer »Struktur« — so wie dieser Begriff heute von den strukturalistischen Wissenschaften vorwiegend gebraucht wird — ein invariates Grundprinzip oder -element in immer neuen Variationen zutage tritt. Beide Komponenten, das Gleichbleibende (= die Invarianz) wie das Veränderliche (= die Varianz) sind sowohl nötig als auch ausreichend, um Struktur zu schaffen.

Nirgends lassen sich Strukturen — und damit auch das »Wesen« von Strukturen – besser erkennen als im optischen Bereich, zum Beispiel vom Flugzeug aus: Städtebilder, Straßensysteme, bebaute Felder, Gebäudeformen, Gebirge, Wellenzeichnungen im Meer oder in überflogenen Wolkendecken — immer wieder bestätigt sich die einfache Regel, wonach eine typische »Struktur« dann entsteht, wenn ein gemeinsames Element mehrfach wiederholt und zugleich immer wieder etwas abgewandelt wird: etwa Quadrat-, Rechteck- oder Ringformen in Straßensystemen, charakteristische Bogenlinien in Hecken und Wegen im Hügelland, spezifische Form- und Farbraster in den Feldern, besondere Erosionstypen in Gebirgsformationen, Streifen- und Rautenmuster in Meer und Wolken etc. (siehe Abb. S. 101).

Unser Auge — und damit auch unser Hirn — hat offensichtlich eine große Übung und Fertigkeit im Erkennen von Strukturen. Kaum kehrt ein gleiches Formelement in 3 bis 4 Varianten wieder, so erfassen wir blitzschnell sowohl die vorliegende Invarianz als auch die Varianz und kombinieren sie zu einem strukturierten Ganzen. Ein solches Ganzes perzipieren wir dagegen nicht, wo nur Varianz ohne jede Regel und Gemeinsamkeit oder nur Invarianz ohne irgendwelche Variationen und Abwandlungen herrscht: Im ersten Fall erfassen wir bloß ein ungeordnetes Durcheinander und im

---

[8] Ebd., S. 19f.

[9] In: Bastide, R., a.a.O., S. 82, 83.

zweiten eine eintönige Gleichmäßigkeit. Allerdings ist zu bemerken, daß unsere Tendenz, auch objektiv Nicht- oder nur wenig Strukturiertes zu strukturieren, in jeder Situation groß ist: So perzipieren wir noch im regellosesten Häusergewirr sehr rasch auch die geringsten Gemeinsamkeiten (zum Beispiel einige ähnliche Dachformen) oder ordnen gleichförmig wiederkehrende Geräusche (zum Beispiel beim Zugfahren) unwillkürlich zu rhythmisch wiederkehrenden Abfolgen. Die Gestaltpsychologie hat schon vor Jahrzehnten gezeigt, daß dieser »strukturalistische« Drang zur »guten« bzw. »ökonomischen« Form klaren Gesetzmäßigkeiten gehorcht und sehr wahrscheinlich eine grundlegende und angeborene Eigenschaft unserer Wahrnehmung ist. Wir dürfen heute ergänzen, daß die moderne Neuropsychologie und Neurophysiologie über allerhand Anhaltspunkte verfügt, daß gerade der »Auszug von Invarianz« bei gleichzeitigem Erkennen von »Varianz« zu den fundamentalen Leistungen von zentralen Nervenzellfeldern gehört, die mit den Sinnesorganen in Beziehung stehen. So weiß man seit kurzem, daß gewisse zerebrale Zellgruppen nur ganz bestimmte »Informationen« registrieren, so zum Beispiel im Sehtrakt nur horizontale, schräge oder vertikale Formelemente (vgl. Kap. 4, S. 160ff.). Platt hält, wie Schneider berichtet, die Suche nach Invarianten für ein allgemeines Organisationsprinzip der höheren Gehirnprozesse.[10]

Im übrigen scheint es seit den faszinierenden, im vorigen Kapitel kurz erwähnten Untersuchungen der letzten Jahre an sogenannten »Split-Brain-Patienten« (Patienten, bei denen die beiden Großhirnhemisphären operativ voneinander getrennt wurden[11]) erwiesen, daß das synthetische Erkennen von Ganzen (das heißt von Invarianz) mehr eine Leistung der rechten und das analytische Erkennen von Einzelelementen mehr eine Leistung der linken Großhirnhemisphäre darstellt. Eccles schreibt hierzu:

»... die dominante Hemisphäre ist vorwiegend symbolisch und propositional in ihrer Funktion, mit einer Spezialisierung

[10] Platt, J. (1970): The two faces of expression. In: Platt, J.: *Perception and change*. Ann Arbor (Univ. Michigan Press), S. 38; zit. nach H. Schneider (1981), a.a.O., S. 29.

[11] Vgl. Sperry, R. W.: Cerebral dominants in perception. In: Joung, F. A., D. B. Lindsley (Hrsg., 1970): Early experience in visual information processing in perceptual and reading disorders. *Nat. Akad. Sci.*, Washington, S. 167—178.

für die Sprache und syntaktischen, semantischen, mathematischen und logischen Fähigkeiten.[12]

... die nichtdominante Hemisphäre auf der andern Seite ist übergeordnet hinsichtlich Bildern und Mustern, auch im musikalischen Sinn; ihre synthetischen Fähigkeiten entsprechen den analytischen der dominanten Hemisphäre.[13]

... die gestalthaften Mechanismen des rechten Temporallappens sind viel schneller als die mehr verbalen, analytischen Operationen der linken Seite; dies ist ein Zeichen dafür, daß in gewissen Hirnteilen eine besonders organisierte, sehr effiziente Maschinerie zur raschen, gestalthaften Erkennung von Bildern existiert.«[14]

Die dominante (meist linke) Hemisphäre scheint also vorwiegend Einzelheiten, die nicht dominante dagegen Ganzheiten zu erfassen. Die bereits bei der Erörterung des Begriffs Differenzierung ins Auge gefaßte Definition einer Struktur fügt sich also nicht nur ausgezeichnet in den Rahmen moderner neurophysiologischer Erkenntnisse, sondern vermag diese Erkenntnisse vielleicht sogar von einer andern Warte her zu erhellen. Unsere Definition lautet folgendermaßen:

Eine Struktur ist ein Produkt aus
einer Invarianz und einer Varianz.

In der Tat scheint diese einfache Formulierung allen wichtigen Eigenschaften einer Struktur gerecht zu werden:

— Sie berücksichtigt das Element der *Totalität*, da sämtliche Elemente der so definierten Struktur etwas Gemeinsames (nämlich eine Invarianz) aufweisen und also zusammen ein Ganzes bilden (ein Ganzes entsteht nur aufgrund von Gemeinsamkeit).

— Sie berücksichtigt das Phänomen der *Transformation* durch das Element der Varianz, die mit dem invariaten Anteil gekoppelt ist.

— Sie enthält schließlich das wichtige Phänomen der *Autoregulation* insofern, als durch die Forderung der Kombination einer invariaten mit einer variaten Komponente ein Rahmen bzw. eine Regel (ein »Gesetz«) gesetzt ist, innerhalb dessen die freie Variation erst möglich und gestattet ist.

[12] Popper, K. R., J. C. Eccles (1977), a. a. O., S. 352 (Übersetzung vom Autor).
[13] Ebd., S. 335.
[14] Ebd., S. 462.

Zwei definitorische Schwierigkeiten müssen allerdings noch kurz diskutiert werden. Die erste betrifft die Tatsache, daß bei völlig regelmäßigen (zum Beispiel schachbrett- oder bienenwabenartigen) Strukturen scheinbar keine »Kombination von Invarianz mit Varianz« vorliegt, da ja die sich wiederholenden Elemente immer die gleichen sind. Berücksichtigt man indessen, daß in diesen Fällen zumindest die topographische Anordnung bzw. Lokalisation von Element zu Element variiert, so erweist sich unsere Definition auch hier als zutreffend.

Zum andern geht es darum, daß mit einigem Recht gesagt werden kann, unter »Struktur« werde häufig nur die Invarianz, das Gleichbleibende, das »Zugrundeliegende« (in unserem Beispiel also das Tischprinzip an sich), nicht aber die Varianz, das heißt die vielen konkreten Abwandlungen des einen und gleichbleibenden Konstruktionsprinzips verstanden. Diese Argumentation ist richtig; sie geht auf die fundamentale Doppelbedeutung zurück, welche den Begriffen Struktur und System offenbar von Anbeginn an innewohnte: Beide wurden, wie erwähnt, bald in einem statischen, bald in einem mehr dynamischen Sinn gebraucht. Der hier avisierte Strukturbegriff ist, entsprechend dem heute vorherrschenden Konzept, ausgesprochen dynamisch: gemeint ist, gemäß der Formulierung von Piaget, *Struktur als »System von Transformationen«*. Zu einem solchen System aber gehört nicht nur Invarianz, sondern auch Varianz.

Weitere Reflexion macht übrigens deutlich, daß die drei oben genannten und nach Piaget zentralen Charakteristika einer Struktur alle auf ein einziges Prinzip zurückführbar und also definitorisch eigentlich redundant sind: Mit dem Phänomen der Autoregulation, das heißt mit der Wirkung eines *Gesetzes* (bzw. einer Gesetzmäßigkeit) ist das Phänomen der Totalität, das heißt eines Ganzen, bereits vorgegeben, denn wo Gesetzmäßigkeit ist, da entsteht auch Regelmäßigkeit, Gemeinsamkeit, Wiederholung (= Invarianz) und damit ein Ganzes oder eine Totalität. Gesetzmäßigkeit impliziert zugleich, daß Transformation, das heißt Variabilität (bzw. Varianz) da ist, denn sie faßt ja gerade eine Vielzahl von verschiedenartigen, das heißt variierten Phänomenen unter einer gemeinsamen Regel zusammen. Es erweist sich also, daß letztlich und in der allgemeinsten Formulierung *eine »Struktur« nichts anderes ist als ein »Gesetz« bzw. eine Gesetzmäßigkeit* — eine Aussage, die zwar stimmig, aber im Gegensatz zu der Formel »Struktur = Invarianz kombiniert mit Varianz« derart allgemein ist, daß sie (zumindest für unsere Zwekke) kaum mehr großen Nutzen abwerfen dürfte. Beiläufig zeigt sich auch hier, daß offenbar sowohl ein Gesetz wie auch eine Struktur einer gewissen Redundanz bedarf, um genügend explizit und damit praktisch brauchbar und erkennbar zu werden: Gewiß ließe sich die Struktur (bzw. das »Prinzip« oder »Gesetz«) eines Tisches grundsätzlich an einem einzigen konkreten Tisch erkennen, aber sehr viel deutlicher wird sie doch, wenn wir eine ganze Anzahl von Tischen (hohe und niedrige, ein- und mehrbeinige, runde und eckige, hölzerne und steinerne) nebeneinanderstellen und damit sowohl die Vielfalt als auch die Einheit (die »unitas multiplex«) der Phänomene erfassen, die das Prinzip »Tisch« ausmachen. Es liegt auf der Hand, daß dieser Sachverhalt für unser ganzes Erkennen und Denken von großer Bedeutung ist.

Die Rückkehr zum Beispiel »Tisch« soll uns erinnern, wovon wir ausgegangen sind: vom Begriff der »Differenzierung«. Wir erkennen nun klar, daß jede Differenzierung »Struktur schafft« bzw. »Struktur haben« oder »strukturiert sein« muß. Denn eine Differenzierung besteht ja, wie wir sahen, gerade darin, daß ein Gemeinsames — zum Beispiel das Prinzip Tisch — durch Einführung von immer neuen Variationen abgewandelt wird, wobei nach unserer Definition in dem so entstehenden Ganzen fortwährend ein invariater mit einem variaten Anteil kombiniert wird. Alle nur denkbaren Tische zusammen bilden die gesamte kombinatorische Differenzierung oder — wie wir auch sagen können — das »System« der Tische. Verlassen wir das invariate Prinzip Tisch, dann haben wir es nicht mehr mit Tischen, sondern zum Beispiel mit einem Stuhl oder einem Pult zu tun. Genau gleich strukturiert, nämlich aus einem invariaten und einem variaten Anteil bestehend, erweist sich jede beliebige andere Differenzierung: zum Beispiel das natürliche System der Elemente, eine Pflanzen- oder Tiergattung, Kunst- oder Gebrauchsgegenstände, geistige Gebilde wie Religionen, wissenschaftliche Theorien, soziale oder politische Organisationsformen.

In diesem Zusammenhang werden auch einige interessante *Merkmale kreativer Prozesse* sichtbar: Offenbar gibt es ganz verschiedene Stufen oder Ebenen des Schöpferischen, grob gesagt mindestens deren drei. Der erste und spektakulärste schöpferische Akt besteht in der Entdeckung eines radikal neuen Grundprinzips (zum Beispiel des Prinzips Tisch), der zweite in dessen Variation durch Entdeckung neuer, in die »Kombinatorik« einzubringender Elemente (neue Materialien, Grundformen etc.), auf welche dieses Prinzip anwendbar ist, und der dritte in der Exploration aller nur möglichen Kombinationen zwischen den eingeführten Elementen (verschiedene Tischformen in verschiedenen Materialien etc.). Nichts veranschaulicht diese drei Stufen besser als das Kaleidoskop: Am kreativsten war zweifellos der — meines Wissens anonyme — Erfinder des Grundprinzips dieses magischen Spielzeugs; der zweite Schritt bestand im Einbringen von immer neuen Elementen, zum Beispiel von bunten Glasscherben, Perlen, Metallsplittern, Samenkörnern etc., in den spiegelnden Hohlraum; der dritte Schritt schließlich in der Produktion der scheinbar unerschöpflichen, in Wirklichkeit jedoch begrenzten Zahl von ephemeren Kombinationen zwischen all diesen Elementen, wie sie durch Drehung des Instruments entstehen. Ganz analoge Stufen der Kreativität lassen sich unschwer in allen nur möglichen, von der Natur oder vom Menschen geschaffenen Gebilden (zum Beispiel Kristallformen, chemische Stoffe, Pflanzen- und Tierarten, Hausformen, Kleidermoden, Werkzeuge etc.) nachweisen. Eine andere schöpferische Linie, die manchmal zur Entdeckung ganz neuer Strukturen zu führen vermag, zeigt sich in der Variation des Grundprinzips selber: So gibt es heute bekanntlich neuartige, statt auf den ursprünglichen drei Spiegeln zum Beispiel auf Linsensystemen aufgebaute Kaleidoskope; in ähnlicher Weise mag die »abnorme« Variation des ursprünglichen Prinzips Fisch zur Entstehung der Reptilien oder die Variation des Prinzips Tisch zur Entdeckung des Stuhls und der Kommode geführt haben.

In diesem Sinn gleicht die Kreativität – die Sache der Künstler und Denker, Spekulanten und Phantasten viel mehr als diejenige der ernsten und strengen Wissenschaftler — der explorativen Tätigkeit von Pionieren, die der forschende Menschengeist ständig ausschickt ins Unbekannte, wie der Ameisenstaat seine nach allen Seiten ausschwärmenden Kundschafter: Sie erschließen Pfade, stellen Verbindungen her, legen Brückenköpfe an und bringen neue Informationen zurück in die heimischen Gefilde des Gewohnten und alltäglich Vertrauten. Viele, ja die meisten dieser geistigen Abenteurer verirren sich und bleiben auf der Strecke; der seßhafte Bürger ebenso wie der philiströse Stubengelehrte sieht ihrem Treiben denn auch nur mit größtem Mißtrauen zu. Aber auf manchen der von ihnen erstmals begangenen Pfade folgen ihnen später organisierte Gruppen, die die Brückenköpfe befestigen, vor den Abgründen Warntafeln und Schutzgeländer anbringen und mit der Zeit die brauchbarsten Routen zu einem neuen Verbindungssystem ausbauen. Der große Haufen, und mit ihm auch der wissenschaftliche Troß mit seinem Arsenal von Instrumenten und Laboratorien, die alles messen, wägen, registrieren und ordnen, folgt erst lange hintendrein, wenn die kritischen Übergänge schon als gesichert und die eben noch für unmöglich gehaltenen (Gedanken-)Verbindungen als selbstverständlich zu erscheinen beginnen. So kann der Bereich des Bekannten, sei es in der Wissenschaft oder auf andern Gebieten, mit einem wohlausgebauten Netz von großen und kleinen, wichtigen und nebensächlichen Straßen verglichen werden, an dessen Peripherie die schöpferische Intuition fortwährend nach allen Seiten neue Wege ins Unbekannte sucht.

Es wird immer wahrscheinlicher, daß diesen »Wegsystemen« auf zerebralem Niveau bestimmte, durch Erfahrung gebahnte Assoziationsnetze entsprechen. Zu den »Pionieren des Denkens« gehören neben Künstlern und Philosophen in gewissem Sinn übrigens auch die »Verrückten«, das heißt die labilen Borderline-Persönlichkeiten und Schizophrenen mit ihren überraschend unkonventionellen, zuweilen schöpferisch fruchtbaren Ideenverbindungen. Wenn wir an das millionenfache Herumexperimentieren der Natur — etwa im unübersehbaren Formenreichtum der Pflanzen, der Meerestiere, der Insekten — denken, so werden wir gewahr, daß das unermüdlich ausschwärmende, spielerische Explorieren neuer Kombinationsmöglichkeiten durch den – gesund oder krank genannten – Menschengeist nur ein Sonderfall eines ubiquitären Phänomens ist: Weit über den Bereich des Lebendigen hinaus arbeitet die gesamte Natur in einem fort an der Herstellung neuer Kombinationen; sie ist nichts anderes als ein immerwährender, gigantischer, kombinatorisch-schöpferischer Prozeß.

Aber kehren wir von diesen (mehr scheinbaren als wirklichen) Abschweifungen zu unserem eigentlichen Thema zurück: Im nächsten Abschnitt soll gezeigt werden, daß all die erwähnten, einmal durch schöpferische Prozesse entstandenen »Strukturen« durchaus auch als »Systeme« im modernen systemtheoretischen Sinn aufgefaßt werden dürfen.

Strukturen und Systeme

In der Literatur werden die Begriffe »Struktur« und »System« häufig synonym gebraucht. Höchst aufschlußreich ist die Tatsache, daß Ferdinand de Saussure, der geistige Vater des modernen Strukturalismus, wie Benveniste berichtet[15], nie von »Strukturen«, sondern nur von »Systemen« gesprochen hat: Seine revolutionäre Idee gegenüber der ganz der diachronen Sprach*geschichte* zugewandten Sprachwissenschaft zu Anfang des 20. Jahrhunderts war bekanntlich, daß die Sprache als Ganzes, mit all ihren Elementen, ein synchrones System bildet.[16] Wenn wir nun die Definitionen, die für den Begriff »System« gegeben werden, mit denjenigen für »Struktur« vergleichen, so können wir nur deren verblüffende Ähnlichkeit feststellen, speziell was den neueren, dynamischen Strukturbegriff anbetrifft: Wie eine Struktur, so stellt zum Beispiel nach Miller[17] auch ein »System« ein aus mehreren Elementen bestehendes Ganzes dar, dessen Hauptcharakteristika die Totalität, die Transformation und die Autoregulation sind. In einer Struktur ebenso wie in einem System sind die beteiligten Elemente untereinander »solidarisch«: Die Veränderung eines Elements zieht die Veränderung anderer Elemente nach sich; das Ganze ist nicht nur die Summe seiner Teile, sondern stellt in erster Linie ein Gefüge von *Relationen* dar, die übergeordneten Gesamtgesetzen gehorchen. Im Kapitel über Psychoanalyse und Systemtheorie haben wir zudem die Begriffe der zirkulären statt der linearen Kausalität und der Homöostase durch Rückkoppelungsmechanismen (speziell negative Feedbacks) als wichtige Charakteristika eines Systems im modernen systemtheoretischen Sinn kennengelernt. Sie alle werden — namentlich auch bei Piaget und in der Mathematik[18] — ebenfalls mit dem Begriff einer »Struktur« in Zusammenhang gebracht.

Insofern als in der weiter oben vorgeschlagenen Definition einer

[15] In: Bastide, R. (1962), a. a. O., S. 32.

[16] »Die Sprache ist ein System, dessen Teile alle in ihrer synchronen Solidarität betrachtet werden können und müssen« — F. de Saussure (1916): *Cours de linguistique,* Lausanne-Paris. Dt.: *Grundfragen der allgemeinen Sprachwissenschaft.* Berlin-Leipzig 1931. 2. Aufl. 1967. (Übersetzung vom Autor.)

[17] Miller, J. G. (1969): Living systems: Basic concepts. In: Gray, W., F. J. Dual, N. D. Rizzo (Hrsg., 1969): *General systems theory and psychiatry.* Boston (Little and Brown).

[18] Vgl. Piaget, J. (1968), a. a. O., S. 7 und S. 17f. (6° éd. 1974).

Struktur die Phänomene der Totalität, Transformation und Autoregulation, wie ich gezeigt habe, enthalten sind, muß diese Definition auf die beiden in Frage stehenden Begriffe in gleicher Weise anwendbar sein. Ist es also statthaft, »Struktur« und »System« gleichzusetzen, das heißt, als synonym aufzufassen?

Ja und nein! — Ja, wenn wir die praktisch übereinstimmenden Definitionen, nein, wenn wir die feineren Nuancen des Sprachgebrauchs in Erwägung ziehen: In dem Wort »Struktur« ist zweifellos ein historisches, das heißt ein diachrones Moment enthalten. Eine »Struktur« ist eine Konstruktion, etwas Gewordenes; der Aufbau verrät sozusagen noch die Entstehung. Im Kristall, in den Bienenwaben, in geologischen Strukturen, ja selbst in einem »strukturierten« sozialen oder geistigen Gebilde erahnen wir, wie das Ganze in einem kombinatorisch-differenziatorischen Prozeß gewachsen ist. Das abstrakte Schema einer Struktur kann, wie gezeigt wurde, sehr gut durch einen sich verzweigenden »Entscheidungsbaum« dargestellt werden.

Das ist für ein System im üblichen Wortbegriff nicht im gleichen Maße der Fall. In einem System erfassen wir nicht ohne weiteres seinen (diachron entstandenen) Aufbau, sondern vor allem seinen synchronen Gleichgewichtszustand, das heißt den dynamischen Prozeß des homöostatischen Ausgleichs von »Spannungen« — um einen sehr allgemeingültigen Ausdruck zu gebrauchen — zwischen einer Mehrzahl von simultan präsenten Elementen, deren Herkunft nicht weiter von Belang scheint.

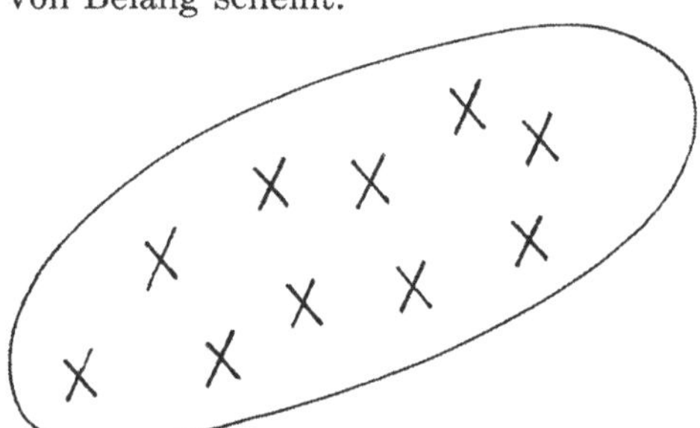

Die adäquate, abstrakte Figur zur Darstellung eines Systems ist deswegen zunächst nicht der den Werdensprozeß widerspiegelnde »Entscheidungsbaum«, sondern vielmehr eine geschlossene Form mit mehreren Elementen (konkret zum Beispiel ein wellenbewegtes Seebecken, eine lebende Zelle oder ein komplexes Uhrwerk mit vielen großen und kleinen Zahnrädern, die zusammen ein Ganzes bilden).

Offenbar bezeichnen also die Begriffe »Struktur« und »System« trotz praktisch gleichlautenden Definitionen und vielfach überlappender Verwendung nicht genau das gleiche. Ich will indessen zu zeigen versuchen, daß es sich — wie wir intuitiv längst vermuten — im Grund doch um denselben, bloß in etwas anderer Perspektive erscheinenden und deshalb auch mit nicht völlig synonymen Ausdrükken belegten Sachverhalt handelt.

Um dies zu erläutern, muß ich auf meine Ausführungen zum Begriff der Differenzierung, und insbesondere auf die polare Struktur jeder einzelnen »Differenz«, aus der sich eine »Differenzierung« aufbaut, zurückgreifen. Ich habe gezeigt, daß das grundlegende Bauelement einer jeden Struktur ein *Bipol* ist. Wir erinnern uns, daß der Bipol A ⇆ B zugleich das einfachste aller möglichen Systeme, den »Prototyp« eines Systems darstellt und daß alle komplexeren Systeme als eine Kombination von mehreren Bipolen aufgefaßt werden können. Damit aber ist ein praktisch lückenloser Zusammenhang zwischen den beiden Begriffen oder — wie wir auch sagen könnten — Bezugssystemen hergestellt. Ein Bipol (bestehend zum Beispiel aus einem positiv und negativ geladenen Teilchen Materie, oder aus zwei kognitiven oder affektiven Gegensätzen wie »groß« und »klein« oder »Liebe« und »Haß«) stellt das einfachste aller nur denkbaren Systeme dar: er bildet ein Ganzes. Es herrscht in ihm ein dynamisches Gleichgewicht zwischen zwei diametral entgegengesetzten Extremzuständen. In der Art einer Ergänzungsreihe sind in diesem System eine große Zahl von komplementären Varianten, mit andern Worten, eine ganze Reihe von »Transformationen« möglich — kurz, ein Bipol zeigt offensichtlich in einfachster Form bereits alle grundlegenden Charakteristika eines »Systems« oder einer »Struktur«. Weitet sich nun ein einzelner Bipol durch Hinzutreten von mehreren andern Bipolen zu einem komplexeren Gebilde oder »Ganzen« aus, dessen Gesamtzustand aus einem Gleichgewicht zwischen allen beteiligten Bipolen resultiert, so gelangen wir — auch optisch, wie die folgende Zeichnung zeigt — zu einem typischen *System*. Anschauliche Beispiele dafür sind, auf ganz verschiedenen Ebenen, die schon erwähnte Zelle, die individuelle Psyche oder die Familie, in denen sich jeweils eine Mehrzahl von (realen oder potentiellen) Gegensätzen zu einem Ganzen äquilibrieren.

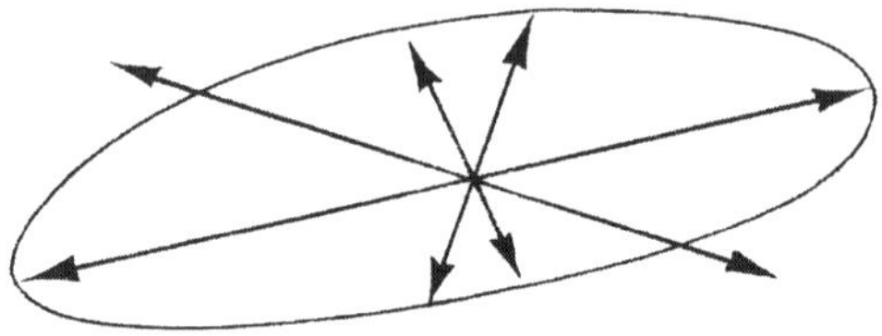

Aufgrund dieser Überlegungen wird die völlige Analogie zwischen den Begriffen »Struktur« und »System« offenkundig: Beide entstehen diachron aus einer Mehrzahl von diametral entgegengesetzten Bipolen, die — ähnlich wie etwa kommunizierende Röhrensysteme — in variabler und voneinander abhängiger, das heißt *geregelter* Weise schließlich ein simultanes Ganzes bilden. Nur ist im Begriff »Struktur« der diachrone Aspekt (die Genese) und im Begriff »System« der synchrone Aspekt (die »Stase« bzw. der Zustand) deutlicher sichtbar.[19] Aber der dahinterliegende diachron-historisch-genetische wie synchron-ahistorisch-präsentische Gesamtsachverhalt ist in beiden Fällen durchaus derselbe. Dieser Sachverhalt ist im Grund abstrakter Art: *Strukturen wie Systeme sind eigentlich nichts anderes als äquilibrierte »Gefüge von Relationen«*.

Besonders interessant ist, daß in diesem Sinn schließlich sogar das Zeitmoment irrelevant wird: Neben synchronen gibt es auch diachrone Strukturen bzw. Systeme. Das einfachste, genau einem Bipol entsprechende »diachrone System« ist das Pendel. Die »Pendelbewegungen der Geschichte« ebenso wie die der Psychoanalyse bestens bekannten, manchmal lebenslangen diachronen Kompensationsmechanismen (zum Beispiel unersättliche Machtgier nach früherer schmerzvoller Ohnmacht) oder die oben erwähnten familiären »Schuld- und Verdienstkonten«, von denen Boszormenyi-Nagy[20] berichtet, sind Beispiele aus dem sozialen Feld, die für die Existenz solcher »diachroner Strukturen«[21] sprechen. Diachronie — das heißt Geschichtlichkeit, »Längsschnitt« — und Synchronie — das

[19] Man darf wahrscheinlich auch sagen, daß der Begriff »Struktur« mehr bestimmte Realitäten, der Begriff »System« dagegen mehr die Potentialitäten einer Differenzierung bezeichnet.

[20] Boszormenyi-Nagy, J. (1973), a. a. O.

[21] Dorazé, Ch. (1962): Les structures temporelles. In: Bastide, R. (1962), a. a. O., S. 120.

heißt Gegenwart und »Querschnitt« — sind offenbar gar keine unvereinbaren Gegensätze; es scheint sich vielmehr um zwei verschiedenartige Aspekte ein- und desselben Sachverhalts und Gesamtzusammenhangs bzw. derselben »Gesetzmäßigkeit« zu handeln, deren Wesen wahrscheinlich vor allem im *Gleichgewicht* besteht. Dafür spricht auch die Tatsache, daß die beiden Dimensionen gar nicht scharf voneinander zu trennen sind, sondern fließend ineinander übergehen: Als »Synchronie« bzw. »Gegenwart« erscheinen je nach Gesichtspunkt und Kontext ganze Jahre, Jahrhunderte oder gar Jahrtausende (zum Beispiel in menschheitsgeschichtlichen oder geologischen Zeiträumen) oder aber nur Bruchteile von Sekunden (zum Beispiel in der Atomphysik).

Wir werden vielleicht später Gelegenheit finden, uns mit einigen dieser Phänomene noch weiter zu befassen. Bevor wir uns gezielt den affektlogischen Bezugssystemen zuwenden, müssen wir indessen noch die enge Verwandtschaft bzw. die funktionelle Identität zwischen den Begriffen eines »Systems« und eines »Bezugssystems« einer näheren Betrachtung unterziehen.

Systeme und Bezugssysteme

Es liegt auf der Hand — und ist ja schon im Begriff klar impliziert —, daß alle Bezugssysteme »Systeme« im modernen, systemtheoretischen Sinn darstellen. Der umgekehrte Sachverhalt, daß nämlich alle Systeme zugleich als Bezugssyteme funktionieren, ist dagegen schon bedeutend weniger evident.

Wir brauchen uns indessen nur darauf zu besinnen, daß alle komplexen Systeme als Kombination einer ganzen Anzahl von einzelnen bipolaren Elementen, die notwendigerweise zwischen zwei möglichen Extrempositionen oder -zuständen liegen, aufgefaßt werden dürfen. Organische Zellen zum Beispiel, die unzweifelhaft (offene) Systeme in unserem Sinn darstellen, überleben nur innerhalb bestimmter Grenzwerte in bezug auf pH, Temperatur, Verhältnis zwischen Gesamtmasse und Oberfläche, Elektrolytzusammensetzung, Wassergehalt etc.; das Gesamtsystem »Zelle« stellt eine Kombination oder Resultante aus all diesen Bipolen dar. Bateson sagte kürzlich in ähnlichem Zusammenhang:

> »Das ganze Netzwerk biologischer Werte hängt von unteren und oberen Grenzen ab. Es gibt keine Variablen, die ein

Organismus ungestraft maximieren darf. Zuviel vom besten wird toxisch, zuwenig vom schlechtesten ebenfalls.«[22]

Ganz ähnlich, wenn auch weniger direkt ersichtlich, ist es bei kognitiven, affektiven oder sozialen Systemen. Wertsysteme zum Beispiel, die ihrer kognitiven *und* affektiven Komponenten wegen zweifellos sehr zu Recht als »affektlogische Systeme« bezeichnet werden dürfen, bestehen aus einer komplexen Kombination von Gedanken, Gefühlen und entsprechenden Verhaltensweisen, die alle zwischen zwei möglichen Extrempositionen fluktuieren. So bewegt sich etwa das Wertsystem, das unser Verhalten beim Betreten einer Kirche reguliert, innerhalb einer Reihe von mittleren und als »gestattet« (= »gut«, »richtig«) empfundenen Varianten, zwischen übermäßig viel und ganz fehlender Bekleidung, zwischen überstarker motorischer Bewegung und Ruhe, zwischen Reden und Schweigen, übertrieben intensivem oder völlig inexistentem Kontakt mit den andern usf. Alle Varianten, die sich nach der einen oder andern Seite hin einem Extremwert annähern, gelten als unstatthaft bzw. »schlecht« oder »falsch«; wer sie trotzdem wählt, erscheint alsbald als »verrückt« — das heißt als weg- und abgerückt von einem mittleren Bereich, der als Norm oder gebräuchliche und gängige (das heißt, kein Übermaß an Störung und Spannung erzeugende, energiesparende und damit auch angenehme, unlustvermeidende) Sicherheitszone erscheint.

Ähnliches ließe sich für jedes beliebige andere Wertsystem und darüber hinaus — wie Piaget so klar nachgewiesen hat — für alle einzelnen kognitiven Begriffe bzw. »Schemata« aufzeigen.

So stellt zum Beispiel der Begriff »Tisch« — um bei unserem ersten Beispiel zu bleiben — entgegen dem ersten Anschein durchaus ein dynamisch äquilibriertes »System« und keineswegs ein statisches Einzelelement dar. Was noch als Tisch zu bezeichnen und was kein Tisch mehr ist — sondern zum Beispiel ein Stuhl, eine Kommode, ein Schrank —, wird innerhalb einer recht weiten Spanne begrenzt durch die möglichen Abmessungen von Tischbeinen und Abstellplatte, durch das Verhältnis und den Winkel, in dem sie zueinander stehen, die verwendeten Materialien, die Oberflächenbeschaffenheit, die Temperatur usf. Diese typische »unitas multiplex«

[22] Bateson, G. (1978): In: Berger, M. M. (Hrsg., 1978): *Beyond the Double-bind.* New York (Brunner and Mazel), S. 211 (Übersetzung vom Autor).

wird, wie wir gesehen haben, vom Kind »in der Aktion«, in einem durch Assimilation und Akkomodation charakterisierten, handelnden Austausch und Lernprozeß mit der Umwelt erfahren und schließlich zum (Gebrauchs-)Schema »Tisch« verdichtet. Auch das Konzept »Tisch« stellt also einen Mittel- oder Normwert innerhalb bestimmter Grenzen dar. Wer sie überschreitet, indem er den Begriff in inadäquater, das heißt zu weiter oder zu enger Auslegung gebraucht, erregt Anstoß, stört und irritiert und gilt über kurz oder lang als in irgendeiner Art »verrückt«.

Damit dürfte klar geworden sein, daß und warum solche Begriffe Systeme und solche Systeme zugleich *Bezugssysteme* sind: Jeder einzelne Begriff, jedes einzelne Wertsystem und, mehr noch, alle Begriffe und Wertsysteme zusammen sind äquilibrierte, gängige und ökonomische Norm- und Mittelwerte, einem System von guten Straßen in unwegsamem Gelände vergleichbar. Sie bilden sich durch Erfahrung (Versuch und Irrtum) und leiten das Denken und Fühlen in zunehmend automatischer Form (das heißt in reibungsloserer, spannungsfreierer Form) in bestimmte Bahnen oder »Kanäle«, die durch häufigen Gebrauch immer breiter und tiefer werden, durch Nichtgebrauch dagegen langsam veröden. Diese »Kanäle« nun ziehen, wie schon früher angemerkt, unser Fühlen und Denken effektiv an wie ein Kanalsystem das Wasser; sie wirken als vorgegebene (»vor-gestellte«) Raster, die von einem bestimmten Moment an überhaupt nur noch unter dem Einfluß von massiven, sonst nicht mehr zu bewältigenden »Störungen« umgebaut werden. Diese Raster (hinter denen wir nach dem heutigen Stand des Wissens, wie schon im letzten Kapitel angemerkt, entsprechende, durch Erfahrung gebahnte neuronale Assoziationssysteme vermuten dürfen) stellen unsere »Wahrheiten« oder »Realitäten« dar, oder umgekehrt: Sogenannte »Wahrheiten« sind nichts anderes als einigermaßen gängige, ökonomische, mit einem Minimum an Spannung und Aufwand funktionierende, im Austausch mit der Umwelt gebildete Bezugssysteme — was zugleich impliziert, daß zum Beispiel die affektlogischen »Wahrheiten« des Amazonasindianers notwendig ganz andere sein müssen als diejenigen des New Yorkers, die des Amerikaners andere als diejenigen des Russen oder des Westeuropäers etc. Von besonderer Wichtigkeit ist dabei, daß Bezugssysteme ihre Funktion als strukturierende Raster in Form von wahrnehmungs- und verhaltensorientierenden »Wahrheiten« nur dann zu erfüllen vermögen, wenn sie ein Mindestmaß an Kohärenz und Eindeutigkeit besitzen. Wir werden sehen, daß dieser Sachverhalt für das Verständnis der schizophrenen Verwirrung und Ambivalenz, und insbesondere der als »Double-bind« bezeichneten Kollision und Verschachtelung von inkompatiblen Bezugssystemen bzw. »Wahrheiten«, von großer Bedeutung ist (vgl. Kap. 5).

Wir dürfen sogar annehmen, daß in der Tat *alle* Systeme in diesem Sinn zugleich als »Bezugssysteme« funktionieren: Da sie maximal spannungsarmen Gleichgewichtszuständen zwischen mehreren Extremen gleichkommen, »ziehen« sie ihre Elemente zwangsläufig in eine ganz bestimmte Richtung; m. a. W., Systeme sind Zustände bzw. Konstellationen, zu denen sich »Dinge«, Sachverhalte etc. aus Gründen der Ökonomie mit Vorliebe anordnen bzw. in die sie sich einordnen, etwa so, wie sich die Glassplitter des Kaleidoskops in zwar vielfältig veränderliche, aber nichtsdestoweniger streng an den vorhandenen (Bezugs-)Rahmen gebundene Konfigurationen formieren. Alle »Differenzierungen« der unbelebten und der belebten Welt (zum Beispiel Atome, Moleküle, aber auch Gewebe, Organe, Organismen ebenso wie alle möglichen sozialen und geistigen Strukturen) müssen in dieser Weise als äquilibrierte »Systeme« innerhalb eines gegebenen Rahmens erfaßt werden. Unsere Überlegungen führen also zu einer einheitlichen und sicher strukturalistisch zu nennenden Sicht auf eine Vielzahl von Sachverhalten, unter denen die psychischen und sozialen Verhältnisse bloß Spezialfälle darstellen. Gerade mit ihnen wollen wir uns jetzt noch gezielter befassen.

Schlußfolgerungen zum Wesen affektlogischer Strukturen und Systeme

Die Frage ist, inwiefern die bisherigen Ausführungen unser Verständnis für das Wesen der »Psyche« im allgemeinen und für die »affektlogischen Bezugssysteme« im besonderen zu vertiefen vermögen.

Eine Reihe von Schlußfolgerungen sind bereits offensichtlich, einige weitere zeichnen sich umrißhaft ab.

Evident ist, daß psychische Differenzierungen bzw. affektivkognitive Begriffe aller Art sowohl als typische »Strukturen« mit Invarianz und Varianz wie auch als »Systeme« und »Bezugssysteme« im beschriebenen Sinn aufgefaßt werden dürfen. Dies gilt möglicherweise sogar auf neuronaler Ebene. Ein wichtiges, wenn auch recht komplexes Beispiel für ein umfassendes affektlogisches Bezugssystem wären etwa die internalisierten Schemata, die unser Verhältnis (und damit auch unser *Verhalten*) zu den »Objekten«, das heißt zu wichtigen Bezugspersonen im Sinn der Psychoanalyse bestimmen. Wir können ihre Genese und Struktur gemäß den weitgehend übereinstimmenden analytischen und genetisch-epistemologischen Erkenntnissen etwa wie folgt rekonstruieren:

Der angeborene, durch Hunger (= Unlust) und gewisse sensorisch-taktile Reize ausgelöste, lustbringende und durch Sättigung wieder gestoppte *Saugreflex* bereichert sich schon wenige Tage nach der Geburt durch eine Reihe von zusätzlichen Elementen (u. a. durch besser koordinierte Mund-, Kopf- und Augenbewegungen, Hand- und Greifbewegungen, zunehmend differenzierte, affektive »Gestimmtheiten« bzw. Lust- und Unlusterlebnisse). Sie entwikkeln sich in der Folge unter Einschluß von immer präziseren Wahrnehmungselementen (bestimmten zeitlichen Rhythmen, taktilen Reizen, Temperaturen, Tönen, Gesichtern etc.) rasch zu bereits recht komplexen Ganzheiten bzw. sensori-motorisch-affektiven Schemata: Mit ganz bestimmten, sensori-motorischen Abläufen verbindet sich eine charakteristische Skala von Affekten. Nach mehreren Monaten stetiger Ausgestaltung wachsen mehrere »simultane«, bzw. zeitlich unmittelbar miteinander verbundene, affektive und kognitive Elemente (vor allem die Mutter bzw. die wichtigste Bezugsperson betreffend) zu abgegrenzten und schließlich als »permanent« (das heißt trotz teilzeitigem Verschwinden wiederkehrend) erfaßten »Objekten« oder »Ganzen« zusammen. Damit entwickelt sich zugleich eine erste nahräumige Raum- und Zeitkontinuität ebenso wie gewisse Keime zu einem eigentlichen Selbstbewußtsein.

Internalisierte affektiv-kognitive »Ganze« dieser Art differenzieren sich ständig weiter, bis sich immer klarere, mit bestimmten Grundaffekten belegte gestalthafte Repräsentanzen des Begegnenden, insbesondere von personalen Objekten (Mutter, Vater, Geschwister- und Drittfiguren) und vom eigenen Selbst herausbilden. Besonders intensiv in der Ödipalphase werden schließlich, wie im ersten Kapitel dargelegt, allerhand dynamische Relationen zwischen diesen nunmehr gut abgegrenzten Gestalten erlebt und internalisiert; in der Folge weitet sich aufgrund alles Erlebten die ursprüngliche Mutter- (und zum Teil auch Geschwister-)Gestalt durch zusätzliche Anlagerungen aus zum Bild der Frau überhaupt, ebenso wie der Vater (oder die früheste und prägnanteste Männergestalt) unter Anlagerung von weiteren, bei anderen Männern erlebten Attributen, Entscheidendes zum Bild des Mannes schlechthin beiträgt. Frauen und Männer werden schließlich habituell durch die so angelegten affektiv-kognitiven Raster wahrgenommen. Daß es sich bei derartigen, durch jahrelange Prozesse äquilibrierten »Schemata« um typische, affektiv-kognitive Bezugssysteme in dem oben beschriebenen Sinne handelt, zeigen, neben vielen Ergebnissen der modernen Psychologie insbesondere die Phänomene, die die Psychoanalyse unter dem Begriff der *Übertragung* zusammengefaßt hat, mit aller Deutlichkeit: Je nachdem, wie diese internalisierten Repräsentanzen konfiguriert sind, perzipieren — und unter Umständen *deformieren* — wir all jene Bezugspersonen, die aufgrund von Ähnlichkeitsbeziehungen (= Invarianzen) einem bestimmten Schema zugeordnet werden, immer wieder in der gleichen Weise. Zum Beispiel können alle mehr oder weniger deutlichen Vaterfiguren in stereotyper Weise als autoritär, aggressiv und gefährlich etc. erlebt werden. Entsprechend wird nicht nur alles Denken und Fühlen solchen Personen gegenüber, sondern ebenfalls das gesamte Verhalten ausfallen. Therapeutische Erfahrungen lehren, daß solche »Schemata« einen großen Grad von Trägheit besitzen und — genau wie auch die genetische Epistemologie gezeigt hat — nur mit erheblichem Aufwand umgestaltet werden können.

Insgesamt scheint es aus dieser Perspektive wahrscheinlich, daß die ganze »Psyche« aus derartigen, hierarchisch organisierten, affektiv-kognitiven Bezugssystemen, das heißt Fühl-, Denk- und Handlungsanleitungen besteht, die je nach Kontext, Auslösefaktoren usw. aktiviert und damit *verhaltenswirksam* werden. Diese ausbalancierten, synchronen Systeme spiegeln in jedem Lebensalter gewissermaßen die Essenz aller bisher diachron gemachten Erfahrungen wider. Jeder Mensch, jede Altersstufe (und im großen damit auch jede Zeit und jedes Land bzw. jede Menschengruppe, die über gemeinsame Erfahrungen verfügt) besitzt somit ihre eigenen »Wahrheiten«, die nur zum Teil (nämlich soweit erlebnismäßige Übereinstimmungen bestehen[23]) mit denjenigen anderer Menschen

[23] Als »Erlebnis« im affektlogischen Sinn muß in diesem Zusammenhang jede relevante »Information« aufgefaßt werden (vgl. Kap. 4).

und Altersstufen (bzw. anderer Zeiten, Länder, Völker) übereinstimmen. Eine »objektive« Wahrheit aber gibt es aus dieser Sicht — wie auch die zeitgenössische Wissenschaftsphilosophie längst behauptet — grundsätzlich nicht; es gibt nur mehr oder weniger allgemeine, »intersubjektiv« und »konventionell« aufgrund von gleichen Erfahrungen angenommene funktionelle »Stimmigkeiten«.

Abschließend will ich nochmals auf das interessante Phänomen einer möglicherweise durchgehenden *Polaritätenstruktur des Psychischen* zurückkommen, das uns in verschiedener Form schon mehrfach begegnet ist. Obzwar auch die vorangegangenen Überlegungen keine eindeutigen Schlüsse erlauben, liefern sie doch manche weiteren Indizien, die für die Ubiquität polarer Gegensatzstrukturen sprechen. Dazu gehört die fundamentale Rolle von »Differenzen« und die potentielle Dichotomisierung einer jeden Differenzierung. Ferner sind kognitive wie affektive Wahrnehmungen, wie wir gesehen haben, immer zwischen mindestens zwei Polen oder Gegensätzen ausgespannt: Das Figur-Hintergrund-Problem zum Beispiel zeigt, daß wir ohne ein entsprechendes Gegen-Teil überhaupt nichts wahrzunehmen vermögen. Ebenso ist jedes intensive Gefühlserlebnis (Liebe, Freude, Lust, Schmerz, Trauer, Angst etc.) nur auf dem Hintergrund seines Gegenteils möglich; das eine bedingt und konstituiert das andere. Ohne gewisse Ausschläge (= »Differenzen«) nach *beiden* Seiten hin erlebe ich schließlich überhaupt nichts mehr. Besonders interessant ist dabei die Tatsache, daß solche Gesetzmäßigkeiten nicht nur in der Synchronie, das heißt im gegenwärtigen und simultanen Querschnittsgeschehen, sondern auch in »diachronen Systemen« von der Art der oben erwähnten historischen Pendelbewegungen existieren: Liebe schlägt um in Haß, Ohnmacht in Machtgier, Masochismus in Sadismus und umgekehrt. Von hier aus ergeben sich interessante Brücken zum Phänomen der »Fluktuation«, das, wie im 6. Kapitel eingehender diskutiert werden wird, in Analogie zum Zustandekommen sogenannter »dissipativer Strukturen« (Prigogine) möglicherweise — durch rasche Wechsel zwischen völlig gegensätzlichen psychischen Befindlichkeiten – beim »Überschnappen« normaler affektlogischer Bezugssysteme ins Psychotische eine wichtige Rolle spielt. Ähnliche Vorgänge sind im psychosozialen Feld in den vielfältigen Wechselwirkungen zwischen allen möglichen (zum Beispiel politischen) Extrempositionen zu beobachten — wobei einmal mehr offensichtlich wird, daß derartige Zusammenhänge nur durch eine Synthese zwischen psychoanalytischem und systemtheoretischem Denken adäquat erfaßbar sind.

Wie aus den ursprünglichen Polaritäten komplexere Strukturen entstehen, kann hier nur kurz angedeutet werden. Grundsätzlich erwachsen sie aus der Kombination von vielfältigen Bipolen. Des weiteren ist zu berücksichtigen, daß aus zwei Gegensätzen notwendig ein Drittes, nämlich eine *Mitte,* ein *Dazwischen* resultiert. Etwas Verwandtes hatte jedenfalls auch Bateson im Sinn, als er am Beispiel des binokularen Sehens aufzeigte, daß »eine Relation immer das Resultat einer doppelten Beschreibung« ist.[24]

In dieser Mitte aber liegt bereits der Keim zu weiteren Entwicklungsschritten, was sich wiederum im psychosozialen Bereich besonders gut deutlich machen läßt: Die politische Mitte zum Beispiel vermag sich überhaupt erst anhand der Extreme klar zu definieren; sie wird durch sie möglicherweise sogar zur »extremen Mitte«, wodurch wiederum über die nun notwendig auftretende »gemäßigte Mitte« ein weiterer Differenzierungsprozeß in Gang gesetzt ist. In gewissem Sinn »braucht« also die Mitte die Extreme, was alle Arten von Marginalität — darunter die psychiatrische — in neuem Licht erscheinen läßt. Ähnliches gilt zweifellos für viele (alle?) anderen psychosozialen Strukturen. Daß zwei Gegensätze, die miteinander in Beziehung treten, notwendig ein Drittes, nämlich eine Relation und damit eine *Relativierung* begründen, haben wir schon im ersten Kapitel im Zusammenhang mit den verschiedenen Konstellationen in der familiären Triade zwischen Mutter, Vater und Kind gesehen: So wird für das Kind der »Dritte«, nämlich der Vater, erst dann wirklich sichtbar, wenn es sich mit der Mutter »auseinandergesetzt« (bzw. von ihr *ab*gesetzt) hat, das heißt, wenn es (und *sie*) die ursprüngliche, narzißtische Einheit gelöst und in zwei deutliche Pole oder »Andersheiten« aufgespalten hat. Ebenso bekommt es selber erst eine richtige Identität, wenn ihm (in der Ödipalphase) der Unterschied zwischen Vater und Mutter voll bewußt wird. Und zu wirklich autonomer psychischer Reife gelangt es (meist spät im Leben, wenn überhaupt) erst, wenn es beide in ihrer Gegensätzlichkeit voll integriert hat, wozu auch gehört, daß es ihre — inner-

[24] Bateson, G. (1979), a. a. O., S. 147.

psychisch immer irgendwie als extrem erlebten — jeweils guten *und* schlechten Seiten ohne Negation des einen oder andern anzunehmen fähig ist.

Alles in allem können wir aufgrund solcher offenbar allgegenwärtiger Gesetzmäßigkeiten vermuten, daß *überhaupt nichts sein kann ohne sein zugehöriges Gegen-Teil.* Dafür scheinen auch die oben erwähnten Polaritäten, aus denen die physische Welt durchgehend aufgebaut ist — sie besteht aus lauter elektrischen Positivitäten und Negativitäten, aus Materie und Antimaterie, Materie und Energie etc. — zu sprechen. Am wahrscheinlichsten ist, daß all diese Konvergenzen mit der absolut zentralen Rolle eines »Gleichgewichts« zusammenhängen, einem Phänomen, dem wir schon so oft begegnet sind. Es ist, wie im letzten Kapitel deutlich wurde, auch in der Systemtheorie entscheidend. Gerade deshalb sind wir zu der Auffassung gelangt, daß diese Theorie eine polare Grundstruktur aller »Differenzierungen« oder »Systeme« geradezu impliziert: Die Natur im Ganzen wie in ihren unendlichen Subsystemen kann als ein gigantischer Äquilibrationsprozeß verstanden werden. Sie basiert auf Gleichgewichtigkeiten, sozusagen auf »Gleichungen« zwischen den verschiedensten Komponenten, das heißt letztlich auf nichts anderem als auf »Teilen« und »Gegen-Teilen«!

Diese allgemeinen Überlegungen scheinen geradewegs zu jenen umfassenden Dualitätslehren hinzuführen, für die es bekanntlich im westlichen *und* östlichen Denken — von Heraklit bis Hegel, vom Yin und Yang bis zum Zen-Buddhismus — an Ansätzen nicht mangelt. Offensichtlich sind wir auf faszinierende wissenschafts- und naturphilosophische Grundprobleme gestoßen, deren detaillierte Erörterung indessen weit über den hier gesetzten Rahmen hinausgehen würde. Ich will deshalb an dieser Stelle abbrechen und das Wichtigste aus diesem Kapitel noch einmal ganz knapp zusammenfassen:

Insgesamt haben die vorangehenden Überlegungen gezeigt, daß »Differenzen« zu »Differenzierungen« und »Differenzierungen« zu »Strukturen« führen, des weiteren, daß »Strukturen« und »Systeme« praktisch identisch sind und generell als »Produkt aus einer Invarianz und einer Varianz« definiert werden können. Die äquilibrierten affektiv-kognitiven Schemata können als typische Strukturen bzw. Systeme in diesem Sinn aufgefaßt werden; sie stellen zugleich affektlogische Bezugssysteme dar, die einerseits aus dem

Umgang mit der begegnenden Wirklichkeit entstanden sind und andererseits den Umgang mit ihr konditionieren. Die ganze Psyche besteht offenbar aus einem hierarchisierten Gefüge von derartigen Bezugssystemen. Manches spricht dafür, daß ihre Struktur letztlich polar-binären Charakter hat.

4 Exkurs über Sprache und Bewußtsein

> Les idées sont en nous un système complet, semblable à l'un des règnes de la nature, une sorte de floraison dont l'iconographie sera retracée par un homme de génie qui passera pour fou peut être.
>
> Honoré de Balzac, *Louis Lambert*[1]

Dieses Kapitel ist dem rätselhaften Phänomen des menschlichen Bewußtseins und seiner Zusammenhänge mit der Sprache gewidmet. Was uns interessiert, ist nicht nur das »Wesen« (die Genese, Struktur, Funktion) des Bewußtseins, sondern ebenso die Rolle, die bei seiner Entstehung Phänomene wie die Differenzierung von Bezugssystemen und der »Auszug von Invarianz«, das heißt eine Art von »Zusammenzug« oder Abstraktion von Informationen, spielen. Die Vermutung liegt nahe, daß Bewußtsein und Sprache — welch letztere ja, wie wir am Beispiel des Begriffs »Tisch« sahen, bereits einen typischen »Zusammenzug« einer großen Zahl konkreter Erscheinungen darstellt — in enger Beziehung zueinander stehen und vielleicht überhaupt identisch sind: Was in Worte gefaßt werden kann, ist zweifellos bewußt; »unsagbar« und »unbewußt« sind nahezu synonym. Die kürzlich entdeckte spezifisch menschliche Asymmetrie gewisser Großhirnbereiche, die mit der bewußten Sprache in Relation stehen und dem Tier fehlen, scheint diese Vermutung zu stützen. Von einer genaueren Untersuchung dieser Zusammenhänge dürfen wir uns jedenfalls einen weiteren Beitrag zur angestrebten Vertiefung unseres Verständnisses der »Psyche« und vielleicht auch der »Verrücktheit« als eines, wie wir einmal annehmen wollen, in eigenartiger Weise veränderten Bewußtseinszustandes erhoffen.

Bewußtsein und Sprache stellen für Psychologie und Psychiatrie sehr wichtige, gleichzeitig aber äußerst komplexe Nachbargebiete

[1] Zitiert nach Lévi-Strauss, C. (1962): *La pensée sauvage*. Paris (Plon), S. 173.

dar, für deren Exploration wir zunächst auf Informationen aus der Literatur angewiesen sind. Indessen scheinen die Versuche, sich mit beiden Phänomenen zugleich bzw. mit ihren gegenseitigen Beziehungen zu beschäftigen, erstaunlich selten zu sein. Offensichtlich haben wir es mit einem typischen Grenz- und Zwischengebiet zu tun, das zum Teil der Linguistik, der Psychologie, der Philosophie, also den Geisteswissenschaften, zum Teil aber der Biologie, der Neurophysiologie und der Medizin, und damit den Naturwissenschaften, zugehört. Die Folge ist, daß die meisten Autoren sich entweder nur mit dem einen oder mit dem andern Aspekt, kaum je aber integrativ mit beiden befassen. So finden wir zum Beispiel in Chomskys *Sprache und Geist,* einem umfassenden Überblick über den Stand der Linguistik[2], kaum einen Hinweis auf das Problem des Bewußtseins. Dasselbe gilt für Bierwischs Zusammenfassung aus dem Jahr 1966.[3] Bei Piaget gibt es zwar viele wichtige und interessante Gesichtspunkte zur Bedeutung der Sprache in der kognitiven Entwicklung, auf die wir in Bälde zurückkommen werden — aber auch er setzt sich m. W. in diesem Zusammenhang mit dem Phänomen des Bewußtseins nicht explizit auseinander.

Auf der andern Seite beziehen Autoren, die sich in das Problem des Bewußtseins vertiefen, zumeist das Phänomen der Sprache nur am Rand in ihre Überlegungen ein. Als im letzten Jahrhundert Wundt, Wernicke und andere im Gefolge von Leibniz das Wesen des Bewußtseins zu ergründen begannen, steckte die Sprachwissenschaft im heutigen Sinn noch in den allerersten Anfängen. Später verlagerte sich das Interesse für die Bewußtseinsfrage von der Psychologie mehr in den Bereich der Neurophysiologie und Psychiatrie. In jüngerer Zeit war es namentlich der französische Psychiater Henry Ey, der, fußend auf den alten Lehren Jacksons und modernen Erkenntnissen über Bau und Funktion des Gehirns, eine differenzierte Theorie des Bewußtseins als eines komplex strukturierten Ordnungsgefüges entwickelte, das weitgehend der hierarchischen Organisation der beteiligten Hirnregionen (Hirnrinde, Retikulärformation des Hirnstammes, centrencephales Projektionssystem, Riechhirn etc.) entsprach. Das Phänomen der Sprache ist in-

[2] Chomsky, N. (1968). Dt.: *Sprache und Geist.* Frankfurt/M. (Suhrkamp) 1973.

[3] Bierwisch, M. (1966): Strukturalismus. Geschichte, Probleme und Methoden. *Kursbuch,* 5, S. 77—152.

dessen auch in dieser eindrücklichen Synthese kaum berücksichtigt.[4]

Einen interessanten Versuch einer zumindest partiellen Integration von Sprache und Bewußtsein verdanken wir dagegen dem schon genannten Hirnforscher und Nobelpreisträger Sir John Eccles. In seinem fesselnden, 1977 zusammen mit dem Philosophen Karl Popper publizierten Buch *The Self and its Brain*[5] präsentiert er — unter anderem aufgrund der aufsehenerregenden Befunde bei sogenannten »split-brain-Individuen« (Patienten, bei denen die Verbindungsbahnen zwischen den beiden Großhirnhemisphären operativ durchtrennt worden waren) — die These, daß das Bewußtsein in engem Zusammenhang mit der linksseitigen Großhirnrinde und den dort lokalisierten Sprachzentren stehe.

Allerdings berücksichtigt Eccles seinerseits die Ergebnisse der modernen Sprachwissenschaft in keiner Weise. Auch behandelt er — überraschend für einen Neurophysiologen — das Bewußtsein (»the self-conscious mind«) als eine gänzlich immaterielle, gemäß seiner graphischen Darstellung E 7[6] sozusagen *über* der linken Hemisphäre schwebende Entität, welche mit dem Hirn nur durch eine Anzahl von hypothetischen, bald offenen und bald geschlossenen »Moduls« in einem ebenso hypothetischen »Liaisonbereich« der linksseitigen Großhirnrinde verbunden sei. Offenbar ganz unabhängig von hirnphysiologischen Prozessen soll dabei der »seiner selbst bewußte Geist« imstande sein zu wählen, zu lernen, ja zu wünschen und zu wollen, wobei dieses Wünschen und Wollen seinerseits die »neuronale Maschinerie« aktiv beeinflußt. Eccles schreibt zum Beispiel:

> ... »Die Hypothese ist, daß der seiner selbst bewußte Geist eine unabhängige Entität darstellt, die aktiv mit dem Ablesen der Vielzahl von aktiven Zentren aus den Moduls der Liaisonbereiche der dominanten Hemisphäre beschäftigt ist. Der seiner selbst bewußte Geist selektioniert von diesen Zentren in Übereinstimmung mit seinen Interessen und integriert

[4] Ey, H. (1963). Dt.: *Das Bewußtsein.* Berlin (de Gruyter) 1967. — Vgl. auch Heimann, H. (1973): Bewußtseinsstörungen. In: Müller, Chr. (Hrsg., 1973): *Lexikon der Psychiatrie.* Berlin-Heidelberg-New York (Springer), S. 61—69.

[5] Popper, K. R., J. C. Eccles (1977), a. a. O.

[6] Ebd., S. 375.

diese Auswahl so, daß von Moment zu Moment eine Einheit der bewußten Erfahrung gegeben ist. Er wirkt auch auf die neuronalen Zentren zurück«...[7]

Mit andern Worten, der »seiner selbst bewußte Geist« scheint in Eccles' Sicht einen gewissermaßen homunkulusähnlichen Organismus darzustellen, der mit den Vorgängen im Gehirn eigentlich nichts mehr zu tun hat — eine mehr philosophische als wissenschaftliche Auffassung, die nach meiner Meinung kaum viel weiter führt, da sie doch das Problem des Zusammenhangs zwischen Gehirn und Bewußtsein keineswegs löst, sondern bloß um eine Stufe weiter nach »außen« oder »oben« (nämlich in den ungeklärten Quantensprung von den »offenen Moduls« des »Liaisongehirns« der linken Großhirnrinde zum »Geist«) verschiebt. Dazu beschäftigt sich Eccles ausschließlich oder doch ganz überwiegend mit einem sehr bestimmten und speziellen Aspekt des Bewußtseins, nämlich mit dem »Bewußtsein seiner selbst« (bzw. dem »seiner selbst bewußten Geist«). Dieser Aspekt aber stellt zweifellos — wie sowohl die Psychoanalyse wie auch Henry Ey sehr klar zeigen — nur eine besonders differenzierte und entsprechend späte Form des außerordentlich vielfältigen und komplexen Gesamtphänomens des Bewußtseins dar.

Für unsere Fragestellung ist es von Vorteil, zunächst zu versuchen, dieses Gesamtphänomen einigermaßen in den Blick zu bekommen. Erst dann wird die Ausgangsbasis breit genug sein, um das Phänomen »Bewußtsein« mit Gewinn mit dem Phänomen »Sprache« in Verbindung zu bringen. Dabei darf auch letztere nicht einfach als das hochdifferenzierte Instrument gesehen werden, als das es uns in der Sprache des heutigen Erwachsenen entgegentritt. Vielmehr ist diese als ein Spezialfall und (vorläufiges) Endprodukt einer ungeheuer langen Entwicklung in den ebenfalls äußerst weitläufigen Zusammenhängen zu betrachten, welche neben der genetischen Epistemologie insbesondere die moderne strukturalistische Linguistik erschlossen hat.

[7] Ebd., S. 355—56 (Übersetzung vom Autor).

Zum Begriff des Bewußtseins

In der Literatur begegnet uns der Begriff des Bewußtseins in schillernder und vielfältiger Gestalt. Manche Autoren meinen geradezu, daß er sich gar nicht definieren lasse, da jede Definition schon Abgrenzung und Auswahl nur eines Teilaspektes bedeute.[8] Leibniz verstand darunter den »Gesamtinhalt unserer Icherfahrung«, Jahrreis einen »eigentümlichen Grad von Klarheit, Fülle, Beweglichkeit, Ablauftempo und Rangordnung des innern Erlebens und der psychischen Funktionen«. Karl Jaspers definierte das Bewußtsein als »jede Weise des erlebten Innerlichseins« und unterschied dabei drei Aspekte:

> »Es ist erstens die *Innerlichkeit* eines Erlebens und steht als solche im Gegensatz zur Bewußtlosigkeit und zum Außerbewußten. Es ist zweitens *gegenständliches* Bewußtsein, ein Wissen von Etwas, und steht als solches im Gegensatz zu einem innerlichen Erleben als dem Unbewußten, dem die Spaltung in Ich und Gegenstand noch abgeht. Es ist drittens *Selbstreflexion*, Bewußtsein seiner selbst, und steht als solches im Gegensatz zum Unbewußten, das ich zwar in Subjekt-Objekt-Spaltung mit gemeinten Inhalten erlebe, dessen Erleben ich aber nicht ausdrücklich und darauf aufmerksam weiß.«[9]

Zugleich betont Jaspers aber, daß das Seelenleben als bloßes Bewußtsein und aus dem Bewußtsein allein nicht zu begreifen sei. Ein nie direkt nachzuweisender »außerbewußter Unterbau« müsse notwendig hinzugedacht werden: »Das unmittelbar zugängliche, wirklich erlebte Seelenleben ist wie der Schaum, der auf den Tiefen eines Ozeans schwimmt.« Das Außerbewußte trete uns namentlich als »das nicht mit Aufmerksamkeit belegte Unbemerkte aber doch Erlebte, das Ungewollte aber doch Getane, das unerinnert Verges-

---

[8] Vgl. Haring, C., K. H. Leickert (1968): *Wörterbuch der Psychiatrie und ihrer Grenzgebiete.* Stuttgart-New York (Schattauer), S. 108. Eine ähnliche Ansicht vertrat seinerzeit schon Freud, wenn er von der »... unvergleichlichen, jeder Erklärung und Beschreibung trotzenden Tatsache des Bewußtseins« redete. »Spricht man vom Bewußtsein, so weiß man trotzdem unmittelbar aus eigenster Erfahrung, was damit gemeint ist« (*Abriß der Psychoanalyse* [1938], Ges. Werke, Bd. XVII, S. 79).

[9] Jaspers, K. (1953): *Allgemeine Psychopathologie.* Berlin-Göttingen-Heidelberg (Springer), S. 9—10.

sene« und — besonders bedeutsam für unser Thema — als das »nicht gegenständlich Gewordene, nicht im Wort Ergriffene« entgegen. Den gleichen Zusammenhang zwischen Unbewußtem und Sprachlosigkeit einerseits, Bewußtsein und Sprache andererseits hat Pongratz im Auge, wenn er als bewußt »alles Mitgeteilte oder wenigstens Mitteilbare« bezeichnet. Bemerkenswert ist auch seine Formulierung, Bewußtsein sei eine »kognitive Präsenz von etwas: das heißt, immer handelt es sich bei Bewußtsein um ein mehr oder weniger klares Wissen von etwas hic et nunc«.[10]

Interessant für uns ist ferner das — namentlich von Henry Ey hervorgehobene — Konzept des *Bewußtseinsfeldes* als ständig sich wandelnde, sinnvoll gerichtete und mit der Aktion des Subjekts eng verschränkte »Szene des aktuellen Erlebens in Zeit und Raum«. Aus den verschiedenen Aspekten dieses Feldes baut sich nach Ey eine »Vertikalstruktur und -dynamik« des Bewußtseins auf, die enge Beziehungen zu aktivierenden und dämpfenden Vorgängen zwischen Hirnrinde und Hirnstamm und damit zu den verschiedenen Stufen der Aufmerksamkeit, der Vigilanz, des Schlaf- und Wachrhythmus etc. aufweist.[11] Auch in dieser Sicht erscheint Bewußtsein keineswegs als ein einheitliches, sondern wiederum als ein in mannigfachen Facetten schillerndes und in fortwährendem Wechsel begriffenes Phänomen, das hierarchisch geordnet ist und von den dumpfesten Bewußtseinsspuren bis zu den Zuständen höchster Bewußtseinsklarheit und Besonnenheit reicht, mit Einschluß der reflexiven Besinnung auf sich selbst und die umgebende Welt.

Zugleich wird evident, daß das Bewußtsein in dem Sinn, der uns hier beschäftigt, nicht einfach mit einem bestimmten, etwa elektroencephalographisch feststellbaren Wachheitszustand des Gehirns gleichgesetzt werden darf. Es ist etwas viel Differenzierteres gemeint, das in enger Beziehung zum *Wissen*, dem Wissen von sich selbst oder von der begegnenden Umwelt steht. »Bewußtsein als conscientia ist immer Wissen um etwas, ist immer bezogen auf etwas«, sagt Scharfetter.[12]

---

[10] Pongratz, L. (1971): *Lexikon der Psychologie*, Bd. I. Fribourg-Basel-Wien (Herder), S. 266.

[11] Ey, H. (1967), a. a. O.

[12] Scharfetter, C. (1976): *Allgemeine Psychopathologie*. Stuttgart (Thieme), S. 25.

Ich meine deshalb, in Anlehnung an Pongratz die vielfältigen Erscheinungsformen des Bewußtseins für unsere Zwecke am besten durch die folgende, sehr einfache Definition erfassen zu können: *Unter »Bewußtsein« verstehe ich das, was sowohl insgesamt wie in jedem einzelnen Augenblick jeweils gewußt wird.*

Diese Formulierung berücksichtigt, daß das Bewußtsein, wie gesagt, einem ständigen Wechsel unterworfen ist, daß es sich kontrahiert oder ausdehnt, wie ein wandernder Scheinwerfer gewisse Bezirke erleuchtet und andere im Dunkel versinken läßt, und je nach Vigilanz und Hirnfunktionszustand (Schlaf- und Wachrhythmus, Traum etc.) bald hell und klar, bald trübe oder verworren sein kann. Vor allem wird in dieser Definition auch deutlich, daß das Bewußtsein eine Genese und Entwicklung hat, welche ontogenetisch irgendwo in den ersten Lebensmonaten und phylogenetisch irgendwann im wachsenden Differenzierungsprozeß der lebendigen Organismen ihren Ursprung hat. Zugleich hat es viele Stufen: Je nachdem »weiß ich um etwas« (zum Beispiel wenn ich, ganz in meine Arbeit vertieft, selbstvergessen und doch höchst aufmerksam »bei der Sache«, einen Apparat zusammenbaue, hierin einem Tier, das unter Aktualisierung bestimmter internalisierter Schemata sein Nest baut, vielleicht weniger unähnlich als man meint). Oder ich »weiß, daß ich weiß« (wenn ich mir zuschaue, wie ich den Apparat konstruiere), oder ich »weiß, daß ich weiß, daß ich weiß« (wenn ich dem Zuschauer zuschaue) etc. Zwischen solchen, hier nur ganz grob skizzierten Bewußtseins- bzw. Abstraktionsebenen flottieren wir dauernd hin und her. Es scheint evident, daß die höheren von ihnen nur dem Menschen, nicht aber dem Tier zur Verfügung stehen. Bewußtsein in diesem Sinn wandelt sich im Laufe des Lebens und in der Geschichte; es hat neben einem individuellen auch einen sozialen Aspekt, die miteinander in enger Wechselbeziehung stehen: Viele Bewußtseinsinhalte, und damit auch ein gewisses gemeinsames »Zeitbewußtsein«, werden dem einzelnen Menschen von der Gesellschaft überliefert; das individuelle wie das überindividuelle Bewußtsein fluktuiert nicht nur von Moment zu Moment, sondern es steht auch über weite Zeitabschnitte in einem stetigen Prozeß der Um- und Weiterbildung, welcher — so müssen wir angesichts der fortwährenden Ausweitung von Wissen und Erkenntnis vermuten — seinen (vorläufig) höchsten Differenziertheitsgrad beim denkenden, redenden, schreibenden, rechnenden, wissenden, kultivierten und seiner selbst bewußten Erwachsenen der Jetztzeit erreicht.[13]

Aus dieser Sicht fällt »Bewußtsein« definitionsgemäß mit »Wissen« zusammen — aber nicht mit einem passiven und auch nicht mit einem bloß kognitiven »Wissensschatz«, sondern mit einer von Moment zu Moment wechselnden und aktiv erlebten Aktualisierung von kognitiv-affektiver bzw. typisch affektlogischer Struktur, die auf unbewußtem Untergrund aufgebaut ist und sich von dort her wie ein Berggipfel übers Nebelmeer ins Licht einer mehr oder minder klaren Vergegenwärtigung erhebt. Scharfetter schreibt hierzu treffend:

> »Der wache Mensch hat nicht Bewußtsein, sondern ist bewußt Seiender, ist selbst unterschiedlich waches, empfindendes, erlebendes, fühlendes, gestimmtes, rational wissendes, tätiges Bewußtsein.«[14]

Diese Art von Bewußtsein impliziert also zugleich ein *Fühlen*, das heißt (wie wir sahen) etwas ausgesprochen Körperliches. Momentane Körpergefühle, Sinneseindrücke, Sensorik[15] ganz allgemein (bzw. ihre Verarbeitung; siehe S. 161) mitsamt den dadurch evozierten Gedächtniselementen konstituieren und »nähren« in einem fort das Bewußtsein; diese ihm ständig aufs neue zugeführte Information, und insbesondere ihr affektiver (das heißt motivierender) Anteil, können geradezu als Energiequelle aufgefaßt werden, die wie ein Windgenerator laufend die nötige »Kraft« liefert, um das flakkernde Licht des Bewußtseins in Gang zu halten: die »sensory deprivation«, das heißt die experimentelle, totale Abschirmung sämt-

---

[13] Wobei freilich jedem, auch dem informiertesten einzelnen, immer nur eine winzige Parzelle des Gesamtbewußtseins zugänglich sein kann. Jeder einzelne ist sozusagen der *Ort*, wo sich Bewußtsein vollzieht, das heißt aktualisiert und — vielleicht nur in flüchtigsten Ansätzen — weiterentwickelt. Das eigentliche Wissen und Bewußtsein aber ist das von keinem einzelnen realisierte, von Generation zu Generation tradierte und stetig sich weiterdifferenzierende Ganze...

[14] Scharfetter, C. (1976), a.a.O., S. 25.

[15] Es zeigt sich hier, daß eine scharfe Unterscheidung zwischen Gefühlen ganz allgemein, Körpergefühlen und Sinneseindrücken, wie sie etwa die Wahrnehmungspsychologie vorzunehmen versucht, aus dieser Sicht nicht sinnvoll ist: Der ganze Körper ist sozusagen ein einziges »Sinnes- bzw. Fühlorgan«; er registriert fortwährend, was auf ihn einwirkt (also die »Wirklichkeit«), und verarbeitet diese gesamte Information schließlich zentral zu einem (sich allmählich ausdifferenzierenden) »Weltbild«.

licher sensorischer Stimuli, führt bemerkenswerterweise, wie wir in Kapitel 6 noch genauer sehen werden, sehr rasch zu einem tiefgehenden, psychotisches Ausmaß erreichenden Bewußtseinszerfall.

In diesem Zusammenhang wird ferner die Frage sinnvoll, ob oder vielmehr was für ein Bewußtsein das Tier, das kleine Kind oder der unentwickelte Erwachsene in den sogenannten primitiven Kulturen und Zeiten haben. Es wird deutlich, daß es scharfe Grenzen und Sprünge nicht gibt und auch nicht geben kann, sondern daß die Natur einmal mehr nur den stetig sich wandelnden und weiterentwikkelnden Übergang kennt und Gefühle, Vigilanz, Aufmerksamkeit, offensichtliches »Wissen von etwas« finden sich bereits auf niederer Stufe im Tierreich und selbstverständlich auch beim Säugling und beim »Primitiven«: In gewissem Maße sind schon die Insekten, die kleinen Säugetiere (Mäuse, Ratten etc.), ganz zu schweigen von Katzen, Hunden, Affen, in ständig wechselndem Grade vigil und richten ihre Aufmerksamkeit je nach Situation auf diesen oder jenen Punkt. Sie sind lernfähig und besitzen offenbar nach einiger Zeit ein recht differenziertes, typisch »affektlogisch« strukturiertes, das heißt emotionell gefärbtes, räumlich und zeitlich geordnetes »Wissen« und damit »Bewußtsein« zum Beispiel von ihrem Revier und bestimmten, für sie wichtigen Fakten und Vorgängen (Futterquellen, Gefahrenherde etc.) darin. Sie *ordnen* also »innerlich« ihren äußeren Lebensraum; sie »wissen« auch um Liebe und Gefahr, sie beachten, antizipieren und »kennen« eine Reihe fundamentaler Regeln und Rhythmen. Gewiß, mit einer »Reflexion« oder gar mit einem »Selbstbewußtsein« im menschlichen Sinn hat all dies nichts oder doch nur wenig zu tun. Aber in den ersten Lebensmonaten unterscheidet sich das »Bewußtsein« des Säuglings, und — so dürfen wir annehmen — in den menschheitsgeschichtlich frühesten Entwicklungsstadien dasjenige des »Primitiven«, kaum von demjenigen höherer Tiere. Beide bilden sie zunächst, wie Piaget bestätigte, grundsätzlich ganz ähnliche sensori-motorische Schemata als Grundlage späterer, weit höher entwickelter kognitiver (bzw. affektiv-kognitiver) Systeme aus. Während einiger Monate ist das höhere Säugetier dem menschlichen Säugling in dieser Beziehung sogar deutlich voraus. Eine Zeitlang müssen also menschliches und tierisches »Bewußtsein« sehr ähnlich strukturiert sein. Aber beim Menschen geht diese Entwicklung in der Folge sehr viel weiter: Von einem bestimmten Punkt an hellt sich das menschliche Bewußtsein in eigentümlicher Weise auf und wird schließlich scharf und klar, etwa so, wie ein zunächst verschwommenes Lichtbild scharf wird, wenn wir die optischen Systeme eines Projektionsapparates korrekt einstellen.

Die Vermutung liegt wie gesagt nahe, daß an diesem Phänomen der »Scharfeinstellung« die *Sprache* einen hervorragenden Anteil hat. Schon rein zeitlich fällt beim Kleinkind die Erscheinung eines klareren Bewußtseins eng mit der Erscheinung der Sprache zusammen. Und was gesagt und »zur Sprache gebracht« werden kann, ist offensichtlich bewußt; das Ungesagte und Unsagbare dagegen scheint sich dem Bewußtsein weitgehend zu entziehen.

Bevor wir dieser Vermutung weiter nachzugehen vermögen, ist es nötig, uns Rechenschaft darüber abzulegen, was eigentlich mit dem Begriff der »Sprache« gemeint ist.

Zum Begriff der Sprache

Seit Ferdinand de Saussure versteht die moderne Linguistik die Sprache (bzw. die Sprachen) nicht mehr bloß als eine Summe von (deutschen, französischen, englischen etc.) Wörtern und Sätzen, die nach bestimmten, geschichtlich gewordenen phonetischen, grammatikalischen und syntaktischen Regeln gebraucht und gebildet werden. Die Sprache ist für sie in erster Linie, viel allgemeiner ausgedrückt, *ein strukturiertes, synchrones System von konventionellen Zeichen* (von »signifiants«) mit ganz bestimmten Relationen untereinander, die als Code für ein Dargestelltes oder Bedeutetes (das »signifié«) stehen, ganz ähnlich wie etwa die abstrakten Schriftzeichen des Alphabets stellvertretend bestimmte konkrete Laute oder abstrakte algebraische Formeln und Symbole bestimmte konkrete Beziehungen und Gegebenheiten zum Beispiel in der physischen Welt bedeuten.

Die Erforschung der inneren Struktur der Sprache(n) ist noch keineswegs abgeschlossen. Insbesondere sind, soweit ich sehen kann, neben vielen Einzelproblemen die Fragen der Entstehung dieser Zeichensysteme an sich, ihres Aufbaus aus einfachsten Grundelementen (den sogenannten »sprachlichen Universalien«) aufgrund eines wahrscheinlich zum größten Teil unbewußten Systems von Regeln (einer allgemeinen »generativen Grammatik«) und, in diesem Zusammenhang, auch das Ausmaß von angeborenen versus erworbenen Anteilen an der Sprachentwicklung weiterhin Gegenstand intensiver Forschung. Indessen werden wir sehen, daß schon die grundlegenden Konzepte der heutigen Sprachwissenschaft zu einem vertieften Verständnis der Bewußtseinsstruktur allerhand beizutragen vermögen: Besonders die de Saussuresche Unterscheidung zwischen einem »signifiant« und einem »signifié«, die ja den Kern- und Ausgangspunkt des gesamten modernen Strukturalismus darstellt, erweist sich für unsere Fragestellung als zentral. Wichtig in diesem Zusammenhang ist des weiteren die Frage eines »unbewußten Unterbaus« der bewußten Sprachäußerungen, die die Linguistik seit langem beschäftigt. Und schließlich müssen uns — im Anschluß an die Schlußbetrachtungen im Kapitel 3 — selbstverständlich auch die mannigfachen Hinweise auf eine mögliche Dualstruktur der Sprache besonders interessieren.

Auf die Bedeutung des de Saussureschen Ansatzes werde ich erst später, wenn ich den Begriff der »semiotischen Funktion« eingeführt habe, des nähern eingehen. Was die *Frage des Unbewußten* in der Sprache betrifft, so setzte ihr Studium — jedenfalls unter dem Einfluß der Psychoanalyse — mit den vier (ursprünglich nur auf die Phonologie bezogenen) programmatischen Forderungen Troubetzkois aus den dreißiger Jahren ein, statt der bewußten linguistischen Phänomene ihren unbewußten Unterbau, statt der einzelnen Sprachelemente die systemischen Relationen zwischen ihnen, statt ihrer theoretischen Zugehörigkeit zu Systemen die konkreten Systeme selbst und statt spezieller Sprachelemente solche von allgemeinem und absolutem Charakter zu untersuchen.[16] In der Folge führte Chomsky die grundlegende Unterscheidung zwischen einer (direkt erkennbaren und bewußten) »Oberflächenstruktur« und einer (nur indirekt zu erschließenden und teilweise unbewußten) »Tiefenstruktur« der Sprache ein. Als unbewußt betrachtet er insbesondere die zugrundeliegenden *Regeln*, die das sprachliche Verhalten bestimmen und schon ein kleines Kind befähigen, eine praktisch unbeschränkte Zahl von Sätzen korrekt zu bilden, von denen es viele noch gar nie gehört hat. Diese auch der heutigen Wissenschaft nur zum Teil bekannten (und damit »bewußten«) Sprachregeln begründen eine implizite »Sprachkompetenz« und in ihrer Ge-

[16] Nach C. Lévi-Strauss (1958), a. a. O., S. 40.

samtheit eine »generative Grammatik« (Chomsky), von deren Struktur der Sprecher in der Tat nichts weiß.

Es ist offensichtlich, daß diese Zusammenhänge auch umgekehrt bedeutsam sind für die — trotz gut einem dreiviertel Jahrhundert Psychoanalyse noch keineswegs erschöpfte — Diskussion um die *Struktur des Unbewußten*. Etwas von dieser Struktur scheint gerade an dieser Stelle so klar zutage zu treten wie sonst fast nirgends. Was hier offenbar wird, ist die Tatsache, daß wir in den allermeisten Fällen die Regeln, nach denen wir sprechen, denken, wahrnehmen, uns bewegen etc., ebensowenig kennen wie diejenigen, nach denen wir fühlen und uns verhalten! Mit andern Worten, *das Unbewußte besteht offenbar in erster Linie aus einem System von Regeln*. Soweit es sich um Regeln des kognitiven Verhaltens (mit Einschluß der Sprache) handelt, mag man sie mit Piaget in einem »kognitiven Unbewußten«, soweit es um Verhalten im Gefühlsbereich geht, mit Freud in einem »affektiven Unbewußten« ansiedeln. Indessen besteht auch aus dieser Sicht keinerlei Anlaß für eine grundsätzliche Trennung dieser beiden Aspekte. Im Gegenteil, einmal mehr wird ihre Zusammengehörigkeit deutlich: nicht nur verbinden sich, wie wir gesehen haben, Affekt und Intellekt im Bewußten wie im Unbewußten zum untrennbaren Ganzen der »Affektlogik«, sondern auch die formal-strukturellen Eigenschaften des kognitiven und affektiven Unbewußten müssen als ganz ähnlich erscheinen. Denn ein »System von Regeln« kann grundsätzlich gar nicht anders strukturiert sein als eine »Sprache«, das heißt — abstrakt ausgedrückt — als ein System von Dynamismen und Relationen zwischen einzelnen festeren Elementen von genau jenem Typus, wie er in der »Oberflächenstruktur« der Sprache in Form von (durch Prädikate, Konjunktionen etc. angezeigte) Dynamismen und Relationen zwischen substantivischen Elementen zutage tritt. Lacans bekannter Satz, wonach das Unbewußte strukturiert sei wie eine Sprache, gewinnt von hier aus einen neuen, tiefen Sinn. Und darüber hinaus dämmert in uns die Vermutung, daß das System der Sprache nichts anderes als etwas logisch Notwendiges und Allgemeingültiges »zum Ausdruck bringt« und »materialisiert«, nämlich den Aufbau eines »Systems« oder einer »Struktur« an sich als einer »Totalität mit Relationen (= Transformationen) zwischen einzelnen Elementen«. Der ganze, ungeheuer subtile Feinbau der Sprache — alle möglichen Verbindungen und Verschachtelungen, Zuordnungen und Abtrennungen, Exklusionen und Implikationen etc., aber durchaus auch alle semantischen Schattierungen und Abwandlungen einzelner Worte — würde demnach nichts anderes als (beinahe) das Gesamt aller logischen Operationen (bzw. »Manipulationen«) darstellen, die mit Elementen in einem System überhaupt angestellt werden können. Der Ablauf dieser Operationen aber wäre im Unbewußten vorgebahnt; es würde sich um eine Art von »Fertigelementen« oder »programmierten Mikroprozessoren« ganz im Sinn der »sprachlichen Universalien« handeln, und diese müßten insgesamt eine weitgehend unbewußte und in ihren Gesetzmäßigkeiten dem rationalen Verstand — wenn überhaupt — nur über mühselige Umwege zugängliche generative Grammatik bilden. Wir werden weiter unten sehen, daß Piaget, im Gegensatz zu Chomsky, eine plausible Hypothese vorschlägt, wie sich diese »Mikroprozessoren« gebildet haben könnten.

Insgesamt scheint sich damit durch das »Fenster der Sprache« ein Blick auf etwas Psychisches zu eröffnen, dessen Struktur von den einfachsten sensori-motorischen Schemata bis zur höchsten Geistigkeit ebenso notwendig wie einheitlich ist und durchgehend »affektlogisches« Gepräge trägt. Dieses einheitlich strukturierte Gebilde ragt nur zu einem kleineren Teil ins helle Bewußtsein hinaus, während der wahrscheinlich weit größere und wichtigere »Rest« sich in einem breiten und dunklen, unbewußten Sockel verliert.

Was nun aber diese beiden Komponenten eigentlich unterscheidet, was in einer bestimmten Zone diesen »Umschlag«, diese »Verdichtung« ins Bewußtsein bewirkt, erscheint einmal mehr als zutiefst rätselhaft, staunenswert und frag-würdig. Einige weitere Ergebnisse der modernen Linguistik zur Struktur der Sprache sind in diesem Zusammenhang von Interesse.

Im zweiten Kapitel haben wir gesehen, daß Piaget den Ursprung aller kognitiven Differenzierung in den *fundamentalen Zweierrhythmen* vermutet, die in Form eines Wechsels zwischen einer Abweichung und der Rückkehr zu einer Ausgangssituation bereits in den frühesten und größtenteils angeborenen reflektorischen Abläufen (Saugreflex, Greifreflex etc.) nachweisbar sind. Im dritten Kapitel habe ich diese Frage eingehender erörtert und unter anderem gezeigt, daß solche Zweierrhythmen auch aus theoretischen Gründen als grundlegend betrachtet werden müssen, da ja die Dialektik zwischen Störung und Wiederherstellung eines Gleichgewichtszustandes die grundlegende Dynamik eines jeden homöostatischen Systems bildet. Daß bereits aus der Repetition und aus der hirnphysiologischen Stabilisierung (Bahnung) eines solchen Prozesses notwendig etwas Strukturiertes, nämlich ein Produkt aus Invarianz (die immer gleiche Ausgangssituation) und Varianz (die verschiedenartigen Abweichungen davon) entstehen *muß*, geht ebenfalls aus diesen Überlegungen hervor. Des weiteren hat sich gezeigt, daß die Dual- bzw. Binärstruktur die einfachste und damit wahrscheinlichste Form einer jeden Differenzierung darstellt. Es ist deshalb von erheblichem Interesse, daß auch in der Sprachwissenschaft eine Reihe von Ansätzen zu verzeichnen sind, die auf eine derartige Dualstruktur hinweisen. Der erwähnten Arbeit Bierwischs[17] zum Beispiel ist zu entnehmen, daß bereits in den dreißiger Jahren der Kopenhagener Linguistenkreis um Hjelmslev von einer binären Hypothese ausging, indem er — auf der Grundlage der de Saussureschen Taxonomie — die Sprache als kombinatorische algebraische Struktur auffaßte, die durch eine Serie von logischen Zweiteilungen charakterisiert sei.

Zum ersten und grundlegenden Dualismus zwischen Inhalt und Ausdruck (»signifié« und »signifiant«) kommt nach Hjelmslev derjenige zwischen »Form« (Relation zwischen reinen Werten im Sinne de Saussures) und »Substanz« (das außersprachliche Korrelat, in dem sich die Form manifestiert), woraus sich kombinatorisch bereits — ganz wie der im letzten Kapitel erwähnte »Entscheidungsbaum« zeigt — vier paarweise geordnete Konstellationen oder »Straten« ergeben. Auf unterer Ebene differenzieren sich hierzu viele weitere Polaritäten, wie etwa diejenigen zwischen Substantiven und Verben, zwischen Verben und Adjektiven, zwischen Singular und Plural etc.

Demnach läßt sich die Sprache als ganze, von den einfachsten phonologischen Elementen bis zu den komplexesten semantischen Inhalten, als Kette von lauter logischen und im Prinzip mathematisch formulierbaren Zweierkomponenten erfassen, welche zusammen ein System von »Figuren« bzw. »Figurenkombinationen« ergeben, die weit mehr als die phonetischen Zeichen das eigentliche System der Sprache darstellen. Auch die vor allem durch Noam

---

[17] Bierwisch, M. (1966), a. a. O., S. 92—97 und 104—120.

Chomsky repräsentierte, neuere amerikanische Linguistik versuchte immer wieder, sowohl die Oberflächen- wie die Tiefenstruktur der Sprache stammbaumartig durch ein System von (meist) binär angeordneten Elementen darzustellen. Ferner spricht Chomsky mehrfach von »zyklischen Operationen«, die als angeborene Organisationsprinzipien die Struktur der universalen Grammatik determinieren. Es müßten, so schreibt er in diesem Zusammenhang, gewisse »abstrakte und zum Teil universale Prinzipien postuliert werden, welche die menschlichen mentalen Fähigkeiten beherrschen«[18].

Obwohl Chomsky anders als Hjelmslev den Schritt zu einer durchgehend binären Strukturhypothese explizit nicht tut und auch auf die so ähnlichen Gedanken Piagets nicht ausdrücklich Bezug nimmt, sind doch vielfältige Konvergenzen zwischen den erwähnten Forschern unverkennbar.

Erhebliche Meinungsverschiedenheiten gibt es dagegen zwischen Chomsky und Piaget in bezug auf den Anteil erworbener versus angeborener Komponenten an der — von der Linguistik im Gegensatz zur genetischen Epistemologie allerdings kaum direkt beim Kind studierten – *Sprachentwicklung.*[19] Chomsky vertritt die Auffassung, daß die »allgemeine Sprachkompetenz« als Grundlage der »generativen Grammatik« im wesentlichen angeboren sei. Piaget weist dem gegenüber nachdrücklich auf den von ihm erforschten assimilatorisch-akkomodatorischen Prozeß der Differenzierung grundlegender sensori-motorischer Schemata im ersten Lebensjahr hin, der dem Erwerb der Sprache vorauslaufe und zugleich ihr natürliches Fundament darstelle (vgl. Kap. 2). Nach Piaget gehört die Sprachentwicklung in den Rahmen der allmählichen Ausbildung der — für unsere Fragestellung, wie sich noch zeigen wird, zentral bedeutsamen — *semiotischen Funktion* gegen Ende des ersten Lebensjahres, das heißt der Fähigkeit, konkrete Fakten zunehmend durch Signale, Symbole und Zeichen im Sinn von de Saussure zu erfassen.[20] In dieser Hinsicht stellt die Sprache nach Piaget keines-

[18] Chomsky, N. (1968). Dt.: 1973, a. a. O., S. 76f.

[19] Piatelli-Palmarini, M. (Hrsg., 1979): *Théories du langage/Théories de l'apprentissage.* Le débat entre Jean Piaget et Noam Chomsky. Paris (Seuil).

[20] »*Signale*« (frz. »indices«) sind nach de Saussures Terminologie Teil des Signalisierten (zum Beispiel der Geruch eines Nahrungsmittels, der Rauch eines Feuers, der sichtbare Teil eines größtenteils unsichtbaren Gegenstandes). »*Symbole*« (frz.

wegs etwas völlig Neues dar: *Sie belegt (zunächst) bloß die bereits im sensori-motorischen Bereich angelegten Verhaltensschemata (bzw. ihren »Zusammenzug)« mit Zeichen*, und zwar erfolgt diese Zuordnung von (Laut-)Zeichen wiederum in stetig sich weiterentwickelnder Weise, indem vorerst nur einige sehr grobe »Konzepte« (etwa ganz bestimmte, affektiv bedeutsame Aktionen, Objekte oder Situationen) mit zunehmend spezifischen Lauten oder Lautkombinationen belegt werden. In der Folge differenzieren sich diese frühen Zuordnungen zwischen bestimmten Lautkombinationen und bestimmten elementaren Erlebnissen weiter aus, sei es, daß der »zur Sprache gebrachte« Erlebnisbereich (das Bedeutete) ausgeweitet oder präzisiert wird, sei es, daß sich die Lautfolge selber (das Bedeutende) differenziert und präzisiert.

Hermine Sinclair gibt in ihren beiden ausgezeichneten Übersichtsartikeln über die Beiträge der genetischen Epistemologie zur Linguistik[21] einige Beispiele von solchen frühesten Sprachelementen: Sie sind »holophrastisch«, das heißt, sie bestehen aus einem einzigen »Wort«, das den Wert eines ganzen Satzes hat, und signalisieren interessanterweise anfänglich fast immer ein Verschwinden irgendeiner Sache, zum Beispiel »aplu«, »allé allé« (vom frz. »il n'y a plus« = es ist nichts mehr da, »allé« = gegangen), oder »all gone« (engl. = alles weg) — was offensichtlich mit der geistigen Schwerarbeit des Kleinkindes bei der Herstellung der Objektpermanenz[22] zusammenhängt, das heißt bei der Integration der Tatsache, daß »Objekte« (wie etwa die Mutter) verschwinden und als gleiche wieder auftauchen können.

Freud hat die affektive Seite dieses zentral bedeutsamen Reifungsschrittes bekanntlich an dem hübschen Beispiel des »Fadenspulenphänomens« illustriert: Ein eineinhalbjähriges Kind spielte stundenlang mit einer an einem Faden befestigten Holzspule, die es immer wieder mit den Lauten »o-o-o-o!«, welche für es »fort« be-

---

»symboles«) haben noch eine gewisse Ähnlichkeit mit dem, was sie symbolisieren (zum Beispiel Gesten, welche einen Sachverhalt oder eine Person darstellen), während *»Zeichen«* (frz. »signes«) davon völlig losgelöste Konventionen sind (zum Beispiel Wörter, Zahlen, algebraische Zeichen etc.).

[21] Sinclair, H. (1976): Development psycholinguistics. — Dieselbe (1976): Epistemology and the study of language. Beide in: Inhelder, B., H. H. Chipman (1976), a. a. O., S. 129—204 und 205—218.

[22] Vgl. Kap. 2, S. 53.

deuteten, weit über den Rand seines Bettchens hinauswarf, um sie hierauf mit einem freudigen »da!« wieder zu sich herzuholen. Es zeigte sich, daß dieses unermüdliche Spiel eng mit der affektiven Bewältigung der periodischen Abwesenheit der Mutter zusammenhing.[23]

Wenig später weiten sich die Einwortsätze zu zwei Worten (»papa part« = Papa fort; »sock dirty« = Socken schmutzig etc.) und dann zu Drei- und Mehrwortäußerungen aus, wobei offensichtlich (sicher unbewußte) Regeln gebildet und integriert werden, die als erste Rudimente einer später voll ausdifferenzierten »generativen Grammatik« im Sinn von Chomsky aufgefaßt werden können. Interessant ist ferner, daß nach Sinclair in den ersten Ein- und Zweiwortäußerungen Subjekt und Prädikat noch in eins verschmolzen sind und sich erst später in zwei distinkte Komponenten teilen. Auch diese Beobachtung paßt gut zur Hypothese von der Sprachentwicklung als einer fortwährenden Zweiteilung von vorher Vereintem. Einen weiteren Hinweis auf letztlich binäre Differenzierungsprozesse in unserem Sinn erblicke ich in Sinclairs Bemerkung, daß es in der Tat »sprachliche Universalien« geben müsse, die allerdings nicht auf einer differenzierten »angeborenen Sprachkompetenz« im Sinn von Chomsky, aber doch auf biologisch verankerten Grundeigenschaften des menschlichen Geistes, bis hinab zu den neurologischen Koordinationen, beruhen. Denn es ist ja, wie schon angedeutet, sehr wahrscheinlich, daß neurologische Koordinationen (ebenso wie viele andere biologische Vorgänge) als Äquilibrationsprozesse in homöostatischen Systemen aufgefaßt werden dürfen, die in letzter Vereinfachung einen klar binären Charakter (Abweichung von einer Ausgangslage und Rückkehr zu ihr) aufweisen.

Eine Fülle von Anhaltspunkten für die Annahme, daß nicht nur die Sprache, sondern das Denken überhaupt binär strukturiert sein muß, finden sich schließlich im Werk von Claude Lévi-Strauss, und insbesondere in seinem faszinierenden Buch *Das wilde Denken*[24]. Mit großem Scharfsinn deckt Lévi-Strauss immer wieder auf, wie sich hinter allen möglichen komplexen Klassifikationssystemen (Taxonomien), Verwandtschaftsstrukturen, Heiratsregeln, Eßsit-

---

[23] Freud, S. (1920): *Jenseits des Lustprinzips.* Ges. Werke, Bd. XIII, S. 11—14.

[24] Lévi-Strauss, C. (1962): *La pensée sauvage.* Paris (Plon). Dt.: *Das wilde Denken.* Frankfurt a. M. (Suhrkamp) 1968.

ten etc. bei den von ihm untersuchten ethnischen Gruppen (hauptsächlich indianische und polynesische Stämme) letztlich polare Denkstrukturen verbergen. So schreibt er zum Beispiel:

> »Alles was wir bisher zu zeigen beabsichtigten, ist daher dies, daß die Dialektik des Überbaus, wie die der Sprache, darin besteht, konstitutive Einheiten zu setzen, die diese Rolle nur unter der Bedingung spielen können, daß sie unzweideutig definiert werden, das heißt, *indem man sie einander paarweise gegenüberstellt*, um dann mittels dieser konstitutiven Einheiten ein System herauszuarbeiten, das schließlich die Rolle des die Synthese zwischen Idee und Tatsache Vermittelnden spielen und die letztere in ein Zeichen verwandeln wird. Der Geist geht auf diese Weise von der empirischen Vielfalt zur begrifflichen Einfachheit über, und dann von der begrifflichen Einfachheit zur bezeichnenden Synthese.«[25]

Und an anderer Stelle lesen wir:

> »Abgesehen davon, daß die Klassifikationssysteme wie die Sprachen hinsichtlich der Willkür und der Motivierung verschieden situiert sein können, ohne daß die letztere aufhört, wirksam zu sein, ist der dichotomische Charakter, den wir an ihnen erkannt haben, eine Erklärung dafür, wie die willkürlichen Aspekte [...] sich den rationalen Aspekten aufpfropfen, ohne sie zu entstellen. Wir haben die Klassifikationssysteme als ›Bäume‹ dargestellt; und das Wachsen eines Baumes illustriert recht gut die Transformation, auf die wir soeben hingewiesen haben.«[26]
>
> »Ausgehend von dem binären Gegensatz, dem einfachsten Beispiel eines Systems, das man sich denken kann, entsteht diese Konstruktion durch die Aufnahme neuer Ausdrücke bei jedem der beiden Pole, die deshalb ausgewählt werden, weil sie mit diesem System Beziehungen des Gegensatzes, der Korrelation oder der Analogie unterhalten.«[27]

Unter den das Denken, die Sprache und das Sozialgefüge strukturierenden Gegensatzpaaren nennt Lévi-Strauss zum Beispiel die Polarität zwischen rechts und links, horizontal und vertikal, Süd

[25] Ebd., S. 155 (Hervorhebung vom Autor).
[26] Ebd., S. 186.
[27] Ebd., S. 212.

und Nord, abstrakt und konkret, männlich und weiblich; umfassende, polar strukturierte Denkkategorien sind ferner diejenigen der Synchronie und Diachronie, Universalität und Individualität, Ordnung und Unordnung, Aggression und Versöhnung, Krieg und Frieden etc.

Obwohl neben binären durchaus auch (allerdings vielleicht bloß von Zweiersystemen abgeleitete) ternäre, quaternäre und andere komplexe Taxonomien nachweisbar sind[28], spricht doch, wie man sieht, auch aus der Anthropologie vieles für die Vermutung, daß eine Polaritätenstruktur die Grundform und der Anfang aller psychischen Differenzierung ist. Sollte sie wirklich zutreffen, so würden wir von dieser Seite her erneut, wie schon zuvor von den verschiedensten anderen Richtungen her, auf einen Sachverhalt von verblüffender Einheitlichkeit stoßen: Von den primitivsten, beim Tier gleich ausgebildeten sensori-motorischen Schemata bis zu den komplexesten Leistungen des menschlichen Denkens, Fühlens und Sprechens scheinen prinzipiell gleichartige Struktur- (und damit Konstruktions-)Gesetze am Werk zu sein. Wir erfassen darin ahnungsweise ein Bild — und einen Entwicklungsprozeß — von großartiger Kontinuität und Folgerichtigkeit.

Und doch glauben wir zugleich eine ungeheure Zäsur feststellen zu können, einen entscheidenden qualitativen Sprung, der den Menschen vom Tier grundsätzlich unterscheidet. Und dieser Quantensprung muß in Wesen und Struktur des menschlichen *Bewußtseins* begründet sein. Dies dürfen wir nach all den beigebrachten Informationen mit Sicherheit annehmen, auch wenn wir bisher vorwiegend auf Gemeinsamkeiten mit dem Tier gestoßen sind. Was aber ist oder vielmehr was »macht« und »bewirkt« denn diesen Unterschied zwischen menschlichem und tierischem »Bewußtsein«?

Wie wir das Problem auch drehen und wenden, immer wieder kommen wir auf die menschliche *Sprache* als wichtigsten und damit wohl zugleich das menschliche Bewußtsein begründenden Unterschied zurück. Jedenfalls scheint offensichtlich, daß die zunehmende Belegung von sensori-motorischen Schemata mit abstrakten akustischen Zeichen, die, wie wir gesehen haben, das Wesen der Sprache ausmacht, etwas mit der zunehmenden Schärfung des Bewußtseins – und darüber hinaus sicher auch mit der im zweiten Ka-

[28] Ebd., S. 168.

pitel dargelegten Polarisierung der menschlichen Psyche in Fühlen und Denken, Körper und Geist — zu tun haben muß. Hängen also Sprache und Bewußtsein nicht nur, was augenfällig ist, äußerst eng zusammen, sondern sind sie etwa geradezu identisch? Handelt es sich im Wesen um ein- und dasselbe Phänomen, das wir nur aus mangelnder Einsicht mit zwei verschiedenen Begriffen belegen?

Ist Sprache gleichbedeutend mit Bewußtsein? Die semiotische Funktion

Manches deutet in der Tat darauf hin, daß das spezifisch menschliche Bewußtsein mit der menschlichen Sprachfähigkeit nicht nur engstens zusammenhängt, sondern daß die beiden Phänomene einander notwendig bedingen und »erzeugen«, so daß wir sie als eigentlich »ein- und denselben Sachverhalt« zu betrachten haben: Was ich erlebe, wird mir erst dann so richtig bewußt, wenn es in Worten ausdrückbar geworden ist. Vorher, »präverbal«, sind Wissen und Bewußtsein einem diffusen Gefühl noch viel näher: Sie haben bei weitem nicht die Klarheit und Bewußtseinshelligkeit dessen, was in Worte gefaßt und mittels der Sprache (und vielleicht gar mittels der Sprache der Mathematik, das heißt einer formalisierten und maximal präzise gemachten »Supersprache«) mit mannigfachen andern, ebenfalls sprach- und bewußtseinsfähigen Bezügen in vielfältige Relationen gebracht werden kann.

Jedoch müssen wir bedenken, daß es außer der Sprache noch eine ganze Anzahl von andern Ausdruckssystemen gibt — zum Beispiel musikalische, zeichnerische, gestuelle —, die zweifellos ebenfalls ein Bewußtsein... *schaffen,* sind wir versucht zu sagen. Oder nur: *bedingen,* zur Voraussetzung haben, anzeigen?

Gerade dies ist offensichtlich die entscheidende Frage: *Schafft* die Sprache oder schaffen andere Zeichensysteme das »Bewußtsein« (das Wissen und Verstehen, letztlich auch das Wissen um sich selbst), oder zeigen sie es bloß an, besteht es *vor* diesen Zeichen, bringen diese Zeichen — grundsätzlich *beliebige* Zeichen — dieses kognitiv-affektive Wissen sozusagen als »Indikator« bloß zum Ausdruck?

Die Antwort Piagets und seiner Schüler, die meines Wissens diese Frage als einzige differenziert untersucht haben, ist eindeutig: letzteres ist der Fall. Die präverbale »Logik des Tuns« geht ihrem Ausdruck in irgendeiner Zeichensprache lange voraus. Bevor sie Wort und damit in einem bestimmten Sinn (den wir bereits in Kapitel 2 zu fassen gesucht haben) »Geist« wird, ist sie »nichts als« affektiv-sensorisch-motorisches Geschehen, »Fleisch« könnte man sagen, konkrete Aktion, vorwiegend körperliches und zweifellos mehr dem unmittelbaren Fühlen als dem mittelbaren Denken nahestehendes Erleben. Aber dieses zunächst vorwiegend »äußere« Erleben wird in der Folge zunehmend internalisiert und zu immer sinnvolleren und komplexeren Gesamtabläufen koordiniert. Und bereits gegen Ende des ersten, vor allem aber im zweiten Lebensjahr tritt — bemerkenswerterweise im Zusammenhang mit dem Erwerb der Objektkonstanz und damit einer ersten, klar internalisierten, sowohl kognitiven wie auch affektiven »Invarianz« in einer vorher überwiegend variaten und damit wenig strukturierten Welt[29] — etwas entscheidend Neues und für die ganze weitere Entwicklung äußerst Folgenschweres auf: die sogenannte *semiotische Funktion* beginnt sich zu entwickeln. Das heißt, das Kind wird allmählich fähig — unter anderem im symbolischen Spiel, im imitatorischen Verhalten mit zeitlicher Latenz, die vom Persistieren innerer, mentaler Bilder zeugt, und schließlich auch in der Zuordnung von bestimmten sprachlichen Lauten zu bestimmten Erlebnissen —, *die Realität durch Zeichen wiederzugeben, welche eindeutig verschieden sind von dem, was sie bedeuten.*

Es ist diese — offensichtlich dem höheren Tier höchstens ganz rudimentär zugängliche Fähigkeit zur Auseinanderfaltung eines vorher einheitlichen Erlebens in zwei Komponenten, nämlich in ein Bedeutendes (das »signifiant«) und ein Bedeutetes (das »signifié«), die das Wesen der semiotischen Funktion ausmacht. Die Sprache ist nur eine besonders wichtige und privilegierte Erscheinungsform dieser Fähigkeit. Andere sind, neben dem genannten symbolischen Spiel und der zeitlich differierten Imitation, zum Beispiel das Zeichnen, die Gestik, der Umgang mit mentalen Bildern aus dem Gedächtnis. Da wo die frühen sensori-motorischen Schemata sich adäquat ausbilden konnten — wie dies zum Beispiel bei taubstummen im Gegensatz zu blinden Kindern weitgehend der Fall ist —, ent-

[29] Vom psychoanalytischen Standpunkt aus ist es höchst bemerkenswert, daß auch in der Sicht der genetischen Psychologie das erste als permanent erfaßte »Objekt«, wie ich schon in Kapitel 2 darlegte, eine Person, das heißt in der Regel die Mutter ist.

wickelt sich interessanterweise die semiotische Funktion auch ganz außerhalb der Sprache in praktisch normaler Weise: Taubstumme Kinder zeigen in dieser Hinsicht fast keine, blinde dagegen ihrer viel defizienteren sensori-motorischen Schemata wegen ganz beträchtliche Störungen.[30] Die Sprache ist also tatsächlich nur ein Symptom, nicht aber der eigentliche Anstoß der kognitiven Entwicklung. »Sprache ist nicht der Ursprung der Logik, sondern wird im Gegenteil durch diese strukturiert.« Letztere geht sogar, wie Sinclair berichtet, zum Teil über die Sprache hinaus, insofern als gewisse logische Operationen und kombinatorische Möglichkeiten sprachlich gar nicht mehr ausgedrückt werden können. In diesem Sinn stellt Sprache, ganz ähnlich wie das Denken, nichts anderes als eine — zum Teil unzulängliche — Übersetzung und Formalisierung der physischen Erfahrung (= der »Aktion«) dar. Gleichzeitig ist sie ohne Zweifel das privilegierte Medium, in welchem menschliches Wissen — und damit Bewußtsein — ausgedrückt, vermittelt und, wie Piaget besonders hervorhebt, sozialisiert wird. Aber, so müssen wir aufgrund der Piagetschen Befunde erkennen, die Sprache schafft und »bewirkt« offenbar das Bewußtsein nicht; dieses besteht schon vor und außerhalb der Sprache; die Sprache ist gewissermaßen bloß Indikator für sein Vorhandensein und seine Struktur. Selbst wenn wir die semiotische Funktion als ganze ins Auge fassen, bleibt die Schlußfolgerung anscheinend dieselbe: Bewußtsein im menschlichen Sinn wird durch mentale Bilder, Gedächtnisvorstellungen, Nachahmung mit zeitlicher Latenz, signifikante Motorik und Gestik, Zeichnen, Musik etc. genauso wie durch die Sprache offenbar bloß ausgedrückt und übermittelt, nicht aber eigentlich geschaffen. Wie es entsteht, bleibt damit nach wie vor ein Rätsel.

Indessen zeigt eine genauere Betrachtung, daß die Sachlage selbst für die genetische Epistemologie nicht so völlig eindeutig ist. Bärbel Inhelder, nach Piaget sicher die kompetenteste Kennerin der Materie, schreibt in ihrem einschlägigen Übersichtsartikel:

> »Wir wissen immer noch nicht genug über die Beziehungen zwischen sensori-motorischem und symbolischem (oder semiotischem) Verhalten. Manchmal wird angenommen, daß symbolisches Verhalten andere Ursprünge als sensori-motorisches

[30] Vgl. Sinclair, H. (1976), a. a. O., S. 193—194.

Verhalten habe, wobei beide Aspekte allmählich konvergieren. Andere Psychologen sind der Ansicht, daß ein kontinuierlicher Internalisierungsprozeß stattfindet. Obzwar wir die letztere Arbeitshypothese vorziehen, ist sie doch recht schwach, indem sie uns nichts anderes sagt, als daß ähnliche Prozesse wie in der sensori-motorischen Entwicklung ohne irgendeine äußere Manifestation stattfinden.«[31]

Und wenig später stoßen wir auf ein sehr instruktives, von Piaget und seinen Schülern mit Vorliebe zur Illustration der motorischen Symbolik als Teilaspekt der semiotischen Funktion benütztes Beispiel, das m. E. recht eindeutig dafür spricht, daß die Semiotik oder Zeichengebung jedenfalls »in statu nascendi« zuweilen Bewußtsein nicht nur anzuzeigen und auszudrücken, sondern in ausgesprochener Wechselwirkung aktiv zu befördern vermag:

»Mit 1,4 Jahren versucht Lucienne eine Uhrenkette zu fassen, von der sie sah, daß sie in eine Streichholzschachtel gelegt wurde, die sie nicht zu öffnen weiß. Die Öffnung ist auf 3 mm reduziert. Als Resultat von vorangehenden Erfahrungen stehen ihr lediglich zwei Schemata zur Verfügung: Die Schachtel drehen, um ihren Inhalt auszuleeren, und den Finger in den Spalt stecken, um die Kette herauszuholen. Sie versucht beides sofort, aber ohne Erfolg. Es folgt eine Pause, während welcher Lucienne eine sehr merkwürdige Reaktion zeigt, die nicht nur ihren Versuch, die Situation zu überdenken und sich durch mentale Kombination die vorzunehmenden Operationen vorzustellen, sondern auch die Rolle der Imitation in der Entwicklung von Vorstellungen illustriert: Sie mimt die Verbreiterung der Spalte. Nachdem sie sie sehr sorgfältig betrachtet hat, öffnet und schließt sie mehrmals hintereinander den Mund, zuerst nur ein wenig, und dann weiter und weiter. Sie möchte die Spalte erweitern. Der angestrengte Versuch, sich dies vorzustellen, wird plastisch ausgedrückt, das heißt in ihrer Unfähigkeit, die Situation in Worten oder klaren visuellen Vorstellungen auszudenken, braucht sie eine einfache motorische Darstellung als Bedeutungsträger oder Symbol.

---

[31] Inhelder, B.: The sensori-motor origins of knowledge. In: Inhelder, B., H. H. Chipman (Hrsg., 1976), a. a. O., S. 158 (Übersetzung vom Autor).

> Unmittelbar nach dieser plastischen Reflexion steckt Lucienne ohne zu zögern den Finger in den Spalt, erweitert mit ihm die Öffnung und packt die Kette.«[32]

Es scheint ganz klar, daß hier die imitatorisch-symbolische »Bezeichnung« eines konkreten sensori-motorischen Vorgangs (durch wiederholtes Mundöffnen *anstelle* der Öffnung der Streichholzschachtel) der Bildung des entsprechenden sensori-motorischen Schemas parallel- oder sogar *vorausläuft*, und nicht umgekehrt. Die Vermutung drängt sich auf, daß es gerade diese Zeichensetzung ist, die das Verständnis schärft und das Bewußtsein erhellt, oder zumindest, daß die beiden Prozesse engstens miteinander verbunden sind: In diesem sehr frühen Stadium scheinen Zeichenbildung und Bewußtwerdung — ganz wie wir es ursprünglich für die Sprache vermutet hatten — gewissermaßen ein- und dasselbe Phänomen darzustellen; das eine kann möglicherweise für sich allein und ohne das andere gar nicht entstehen. Erst später, erst wenn ein Zeichen einmal gesetzt und »damit« auch, so ist man immer wieder versucht zu formulieren, ein neues Bewußtseinselement fest gebahnt ist, mag es so aussehen, als ob ein solcherart *verdichtetes* Wissen (wie ich im Hinblick auf Späteres schon formulieren will) vom entsprechenden Zeichen dafür getrennt werden könnte, mit andern Worten, als ob die Zeichen ein vorbestehendes Wissen und Verständnis sozusagen bloß »passiv« zum Ausdruck brächten. In Wirklichkeit ist, so glaube ich, entgegen dem Anschein diese Trennung selbst im Erwachsenenalter nicht statthaft. Logik und Bewußtsein sind wohl nie wirklich unabhängig von einem entsprechenden Zeichensystem, das sie ordnet und strukturiert. Nur sind diese Zeichensysteme beim Erwachsenen weitgehend internalisiert: Wir denken in Worten, in Bildern, in Gesten, in räumlich und zeitlich gestalteten »Vor-Stellungen« (wie treffend erscheint doch einmal mehr dieses tiefsinnige Wort!), und vielleicht, wenn wir die entsprechenden Zeichensysteme entwickelt haben, in Tönen, Farben, algebraischen oder andern Formeln — selbst dann, wenn nichts von alledem nach außen zum Ausdruck gelangt. Auf der andern Seite befördert der Ausdruck in einem (grundsätzlich beliebigen) Zeichensystem seinerseits den Prozeß der Bewußtseinserhellung offenbar beträchtlich: Nicht umsonst versuchen wir »zur Sprache«, »zu Papier« oder

[32] Ebd., S. 159 (Übersetzung vom Autor).

vielleicht auch »zu Ton zu bringen«, was wir uns bewußt machen möchten. Heinrich von Kleist formulierte in ähnlichem Zusammenhang in Abwandlung des bekannten »l'appétit vient en mangeant« sogar: »L'idée vient en parlant« (der Gedanke kommt beim Reden).[33]

Von ganz besonderem Interesse sind dabei — auch vom therapeutischen Standpunkt aus, wie wir später noch sehen werden — die inneren, *mentalen Bilder*. Sie sind wahrscheinlich vorwiegend der *rechts*seitigen Großhirnhemisphäre, und damit dem ganzheitlichen, intuitiven, gefühlsnahen Erleben zuzuordnen. Manches deutet darauf hin, daß die bildhafte Verdichtung bei der Schärfung und Erhellung des Bewußtseins eine zentrale Rolle, nämlich diejenige eines Scharniers und Mittlers zwischen konkreter Aktion und abstrakter Vorstellung spielt. In der Tat werden in den inneren Bildern weitläufige diachrone Abläufe erstmals zu »Synchronien«, das heißt zu simultanen Ganzen zusammengefaßt. Ein Indiz für eine solche Scharnierrolle ist wohl auch die besondere Differenzierung des Sehtrakts beim Menschen. Man könnte sich sogar vorstellen, daß das optische Subsystem im übergeordneten Gesamtsystem aller Sinne als eine Art von »Schrittmacher« (oder »Kristallisationskern«) bei der Herstellung einer (zerebral *und* psychisch) dichteren »Ordnung des Begegnenden« auf höherer Abstraktionsebene funktioniert. Entdecker, Erfinder, schöpferische Menschen überhaupt berichten immer wieder, daß ihnen die eigentliche »Erleuchtung« über die Natur verwickelter Zusammenhänge zuerst in bildhafter Form, zuweilen sogar im Traum, gekommen sei. Berühmte Beispiele sind die Entdeckung des Benzolrings durch Kekulé (er träumte von einer Schlange, die sich in den Schwanz biß, erwachte und »sah« sofort die Lösung eines lange vergeblich gewälzten Problems)[34] oder die Entdeckung der Doppelspiralstruktur der Gene durch Watson und Crick. Wesentliche Teile der höheren Mathematik werden überhaupt erst über optische Darstellungen (zum Beispiel Kurven, Parabeln etc.) zugänglich. Zeichnerische Darstellungen (unter anderem in Form von Höhlenzeichnungen), aber auch Tanz und Gebärde, in welchen der Übergang vom Sensori-Motorischen zur bildli-

[33] Kleist, H. v.: Über die allmähliche Verfestigung der Gedanken beim Reden. In: *Erzählungen und Anekdoten*. Bücher der Weltliteratur, Bd. 2. Basel (Haldimann), S. 330.

[34] Nach Koestler, A. (1966): *Der göttliche Funke*. Bern-München (Scherz), S. 118.

chen Symbolik besonders gut sichtbar wird, waren zweifellos bei der frühen Bewußtseinsentwicklung des Menschen von hervorragender Bedeutung. Die Gestik temperamentvoller Redner oder begabter Dirigenten zeugt ebenfalls von der Existenz einer sehr komplexen, aber nur dunkel bewußten Welt von inneren, räumlich-visuellen Vor-Stellungen, die das Denken wie ein Leitgerüst begleiten und offenbar tatsächlich nicht selten eine Art von Kristallisationskernen darstellen, um die herum sich das Bewußtsein verdichtet. Das bildhafte, »analogische« Denken steht dem Gefühlspol wesentlich näher als das »digital«-sprachliche; es ist auch informationsreicher und vieldeutiger als dieses. Daraus erklärt sich wahrscheinlich die ungeheure bewußtseinsbildende bzw. -befestigende Kraft, die bildhaften Darstellungen bekanntlich seit jeher zukommt. Manche von ihnen, so zum Beispiel die biblischen Vergleiche Jesu, behalten ihre Wirkung über Jahrtausende. Nicht nur die moderne Reklametechnik, sondern auch die Psychotherapie, zum Beispiel Milton Ericksons geniale (typisch »rechtshirnige«) Bildersprache oder E. Leuners katathymes Bilderleben machen sich heute denselben Effekt zunutze (siehe Kap. 7).

Insgesamt gelangen wir zu dem Schluß, daß die Beziehungen zwischen Semiotik und Bewußtseinsentstehung *zirkulär* und nicht nur linear sein müssen: Einerseits drückt ein Zeichen irgendeiner Art eine Verdichtung aus, andererseits befördert und befestigt es sie zugleich. Aber selbst die Berücksichtigung der gesamten Semiotik, statt nur der Sprache, erklärt das Rätsel der Entstehung des Bewußtseins nicht zureichend, obwohl sie es einer Lösung zweifellos näherführt. Vielleicht kommen wir hier weiter, wenn wir das zentrale Phänomen der *Verdichtung* noch besser zu verstehen suchen.

Abstraktion und »Übersetzung« als bewußtseinsschaffende Prozesse

Nach den Überlegungen des vorangehenden Kapitels entstehen die affektlogischen Bezugssysteme, die unser Wissen — und damit unser Bewußtsein — von der Welt und von uns selber determinieren, durch einen stufenweise fortschreitenden Prozeß der Erfassung von Invarianzen, das heißt von Gemeinsamkeiten (oder »Regelmäßigkeiten«) in einem zunächst regellosen Chaos verschiedenartiger Sinneseindrücke.

Dieser Prozeß kommt nun aber einer typischen *Abstraktion*, das heißt einem Zusammenzug von Heterogenem unter einem übergeordneten Gesichtspunkt gleich, wobei dieser übergeordnete Gesichtspunkt eben gerade durch die Entdeckung eines zugrundeliegenden Gemeinsamen in der zuvor ungeordneten Vielfalt der Erscheinungen geliefert wird. Mit andern Worten, diese Vielfalt wird verdichtet, indem sie nun als ein *Ganzes*, das heißt als »Struktur«, bestehend aus einer Invarianz und ihrer zugehörigen Varianz (Variabilität, Spielbreite), erfaßt werden kann. Konkret mag es sich dabei in frühen Stadien zum Beispiel um die Verschmelzung verschiedener sensorischer Aspekte eines Gegenstandes (etwa eines Spielzeugs), eines wiederholt erlebten Vorgangs (des Schaukelns der Wiege, des Genährt- oder Gebadetwerdens) oder einer immer wieder auftauchenden Person (der Mutter) zu einem zusammengehörigen Ganzen handeln, wobei der »Hirncomputer« wohl allein schon aus dem statistisch häufigen, zeitlichen Zusammenvorkommen mehrerer gleicher Sinnesreize eine Invarianz zu erfassen weiß. Es besteht keinerlei Grund zur Annahme, daß die viel komplexeren Abstraktionen späterer Stadien, bis hin zur höheren Wissenschaft und Mathematik, grundsätzlich etwas anderes darstellen. Strukturell und mengenmathematisch handelt es sich immer wieder um die Herstellung von (einfachen oder komplexen) Beziehungen oder »Morphismen« zwischen Elementen zweier ursprünglich getrennter Ganzer (bzw. »Systeme«, »Strukturen« — vgl. Zeichnung), wodurch ein System höherer Ordnung entsteht, das die beiden Ausgangssysteme in eins zusammenfaßt bzw. verdichtet. Es geschieht damit offensichtlich zugleich eine Art von »Übersetzung«: *(Bezugs-)Systeme niederer Ordnung werden »übersetzt« in etwas anderes, Neues und Abstrakteres.* Arthur Koestler hat schon vor Jahren anhand einer Fülle von überzeugenden Beispielen nachgewiesen, daß die Vereinigung von bisher unverbundenen Bezugssystemen zu einem Bezugssystem höherer Ordnung zugleich das entscheidende schöpferische Moment in wissenschaftlichen und künstlerischen Entdeckungen aller Art (und ebenso im Humor) darstellt.[35] Es gibt interessante Anhaltspunkte für die Annahme, daß der Auszug von gemeinsamer Information aus verschiedenen Sin-

[35] Koestler, A. (1966), a. a. O.

nesgebieten insbesondere dank sehr differenzierter, sogenannter »crossmodaler« Verbindungen bei der Erhellung des menschlichen Bewußtseins eine zentrale Rolle spielt.

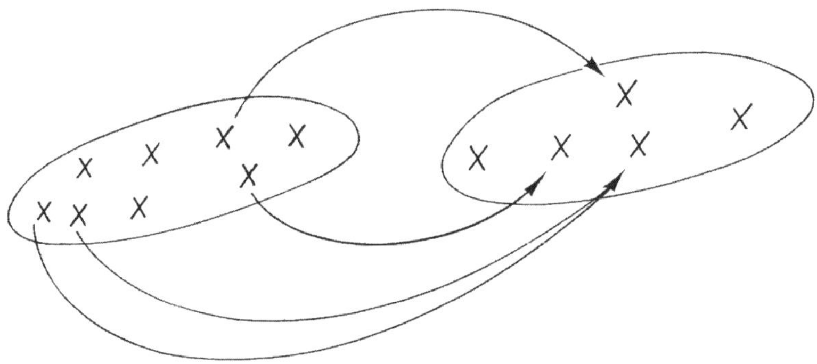

Ferner ergibt sich eine bedeutsame Brücke zu dem wichtigen Piagetschen Begriff der *Reversibilität:* Diese besteht bekanntlich (wie in Kapitel 2 anhand des Beispiels von Perlen, die in verschieden hohe und verschieden dünne Gläser umgefüllt werden, gezeigt, siehe S. 54) in der Herstellung einer reziproken Beziehung zwischen zwei zusammengehörigen, sozusagen Teil und Gegen-Teil bildenden Prozessen. Auch dies aber kommt, wie wir jetzt erkennen, einem »Auszug von Invarianz« gleich; in dem oben erwähnten Experiment mit den Perlen zum Beispiel wird dem Kind plötzlich bewußt, daß eine immer gleiche Zahl von Perlen in den Gläsern enthalten ist, ganz gleich ob diese niedrig und dick oder hoch und dünn sind. Piaget hat denselben Entwicklungsschritt an vielen anderen, genial einfachen Beispielen aufgezeigt, zum Beispiel an einer Plastilinwurst, die bei gleichbleibender Masse bald lang und dünn, bald kurz und dick ausgewalzt werden kann, oder einer Schnur, die im rechten Winkel um einen eingeschlagenen Nagel gezogen wird (die beiden Schnurteile variieren reziprok; die Gesamtlänge der Schnur bleibt natürlich immer gleich, was dem Kind jedoch erst von einer bestimmten Entwicklungsstufe an bewußt wird). Genau wie in obenstehender Zeichnung dargestellt, besteht der entscheidende, schöpferische und offenbar bewußtseinsschaffende (bzw. -erweiternde oder -verdichtende) Schritt beim Erkennen solcher Reversibilitäten wiederum in der Herstellung von regelhaften Beziehungen zwischen zwei vorher isolierten Gruppen von Phänomenen, das heißt zwischen zwei Bezugssystemen.

Von großem Allgemeininteresse ist des weiteren die Tatsache, daß derselbe Vorgang, der mit Fug auch als ein *Prozeß zunehmender Ordnung bzw. Harmonisierung* von (Bezugs-)Systemen aufgrund von Invarianzen aufgefaßt werden darf, zweifellos *ökonomisch* ist, denn er reduziert die Heterogenität oder »Spannung« zwischen zuvor unverbundenen Systemen und damit den globalen Aufwand an Energie, die nötig ist, um das Ganze trotz allen Abweichungen (das heißt trotz aller Varianz) im Gleichgewicht zu erhalten. Psychologisch aber bedeutet die Harmonisierung von zwei (oder mehr) Bezugssystemen, in denen es eigentlich um dieselbe Sache (bzw. denselben Gesamtsachverhalt) geht, zugleich eine Auflösung von störenden Widersprüchen (ein Gesichtspunkt, der uns im nächsten Kapitel noch besonders beschäftigen wird) und damit, wie wir schon sahen, etwas Lustvolles bzw. Unlustvermeidendes — was, beiläufig gesagt, eine ausgezeichnete Illustration für die Fruchtbarkeit der Kombination von systemischen und psychoanalytischen Gesichtspunkten entsprechend der in Kapitel 1 und 2 entwickelten These darstellt.

Daß es sich dabei nicht nur um psychologische (das heißt sensori-motorisch-affektive) und zugleich mathematisch-abstrakte, sondern geradewegs um analoge hirnphysiologisch-elektrochemische Vorgänge bzw. Funktionssysteme und Spannungsverhältnisse handeln könnte, stellt eine verführerische, aber zur Zeit noch nicht verifizierbare Hypothese dar. Zu denken wäre etwa an die Harmonisierung von raum-zeitlichen Impulsrhythmen, Erregungsmustern und elektrischen Spannungsverhältnissen zwischen vorher unabhängigen neuronalen Schalt- und damit auch Bezugssystemen, was zur Bahnung von neuen und übergeordneten Systemen Anlaß geben müßte. Ganz Ähnliches vermutet mit Changeux auch H. Schneider. Er schreibt:

> »Auf der neurobiologischen Ebene wird der Aufbau abstrakterer Operationen von Changeux in Zusammenhang gebracht mit der Elaboration von Schlaufen neuronaler Informationsverarbeitung.«[36]

Noch weitere Fakten, die ich weiter unten anführen werde, machen eine derartige Annahme recht plausibel. Wichtig ist indessen im Moment vor allem, daß diese Konzepte sowohl mit der genetischen

[36] Schneider, H. (1981), a.a.O., S. 143.

Epistemologie, und insbesondere mit Piagets zentralem Begriff der »reflexiven Abstraktion« und »majorisierenden Äquilibration« als Grundvorgang aller kognitiven Differenzierung, wie auch mit psychoanalytisch fundierten Überlegungen zur Affektlogik voll konsistent sind: Die zunehmende Verdichtung und Integration affektlogischer Schemata steht als (lustvoll-spannungsmindernde) Harmonisierung von Heterogenitäten oder »Störungen« zu übergeordneten Systemen offenbar in jeder Hinsicht unter der Herrschaft von Ökonomie- und Gleichgewichtsgesetzen, wie sie in der gesamten Natur als grundlegend erscheinen.

Bemerkenswert vom theoretischen Standpunkt aus ist in diesem Zusammenhang noch, daß es sich beim abstrahierenden »Auszug von Invarianz« aus einer immer reichhaltigeren Varianz offensichtlich um die genaue Umkehrung des Vorganges handelt, der der Entstehung einer natürlichen Differenzierung zugrunde liegt: Eine Differenzierung oder Struktur entsteht, wie im letzten Kapitel dargestellt wurde, durch Einführung von zunehmender Varianz (oder »Information«) in eine Invarianz (das invariate »Tischprinzip« zum Beispiel wird immer weiter differenziert durch die Variation des Baumaterials, der Form der Tischplatte, der Art und Höhe der Beine etc.); umgekehrt führt der zunehmende Auszug von etwas Invariatem aus der Vielfalt von Erscheinungen zur Erkenntnis von immer umfassenderen (das heißt »abstrakteren«) Ganzen, zum Beispiel von der Begegnung mit allen möglichen hohen und niederen, eckigen und runden, hölzernen und steinernen Tischen schließlich zur Erfassung des abstrakten »Tischprinzips« an sich — welche erst seine Belegung mit einem spezifischen und diese ganze Vielfalt umfassenden Zeichen (eben der Lautfolge »Tisch«) möglich macht.

Der »zerebrale Informationsverarbeitungsapparat« — so kann das ganze Gebilde von sensori-motorisch-affektiven Schemata, die die »Psyche« und letztlich, wie wir sehen werden, auch das Bewußtsein konstituieren, in dieser Sicht bezeichnet werden — durchläuft also im Erkenntnisprozeß gewissermaßen die Entwicklung der »Welt«, die wir mit dem »Entscheidungsbaum« dargestellt hatten, in umgekehrtem Sinn: Er ist zunächst mit einer Unzahl von heterogenen Einzelelementen konfrontiert, die es durch schrittweise Erfassung der darin enthaltenen Invarianzen zu immer umfassenderen Ganzen zusammenzufassen gilt. Er stößt also — wie auch Lévi-Strauss hervorhebt — vom Spezifischen zum Allgemeinen vor. Die

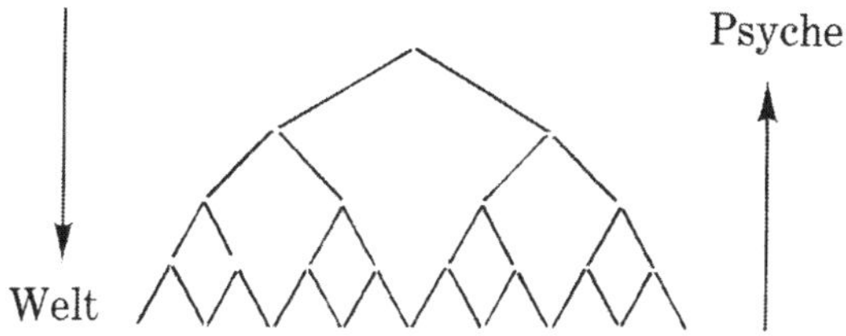

zu enträtselnde Umwelt dagegen, in die sich dieser psychische Apparat »geworfen« sieht wie eine Sonde auf die Venus (wobei das Wunderbare allerdings ist, daß die Psyche im Gegensatz zu einer Venussonde im Kontakt mit der begegnenden Umwelt sich selber ständig weiter vervollkommnet), hat sich offensichtlich vom Allgemeinen zum Speziellen hin entwickelt: zum Beispiel von der Urform einer Molekül-, Pflanzen- oder Tierart zu all ihren spezifischen Abwandlungen. So erkennt, wie Psychoanalyse und genetische Psychologie übereinstimmend feststellten, auch der Säugling kognitiv zunächst nichts als heterogene Fragmente seiner Umwelt; selbst die Mutter ist ihm so lange nur ein bald auftauchendes, bald wieder verschwindendes, von ihm selbst nur unscharf abgetrenntes »Partialobjekt« (Brust, Gesicht, ein warmes und bergendes Etwas...), bis er sie nach einem langen und intensiven affektiv-kognitiven Verdichtungsprozeß mit dem Erwerb der «Objektpermanenz« in der zweiten Hälfte des ersten Jahres schließlich zu einem autonomen und konstanten affektlogischen Ganzen zusammenzufügen vermag — ein Entwicklungsschritt, der bekanntlich auch für die Abgrenzung eines eigenen »Selbst« von allergrößter Bedeutung ist.

Von hohem Interesse ist des weiteren die — bereits am Beispiel der Differenzierung von Tischen erkennbar werdende — Tatsache, daß auch die ganze Entwicklung von Zivilisation und Technik unter denselben Gesichtspunkten verstanden werden kann: Zweifellos beruhen alle technischen Erfindungen, vom primitivsten Werkzeug bis zur kompliziertesten Maschine, auf nichts anderem als auf solchen — strukturell immer gleichartigen — Auszügen von Invarianz. Ist zum Beispiel einmal — um einen komplexen zirkulären Prozeß reduktionistisch zu vereinfachen — durch die Verdichtung von unübersehbar vielen Einzelaktionen (bzw. zugrundeliegenden senso-ri-motorisch-affektiven Operationsschemata) zu einem »Ganzen« das in seinem Wesen durchaus abstrakte »Prinzip« des Schlagens oder des Zerteilens etc. an sich intuitiv erfaßt, so ist es bis zu seiner

Konkretisierung in der »generellen« Form eines Hammers, eines Messers etc. (die dann wiederum in alle möglichen Varianten abgewandelt werden kann) nicht mehr weit. Als vielleicht genialste, weil keineswegs naheliegende Verdichtung von solchen sensori-motorischen Handlungsabläufen (bzw. Schemata) erscheint in diesem Sinn die Erfindung des Rades; aber auch die modernen Maschinen (zum Beispiel die Strick- oder Webmaschine, der Benzinmotor etc.) beruhen auf der abstrahierenden Entdeckung und Anwendung eines allgemeinen Prinzips hinter den verschiedenartigsten konkreten Einzeloperationen. Immer wieder erfolgt also, wie uns jetzt zunehmend klar wird, gleichzeitig ein »Zusammenzug« *und* eine »Ausweitung«: Abstraktion und Generalisation sind offensichtlich reziproke (bzw. im Sinn der genetischen Epistemologie »reversible«) Phänomene. Sie gehören genauso zusammen wie die oben beschriebene reziproke Entwicklung der (äußeren) Welt und des (internalisierten) Geistes: Nur die Tatsache, daß in einer Vielzahl variater Erscheinungen etwas Invariates (und damit ein »Ganzes«, etwas »Wesenhaftes«, ein »Prinzip«, eine »Struktur«) erfaßt wurde, ermöglicht die verallgemeinernde Abwandlung eben dieses Prinzips in immer neuer und variater Gestalt.

Die Kontinuität in der Entwicklung der gesamten Natur — zu der wir aus dieser Perspektive durchaus auch den menschlichen Geist und alle seine Produkte rechnen müssen — wäre demnach wahrhaft überwältigend: Die »Psyche« und alle ihre Leistungen, mit Einschluß von Technik und Kultur (wozu namentlich auch die sukzessiven »Weltbilder« oder »-entwürfe«, die religiösen und wissenschaftlichen Systeme, die sozialen Organisationsformen etc. zählen), bedient sich offenbar in allen möglichen Stadien ihrer Entwicklung immer wieder der gleichen ordnend-organisatorischen Prinzipien, die ihrerseits nichts als eine gradlinige und folgerichtige Fortsetzung von fundamentalen, tief in biologischen, physikalischen und letztlich mathematischen Gesetzmäßigkeiten wurzelnden, äquilibratorischen Differenzierungsprozessen darzustellen scheinen.

Die allmähliche Erhellung des Bewußtseins, der unser Fragen in erster Linie gilt, erscheint in dieser Perspektive als — freilich zentrales und höchst eigenartiges — Teilphänomen in einem kontinuierlichen Prozeß zunehmender Verdichtung von immer mehr »Information« unter gemeinsamen und übergeordneten Gesichtspunkten. Sukzessive werden dabei kognitiv-affektive Schemata niederer und einfacherer Ordnung in solche höherer Ordnung »übersetzt«; selbst das progressive Auftreten der Semiotik, von den noch sehr konkreten »Signalen« über die Zwischenstufe der »Symbole« bis zu den völlig abstrakten und willkürlichen reinen »Zeichen«, und schließlich sogar die ganze menschliche Zivilisation und Technik (die ja insgesamt ebenfalls als eine Art von — äußerst komplexem — »Zeichen« für die vorgefallenen geistig-abstrakten Verdichtungs- und Differenzierungsprozesse aufgefaßt werden kann) erscheint darin nicht mehr als etwas völlig Neuartiges. Vielmehr handelt es sich offenbar auch hier um — allerdings äußerst folgenschwere — Phänomene in einem kontinuierlichen Entwicklungsprozeß, der zu einer immer umfassenderen Rationalisierung, Ökonomisierung, äquilibratorischen Harmonisierung und gleichzeitigen Differenzierung der zur Diskussion stehenden psychischen — und jedenfalls auch zerebralen — Strukturen hinführt.

In diesem Zusammenhang ist bemerkenswert, daß schon die ersten sensori-motorisch-affektiven Schemata, die das Tier und der neugeborene Mensch auf teils angeborener, teils erworbener Grundlage ausbilden, in gewisser Weise Verdichtungen oder »Abstraktionen« darstellen: Auch sie sind ja bereits ein internalisierter Niederschlag, ein »Zusammenzug« eines höchst vielfältigen, konkreten Geschehens; sie äquilibrieren und *kondensieren* zugleich — zweifellos wiederum durch einen typischen »Auszug von Invarianz« bei gleichzeitiger Erfassung der Spielbreite der Varianz und unter Inkaufnahme von einigem Informationsverlust — die gesamte vorausgegangene Erfahrung zu einem einzigen, kompakten und gestalthaften »Schema«, das alles vorher Erlebte resümiert. Kurz, wie schon an anderer Stelle gesagt, sie verdichten — und dies ist vielleicht, allgemein gesprochen, der bedeutsamste Aspekt dieses Vorgangs — eine ausgedehnte Diachronie in eine zeitlose Synchronie. In unseren räumlichen und zeitlichen Vorstellungen von der Erde oder vom Kosmos zum Beispiel geht dieser Prozeß so weit, daß schließlich das handelnde Erleben, Denken und Beobachten unzähliger Generationen in ein einziges, unser ganzes Weltbild bestimmendes »Gesamtschema« zusammenschmilzt. *Genau im selben Maße aber, wie sich solche Abstraktionen entwickeln, entsteht zugleich eine Art von internalisiertem »Wissen« oder »Bewußtsein«, das sich Stufe um Stufe verdichtet und erhellt, je weiter der beschriebene Kondensationsprozeß voranschreitet.*

Spuren eines — im Umgang und in der Anpassung an die begegnende Umwelt gewonnenen und durch Selektionsprozesse teilweise auch hereditär fixierten — »geistigen« oder »abstrakten« Wissens oder Bewußtseins besitzen, so gesehen, ganz im Sinn unserer einleitenden Überlegungen auch der Wurm, der Zugvogel und, natürlich in noch viel größerem Maße, der höhere Säuger und die Primaten. Bewußtsein erscheint in dieser Sicht als Funktion der Verarbeitungskapazität des Gehirns — wobei entscheidend ist, daß der Mensch dank maximaler Hirnkapazität sowohl *mehr* Information zu verarbeiten als auch eine gegebene Informationsmenge stärker zu *verdichten* vermag als das Tier. Das aber heißt, daß beim Menschen die Information über die Umwelt wie über sich selber schließlich in Bezugssystemen weit höherer Ordnung erscheinen muß, als sie dem Tier je zugänglich werden: Zugleich mit der – noch keineswegs abgeschlossenen — Entwicklung eines immer dichteren Wissens um sich selbst erwächst ihm nun, über immer neue Stufen der »reflexiven Abstraktion«, die Möglichkeit, nach und nach sogar zu »wissen, daß er weiß«, ja zu »wissen, daß er weiß, daß er weiß« etc.

Alles deutet darauf hin, daß der entscheidende Unterschied, der uns der Lösung des Rätsels des Bewußtseins ein gutes Stück näher führt, in der Tat gerade in diesem Punkt liegt: Es scheint die viel weitergehende Verdichtung der Information, das heißt eine zunächst bloß *quantitative* Differenz zu sein, die letztlich den enormen, nunmehr als *qualitativ* imponierenden Sprung in der menschlichen Bewußtseinsentwicklung ermöglicht. Der Mensch steht mit seinem so differenzierten, die verschiedenen Sinneseindrücke über reiche, sogenannte »crossmodale« Verbindungen (siehe S. 161) subtil integrierenden Informationsverarbeitungsapparat, dessen Effizienz noch durch eine hochentwickelte soziale Interaktion und Überlieferung gewaltig amplifiziert ist, im Vergleich zum Tier etwa im gleichen Verhältnis zur Umwelt wie der Kapitän eines modernen Hochseeschiffes mit Radar, Satellitenfernsehen, Radio, Telegraf etc. zu demjenigen eines Seglers früherer Zeiten. Es ist evident, daß ersterer in jedem Moment über ein sehr viel reicheres, klareres und dichteres »Weltbild«, das heißt Wissen und Bewußtsein über die Umwelt wie auch über sich selbst und seine Stellung im Ganzen verfügt als sein primitiver Vorgänger. Mehr noch: Diese Interpretation scheint zugleich einen Schlüssel zu einem besseren Verständnis der Funktion der *Sprache* bzw. der Semiotik zu liefern: Von einem bestimmten Punkt an erlangt das — mehr oder weniger traumhafte und »unbewußte« — Fühlen und Wissen einen zuvor unerreichten Grad an Dichtheit, Schärfe und Helligkeit: ein »Licht ist aufgegangen« — und genau dieses präzisere »Licht«, diese zerebrale und psychische Verdichtung ist es, so dürfen wir annehmen, die zugleich die Voraussetzung zur Entstehung eines »Zeichens« (einer imitatorischen Gebärde mit zeitlicher Latenz, eines inneren Bildes, einer »Vor-Stellung«, eines Lauts) von der Art der »semiotischen Funktion« schafft. Bewußtwerdung im menschlichen Sinn, Zeichensetzung und fortschreitende Abstraktion, das heißt Verdichtung der Information, wäre also im Grund ein einziger, zugleich somatischer und psychischer, konkret-materieller *und* abstrakt-immaterieller (das heißt geistiger) Vorgang bzw. »Sachverhalt«, ein *einziges* Phänomen, das unter verschiedenen Aspekten in Erscheinung tritt — wie ein Feuer, das zugleich Lichtschein, chemischer Prozeß und abstraktes Ereignis in abstrakten Relationen mit andern Ereignissen ist. Die Semiotik setzt gerade dann ein (und *kann* aus dieser Sicht gar nicht früher einsetzen), wenn der Zusammenzug von Information über diachron in Raum und Zeit ablaufende Geschehnisse (bzw. Aktionen und Erlebnisse) einen so hohen Grad an Kompaktheit erreicht hat, daß sie in eine einzige »Vorstellung«, und damit auch in ein knappes »Zeichen« *komprimiert* zu werden vermag. Mit anderen Worten, die Semiotik »markiert« gewissermaßen die vorgefallene Verdichtung; sie zeigt sie an und befestigt und organisiert sie zugleich. Sie erscheint damit wie ein »Markstein«, ein Mahnmal oder *»Denkmal«*, das ein Element nach dem andern des neu sich bildenden Bezugssystems festhält und ihm eine Form gibt, die in der Folge immer müheloser wiedererkannt und als Baustein mit andern derartigen Elementen in Verbindung gebracht werden kann. Ein besonders bedeutsamer Markstein dieser Art ist nach René Spitz das Auftauchen der Verneinung (des Wörtchens »nein«) bei Kindern im Alter von etwa eineinhalb Jahren, das eine erste, grundlegende Abgrenzung zwischen Ich und Umwelt markiert.[37] In weit umfassenderem Sinn geschieht dasselbe einige Zeit später mit dem Erwerb des Pronomens »ich«.

Viel mehr als jedes andere Ausdrucksmittel bietet die Sprache als

[37] Spitz, R. (1957). Dt.: *Nein und Ja.* Die Ursprünge der menschlichen Kommunikation. Stuttgart (Klett) 1970.

optimal präzises, differenziertes und handliches Zeichensystem eine Fülle von operationellen »Fertigelementen« oder — um auf eine gewisse Analogie zur modernen Computertechnik hinzuweisen — von »Mikroprozessoren« an, deren Verwendung zweifellos rasch einen geradezu rasanten Fortschritt in der Organisation des Bewußtseins nach sich zieht.

Nicht nur werden die durch die Sprache bewußt gewordenen Zusammenhänge immer straffer organisiert und zugleich kodifiziert und *sozialisiert,* indem die eingeführten Zeichen (und mit ihnen die entsprechenden Dynamismen) nach festen Regeln und allgemein verständlichen *Konventionen* gebraucht werden, sondern die in diesen »Mikroprozessoren« im einzelnen festgehaltenen Operationen und Zusammenhänge werden auf diese Weise auch zunehmend automatisiert; nachdem sie »in der Klarheit des Bewußtseins« konstruiert wurden, versinken sie, so könnte man sagen, alsbald wieder weitgehend im Unbewußten. Wir stoßen hier übrigens auf eine höchst interessante Funktion des Bewußtseins, mit der ich mich später noch näher beschäftigen werde (siehe S. 163ff.).

Bewußtsein, Sprache und Gehirn

Die Hypothese, die sich aufgrund der vorangegangenen Überlegungen abzeichnet, läßt sich, ganz knapp zusammengefaßt, etwa wie folgt formulieren:

> *Bewußtsein entsteht durch abstrahierende Verdichtung von affektlogischen Bezugssystemen. Abstraktion bedeutet Auszug von Invarianz, das heißt, ökonomische Übersetzung in ein Bezugssystem höherer Ordnung. Dieses wird durch die Semiotik und insbesondere durch die Sprache markiert, befestigt und organisiert, wodurch die Voraussetzungen für weitere Abstraktionen auf übergeordneten Ebenen gebildet werden.*

Für eine solche Annahme sprechen auch eine ganze Reihe von Indizien, die mit Bau und Funktionsweise des menschlichen Gehirns zu tun haben. Die wichtigsten unter ihnen sind die folgenden:

- Das Gehirn stellt eine ungeheuer komplex strukturierte Anordnung von Materie dar — wie Eccles immer wieder betont, die bei weitem am komplexesten organisierte (und interessanterweise auch relativ am meisten Energie konsumierende) Materie, die es überhaupt gibt. Sie ist in erster Linie zur Verbindung und Verarbeitung von Information (im weitesten Sinn) eingerichtet: Das Gehirn besteht aus einem unvorstellbar fein verästelten Netz- und Schaltwerk, in dem potentiell (fast) alles mit allem zu kommunizieren vermag. Als Ganzes bildet auch das Gehirn ein typisch offenes »System« im systemtheoretischen Sinn, das einerseits über die Sinnesorgane mit der ganzen Umwelt und andererseits, wie wir sahen, mit dem System des Körpers zu einem übergeordneten Ganzen verbunden ist. Durch Formierung von hierarchisch gegliederten, funktionellen Untereinheiten ist es in eine riesige Zahl von Subsystemen unterteilt:

Jede einzelne der rund 10000 Millionen Nervenzellen des Neocortex bildet mit ihren Hunderten oder Tausenden von synaptischen Verbindungen bereits ein ungeheuer komplexes Subsystem. Besonders gut als Funktionseinheit identifiziert sind ferner seit kurzem die rund 1 bis 2 Millionen von ca. 3 mm langen und 1/2 mm dikken vertikalen Kolonnen oder »Moduls« der Hirnrinde. Jede Kolonne besteht aus bis zu 10000 — unter sich vielfältigst verbundenen — Nervenzellen und stellt damit eine Art von »Mikroprozessoren« von bereits fast unvorstellbarer Differenziertheit dar. Diese allseits miteinander kommunizierenden Moduls sind ihrerseits als ein enorm komplexes Gefüge von miteinander konkurrierenden bzw. einander im Gleichgewicht haltenden »power units« aufzufassen, die wiederum Bestandteile von zahllosen Subsystemen höherer Ordnung sind.[38]

● Das Gehirn (und mit ihm das ganze Nervensystem) kann über weite Strecken als ein hochspezialisiertes Organ zur *Verdichtung* von Information verstanden werden. Die (besonders gut erforschten) optischen Bahnen vom Auge bis in die Sehrinde zum Beispiel sind so organisiert, daß hintereinander gestaffelte Neuronensysteme als Relais nach Alles-oder-nichts-Gesetzen erst dann zu »feuern« beginnen, das heißt die einlaufende Information zur nächsten Station weitermelden, wenn durch die Aktivität mehrerer vorgeschalteter Neuronen ein bestimmter Summationseffekt erreicht ist. Eccles schreibt hierzu:

> »Schon im nervösen System der Retina beginnt die Abstraktion aus dem reich gemusterten Mosaik von Antworten der retinalen Rezeptoreinheiten zu Elementen von Sequenzen,

[38] Popper, K., J. C. Eccles (1977), a. a. O., S. 235f.

> die bestimme Konfigurationen darstellen, und diese Abstraktion setzt sich in den vielen sukzessiven Stationen fort, welche nunmehr in den visuellen Gehirnzentren erkannt worden sind.«[39]

Wie schon früher erwähnt, ist des weiteren bekannt, daß bestimmte Zellgruppen nur ganz bestimmte optische Elemente (so etwa Horizontal-, Schräg- oder Vertikalbalken) erfassen, mit anderen Worten, diese Art von »Invarianz« aus einer im übrigen möglicherweise ganz heterogenen Information »ausziehen«. Alle Information zirkuliert im Gehirn bekanntlich in Form von — äußerst komplex modulierbaren — elektrischen Impulsen, in die dank einer Vielfalt von sinnreichen Apparaten in den Sinnesorganen sämtliche »Ereignisse« umkodiert — das heißt wiederum in gewissem Sinn verdichtet — werden. Ein weiterer Aspekt dieses Verdichtungsprozesses liegt in dem — ebenfalls unvorstellbar differenzierten — Zusammenspiel von Hemmungen und Aktivationen, durch das laufend bestimmte Subsysteme miteinander in Verbindung gebracht oder voneinander abgegrenzt werden — ein dynamisches Geschehen, das etwa mit der fortwährenden Öffnung und Schließung einer ungeheuren Zahl von Klappen und Schleusen in einem hochkomplizierten Kanalsystem zu vergleichen ist.

● Dieses Netz- und Schleusensystem ist zum Teil bereits angeboren; durch Aktion bzw. Gebrauch wird es weiter ausgebaut, aktualisiert und »realisiert«. Eccles schreibt hierzu:

> »Je öfter ein bestimmter, spatio-temporaler Impuls im Cortex durchgespielt wird, desto effizienter werden seine Synapsen im Verhältnis zu andern. Und dank dieser synaptischen Effizienz werden spätere synaptische Inputs die Tendenz haben, die gleichen neuronalen Wegsysteme zu durchlaufen und so dieselben, sowohl direkten wie psychischen Antworten hervorzurufen wie der ursprüngliche Input.«[40]

Für unser Gesamtthema äußerst bedeutsame neuere Untersuchungen haben eindeutig ergeben, daß in mancher Hinsicht die neuronale Feinstruktur des Gehirns erst im Laufe des Lebens, insbesondere in der frühen Kindheit, in gewissem Ausmaß aber sogar noch im höheren Alter ausgebildet wird: Unter dem Einfluß der einlau-

[39] Ebd., S. 261f. (Übersetzung vom Autor).
[40] Popper, K. R., J. C. Eccles (1977), a. a. O., S. 386 (Übersetzung vom Autor).

fenden Information, das heißt der »Aktion« und des Erlebens, bilden sich durch Wachstum von den dendritischen Fortsätzen der Nervenzellen aus eine Vielzahl von neuen Verbindungen (»Verdrahtungen«) zwischen Neuronen und Neuronensystemen, die bei fehlender Aktion im rechten Moment — wie zum Beispiel Experimente mit neugeborenen Katzen zeigen, denen man eine Zeitlang die Augen verband — ausbleiben. Wie bei Muskelgewebe sprechen die Hirnforscher heute geradezu von einer Aktivitätshypertrophie und Inaktivitätsatrophie der betroffenen Hirnregionen. Die Strukturierung des Gehirns im Laufe des Lebens darf also in gewissem Ausmaß — ganz im Sinn des Spruchs von Antonio Machado, den ich an den Anfang dieses Buches gestellt habe — mit der Bildung eines Wegsystems in zunächst fast unwegsamem, oder höchstens ganz grob vorgebahntem Gelände verglichen werden, dessen Verbindungen je nach »Er-fahrung«, das heißt je nach mehr oder weniger intensivem Gebrauch zu schmalen Pfaden oder breiten Neben- und Hauptstraßen ausgefahren werden. In der Tat ist dieses zerebrale »Gelände« überaus plastisch, das heißt so anpassungsfähig, daß in ihm fast jeder Punkt mit jedem andern verbunden werden kann.[41]

- Das menschliche Gehirn ist größer und komplexer gebaut und besitzt, wie schon mehrfach hervorgehoben, weit mehr und besser organisierte »crossmodale Verbindungen« (das heißt Verbindungen zwischen den einzelnen Sinnesbereichen) als das aller anderen Tiere, die höchstentwickelten Menschenaffen eingeschlossen. Es hat eine entsprechend größere Kapazität und vermag daher mehr einlaufende Informationen zu verbinden und zu übergeordneten Ganzen zu verdichten als jedes tierische Gehirn.
- Das menschliche Gehirn zeichnet sich als wohl einziges, wie im Anschluß an die (kürzlich mit dem Nobelpreis ausgezeichnete) Untersuchungen Sperrys an sogenannten Split-brain-Patienten erst in den letzten zehn Jahren zunehmend klar wurde, durch eine deutliche funktionelle und anatomische Asymmetrie zwischen rechter und linker Großhirnhemisphäre aus: Im rechten Hirn scheinen vorwiegend ganzheitlich-synthetische, bildhafte, musikalische, weit-

[41] Vgl. Eccles, J. C. (1971). Dt.: *Das Gehirn des Menschen.* München (Piper) 1979, S. 375; ferner Cotman, C. W. (1978): *Neuronal Plasticity.* New York (Raven); Akert, K. (1979): Morphologische Vielfalt und Komplexität vor Synapsen und Mikroschaltungen. *Schweiz. Arch. Neurol. Neurochir. und Psychiatrie,* 125, S. 217—229.

gehend unbewußte, im linken dagegen analytisch-deduktive, sprachlich bewußte Funktionen lokalisiert zu sein. Die rechte Hemisphäre steht damit offenbar dem analogisch auf »Ganze« gerichteten, primärprozeßhaft traumartigen und intuitiv-schöpferischen Denken ursprünglicherer Entwicklungsstadien, die linke Hemisphäre dagegen den digital-rational ist Detail gehenden, im Sprachcode logisch organisierten Sekundärprozessen des modernen wissenschaftlichen Denkens nahe. Beide Bereiche spielen normalerweise in höchst subtiler, im einzelnen noch nicht genau bekannter Weise zusammen. Faszinierende Beziehungen zu der hier dargelegten Auffassung vom Zusammenwirken von (vermutlich mehr »rechtshirnig« erfaßter) Invarianz und (vorwiegend »linkshirnig« erfaßter) Varianz beim Erkennen von Strukturen und vielleicht auch zu weiteren fundamentalen Bipolen (Synchronie und Diachronie, Fühlen und Denken etc.) drängen sich auf.[42]

Es ist offenkundig, daß schon diese paar grundlegenden, hirnanatomischen und -physiologischen Fakten die zuvor entwickelten Hypothesen von Struktur und Funktion der Psyche in hohem Maße stützen. Element für Element finden wir in der Tat frappierende Parallelen zwischen den beschriebenen, spezifisch menschlichen Phänomenen sowohl psychischer wie auch zerebraler Art: der hohen geistigen entspricht eine ebenso hohe materielle Differenzierung, den äquilibrierten affektiv-kognitiven Schemata mit großer Wahrscheinlichkeit ein analoges neuronales Assoziationsnetz und Erregungsmuster und ihrer Ausdifferenzierung durch »Aktion« eine gleichartige Wirkung der »Erfahrung« auf zerebralem Niveau. Ebenso offensichtlich sind die Zusammenhänge zwischen dem zunehmenden psychischen Verdichtungsprozeß und einer offenbar optimal auf Verdichtung von Information ausgerichteten Bau- und Funktionsweise des zentralnervösen Systems. Ferner entspricht der besonderen Bedeutung des analytischen Sprachvermögens und der semiotischen Funktion gegenüber ganzheitlicheren, mehr intuitiven und gefühlsnahen Erfassungsweisen die beschriebene Asymmetrie, das heißt *Polarisierung* des zerebralen Apparates. Zweifellos gibt es noch viele andere derartige Parallelen; sicher werden Psychologie und Hirnphysiologie in Zukunft noch weitere entdecken. Gemeinsam ist den psychischen und materiellen

[42] Vgl. Hoppe, K. D. (1975); Wexler, B. E. (1980), a. a. O.

Phänomenen jedenfalls, wie wir, von ihren konkreten Erscheinungsformen abstrahierend, verallgemeinern dürfen, *ein Prozeß zunehmender Differenzierung und zugleich Ordnung bzw. Harmonisierung eines (offenen) Systems von Relationen zwischen einzelnen Elementen.* Wir gelangen damit in unmittelbare Nähe des schwierigen, kürzlich wieder von Popper und Eccles eingehend diskutierten Materie-Geist-Problems.[43] Ohne darauf weiter eingehen zu können, möchte ich in diesem Zusammenhang nochmals die entscheidende Rolle des Phänomens des *Zusammenzugs* hervorheben: Die internalisierten Schemata, die gemäß den vorangegangenen Überlegungen die »Psyche« oder den »Geist« ausmachen, stellen in erster Linie eine ungeheure Verdichtung und damit *zugleich* eine »Ordnung« zwischen unendlich vielen einzelnen konkreten Aktionen und Geschehnissen dar: Was vorher konkret-materieller, zeitlicher Ablauf war, ist nun zu einem synchronen bzw. zeitlosen »Kondensat« dieser Abläufe geworden. Selbst die geordnete Materie des Gehirns kann bei Berücksichtigung ihrer Plastizität als ein Niederschlag von solchem Geschehen aufgefaßt werden; in einem weiteren Sinn gilt dies sogar für die (aufgrund ihrer Effizienz selektionierten) vererbten materiellen zerebralen Strukturen, ja vielleicht für die Materie überhaupt: »Materie« (bzw. »Körper«) und »Geist« (bzw. »Psyche«) erscheinen in dieser Perspektive als zwei zwar polar entgegengesetzte, in ihrer abstrakten Struktur jedoch völlig identische, gleichermaßen »notwendige« (und damit auch gleich »berechtigte«, gleich »edle«) Aspekte eines Gesamtsachverhalts, dessen eigentliches Wesen, wie gesagt, in erster Linie in einer *zunehmenden Ordnung zwischen Relationen* zu bestehen scheint.

Zur Funktion des Bewußtseins

Es bleibt der Versuch, die Funktion des Bewußtseins im Ganzen der »Psyche«, so wie sie hier allmählich ins Blickfeld gekommen ist, klarer zu erfassen. Schon eingangs hatten wir gesehen, daß das Bewußtsein in seiner Schärfe und Qualität ebenso wie auch in seinem Fokus stark fluktuiert — ein Phänomen, das man gewöhnlich als »Aufmerksamkeit« oder »Konzentration« bezeichnet. Es ist offenkundig, daß diese Aufmerksamkeit in hohem Maße der täglichen

[43] Popper, K. R., J. C. Eccles (1977), a. a. O., Kap. P 1, P 3, P 4, P 5.

Lebensbewältigung dient (die biologisch tief verankerte Aufmerksamkeitsreaktion bewirkt reflexartig eine Hinwendung des Bewußtseins zu allem, was möglicherweise Gefahr, eine besondere Schwierigkeit, Neuheit, Wechsel etc. bedeutet). Ebenso offenkundig ist indessen, daß dieser wechselnde Bewußtseinsfokus immer nur einen winzigen Ausschnitt aus allem Begegnenden und »zu Bewältigenden« erhellt; die große Mehrzahl unserer sensori-motorisch-affektiven Reaktionen läuft ganz automatisch außerhalb des Bewußtseinsfeldes ab. Wir haben gesehen, daß das Unbewußte weitgehend als ein »System von Regeln« verstanden werden kann, die gleichzeitig typisch »affektlogisch« strukturierte operationale Schemata und Bezugssysteme darstellen.

Es ist nun sehr bedeutsam, sich zu vergegenwärtigen, daß, wie schon einmal am Rande vermerkt wurde, diese unbewußten Verhaltensschemata, soweit sie nicht angeboren sind[44], zumindest vorübergehend durchaus mit Aufmerksamkeit belegt und insofern in die »Helligkeit des Bewußtseins« getaucht waren: zu der Zeit nämlich, als sie »erlebt« bzw. erlernt und »konstruiert« wurden. Nichts verdeutlicht den Erwerb eines neuen, affektlogischen Schemas besser als ein typischer Lernvorgang:

> Beim Flötenspiel stolpere ich immer wieder über einen scheinbar einfachen Triller. Nun wende ich meine »Aufmerksamkeit« — meinen Bewußtseinsfokus — gezielt diesen Trillerbewegungen zu; ich spiele ganz langsam und entdecke dabei, daß die Schwierigkeit in einer kleinen, unwillkürlichen Mitbewegung des Ringfingers mit dem kleinen Finger der rechten Hand besteht. Durch langes und sehr bewußtes, zuerst langsames und dann immer schnelleres Üben von gegenläufigen Bewegungen dieser zwei Finger verschwindet die Schwierigkeit; in der Folge gelingt der Triller immer automatischer. Schließlich bin ich mir beim Spiel der überwundenen Hürde in keiner Weise mehr bewußt.

Diese scheinbar ganz banale Beobachtung verdient es, etwas eingehender analysiert zu werden. Zunächst ist zu bemerken, daß das Flötenspiel, genau wie jede andere erlernte Tätigkeit und Fertigkeit (und überhaupt alles »Verhalten«), aus nichts anderem als aus

[44] Die Psychoanalyse nimmt ein primär Unbewußtes an, das niemals bewußtseinsfähig wird noch war.

einem — immer besser koordinierten — Gefüge von sensori-motorisch-affektiven Schemata besteht, die zunächst recht mühsam wie die Glieder einer Kette Element für Element »im Lichte des Bewußtseins« konstruiert und zusammengeschmiedet werden müssen, um bei zunehmender Automatisierung (und gleichzeitiger Einschmelzung in übergeordnete Ganze) immer mehr im Dunkel des Unbewußten zu versinken. Des weiteren ist hervorzuheben, daß die Konstruktion eines derartigen Schemas — ganz entgegen dem ersten Anschein — bereits etwas hochgradig Komplexes ist: Es geht dabei keineswegs nur um Fingerbewegungen, sondern um Optisches (Lektüre der Notenschrift) und Akustisches, um komplizierte Mund-, Zungen- und Atembewegungen, um affektive und auch um abstrakte, geistige Komponenten etc., die — zweifellos über hochdifferenzierte »crossmodale« Verbindungen — allesamt miteinander koordiniert und durch vielfältige Kontroll- und Rückkoppelungsmechanismen allmählich in ein glattes und harmonisch zusammenstimmendes Gleichgewicht gebracht werden müssen. Und schließlich ist von Interesse, daß hier ein für gewöhnlich sinnvolles und sicher angeborenes sensori-motorisches Schema — die für Greifbewegungen nützliche, unwillkürliche Synergie von Klein- und Mittelfinger — modifiziert und weiterdifferenziert wurde, was wiederum nur im Fokus einer besonders konzentrierten Aufmerksamkeit, das heißt im Felde des Bewußtseins möglich zu sein scheint.

So gesehen, gleicht das »Bewußtsein« — das heißt, wie wir gesehen haben, eine besonders dichte und jedenfalls energetisch aufwendige Erscheinungsform des Psychischen — gewissermaßen einer hell erleuchteten Werkhalle und Konstruktionsstätte für neue »Fertigelemente« bzw. neue »Informationen«, die dort — vermutlich mit wichtigen Vorteilen in bezug auf Präzision, Fiabilität, Solidität — in die bereits bestehenden kognitiv-affektiven Operationsschemata eingebaut und eine Zeitlang weiter »eingefahren« und »abgeschliffen« (das heißt, durch Koordination mit anderen Konstruktionsschemata harmonisiert) werden. Sobald indessen eine differenzierte Verarbeitung neuer Situationen in dieser Weise kodifiziert und automatisiert worden ist, wird der energiefressende Luxus einer bewußten Zuwendung zunehmend überflüssig, wenn nicht gar störend, wie zum Beispiel der Versuch, unsere Bewegungen beim Gehen oder Sprechen genau zu beobachten, zeigt: Viele dieser Mechanismen laufen nun weit rationeller unbewußt ab; sie sind im Detail dem Bewußtsein nicht oder nur noch mit großer Mühe zugänglich.[45]

Das gleiche gilt freilich auch für »Fehlkonstruktionen«, wie sie aufgrund von traumatischen Erlebnissen und Umwelteinflüssen — und vielleicht auch, wie Freud annahm, infolge konstitutioneller Unzulänglichkeiten in der adäquaten Verarbeitung solcher Einflüsse — den Neurosen und anderen gestörten Verhaltensweisen zugrunde zu liegen scheinen.

Alles, und insbesondere die neueren psychoanalytischen Anschauungen von Wesen und Genese der internalisierten Objektrepräsentanzen, mit denen wir uns im nächsten Kapitel weiter beschäftigen werden, weist in der Tat darauf hin, daß sich die — typisch »affektlogischen« — Vorstellungen von wichtigen Bezugspersonen (Mutter, Vater, Geschwister etc.) sowie vom Selbst und ihren gegenseitigen Beziehungen in genau derselben Weise bilden: Sie stellen in erster Linie einen kondensierten Niederschlag — mithin eine »Abstraktion« — der konkreten und in gewissen Momenten durchaus bewußt erlebten Erfahrungen dar; es liegt auf der Hand, daß sehr frühe und affektintensive »Eindrücke« dabei eine besonders prägende Kraft entfalten müssen. In ihrer Gesamtheit verbinden sich solche affektlogischen Schemata zu einem umfassenden intrapsychischen (Funktions-)System, das somit, wie schon im ersten Kapitel skizziert, sehr wohl als ein (ausgesprochen »schematisierter«) »Reflex« und Abglanz des äußeren, extrapsychischen »Systems« und Geschehens, zum Beispiel in der Familie, aufgefaßt

[45] Zu einer ganz ähnlichen Auffassung scheint zunächst auch H. Schneider (1981, a. a. O., S. 104, 147) zu gelangen, wenn er die Bedeutung der Bewußtmachung (in der Psychoanalyse) beim »Aufbau von Strukturen« hervorhebt. Die — unter Berufung auf eine Bemerkung Piagets — daraus gezogene Schlußfolgerung jedoch, daß demnach das Unbewußte als das nicht (bzw. noch nicht) Strukturierte schlechthin verstanden werden müsse, scheint mir dagegen nicht zulässig: Wäre das Unbewußte wirklich in diesem Sinn nur durch etwas Fehlendes und Nicht-Existentes charakterisiert, so wären zentrale unbewußte Phänomene wie der Wiederholungszwang, die Übertragung und überhaupt die weitgehende Determiniertheit unbewußter Vorgänge, wie sie die Psychoanalyse aufgedeckt hat, unverständlich. Diese Phänomene zeigen meines Erachtens im Gegenteil mit aller Deutlichkeit, daß das Unbewußte als etwas Strukturiertes, nämlich als ein *System von (teils angeborenen und teils erworbenen) Regeln* (vgl. S. 134) zu verstehen ist, die weite Teile unseres Verhaltens nachhaltig bestimmen. Was (noch) nicht strukturiert ist, kann auch nicht verhaltenswirksam werden.

werden darf. Im alltäglichen Erleben aber werden je nach Kontext Teile dieses »schematischen Kondensats der Vergangenheit«, in denen unser Wissen und unsere Erfahrung gespeichert sind, immer wieder aktiviert, gleichsam »erleuchtet«, wie man ein durch Gebrauch angelegtes, örtliches Wegsystem beleuchtet, das man begehen will. Wir »wenden ihm unsere Aufmerksamkeit zu« und machen es damit verfügbar: Dies, und nichts anderes, scheint unser wechselndes »Bewußtsein« auszumachen. Bewußtsein ist deshalb von Aufmerksamkeit nicht zu trennen oder umgekehrt: Wo unsere Aufmerksamkeit ist, da ist (auf ganz verschiedenen Abstraktionsebenen) auch unser Bewußtsein. — Dieser harmlos aussehende Satz hat weitläufigere Implikationen, als man auf den ersten Blick vermuten würde: Er bedeutet, daß es auch ein Traumbewußtsein, ein hypnotisches, ein meditatives und ein psychotisches Bewußtsein gibt, mit andern Worten, daß zum Begriff des Bewußtseins nicht nur das Gewohnte, sondern auch allerhand Ungewohntes und Abseitiges gehört. Vieles deutet darauf hin, daß die oben ausgeführten Überlegungen zur Funktion des Bewußtseins beim Einbau von neuer Information in bestehende affektiv-kognitive Bezugssysteme auch für solche Bewußtseinszustände Gültigkeit haben. Wir werden im letzten Kapitel sehen, daß dies zu interessanten therapeutischen Konsequenzen führt.

Bevor wir uns in diesem Zusammenhang noch etwas näher mit dem wichtigen Begriff der »Information« beschäftigen, müssen wir uns fragen, welches die Rolle der Semiotik, und insbesondere der Sprache, in den besagten konstruktiven Vorgängen sei. Im Licht der oben entwickelten Auffassung scheint sie von einem gewissen Moment an in mancher Hinsicht wie ein »Modell« oder ein »Prägestock« zu wirken, der die zusammenzubauenden Elemente normiert und — wiederum mit großem Gewinn an Ökonomie — der sozialen Usance verfügbar macht. Die Funktion dieses gesamten, höchst sinnreichen Geschehens bei der aufmerksamen Zuwendung zu Besonderem[46] wäre also eindeutig die *Weiterdifferenzierung des Psy-*

[46] Als »Besonderes« erscheint alles, was »besonders schwierig«, das heißt noch nicht so stark automatisiert ist, daß es »von selber«, ohne Bewußtseinszuwendung, abzulaufen vermag. Selbst anfänglich äußerst »schwierige« und komplexe Verhaltensweisen, wie zum Beispiel das Autofahren u. a., werden mit der Zeit weitgehend unbewußt.

chischen unter speziell günstigen Umständen — eine revolutionäre methodologische Neuerung, die erst die Differenzierung des menschlichen Verhaltens über die (trotz aller Komplexität doch weit elementareren und größtenteils angeborenen) Operationsschemata der Tiere hinaus ermöglicht hat.

Diese Sicht erlaubt es, schließlich auch die nach wie vor heikle Frage nach dem Unterschied zwischen menschlichem und tierischem Bewußtsein (bzw. »Wissen von Etwas«) noch ein wenig präziser zu fassen. »Bewußt« ist, wie gesagt, in jedem Moment das, was im Fokus der Aufmerksamkeit ist. In der Aufmerksamkeitsreaktion kommt das tierische Bewußtsein dem menschlichen zweifellos am nächsten. Im übrigen aber ist offensichtlich beim Tier das »Wissen von etwas« in einem viel größeren Ausmaß als beim Menschen unbewußt — eine Formulierung, die nur scheinbar paradox ist: Die primär oder sekundär unbewußten (das heißt angeborenen oder unter zeitweiliger Belegung mit Aufmerksamkeit erworbenen) Verhaltensschemata enthalten durchaus ein – unter Umständen schon recht differenziertes — »Wissen«, das heißt eine zu etwas »Geistigem« verdichtete körperliche »Erfahrung«. Aber beim Tier geht, abgesehen davon, daß ein viel größerer Anteil seines »Wissens« angeboren ist, diese abstrahierende Verdichtung viel weniger weit als beim Menschen. Schon die tierische Wahrnehmung muß deshalb ganz anderer Art sein als die menschliche: Was mit Aufmerksamkeit belegt und wahrgenommen wird, sind jedenfalls — unter anderem wegen des Fehlens adäquater crossmodaler Verbindungen — weit elementarere und isoliertere Vorgänge als beim Menschen. Die Katze zum Beispiel reagiert zwar höchst scharf und präzise auf bestimmte, zum Beispiel von einer Maus herstammende Geräusche und Bewegungen. Aber sie ist unfähig, diese in größere Zusammenhänge zu bringen. Das »Bewußtsein« des Tiers ebenso wie sein »Unbewußtes« erscheint als viel gröber, schematischer, fragmentarischer als das des Menschen; es funktioniert reflexartig, stark automatisiert und verbindet insgesamt viel weniger Information zu einem übergeordneten Ganzen. Mehr als alles andere aber gehen dem Tier offensichtlich jene höheren Verdichtungsgrade der Information ab, die ein kompakteres Wissen von sich selbst und schließlich ein Wissen um das eigene Wissen im Sinn des menschlichen »Selbstbewußtseins« ermöglichen.

Was schließlich das vorher angetönte Problem der *»Information«*

betrifft, die »im Lichte des Bewußtseins« in bestehende Bezugssysteme eingebaut wird, so ist noch zu präzisieren, was mit diesem zentral wichtigen Begriff vom Gesichtspunkt der Affektlogik aus eigentlich gemeint ist. Eine »Information«, das heißt ein neues Element oder »bit«, wird heute, wie schon früher berichtet, vielfach als eine (perzipierbar gewordene) »Differenz« definiert: Ein »bit« ist nach Shannon und Weaver jener Betrag an Information, der nötig ist, um eine Entscheidung zwischen zwei gleich wahrscheinlichen Alternativen zu ermöglichen.[47] Diese Formulierung paßt zwar ausgezeichnet zu den Überlegungen, die ich im letzten Kapitel zum Wesen der »Differenzierung« angestellt habe. Aber sie berücksichtigt bloß den kognitiv-strukturellen Aspekt von Information. Alles bisher Dargelegte zeigt indessen, daß *Information darüber hinaus in Wirklichkeit immer etwas Doppeltes, Bipolares, nämlich etwas sowohl Kognitives als auch Affektives ist.* Wie die alltägliche Beobachtung lehrt, werden rein kognitive »Botschaften« nicht wirklich zu »Information«: Sie haben keine Chance, mit Aufmerksamkeit belegt, das heißt in den Fokus des Bewußtseins gerückt und schließlich akkomodatorisch-assimilatorisch in schon bestehende affektlogische Strukturen und Verhaltensschemata integriert (bzw. »informiert«) zu werden. Die Mutter kann ihrem Kind hundertmal sagen, es solle sein Zimmer in Ordnung halten oder die Suppe löffeln, ohne zu schlürfen: Ihre Worte bleiben solange leerer Schall, als ihnen nicht durch begleitende Emotionen — Ärger, Wut, Spannung oder Aussicht auf Belohnung, Freude, liebevolle Zuwendung — so viel »Nachdruck« verliehen wird, daß sie tatsächlich »Eindruck machen«. Nicht anders verhält sich der Erwachsene gegenüber Geboten und Vorschriften aller Art, Hinweisen auf mögliche Gefahren oder Lustquellen, Nachrichten von fernen Kriegen oder Erdbeben. Sie werden kaum zur Kenntnis genommen und bleiben für das Verhalten so lange völlig unwirksam, als sie nicht gleichzeitig mit einem mehr oder weniger starken affektiven Stempel oder »Inprint« versehen sind. Die modernen Reklametechniker haben dies nur allzugut begriffen. Die internalisierten Schemata und Strukturen, die unser Verhalten regulieren, besitzen notwendigerweise eine beträchtliche Trägheit. Sie stellen zwar offene, aber doch durch Er-

[47] Shannon, C. A., W. Weaver (1949): *The mathematic theory of communication.* Urbana (Univ. Ill. Press).

fahrung, das heißt durch viele vorausgegangene Informationen befestigte und sorgfältig äquilibrierte Systeme mit starken homöostatischen Mechanismen dar. Piaget hat in seinem wichtigen Buch über die Äquilibration der kognitiven Strukturen sehr genau gezeigt, wie neue Information in einer ersten, mit α bezeichneten Phase immer wieder zunächst einfach abgewiesen und verleugnet (das heißt »verdrängt«), dann in einer nächsten Phase β in einem unstabilen und flackrigen Hin und Her der alten Information unverbunden zur Seite gestellt und erst in einer dritten Phase, bezeichnet mit γ, voll in ein neues und nunmehr erweitertes (»majorisiertes«) Schema integriert wird. (Merkwürdig erscheint allerdings auch hier, wie Piaget selbst angesichts der ärgerlichen Störung, die alles Neue für die gewohnten Konzepte offensichtlich bedeutet, die affektiven Komponenten dieses Vorgangs weitgehend vernachlässigen konnte.)

> Bis zum Alter von fünf bis sieben Jahren zeichnen Kinder den Flüssigkeitsspiegel in einer halb gefüllten, um 45° geneigten Flasche unbeirrt von jeder Perzeption parallel zum Flaschenboden oder zur Flaschenwand (Phase α). In einer nächsten, unsteten Zwischenpahse β sind allerhand intermediäre Kompromisse, zum Beispiel in Form von konkaven Bogenlinien zu beobachten, bis es etwa mit neun Jahren schließlich zur — offensichtlich von einer tiefgehenden, »majorisierenden« Veränderung des kindlichen Konzepts vom Verhalten von Flüssigkeiten zeugenden — vollen Integration der Beobachtung kommt, daß der Flüssigkeitsspiegel ganz unabhängig von der Flaschenneigung immer horizontal bleibt (Phase γ).[48]

Was eine Information betrifft, die nur aus Affekt — zum Beispiel nur aus Angst, Wut oder Lust — bestehen würde, so ist eine solche praktisch gar nicht denkbar: Selbst die heftigsten Emotionen, zum Beispiel in Extremsituationen bei Unglücksfällen oder im Krieg, bleiben doch immer an irgendwelche situativen oder andersartigen kognitiven Elemente, zumindest jedenfalls an gewisse Zeit- und Raumstrukturen gebunden, die als dem Affekt zugeordnete Information gespeichert werden. Ja, wir müssen annehmen, daß sich sogar schon beim Neugeborenen die scheinbar fast reinen Affekte in

[48] Vgl. Inhelder, B.: Memory and intelligence in the child. In: Inhelder, B., H. H. Chipman (Hrsg., 1976), a. a. O., S. 100—120.

Wirklichkeit an gewisse, wenn auch noch sehr rudimentäre, kognitive (zum Beispiel zeitliche) Elemente heften müssen, um überhaupt registriert und als neue Information in die sich bildenden sensori-motorischen Schemata eingebaut zu werden.

Kurz, aus der Sicht der Affektlogik ist »Information«, das heißt etwas, das in bestehende, affektiv-kognitive Formationen in-formiert wird, immer und notwendig *nicht nur eine kognitive, sondern auch eine affektive »Differenz«*. Es ist offenkundig, daß diese Auffassung viele praktische und insbesondere auch therapeutische Konsequenzen hat.

Zusammenfassung: Die Struktur der Psyche in neuer Sicht

Zunächst ist festzuhalten, daß es mir natürlich ferne liegt zu glauben, die hier angeschnittene, weitläufige Problematik von Sprache und Bewußtsein mit den vorangegangenen Überlegungen schon »gelöst« zu haben. Es ging in erster Linie darum, sie unter Berücksichtigung einer Reihe von neueren Forschungsbefunden aus den verschiedensten Bereichen, insbesondere aus der Hirnphysiologie und aus der Schule Piagets, aus der Perspektive der »Affektlogik« neu zu sichten. Das Resultat kann nur etwas Fragmentarisches sein. Für unser Thema erweisen sich diese fragmentarischen Ergebnisse nichtsdestoweniger als hilfreich. Denn am Ende dieser Untersuchung, die zugleich einen gewissen Abschluß unserer Beschäftigung mit normalpsychischen Phänomenen überhaupt bedeutet, rundet sich unser Bild von der »Psyche« doch zu einer Gesamtvorstellung, die gewisse neue Aspekte aufzuweisen scheint: Das Psychische erscheint als eine Art von »Organ« oder »Gewebe«, das sich zum Zwecke der Wirklichkeitsbewältigung immer dichter und feiner zwischen dem Organismus und seiner Umwelt ausspannt, wobei es deren Textur in einem fortwährenden Austauschprozeß sowohl kontinuierlich fortsetzt wie auch in etwas wesensmäßig anderes umsetzt. Das eigentliche Wesen des Psychisch-Geistigen scheint die *Verdichtung* von »Information« zu sein, was zugleich die Umsetzung von etwas Diachronem (das heißt des in der Zeit ablaufenden konkreten Geschehens, des »Widerfahrenden«, der Er-fahrung) in etwas Simultanes, Syn- oder Achrones (das heißt in ein »Abstraktum«) bedeutet. Was aus- und zusammengezogen wird, sind offenbar in erster Linie die (in ihrem Wesen mathematischen, das heißt eben »abstrakten«) *Relationen* zwischen den konkret begegnenden Fakten, vor allen Dingen ihre Gemeinsamkeiten und Verschiedenheiten. Mit dem schrittweisen Auszug von Invarianz aus der registrierten, immer umfangreicher werdenden Varianz durchläuft die aus der Erfahrung (bzw. aus dem »handelnden Erleben«, der »Aktion«) sozusagen kondensierte Psyche in der Erfassung der Umwelt in umgekehrter Richtung weitgehend denselben Entwicklungsprozeß, durch den eben diese Umwelt entstand: Die Psyche schreitet in progressiver Verdichtung vom Speziellen zum Allgemeinen fort, die Welt dagegen breitet sich in ihrer Differenzierung von einem Allgemeinen zu unendlich vielen speziellen Erscheinungsformen aus. Zugleich aber kennt die Psyche durchaus auch den reziproken Entwicklungsprozeß: Ideen, Kulturen, Kunstprodukte differenzieren sich wie eine Pflanzen- oder Tierart. Abstraktion *und* Generalisation, Auszug von Invarianz aus einer Vielfalt von speziellen Erscheinungen *und* Einführung von immer neuer Varianz in etwas Invariates erweisen sich als polar entgegengesetzte, ubiquitäre Strukturierungsprinzipien, deren Zusammenwirken zweifellos nichts als einen weiteren und besonders umfassenden Aspekt der von Piaget ins Licht gerückten »Reversibilität« aller geistigen Operationen darstellt.

Das Bewußtsein, dem unser Fragen in diesem Kapitel in erster Linie galt, erscheint als Produkt eines progressiven Verdichtungs-, Übersetzungs- *und* Differenzierungsprozesses aus lange Zeit völlig unbewußtem Untergrund. Es stellt also nichts Plötzliches und auch nicht etwas spezifisch Menschliches dar, sondern entwickelt sich — wie alles andere in der Natur — sehr stetig und stufenweise. Wir faßten es auf einer ersten Stufe als »Wissen von etwas«, und dieses Wissen beginnt mit dem Zusammenzug von diachroner Information zu etwas Synchronem bereits bei den niedersten Tieren. Freilich erreicht es beim Menschen mit zunehmender Perfektionierung der spezifisch informationsverarbeitenden Systeme, mit anderen Worten mit progressiver Differenzierung der neuronalen Materie in umschriebenen Parzellen immer höhere Grade von Dichtheit bzw. »Trennschärfe« und Helligkeit, so daß schließlich eine präzise Auseinanderfaltung der begegnenden Wirklichkeit in »bedeutende« und »bedeutete« Komponenten (im Sinn von de Saussures »signifiant« und »signifié«), ihre denkerische Manipulation und ihre Verbindung zu Ganzen immer höherer Ordnung, bis hin zum Wissen vom Wissen (bzw. »Wissen vom Wissen vom Wissen« etc.), ja bis zum Wissen um sich selbst und die eigene Stellung im Ganzen möglich wird. Dieser Prozeß steht in enger Wechselwirkung mit der Belegung der nunmehr hochgradig komprimierten Information mit knappsten »Zeichen«, die ungeheuer viel diachron Konkretes in eine einzige, formelhafte, in ihrem Wesen schon ganz abstrakte Synchronie zusammenfassen: Die »semiotische Funktion«, zunächst jedenfalls ein inneres Bilderleben, und dann speziell die *Sprache* tritt in Erscheinung, die das verdichtete Bewußtsein sowohl »ausdrückt« als auch stabilisiert, strukturiert, organisiert und vor allem — mittels eines Systems von festen Regeln und Konventionen — *sozialisiert*. Bei aller strukturellen Kontinuität ist damit doch ein neues Organisationsprinzip von wahrhaft revolutionärer Effizienz gefunden, das den Abstraktions- und Differenzierungsprozeß ungeheuer zu beschleunigen, durch Zusammenschaltung (virtuell) sämtlicher informationsverarbeitender Parzellen (das heißt der Gehirne der Einzelindividuen) zu einem einzigen »Gesamtpool« zu potenzieren und obendrein von Generation zu Generation weit ökonomischer zu tradieren vermag, als es durch Selektion und Vererbung je möglich wäre. Verdichtungs- (und damit Ordnungsprozesse) von nie gekannter Ausdehnung, Flexibilität und Schnelligkeit sind damit in Gang gekommen. Über immer neue Abstraktionen und Abstraktionen von Abstraktionen gelangt der Mensch zu einer immer differenzierteren Erfassung der Welt und seiner selbst — freilich mit ungeheuer vielen »Irrtümern« und Umwegen, die indessen nichts anderes als notwendige, extremere Ausschläge in einem laufend sich selbst regulierenden, nach harmonischer Stimmigkeit (das heißt Spannungsreduktion) strebenden, äquilibratorischen Gesamtprozeß darstellen. Die Erfindung der Computertechnik, die diesen Prozeß noch einmal beschleunigt, ist nur ein vergleichsweise armseliges, aber strukturell der Einführung der Semiotik in den beschriebenen Entwicklungsprozeß doch durchaus analoges Phänomen.

Die in den vorangegangenen Kapiteln beschriebenen sensori-motorisch-affektiven Schemata, zu deren Erfassung (in ihrem kognitiven Aspekt) die Piagetsche genetische Epistemologie so viel beigetragen hat, erscheinen in dieser Sicht als *die* Bausteine der Psyche (bzw. als die »Fäden« und Elemente des »psychischen Gewebes«, von dem weiter oben die Rede war). Die Freudsche Psychoanalyse ihrerseits zeigt — trotz ihrer methodologischen Problematik — in ihrer wissenschaftlichen Substanz eindeutig, daß in diese Schemata immer auch affektive Komponenten verwoben sein müssen, mit andern Worten, daß es keine reine Logik, sondern nur eine »Affektlogik« gibt: Das Psychische spielt sich in einem aus Fühlen und Denken, Körperlichkeit und Geistigkeit kombinierten »Doppelsystem« ab, das weitgehend der Polarität zwischen konkreter Materialität und abstrakter Relation zu entsprechen scheint. Nicht nur das Denken (und Reden), sondern auch das Fühlen erscheint wie ein internalisiertes und ökonomisiertes Probehandeln »entlang« den, so darf man wohl formulieren, vorgezeichneten affekt-logischen Operationsschemata. Das Streben nach Lust bzw. die Vermeidung von Unlust, das der psychoanalytischen Erkenntnis zufolge all unser Handeln bestimmt, stellt offensichtlich nichts anderes als den psychisch erlebbaren Aspekt und »Ausdruck« eines noch viel umfassenderen, biologisch und sogar physikalisch und mathematisch begründbaren Strebens nach Spannungsausgleich und Gleichgewicht (bzw. vermehrter Harmonie) innerhalb (und auch zwischen) offenen, aber zugleich umschriebenen Funktionssystemen dar. Es wird damit zum wesentlichen Motor der gesamten individuellen wie kollektiven psychisch-geistigen Entwicklung im Sinn der »majorisierenden Äquilibration« und verleiht zugleich allen »in der Aktion« sich bildenden operationalen Schemata einen — biologisch höchst sinnvollen — affektiven Inprint. Deren Zusammenbau scheint mit wesentlichen Vorteilen vorwiegend im (mehr oder weniger hellen) Fokus des Bewußtseins (bzw. der Aufmerksamkeit) stattzufinden; nachdem sie konstruiert und zunehmend automatisiert worden sind, versinken diese Schemata indessen — meist unter Einschmelzung in übergeordnete Ganze — fast immer in das Dunkel des Unbewußten. Dieses muß daher in erster Linie als ein gut organisiertes Gefüge von Regeln oder »Aktionsprogrammen« aufgefaßt werden, das unser Verhalten zum allergrößten Teil determiniert: Der »Luxus des Bewußtseins« bleibt offensichtlich nur einem kleinen Ausschnitt unserer sensori-motorisch-affektiven Aktivitäten vorbehalten; je nach Kontext werden im alltäglichen Erleben gewisse Bezirke dieser internalisierten Schemata aktiviert, sozusagen »erleuchtet« und »mit Aufmerksamkeit belegt«. In der Bewältigung von besonders schwierigen (das heißt wenig automatisierten) Aufgaben dient das Bewußtsein offenbar in erster Linie der *Weiterentwicklung* des Psychischen, das heißt dem Einbau von neuer Information in die bestehenden, affektiv-kognitiven Operationsschemata.

Wenn wir zudem berücksichtigen, daß diese Schemata, wie im letzten Kapitel gezeigt, typische *Systeme* (oder Strukturen) im heutigen systemtheoretischen Sinn darstellen, die funktionell als *Bezugssysteme* (oder präformierte Raster bzw. Vor-Stellungen im wahrsten Sinn des Wortes) wirken und dabei wahrscheinlich allgemeinen Differenzierungsgesetzen gehorchen, welche letztlich mathematisch-universalen Wesens sind, so gewinnen wir schließlich ein Bild des »psychischen Gewebes« von einer wahrhaft großartigen Schönheit: Es gleicht in seinem Wesen barocker Musik, einer feinziselierten Ornamentik, einem ungeheuer sinnreich gewirkten Spitzen- und Klöppelwerk von (wahrscheinlich) binär-symmetrischem Aufbau, das aus biologischem Grund hervorwächst und die höchstdifferenzierte Materie, die es gibt (das heißt den menschlichen Körper und insbesondere sein Gehirn), wie ein unsichtbares Organ umgibt. In allen seinen Teilen emotionell getönt in unendlich wechselnden Nuancen zwischen Lust und Unlust *und* zugleich kognitiv nach strengen Gesetzen geformt, stellt es funktionell ein — immer in der konkreten »Aktion«, das heißt aufgrund von Bedürfnissen entstandenes — Weg- oder Kanalsystem dar, das optimal auf die Verarbeitung des Begegnenden abgestimmt ist.

Aus dunklen Untergründen erwachsen, ragt es durch zunehmende Verdichtung über traumhafte Zwischenstadien bis in die höchste Klarheit einer voll bewußten, dezentrierten, reversibel und damit optimal mobil gewordenen (Affekt-)Logik hinein; es schreitet — mit Konvulsionen und wirren Knäueln, gewiß, aber letztlich doch unter der milden Oberherrschaft allgegenwärtiger Äquilibrationsgesetze — zu einer immer harmonischeren Übereinstimmung mit der ebenfalls harmonisch äquilibrierten Welt, in die es »geworfen« (oder vielleicht im Grund doch eher sanft eingebettet) ist, fort. Denken wir uns dieses wundersame Gebilde, das wir »Psyche«, »Geist« — oder vielleicht für einmal weniger wissenschaftlich »Seele« — nennen wollen, dazuhin noch, anstatt so statisch, wie es unsere Vergleiche fälschlicherweise nahelegen mögen, stetsfort anmutig oder auch stürmisch bewegt wie eine Wasserfläche oder ein feines, netzartig mehrdimensionales Gewebe im wechselnden Wind, so gewinnen wir ein Gesamtbild, das wir gewiß nur mit ehrfürchtigem Staunen zu betrachten vermögen.

Um so mehr wird uns nunmehr interessieren, wie dieses schöne Gefüge wohl in jene Verwirrungen und Verrückungen zu geraten vermag, die wir als »Geisteskrankheit« und insbesondere als »schizophrene Psychose« zu bezeichnen pflegen.

5 Widerspruch, Paradox und Double-bind

Eine Hypothese zur Genese schizophrener Störungen

> Ein Büblein klagt seiner Mutter: »Der Vater hat mir eine Ohrfeige gegeben.« Der Vater aber kam dazu und sagte: »Lügst du wieder? Willst du noch eine?«
>
> Johann Peter Hebel [1]

Im Jahre 1956 veröffentlichte Gregory Bateson, der kürzlich verstorbene englische Zoologe, Anthropologe und Kommunikationsforscher, zusammen mit seinen amerikanischen Psychiaterkollegen Don Jackson, Jay Haley und John Weakland aus Palo Alto (Kalifornien) den Aufsatz »Auf dem Weg zu einer Schizophrenie-Theorie«, in welchem zum ersten Mal der Mechanismus des sogenannten »Double-bind« [2] ausführlich beschrieben und mit der Entstehung der Schizophrenie in Zusammenhang gebracht wurde. Es handelt sich dabei, wie wir noch genauer sehen werden, um die Entdeckung von hochgradig verwirrenden, widersprüchlichen und paradoxen Kommunikationsmustern im gesamten familiären Umfeld der »designierten Kranken«. Dieser Artikel hatte bei Schizophrenieforschern in aller Welt den Effekt einer Bombe, die einen Damm von rigiden Vorstellungen zum Wesen dieser rätselhaften Affektion ins Wanken brachte und eine Flut von Publikationen zum Problem der schizophrenen Kommunikationsstörungen auslöste, die bis heute noch nicht verebbt ist. Die wichtigsten, mit Namen wie Wynne, Lidz, Searles, Bowen und Laing verknüpften Arbeiten aus jener Pionierzeit sind dem deutschsprachigen Publikum in einem Sam-

---

1 Aus: *Lieber Vater.* Eine Sammlung von Gottfried Honnefelder. Frankfurt (Insel) 1976.

2 Bateson, G., D. D. Jackson, J. Haley, J. W. Weakland (1956), a. a. O. – Der Terminus »Double-bind« wird deutsch zuweilen mit »Doppelbindung« oder »Beziehungsfalle« wiedergegeben. Sinnvoll ist meines Erachtens auch »Zwickmühle« (s. unten). Ich gebrauche, wie viele Autoren, der Einfachheit halber bevorzugt den englischen Ausdruck.

melband mit dem Titel *Schizophrenie und Familie*[3] zugänglich geworden. Als praktische Folge kam es zu einem mächtigen Aufschwung von familientherapeutischen Verfahren verschiedenster Art; die früher fast absolute Vorherrschaft der Psychoanalyse als einzig wirklich »kausaler«, in die Tiefe reichender Psychotherapie war gebrochen; auf das familiäre und soziale Umfeld des »designierten Kranken« gerichtete »Paradigmata« begannen — nicht selten in einseitig polemischer Weise vorgebracht — den ganz dem Individuum zugewandten intrapsychisch-psychodynamischen Theorien zur Erklärung psychotischer (und bald auch neurotischer) Erscheinungen den Rang abzulaufen.

Die Wechselbeziehungen zwischen dem sozialen und dem individuell-intrapsychischen Geschehen — die vielleicht das interessanteste Problem darstellen — wurden freilich im Zuge dieser heftigen Gegenbewegung, wie schon im Kapitel 1 ausgeführt, weitgehend vernachlässigt. Auch mußte man mehr und mehr erkennen, daß die von der ersten Forschergeneration festgestellten Kommunikationsstörungen im Umkreis Schizophrener, der berüchtigte »Double-bind« eingeschlossen, keineswegs spezifisch waren, sondern — vielleicht in weniger starker Ausprägung — durchaus auch in den Familien von andern Kranken und selbst bei Gesunden vorkamen. Des weiteren stellten sich einer gültigen Objektivierung der komplexen Double-bind-Phänomene schier unüberwindliche methodologische Schwierigkeiten entgegen. Nicht einmal den ursprünglichen Schöpfern des Double-bind-Konzepts gelang es, diese Mechanismen in der Forschung so weit zu operationalisieren, daß sie sie am einzelnen Fall mit befriedigender Übereinstimmung hätten feststellen können.[4] Der konservative, ganz auf eine genetisch-organisch-biochemische Krankheitsentstehung (und entsprechende, vorwiegend medikamentöse Behandlungsverfahren) eingeschworene Flügel der Schulpsychiatrie hatte damit, gestützt auch auf neuere Untersuchungen, die den Einfluß von Erbfaktoren in der Schizophreniegenese erneut bestätigten, leichtes Spiel, die gesamten Double-bind-Theorien — und mit ihnen vielfach die psycho-, so-

---

[3] Habermas, J., D. Henri, J. Taubes (Hrsg., 1969): *Schizophrenie und Familie.* Frankfurt a. Main (Suhrkamp).

[4] Ringuette, E., T. Kennedy (1966): An experimental study of the double-bind-hypothesis. *J. Abnorm. psychol.*, 71, S. 136—141.

zio- und kommunikationsdynamische Forschung überhaupt — als irrelevant beiseite zu schieben und so seine vorher erheblich angeschlagene Position wieder zu festigen. Selbst die Begründer des Konzepts mußten offensichtlich mit der Zeit ihre ursprünglichen hochgesteckten Erwartungen auf einen raschen Durchbruch in Verständnis und Behandlung der schizophrenen Psychosen erheblich dämpfen. Die von vielen wichtigen Exponenten dieser Theorie auf einem großen Kongreß in Kalifornien nach über 20 Jahren (1977) gezogene Bilanz[5] spiegelt bei aller Faszination, die nach wie vor besonders vom Denken Batesons ausging, ein deutliches Gefühl einer allgemeinen Stagnation und Ernüchterung wider. Namentlich Jay Haley nimmt in dieser Beziehung kein Blatt vor den Mund. Mit Ausnahme der wichtigen Einsicht, daß Double-bind-Situationen neben negativen auch schöpferisch-positive und therapeutische Wirkungen entfalten können, der hochinteressanten Befunde von Singer und Wynne über gestörte Kommunikationsmuster bei den Eltern Schizophrener und Scheflens Konzept eines »Single-bind« (im Sinn der Persistenz der frühkindlichen, fusionell-symbiotischen Beziehung) als Voraussetzung des eigentlichen »Double-bind« bringt die nach zwei Jahrzehnten gezogene Bilanz gegenüber den ursprünglichen Erkenntnissen kaum etwas wesentlich Neues.

Und doch gibt es viele Hinweise darauf, daß Bateson und seine Kollegen vor 25 Jahren in der Tat einem für das Verständnis schizophrener Erscheinungen außerordentlich wichtigen Sachverhalt auf die Spur gekommen sind. Nur ist es offensichtlich noch nicht gelungen, diesen Sachverhalt genügend scharf zu erfassen und seinen Stellenwert im komplexen psychotischen Geschehen eindeutig zu klären. Trotz aller Bemühungen, insbesondere von Bateson selbst, die Natur der Double-bind-Phänomene in den Rahmen einer übergeordneten Epistemologie zu stellen,[6] fehlt es offenbar nach wie vor an einem zureichenden Verständnis der beschriebenen Vorgänge in größeren Zusammenhängen. Zu wenig geklärt sind in meinen Augen vor allem die Beziehungen zwischen affektiv-körperlichen und kognitiv-geistigen Phänomenen, sowenig wie diejenigen zwischen interpsychisch-sozialen und intrapsychisch-individuellen Phänomenen. Das letzte Buch Batesons aus dem Jahre 1979 bringt denn

[5] Berger, M. M. (Hrsg., 1978), a. a. O.

[6] Vgl. Bateson, G. (1973), a. a. O., und (1979), a. a. O.

auch zum Double-bind gegenüber 1956 kaum etwas Neues. Daß die damals entdeckte »Piste« zu wichtigen Dingen geführt hat, zeigen indessen unter anderem die — methodologisch ausgezeichneten — oben erwähnten Untersuchungen von Singer und Wynne zum Kommunikationsstil von Eltern Schizophrener. Sie lassen allen Einwänden zum Trotz[6a] kaum einen Zweifel daran, daß der Double-bind nur eine besonders maligne Form aus einer großen Reihe von unklaren, zweideutigen und verwirrenden Kommunikationsprozessen darstellt, wie sie im gesamten familiären Umfeld der Kranken gehäuft vorkommen. Ähnliche, zuweilen als »Verstrikkung« (»enmeshment«[7]) oder »emotionales Überengagement« (»emotional overinvolvement«) bezeichnete Erscheinungen konnten von völlig anderen Ansätzen her einwandfrei in vielen Familien von Psychotikern nachgewiesen werden; ein solches »emotionales Überengagement« war signifikant mit einer größeren Häufigkeit von akut-krankhaften Rückfällen verknüpft.[8] Zudem überschneiden sich manche dieser im zwischenmenschlichen Kommunikationsfeld beobachteten Phänomene, zu denen unter anderem auch die Unfähigkeit gehört, im Gespräch einen gemeinsamen Aufmerksamkeitsfokus festzuhalten, in höchst auffälliger Weise mit vielfältigen sogenannten »kognitiven Störungen«, wie sie auf individueller Ebene in den letzten 10 bis 15 Jahren bei Schizophrenen zunehmend beobachtet und erforscht worden sind.[9] Die Vermutung liegt nahe, daß den beiden Serien von Beobachtungen ähnliche oder gleiche Ursachen zugrunde liegen, welche mit den erstmals von Bateson u. a. beschriebenen Phänomenen zumindest in Beziehung stehen. Des weiteren haben gewisse kreative Forscher und Familientherapeuten die Batesonschen Ansätze mit Erfolg zu umfassenderen, therapeutisch nutzbaren Konzepten ausgebaut. Zu ihnen gehört Helm Stierlin aus Heidelberg mit seinem — sowohl psychoanalytisch wie auch familiendynamisch fundierten — Begriff der »Delegation« und

---

[6a] Vgl. zum Beispiel Hirsch, S. R., J. P. Leff (1975): *Abnormalities in parents of schizophrenics*. London (University Press).

[7] Minuchin, S. (1977), a. a. O.

[8] Vgl. Brown, G. W., I. L. T. Birley, I. K. Wing (1972): Influence of family life on the course of schizophrenics disorders: a replication. *Brit. J. Psychiatry*, 121, S. 241—258 .

[9] Vgl. Chapman, L. (1979): Recent advances in the study of schizophrenic cognition. *Schizophrenia Bulletin*, 5, S. 568—580.

der »unmöglichen Mission«, mit denen manche Eltern Schizophrener ihre Kinder in ein unlösbares existentielles Dilemma stürzen.[10] Außerordentlich interessant sind ferner die der modernen Systemtheorie verpflichteten Ansätze von Mara Selvini Palazzoli und ihrer Mitarbeiter aus Mailand, die verblüffend brisante Verfahren entwickelten, um die versteckten Paradoxien wirksam zu neutralisieren.[11] Und schließlich werden sich, wie wir noch sehen, die bereits im ersten Kapitel erwähnten, neueren psychoanalytischen Erkenntnisse zum Wesen des pathologischen Narzißmus, darunter insbesondere die von Otto Kernberg entwickelten Anschauungen zur Genese und Struktur internalisierter Objektbeziehungen[12], für die Erklärung von Widersprüchen und double-bind-artigen Erscheinungen im Umfeld der Psychosen sowohl auf intrapsychisch-individueller wie auch auf familiärer Ebene als höchst aufschlußreich erweisen.

Ein vertieftes Verständnis der von Bateson und anderen Kommunikationsforschern ins Blickfeld gerückten Phänomene ist offenbar, wie so oft bei scheinbar unlösbaren, komplexen Problemen, nicht von einem einzigen, noch so differenzierten Forschungsansatz, sondern nur von einer Synthese mehrerer bisher isolierter und teilweise sogar einander entgegengesetzter Gesichtspunkte aus zu erwarten. Ich meine, daß auch die in den vorangegangenen Kapiteln entwickelten Anschauungen zu einer solchen Synthese einen Beitrag zu leisten imstande sind. Bevor ich dies zu zeigen versuche, scheint es mir sinnvoll, die in dieser Hinsicht wichtigsten, bisher gewonnenen Ergebnisse kurz in Erinnerung zu rufen und noch durch ein wesentliches Element zu ergänzen.

---

[10] Stierlin, H. (1975), a. a. O.

[11] Selvini Palazzoli, M., L. Boscolo, G. Cecchin, G. Prata (1975), a. a. O.

[12] Kernberg, O. (1976), a. a. O. — Ders. (1975): *Borderline Conditions and Pathological Narcissism.* New York (Aronson). Dt.: *Borderline-Störungen und pathologischer Narzißmus.* Frankfurt a. M. (Suhrkamp) 1979. – Ders. (1980): *Internal world and external reality.* New York-London (Aronson).

Rekapitulation zu Wesen und Entstehung eines affektlogischen Bezugssystems

Von welchem Punkt wir auch ausgegangen waren, immer wieder konvergierten unsere Überlegungen zur Struktur der Psyche (oder »des Psychischen«) auf den zentralen Begriff eines »affektlogischen Bezugssystems« hin. Der Ausgangspunkt war im ersten Kapitel die grundsätzliche Erörterung der Beziehungen zwischen psychoanalytisch beim Individuum beobachteten intrapsychischen und system- und kommunikationstheoretisch im Familienverband erfaßten interpsychischen Phänomenen. Es zeigte sich, daß zwischen beiden von einer bestimmten Warte aus über weite Strecken weder theoretisch noch konkret fundamentale Widersprüche, sondern im Gegenteil viele wichtige Konvergenzen bestehen. Offensichtlich handelt es sich um komplementäre, auf zwei Ebenen in verschiedener Weise sichtbar werdende Erscheinungen. Die Zusammenschau von psychoanalytischen Erkenntnissen zur Affektivität und von Erkenntnissen der genetischen Epistemologie Piagets zu den kognitiven Funktionen eröffnete im zweiten Kapitel den Blick auf jene »Affektlogik«, die nach der zentralen Hypothese dieses Buches das eigentliche, ganzheitliche Wesen des Psychischen ausmacht. Damit ergab sich zugleich das Konzept des bipolaren, »affektiv-kognitiven Schemas« als dem wichtigsten Element und Baustein der Psyche. Im dritten Kapitel wurde weiter präzisiert, daß diese Bausteine typische offene, aber mit der Zeit weitgehend stabilisierte »Systeme« im Sinne der Systemtheorie darstellen. Der Begriff des »Systems« erwies sich dabei als praktisch identisch mit dem modernen, dynamischen Begriff einer »Struktur«: beide lassen sich generell — und dabei erhellt sich zugleich ihre Genese — definieren als »Produkt aus Invarianz und Varianz«. Ferner wurde klar, daß derartige innerpsychische »Strukturen« oder »Systeme«, denen vermutlich analog konfigurierte neuronale Assoziationsmuster entsprechen, gleichzeitig spezifische, durch Erfahrung differenzierte »Bezugssysteme« im Sinne von »vor-gestellten« Rastern für das gesamte Denken, Fühlen und Handeln bilden. Im letzten Kapitel schließlich gelangten wir über den Umweg in die komplexe Problematik von Bewußtsein und Sprache zur Vorstellung der Psyche als eines umfassenden, in unendlich viele Subsysteme gegliederten Gefüges von affektlogischen Bezugssystemen, die sich durch einen sukzessiven »Auszug von Invarianz« aus der begegnenden, variablen Information im Laufe der affektiv-kognitiven Entwicklung des Individuums — wie auch der Menschheit insgesamt — zu einem immer klareren und helleren Bewußtsein verdichten. Dieser Prozeß wird durch die Sprache bzw. durch die gesamte semiotische Funktion — in der die inneren, mentalen Bilder eine besonders wichtige Rolle zu spielen scheinen — markiert, strukturiert, tradiert und dadurch in entscheidender Weise beschleunigt.

Die bewußten und vor allem auch die — weit überwiegenden — unbewußten Anteile der Psyche ließen sich somit insgesamt als ein komplexes Netzwerk von affektlogischen Verhaltensprogrammen oder Regeln verstehen, dessen Weiterdifferenzierung durch den Einbau von neuer, ebenfalls spezifisch affektlogisch zu definierender »Information« eine der wesentlichen Leistungen des Bewußtseins darzustellen scheint. Zum Vergleich gebrauchte ich das Bild eines dreidimensionalen, zwischen dem Menschen und seiner Umwelt ausgespannten und wunderschön ziselierten Klöppelgewebes oder, vielleicht noch zutreffender, wenn auch weniger poetisch, eines durch fortwährenden Gebrauch von selbst sich bildenden, hochkomplexen Wegsystems. Vor allem dieses Bild zeigt sehr deutlich, daß die psychischen Strukturen durch ein ständiges Hin und Her zwischen Innen- und Außenwelt, zwischen »Zentrierung« und »Dezentrierung«, »Subjekt« und »Objekt«, Ich und Du oder, wie Piaget sagt, durch einen äquilibratorischen und majorisierenden, akkomodatorisch-assimilatorischen Austauschprozeß mit der begegnenden Umwelt entstehen. Nicht nur die gegenwärtige neurophysiologische Forschung, sondern ebenfalls die neueren psychoanalytischen Erkenntnisse eines R. R. Fairbairn, einer Edith Jacobson, einer Margaret Mahler und vor allem eines Otto Kernberg[13] zur Bildung und Struktur internalisierter Objektbeziehungen fügen sich in solche Vorstellungen ohne Schwierigkeiten ein. Hierzu sind nun noch die folgenden *Ergänzungen* nötig:

---

[13] Fairbairn, R. R. (1952): *An object relation-theory of the personality.* New York (Basic Books). — Jacobson, E. (1964). Dt.: *Das Selbst und die Welt der Objekte.* Frankfurt (Suhrkamp) 1973. — Mahler, M. S. (1968). Dt.: *Symbiose und Individuation.* Band I: Psychosen im frühen Kindesalter. Stuttgart (Klett-Cotta) ²1979. — Kernberg, O. (1976), a. a. O.; (1975), a. a. O.

Wie im Zusammenhang mit dem Invarianzbegriff schon kurz erwähnt, kommt nach Kernberg gerade in den frühen Phasen den Affekten die Funktion von entscheidend wichtigen »Organisatoren« der sich entwickelnden psychischen Strukturen zu. Was in der gleichen Stimmungslage erlebt wird, verschmilzt mit den zugehörigen sensorischen (taktilen, thermischen, gustatorischen, optischen, akustischen, propriozeptiven etc.) Eindrücken bzw. sensori-motorischen Abläufen zu einem zunächst noch sehr diffusen, aber durch Lust und Unlust doch rasch in zwei deutliche Polaritäten differenzierten affektiv-sensori-motorisch-kognitiven Konglomerat, zunächst natürlich noch ohne irgendwelche klaren Abgrenzungen zwischen einem Innen und Außen. Aus einer anfänglich noch als ganz undifferenziert zu postulierenden Matrix entwickeln sich so vermutlich als erste internalisierte psychische »Protostrukturen« einerseits lust- und andererseits unlustbetonte, miteinander verschmolzene sogenannte »Selbst-Objekt-Repräsentanzen«, die in unserer Terminologie als die primitivsten, äußerst globalen und — wie Kernberg sagt — zugleich emotionell ungeheuer intensiven, personenbezogenen »affektiv-kognitiven Bezugssysteme« anzusehen sind. Zu beachten ist, daß schon hier — genau wie in den vorangegangenen Kapiteln beschrieben wurde — mit der Strukturierung eines multiplen Geschehens unter einem zusammenfassenden Aspekt (nämlich dem gleichartigen Grundaffekt) ein typischer »Zusammenzug« bzw. »Auszug von Invarianz« aus einer vielfältigen »Varianz« stattfindet. Die frühen »Selbst-Objekt-Repräsentanzen« sind, wie Kernberg beschreibt, charakterisiert durch umfassende, diametral entgegengesetzte Gefühlsqualitäten vom Typus »ganz gut« oder »ganz schlecht« (bzw. »ganz böse«). Aus ihnen differenzieren sich mit fortschreitender kognitiver Reifung erste, voneinander abgetrennte Selbst- und Objektrepräsentanzen, die ihrerseits zunächst noch in untereinander unverbundene »ganz gute« und »ganz schlechte« Anteile aufgespalten bleiben. Die Vereinigung der guten und schlechten Aspekte sowohl des Selbst wie auch des Objekts, das heißt die — nur durch einen neuerlichen und viel komplexeren »Auszug von Invarianz« zu leistende — Erkenntnis, daß sowohl in bezug auf die eigene Person wie auf das erste bedeutsame »Objekt« (in der Regel die Mutter) lustvolle (= »gute«) wie auch unlustvolle (= »schlechte«) affektiv-kognitive innere »Repräsentanzen« derselben Entität angehören, stellt nach Kernberg und allen Autoren, die sich mit dieser Problematik befaßt haben, einen weiteren Reifeschritt von allergrößter Bedeutung dar.

Es ist bemerkenswerterweise ohne weiteres möglich, die wichtigsten Stufen dieser affektiv-kognitiven Entwicklung schematisch in einem dichotomischen »Entscheidungsbaum« ähnlich demjenigen darzustellen, wie er im 3. Kapitel als jeder beliebigen Differenzierung zugrunde liegend postuliert wurde.[14]

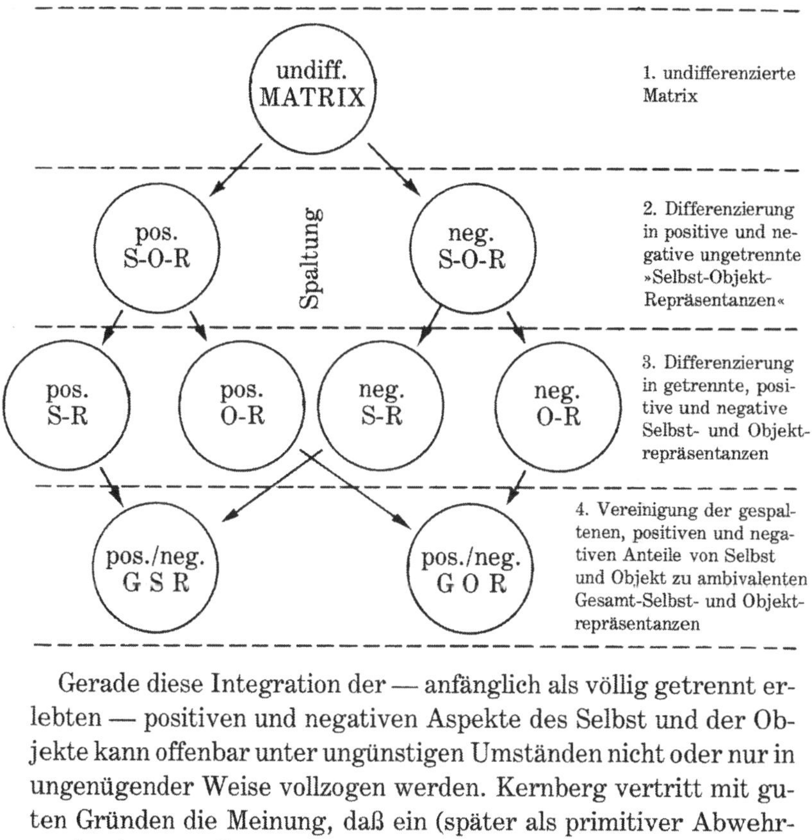

Gerade diese Integration der — anfänglich als völlig getrennt erlebten — positiven und negativen Aspekte des Selbst und der Objekte kann offenbar unter ungünstigen Umständen nicht oder nur in ungenügender Weise vollzogen werden. Kernberg vertritt mit guten Gründen die Meinung, daß ein (später als primitiver Abwehrmechanismus teilweise auch aktiv befördertes) Fortdauern einer solchen Spaltung in »gute« und »schlechte« (oder »böse«) Selbst- und Objektanteile im Vorfeld der Psychose, das heißt in erster Linie

[14] Dieses Schema sowie große Teile der hier dargestellten Zusammenfassung der Kernbergschen Konzepte verdanke ich einem unveröffentlichten Vortrag von Dr. D. Signer, Bern.

bei sogenannten »Borderline-Patienten«, eine besonders wichtige Rolle spielt.

Ich werde in der Folge zu zeigen versuchen, daß diese neuen psychoanalytischen Erkenntnisse im Verein mit den vorher dargestellten Vorstellungen einen interessanten Zugang zu einem vertieften Verständnis der Wirkung von widersprüchlichen, paradoxen und double-bind-ähnlichen Kommunikationen eröffnen. Wir werden unter anderem sehen, daß die »internalisierten Selbst- und Objektrepräsentanzen« nichts anderes als den — freilich unter Umständen erheblich verzerrten — Niederschlag des zwischen dem »Selbst« und dem »Objekt« tatsächlich abgelaufenen und im affektlogischen Sinn zur Information gewordenen Geschehens darstellen. Auch sie sind nur ein »Zusammenzug«, eine zum geistigen (respektive kognitiv-affektiven) Schema verdichtete »Abstraktion« der Wirklichkeit (= dessen, was *wirkt* und gewirkt hat) — mit andern Worten, ein typisches, die Wahrnehmung ebenso wie das Fühlen, Denken und Handeln bestimmendes affektiv-kognitives Bezugssystem. Wenn es nun stimmt, daß, wie Kernberg behauptet und wie auch vielfältige klinische Erfahrungen bestätigen, widersprüchliche Aspekte von solchen Vorstellungskomplexen passiv oder — zu Abwehrzwecken — sogar aktiv abgespalten und isoliert werden können, und daß des weiteren solche gegensätzlichen Fragmente (zum Beispiel eine ganz einseitig mit einem intensiven Gefühl von »ganz gut« oder »ganz schlecht« belegte affektlogische Repräsentanz des Selbst oder des Partners) zu gewissen Zeiten isoliert ins Bewußtsein geraten und das Fühlen, Denken und Handeln zu bestimmen vermögen, so würden freilich manche Phänomene aus den großen, »endogenen Psychosen« und ihrem Umkreis (Manie, Depression, Schizophrenie, Borderline-Zustände) besser verständlich. Zwischen der inneren Zerrissenheit solcher Kranker und den häufigen widersprüchlichen Kommunikationen in ihrem familiären Umfeld müßten dann offensichtlich enge Wechselwirkungen bestehen: Das widersprüchliche, zwischenmenschliche Geschehen müßte sich in entsprechend gegensätzlich getönten, internalisierten affektlogischen Bezugssystemen niederschlagen und umgekehrt. Widersprüche, Paradoxa und Double-binds aber sollten nunmehr als teilweise ähnliche und teilweise verschiedenartige, spezifische Konstellationen in diesen Bezugssystemen erfaßbar werden. Daß darüber hinaus mit den Konzepten Kernbergs die ganze, unendliche Problematik der Integration der unangenehmen und aggressiven Seiten des Selbst und der anderen, der Bewältigung von Frustrationen und Unzulänglichkeiten aller Art, in letzter Konsequenz des »Bösen« überhaupt aufgerollt wird, sei nur am Rande vermerkt.

In Erinnerung zu rufen bleibt noch, daß uns das »psychische System« immer wieder als ein Doppelsystem erschienen ist, dessen einer Pol durch die Affekte und das Körpergeschehen, und dessen anderer Pol durch das Denken und die geistigen Vorgänge, unter Einschluß der Sprache (bzw. der Semiotik), gebildet wird. In einem harmonischen, gesunden Organismus sind nicht nur diese beiden Seiten miteinander im Einklang und bestätigen und validieren sich damit fortwährend gegenseitig, sondern der gesunde Mensch ist auch mit seiner Umgebung, insbesondere mit seinen intimen Partnern, insofern in »Übereinstimmung« (was keineswegs immer Friede und Konfliktfreiheit bedeuten muß), als klare, affektiv-kognitiv kongruente Botschaften des einen Partners auch eindeutige, für Gefühl und Denken gleichlautende Antworten beim andern Partner auslösen. Es liegt auf der Hand, daß ein solcher Kommunikationsstil, zum Beispiel in der Familie, bei allen Beteiligten, in erster Linie jedoch bei heranwachsenden Kindern, zu einer ganz andern Prägnanz der internalisierten Selbst- und Objektrepräsentanzen, das heißt also der im Umgang mit sich selbst und andern Menschen relevanten affektiv-kognitiven Bezugssysteme führen muß, als ein Austausch voller Inkonsistenzen und Zweideutigkeiten.

Widersprüche

Was ist nun, aus der Perspektive der bisher entwickelten Überlegungen, ein Widerspruch? Nach dem *Handbuch philosophischer Grundbegriffe* liegt ein Widerspruch dort vor, wo »... zwei Sätze, die sich zueinander wie Behauptung und Verneinung verhalten, ... mit dem Anspruch auf Wahrheit auftreten«[15]. Im übrigen lehrt uns dieser Handbuchartikel, daß das Problem der logischen Widersprüche von den Philosophen und Mathematikern von der Antike bis heute immer wieder von neuem aufgegriffen, also nie erschöpfend gelöst wurde. Zenon, Platon, Aristoteles bauten alle auf der intuiti-

[15] Krings, H., H. M. Baumgartner, Ch. Wild (Hrsg., 1974): *Handbuch philosophischer Grundbegriffe*. München (Kösel), Bd. III, S. 1164f.

ven Einsicht des Parmenides von Elea (504—450 v. Chr.) auf, daß »etwas nicht zugleich sein und nicht sein kann«. Bis und mit Kant galt Widerspruchsfreiheit als formale Voraussetzung jeder möglichen Wahrheit; erst Hegel faßte die Möglichkeit einer in sich widersprüchlichen Wirklichkeit ins Auge, wobei aber klar unterschieden werden muß zwischen formal-logischen Widersprüchen und dialektischen Gegensätzen und Konflikten, mit welch letzteren Hegel sich vor allem befaßte. Heute gibt es nicht wenige Anhaltspunkte dafür — wovon manche in den vorangegangenen Kapiteln wiederholt gestreift wurden —, daß darüber hinaus eine dialektisch-polare Struktur all dessen, was ist (oder zumindest der Art, wie wir alles Seiende zu erfassen vermögen), eine zunehmend plausible Hypothese darstellt.

Einen wesentlichen, neuen Gesichtpunkt brachte Bertrand Russel zu Anfang dieses Jahrhunderts mit seiner Lehre von den logischen Klassen in die Diskussion; seine für unseren Zusammenhang wichtigste Einsicht lautet, daß eine logische Klasse sich nicht selber enthalten, sondern nur von einer übergeordneten Klasse aus erfaßt werden kann. Paul Watzlawick erklärte diesen grundlegenden Sachverhalt folgendermaßen:

> »Eine Klasse ist die Gesamtheit aller Objekte, die eine gewisse Eigenschaft gemeinsam haben. So bilden zum Beispiel alle Katzen der Gegenwart, Vergangenheit und Zukunft die Klasse der Katzen. Durch Konstruktion dieser Klasse werden alle andern Objekte des logischen Universums zur Klasse der Nichtkatzen, da sie alle eine Eigenschaft gemeinsam haben: Sie sind *nicht* Katzen. Daraus folgt, daß jede Aussage, wonach etwas beiden dieser Klassen angehört, eine einfache Kontradiktion ist, denn nichts kann eine Katze und gleichzeitig *nicht* eine Katze sein«.[16] (Mit andern Worten, die Klasse der Katzen als solche kann weder sich selber noch gar der Klasse der Nichtkatzen, sondern nur einer übergeordneten Klasse angehören, zum Beispiel derjenigen der Säugetiere).

Wir werden sehen, daß nach Bateson gerade die Nichtbeachtung dieses logischen Grundsatzes beim Phänomen des Double-bind eine wichtige Rolle spielt. Auffällig ist aber auch hier, daß bisher offen-

[16] Watzlawick, P., J. H. Beavin, D. D. Jackson (1967). Dt.: *Menschliche Kommunikation.* Bern-Stuttgart-Wien (Huber) 1969, S. 174.

bar immer nur die logische und formale, das heißt die *kognitive* Struktur von Widersprüchen beachtet und genauer analysiert wurde, während ihre *affektive* Seite — zum Beispiel die von ihnen verursachte Spannung, Wut, vielleicht Angst oder Freude — sich sozusagen »von selbst zu verstehen« schien. Dies gilt weitgehend sogar noch für Bateson und die moderne Kommunikationstheorie. Gerade hier liegt aber, so meine ich, der Punkt, der uns besonders interessieren muß: Wann, wie und warum schaffen formale Widersprüche Spannung und Wut, unter Umständen sogar »Verrücktheit«? Wovon hängt die Intensität solcher Emotionen ab? Wie steht es in dieser Beziehung mit Paradoxa und wie mit dem Double-bind? Im folgenden soll nun gezeigt werden, daß das Konzept der »affektlogischen Bezugssysteme« einiges zur Klärung dieser auch für die Praxis so wichtigen Fragen beizutragen vermag.

Formal gesprochen kann ein Widerspruch als eine lokalisierte *Unstetigkeit* in einem im übrigen äquilibrierten Gefüge von Relationen oder Bezügen (= in einem Bezugssystem) definiert werden, vergleichbar etwa einem Webfehler in einem regelmäßigen Strickgewebe oder, vielleicht noch zutreffender, einem Knoten oder Knäuel in einem sonst ganz glatten und durchgängigen Wegsystem. Affektiv aber bedeutet eine solche Unstetigkeit vor allem eine »*Unstimmigkeit*«, das heißt die Kollision einer gewissen Stimmungslage mit einer ganz anderen und gegensätzlichen. Wenn ich zum Beispiel mit einem Kind lange Zeit fröhlich spiele, und es dann plötzlich irgend eines winzigen Vergehens wegen böse anfauche, dann enthält mein Verhalten einen Widerspruch, der zum mindesten einen Moment lang eine stimmungsmäßige Verwirrung, eine peinliche Verstimmung erzeugt. Je nachdem, wie schwer der Zwischenfall war und wie konsistent im weiteren Fortgang mein Verhalten bleibt, verliert sich die Verstimmung wieder, wird verdrängt — wobei freilich untergründig ein Stachel und Störungsherd weiterbestehen mag —, oder aber sie steigert sich zu immer größerer Spannung, welche schließlich den völligen Abbruch unseres Spiels, mit gleichzeitiger Revision des »Bildes«, das mein Partner vorher von mir hatte, zur Folge haben kann. Ganz analog sind einfache Kontradiktionen in allen nur möglichen Bereichen strukturiert, vom sozialen Feld bis zur Wissenschaft und Mathematik. Auch ihre affektlogische Wirkung ist, bei allen unendlichen Variationen je nach Kontext, im Prinzip immer wieder dieselbe: Ein dominierendes, kohärentes und gut äquilibriertes Denk- und Fühlsystem wird gestört und gerät eine Weile in Aufruhr wie eine stille Wasserfläche, in die ein Stein geworfen wurde; in der Folge gleicht sich die entstandene Bewegung unter völliger Resorption oder Neutralisierung (zum Beispiel durch Isolierung, Abkapselung, Verdrängung) des Spannungsherdes entweder wieder aus, oder aber es kommt schließlich zu einer Änderung des gesamten Systems im Sinn einer konstruktiv-»majorisierenden« (oder vielleicht auch destruktiv-regressiven) Neuanpassung. Das Wesentliche ist in meinen Augen beim einfachen Widerspruch — im Unterschied zum Paradox und vor allem zum Double-bind, wie wir noch sehen werden — das Folgende:

- Es besteht quantitativ und/oder qualitativ ein klares Mißverhältnis zwischen dem vorherrschenden Bezugssystem und der Störung; letztere stellt nur ein relativ kleines, diskordantes »Einsprengsel« in einem im übrigen homogenen und konkordanten (= »stimmigen«) größeren Ganzen dar.
- Die durch dieses heterogene Element erzeugten emotionellen Spannungen — in der Regel handelt es sich um irgendeine Form von Unlust, zum Beispiel Unsicherheit, Ärger, Wut, Angst — bleiben relativ gut umschrieben und stellen jedenfalls die Funktionsfähigkeit des ganzen psychischen Systems im betreffenden Kontext nicht entscheidend in Frage.
- Im einfachsten Fall liegt der Widerspruch offen zutage. Er kann deshalb in einer konflikthaften Auseinandersetzung direkt angepackt und möglicherweise — unter entsprechenden Anpassungsleistungen — überwunden werden.

Zu beachten ist, daß diese Definition nicht zwingend eine Kontradiktion auf verschiedenen logischen oder kommunikatorischen Ebenen in sich schließt. Im Unterschied zu Bateson und manchen andern Autoren, die sich in letzter Zeit mit dieser Materie befaßt haben, halte ich selbst beim Paradox und beim Double-bind — die nur besondere Formen von Widersprüchen darstellen — die Kontradiktion auf verschiedenen Ebenen nicht für unbedingt notwendig, sondern bloß für möglich. In der oben angeführten Spielsituation mit einem Kind zum Beispiel kann der Widerspruch (nämlich die inadäquat ärgerliche Reaktion mitten im frohen Spiel) ohne weiteres auf derselben logischen Ebene wie das vorwiegend fröhlich-freundliche Grundverhalten liegen; auch mögen die beiden kontradiktorischen Botschaften durchaus in verbal-averbal übereinstimmender Weise (zum Beispiel durch frohe bzw. ärgerliche Worte *und* entsprechende Gesten, Haltungen usw.) mitgeteilt werden. Ganz abgesehen von allen implizierten Denk- und Kommunikationsebenen ist ein Widerspruch zunächst einfach etwas Statistisches, nämlich *die Verletzung einer Regel durch etwas Außergewöhnliches.* Erst die Erfassung einer (gefühlsmäßigen und/oder kognitiven) Regelmäßigkeit (= einer Invarianz) hatte ja die Bildung von internalisierten Bezugssystemen bzw. Vorstellungskomplexen erlaubt; das Wesen des Widerspruchs aber ist es, daß diese Vorstellungskomplexe sich als irgendwie nicht mehr (bzw. nicht immer) stimmig erweisen.

Von dieser einfachsten und deshalb besonders klar erkennbaren Grundsituation aus gibt es nun alle möglichen Varianten und Komplikationen, die in fließenden Übergängen zum Paradox und Double-bind hinführen. So mag sich zum Beispiel in einem Streitgespräch der Fokus von einem großen und vorherrschenden Bezugssystem gerade auf jenen eng umschriebenen Sachverhalt konzentrieren, in welchem der Widerspruch sitzt, so daß schließlich die beiden kontradiktorischen Wahrheiten »quantitativ« als ganz gleichwertig erscheinen müssen. Damit ist, wie wir sehen werden, die Konstellation einer typischen Paradoxie erreicht. Das gleiche Phänomen entsteht durch zunehmende Ausweitung des widersprüchlichen Bereichs innerhalb eines vorher einheitlichen Kontextes, zum Beispiel durch ein so starkes Ansteigen von gegensätzlichen Verhaltensweisen in der oben beschriebenen Spielsituation mit dem Kind, daß eine »regellose« (das heißt statistisch nicht mehr vorhersehbare) Verwirrung entsteht. Des weiteren mögen sich offene Gegensätze zunehmend verschleiern, verschiedene logische Ebenen vermischen, affektive und kognitive Botschaften sich gegenseitig widersprechen statt sich durch gesetzmäßige Übereinstimmung zu bestätigen etc., bis schließlich typisch double-bind-artige Situationen entstehen. Das Resultat kann, wie das nachstehende Beispiel zeigt, nichts anderes als wachsende Spannung und Verwirrung sowohl kognitiver wie auch affektiver Art sein:

> Ein Ehepaar, das eines wechselvollen, seit Jahren schwelenden Ehekonfliktes wegen zu mir in Therapie kommt, verlangt kurz vor Weihnachten dringend eine Psychotherapiestunde. Die beiden berichten hochgradig gespannt und aggressiv-de-

pressiv verstimmt, sie hätten sich zwar vor Wochen wieder einmal eine Zeitlang versöhnt gehabt und ein überaus inniges, auch sexuelles Zusammensein erlebt. Dann aber sei der Streit einer mißverständlichen Abmachung wegen erneut aufgeflammt, wobei die Frau schließlich dem Mann in Worten, die ihn stark verletzt hätten, an den Kopf geworfen habe, nun wolle sie »überhaupt nichts mehr von ihm wissen«. Sie, nicht aber er, »vergaß« diesen Zwischenfall in der Folge völlig. Hingegen beschwerte sie sich nun bitter über die Tatsache, daß sich der Mann seit Wochen von sämtlichen vorweihnachtlichen Familienaktivitäten fernhielt und alle ihre versöhnlichen Gesten angelegentlich übersah.

Synchrone und diachrone Widersprüche, gegensätzliche Botschaften auf verschiedenen Ebenen, Mißverständnisse, »Gedächtnislükken«, fortwährende Verengungen und Erweiterungen des emotionell-kognitiven Aufmerksamkeitsfokus von über- auf völlig untergeordnete Bereiche vermischen sich in diesem Ehekonflikt zu einem instabilen Durcheinander. Möglicherweise wird hier das gegenseitige Verhalten abwechslungsweise von positiv und dann wieder völlig negativ getönten Objekt- und Selbstrepräsentanzen Kernbergscher Prägung dominiert. Jedenfalls stehen bald die Bezugssysteme von idealer sexueller Harmonie, Weihnachtsatmosphäre, familiärer Einheit, bald diejenigen von bitterer Aggression und Ablehnung im Vordergrund. Sie bestimmen phasenweise alles Fühlen und Denken, Handeln und Wahrnehmen und stellen damit in sich recht geschlossene, konträre »Welten« oder »Wahrheiten« dar, die sozusagen registerartig an die Oberfläche gezogen werden oder über längere Zeit im Untergrund verschwinden können. In Phänomenen wie dem Jähzorn, der Verliebtheit, der Trauer oder in krankhaften Phänomenen wie der Depression oder der Manie erleben wir solche zeitweiligen Verschiebungen beziehungsweise, wie wir inzwischen zu formulieren vermögen, »Verrückungen« des affektlogischen Fokus auf vorübergehend ganz abgespaltene, das heißt »widersprüchliche« Fühl- und Denkbezirke im normalen oder pathologischen Alltag.

Diese Gedankengänge führen übrigens, von individual- oder familiendynamischen Systemen auf größere Zusammenhänge übertragen, zu einer Reihe von interessanten Generalisierungen. So besteht zum Beispiel keinerlei Grund für die Annahme, daß derartige kognitiv-affektive Akzentverschiebungen nicht auch ganze Gruppen, Gemeinschaften, ja Völker zu erfassen vermöchten. Das »affektlogische Weltbild« von Kollektiven richtet sich gänzlich nach deren jeweiliger gegenwärtiger wie auch vergangener und zukünftiger (vorausgesehener, befürchteter) »Wirklichkeit«, das heißt nach der Gesamtheit des konkreten Erlebens, das zur »Information« im oben beschriebenen kognitiven und *affektiven* Sinn wurde. Dieses aber ist notwendig für jedes Kollektiv, trotz allerhand Überlappungen, verschieden. Das ist, ganz abgesehen von aller »Propaganda«, auch der Grund, warum zuzeiten Deutsche und Engländer, Russen und Amerikaner, Israeli und Araber oder im kleineren durchaus auch Städter und Bauern, Geschäftsleute und Arbeiter, Junge und Alte, Männer und Frauen in gewissen Bereichen ganz unterschiedliche und untereinander höchst widersprüchliche affektlogische »Wahrheiten« in guten Treuen als völlig »richtig« und »stimmig« zu erleben vermögen. Sogenannt »objektive Wahrheiten« sind eben, wie schon früher hervorgehoben, aus der Perspektive der Affektlogik gesehen nichts als bloße »Stimmigkeiten«, das heißt, unter Abkapselung einer Reihe von widersprüchlichen Elementen einigermaßen harmonisierte und in ein mittleres Gleichgewicht gebrachte, internalisierte kognitiv-affektive Systeme zur möglichst ökonomischen Bewältigung der begegnenden Wirklichkeit. Diese »Stimmigkeiten« besitzen notwendigerweise eine beträchtliche (aber doch nicht absolute) homöostatische Trägheit; sonst wären sie ja — wie das bei gewissen pathologischen, psychosenahen sogenannten »Borderline-Zuständen« in der Tat auch vorkommt — gar nicht funktionsfähig. Mit andern Worten, sie ändern und entwickeln sich nur unter dem übermächtigen Druck von besonders eindrücklichen und auf Dauer nicht mehr abspaltbaren Widersprüchen. Dies gilt, wie die moderne Wissenschaftsphilosophie lehrt, durchaus auch noch für die Naturwissenschaften. Unser jeweiliges Wissen, unsere Wahrheiten, unsere Philosophie, kurzum unsere gesamten umfassenden »Bezugssysteme« erscheinen aus dieser Sicht ebenfalls wie ein — gut äquilibriertes, an das jeweilige Geschehen adaptiertes und fortwährend in langsamer Umwandlung begriffenes — Instrument zur möglichst spannungsarmen Verarbeitung der einlaufenden »Information« im weitesten Sinn, man könnte auch sagen wie ein *Ausgleichsorgan* zwischen dem Menschen und seiner gesamten Umwelt, mit Einschluß aller von ihm selbst geschaffenen zivilisatorischen und kulturellen Errungenschaften. Mensch und Umwelt bilden, so gesehen, zusammen ein Gesamtsystem höherer Ordnung, aus dem sich gewisse regelmäßige Elemente (bzw. vor allem *Relationen* zwischen den Elementen) mit der Zeit als »Invarianzen« in jenen internalisierten und verdichteten kognitiv-affektiven »Schemata«, »Vor-Stellungen«, »Handlungsanweisungen« oder »Programmen« niederschlagen, die wir »Geist« oder »Psyche« nennen. Gregory Bateson hat diese — im zeitgenössischen Denken von der Wissenschaftsphilosophie über die Ökologie bis zum Strukturalismus überall in der Luft liegenden — Gedanken besonders anschaulich formuliert mit dem Bild vom Holzfäller, der mit Axt und Baum zusammen ein zirkuläres, in seiner Ausdehnung fortwährend variierendes System mit äquilibratorischen Wechselprozessen ohne Anfang und Ende bildet. Der Mensch und sein Geist sind darin nur Teil eines umfassenderen, zusammengehörigen Ganzen.[17] Und Sartre schreibt über die jeweils vorherrschende Philosophie in ganz ähnlichem Zusammenhang:

> »Unter bestimmten Umständen konstituiert sich eine Philosophie, um der allgemeinen Entwicklung der Gesellschaft Ausdruck zu verleihen; solange sie lebendig bleibt, dient sie den Zeitgenossen als kulturelles Milieu.« ... »Aus der sozialen Entwicklung erwachsen, ist sie selber Entwicklung und greift damit in die Zukunft hinein«... »Unter diesem Aspekt hat die Philosophie den Charakter einer Untersuchungs- und Erklärungsmethode«... »So bleibt die Philosophie wirksam, solange die Praxis, die sie erzeugte und durch welche sie zugleich getragen und erhellt wird, lebendig bleibt«.[18]

Von besonderem Interesse ist schließlich, daß Widersprüche neben ihrem störenden und spannungsschaffend-destruktiven Aspekt unter Umständen auch ein hohes schöpferisches Potential enthalten: Sie können, wenn »die Zeit dafür reif« ist, den Anstoß zu einer »majorisierenden Äquilibration« im Sinne von Piaget, das heißt zu einer abstrahierenden Weiter- und Höherentwicklung des gesamten, in Frage stehenden kognitiv-affektiven Systems führen. Ein berühm-

---

[17] Bateson, G. (1971): The cybernetics of »self«: A theory of alcoholism. *Psychiatry*, 34, S. 1—18.

[18] Sartre, J.-P. (1960): *Questions de méthode.* Paris (Gallimard), S. 6, 9, 10 (Übersetzung vom Autor).

tes Beispiel aus der Wissenschaft sind die verwirrenden, aus einem geozentrischen Weltbild heraus nicht verstehbaren Umlaufbahnen der Planeten: Ihre skurrilen Wanderbewegungen am Nachthimmel wollten einfach nicht — im Gegensatz zu denjenigen der Fixsterne und der Sonne selbst — zur Vorstellung eines sich in schönen, runden Sphären um die Erde bewegenden Firmaments passen, eine Vorstellung, die nach Plato und Aristoteles das gesamte mittelalterliche Denken beherrschte. Dieser zwar ärgerliche, aber die meisten Zeitgenossen sicherlich nicht weiter beunruhigende Widerspruch gab einigen Gelehrten durch die Jahrhunderte, wie Arthur Koestler vor Jahren in seinem Buch *Die Nachtwandler* fesselnd beschrieben hat, nicht nur Anlaß zu den abenteuerlichsten Hilfskonstruktionen (zum Beispiel nahm man an, es gebe den ursprünglichen Kreisbahnen aufgepfropfte »Epizyklen«, kleinen Kabinen vergleichbar, die sich auf einem sich drehenden Riesenrad zusätzlich um eine eigene Achse drehen), sondern auch zu bittersten Disputen. In der Entwicklung vom geozentrischen Weltbild des Ptolemäus (2. Jahrhundert n. Chr.) über Kopernikus, Kepler und Galilei bis hin zum heliozentrischen Konzept Newtons (1642—1727) lassen sich unschwer die Stadien α bis γ erkennen, durch die nach Piaget alle »majorisierenden Äquilibrationen« charakterisiert sind. Besonders instruktiv ist die eigentümliche Vermischung von alten und neuen Vorstellungen bei Kopernikus. Arthur Koestler schreibt hierüber:

> »Am Anfang (Buch I, Kap. 10) hatte Kopernikus verkündet: ›In der Mitte des Ganzen hält sich die Sonne auf... Auf ihrem Königsthron sitzend, regiert sie die Familie der Planeten, die sich um sie dreht... Wir finden folglich in dieser Anordnung eine wunderbare Harmonie der Welt.‹ Doch im Buch III, wenn es darauf ankommt, die Lehre mit der tatsächlichen Beobachtung in Einklang zu bringen, dreht sich die Erde nicht länger um die Sonne, sondern um einen Punkt im Raum, der sich von der Sonne in einer rund dreimal ihrem Durchmesser entsprechenden Entfernung befindet. Auch die Planeten kreisen nicht um die Sonne — wie jeder Schuljunge glaubt, daß Kopernikus lehrte. Sie bewegen sich vielmehr in Epizyklen und werden nicht von der Sonne, sondern vom Mittelpunkt der *Erdbahn* regiert. Es gibt also zwei Königsthrone: Die Sonne und den imaginären Punkt im Raum, um

den sich die Erde dreht. Kurz gesagt, die Bedeutung der Erde für das Funktionieren des Sonnensystems scheint nicht geringer zu sein als die Bedeutung der Sonne und faktisch beinahe so groß wie im aristotelischen und ptolemäischen System«.[19]

Die Astronomie ist besonders reich an Beispielen, wie aus zunächst wenig beachteten Widersprüchen (zum Beispiel aus kleinen Unregelmäßigkeiten in den Umlaufbahnen von Himmelskörpern) schließlich wichtige neue Entdeckungen erwuchsen. So erschloß der Student Tombough 1930 aus Abweichungen in der Bahn Neptuns die Existenz eines zusätzlichen, in der Folge »Pluto« genannten Planeten.[20] Prinzipiell nicht anders entwickelt sich, wie etwa Piagets schon früher zitiertes Beispiel vom Flüssigkeitsspiegel in Wasserflaschen sehr anschaulich zeigt, das Weltverständnis des Kindes. Es überrascht uns daher nicht, daß neuerdings sogar von der Psychopathologie in widersprüchlichen und paradoxen Kommunikationen, die zuerst nur als destruktiv und psychosefördernd angesehen wurden, auch positive und schöpferische Aspekte erkannt werden.

Paradoxa

Ein Paradox ist nach den Definitionen die man in den meisten Lexika findet, kaum etwas anderes als ein Widerspruch. »Para-dox« bedeutet etymologisch »Neben- oder Gegen-Meinung«, »Gegendogma«, »Widersinn«; einige Wörterbücher heben eine zusätzliche Bedeutung des Unerwarteten hervor. Der *Große Brockhaus* definiert die Paradoxie als »Widerstreit zweier oder mehrerer scheinbar wahrer oder sogar beweisbarer Aussagen, die jedoch zusammengenommen einen logischen Widerspruch darzustellen scheinen und so den Eindruck der Absurdität erwecken«. Nach Paul Watzlawick, dessen Schriften neben Mara Selvini Palazzolis *Paradoxon und Gegenparadoxon. Ein neues Therapiemodell für die Familie mit schizophrener Störung*[21] vor allem für die Popularisierung des Paradoxie-Begriffs in der europäischen Psychiatrie verantwortlich sind, läßt sich eine Paradoxie als »... ein Widerspruch definieren,

[19] Koestler, A. (1959): *Die Nachtwandler.* Bern-Stuttgart-Wien (Scherz), S. 194.
[20] Zitiert nach Bateson (1979), a. a. O., S. 79.
[21] Selvini Palazzoli, M. u. a. (1975), a. a. O.

der sich durch folgerichtige Definition aus widerspruchsfreien Prämissen ergibt«[22]. Eindeutig über den bloßen Widerspruchsbegriff hinaus geht der ausgezeichnete Artikel von Klaus Schäfer im *Handbuch der philosophischen Grundbegriffe*[23], in dem er unter Berufung auf Sokrates, Jesus, Hegel, Nietzsche vor allem den kreativen, bewußtseinserweiternden Aspekt der Paradoxie betont:

> »Ein Ereignis... heiße immer dann und nur dann ein ›Paradox‹, wenn das von ihm betroffene System D (oxa) durch das Auftreten dieses Faktors komplexer, differenzierter, gehaltvoller, reicher, beweglicher, offener wird.«
>
> »P (aradox) macht D also nicht berechenbarer, handlicher, sondern erweitert es, lädt es auf, macht es konfliktträchtiger, risikoreicher, reizvoller. Paradoxien steigern das Niveau und die Intensität der Beziehungen und Prozesse in einem System und zwischen System und Umwelt.«
>
> »Das System bekommt durch das Paradox die Chance, sich zu kritisieren, zu verjüngen, zu überschreiten.«

Diese Formulierungen sind für uns besonders bedeutsam; sie werden sich namentlich bei der Klärung der Beziehungen zwischen Paradox und Double-bind im nächsten Abschnitt als hilfreich erweisen. Etwas weiter unten lesen wir sogar, daß »... ein solches lernendes System zum Beispiel da vorliegen [könnte], wo zwei Leute miteinander sprechen, wo ein interdisziplinäres Forschungsteam konzipiert und entwickelt wird, wo eine ethisch-religiöse Mitteilung zustande kommt, wo eine Bewegung oder Gruppe dem sozialen Wandel vorarbeitet, Schrittmacherdienste leistet, sich durch Experimente zu besseren Handlungsmöglichkeiten vortastet«...

Halten wir jedenfalls fest, daß nach Schäfers Ansicht — und diese entspricht unserer eigenen — ein Paradox *mehr* als nur ein Widerspruch im oben beschriebenen Sinn ist. Aus unserer Sicht läßt es sich formal, wie schon weiter oben angedeutet, folgendermaßen erfassen:

> *Ein Paradox resultiert aus dem Aufeinandertreffen von zwei in sich jeweils stimmigen, aber miteinander unvereinbaren affektlogischen Bezugssystemen* GLEICHER *Ordnung.*

Im Unterschied zum bloßen Widerspruch liegt also formal beim Pa-

[22] Watzlawick, P. (1967). Dt.: 1969, a. a. O., S. 173.

[23] Krings, H. u. a. (1974), a. a. O., Bd. II, S. 1051—1059.

radox nicht nur eine umschriebene Unstimmigkeit *innerhalb* eines vorherrschenden Bezugssystems vor, sondern es kollidieren zwei gleich gewichtige, aber widersprüchliche »Interpretationsweisen der Wirklichkeit« miteinander (zwei gleichermaßen ausgedehnte und gleichermaßen gut organisierte Weg- oder Kanalsysteme zur »Bewältigung der Wirklichkeit«, könnte man bildlich auch sagen). Paradox gegensätzliche Wahrheiten sind notwendig zugleich richtig und falsch. Ein bekanntes Beispiel aus der Physik ist etwa die gleichzeitige Wellen- und Korpuskularnatur des Lichts: Je nach Kontext und Standpunkt des Beobachters entsprechen beide Theorien einer Reihe von Beobachtungen und fügen sich widerspruchslos in die allgemeine Theorie der Eigenschaften von Wellen bzw. Korpuskeln ein. Miteinander sind sie indessen solange völlig unvereinbar, als nicht eine übergeordnete Theorie, die *beide* Gesichtspunkte gleichzeitig umfaßt, zur Verfügung steht. Etwas ganz Ähnliches könnte man im innerpsychischen Bereich in den von Kernberg beschriebenen, polar entgegengesetzten, aber doch ein und dieselbe Person betreffenden »ganz guten« bzw. »ganz schlechten« Selbst- und Objektrepräsentanzen sehen, von denen weiter oben die Rede war. Daß man sich selbst, oder auch eine wichtige Bezugsperson wie etwa die Mutter oder den Ehepartner, zugleich (oder vielmehr, wie wir sahen, zu verschiedenen Momenten) als unermeßlich gut und lieb und unermeßlich schlecht und böse zu erleben vermag, stellt ein echtes Paradoxon dar. Ein solchermaßen doppelter und in sich radikal widersprüchlicher Sachverhalt schafft Verwirrung und muß wohl aus diesem Grund, wie Kernberg erklärt, zunächst scharf auseinandergehalten und in zwei isolierte, homogene affektiv-kognitive Einzelkonzepte aufgespalten werden.

Auch soziale, politische, ideologische »Stimmigkeiten« wie etwa die oben erwähnten unterschiedlichen Weltbilder von Russen und Amerikanern, Israeli und Arabern, Städtern und Bauern etc. werden dann zur Paradoxie, wenn sie mit dem gleichen Anspruch auf eine umfassende Welterklärung auftreten und aufeinanderprallen. *Innerhalb* eines jeden dieser Systeme dagegen bleiben Beobachtungen, Argumente usw. aus dem »Gegensystem« bloße Widersprüche, mehr oder weniger leicht erträglich und weitgehend verdrängt. Aus diesem — eigentlich mehr quantitativen als qualitativen — Unterschied erklärt sich zweifellos die besondere, sowohl zerstörerische wie auch schöpferische, affektive (bzw. affektlogische) Brisanz des echten Paradoxons: Es schafft Verblüffung, Spannung, Verwirrung, unter Umständen Irritation, Aggressivität, Angst. Der Bereich, in welchem die beiden Bezugssysteme kollidieren, stellt eine ausgesprochen explosive Instabilitäts- und Unsicherheitszone dar; es herrscht dort gewissermaßen Krieg, was verständlich macht, daß offenbar sowohl kollektiv wie auch in der Psyche des einzelnen fortwährend starke Kräfte mobilisiert werden, um einen solchen Krisenherd aus der Welt zu schaffen oder doch wenigstens zu neutralisieren.

Dies wiederum dürfte mit einem affektlogischen Sachverhalt von ubiquitärer Bedeutung zusammenhängen, welcher indessen erst in extrem konträren Situationen klar zutage tritt und der, wie wir im nächsten Kapitel sehen werden, beim Phänomen der »Verrückung« eine große Rolle zu spielen scheint: *Es ist offenbar nicht möglich, in zwei verschiedenen, affektlogischen Bezugssystemen zugleich zu leben.* Jedes solche System stellt ja, im Individuellen wie im Kollektiven, im Kleinen wie im Großen (das heißt für einzelne Begriffe wie auch für umfassendere Begriffszusammenhänge), ein aus dem jeweiligen Erleben im Austausch mit einer ganz bestimmten Umwelt organisch gewachsenes und allmählich in ein subtiles Gleichgewicht gebrachtes Gefüge von internalisierten Fühl-, Denk- und Handlungsanweisungen dar. Zugleich bedeutet es ein das Handeln motivierendes *Wertsystem.* Konträre Werte aber vertragen sich ebensowenig wie konträre Stimmungen. Gewiß sind — was ebenfalls sehr bedeutsam ist — für ein und dieselbe Wirklichkeit verschiedene Gleichgewichtszustände bzw. »Gestalten« oder »Interpretationen« denkbar — darauf beruht ja gerade die Möglichkeit der Paradoxie. Die »Wahrheit« ist, so könnte man sagen, multipel; jede wissenschaftliche Theorie, jede Weltanschauung, jede Religion (»religio« = das Verbindende), jede politische oder anderweitige Ideologie und jedes persönliche Weltbild repräsentieren eine mögliche Weise, das Begegnende zu ordnen und in ein ökonomisches Gleichgewicht zu bringen. Wir können zwar zuweilen von einem Gleichgewichtszustand in einen anderen hinüberwechseln, »hinüberschnappen« sozusagen, sei das nun für einzelne, genau umschriebene Konzepte oder für ganze, umfassende »Weltentwürfe« (gute Beispiele aus der Pathologie sind etwa die Depression oder die Manie — zwei in paradoxer Weise gegensätzliche »Interpretationen« der Wirklichkeit). Aber diese affektiv-kognitiven Gleichgewichtszustände scheinen keineswegs in beliebiger Weise auswechselbar zu sein. Es gibt gute Gründe für die Annahme, daß wir in erster Linie frühere, schon im kindlichen Erleben angelegte und äquilibrierte affektiv-kognitive Gleichgewichtszustände regressiv zu reaktivieren vermögen; dies ist zum Beispiel der Fall bei gewissen Depressionen, welche wahrscheinlich nur Menschen überkommen, die in früher Kindheit extreme Zustände von Verlassenheit, Angst und Hoffnungslosigkeit tatsächlich erlebt und deshalb zu entsprechenden, auch später immer irgendwo bereitliegenden Verhaltens- bzw. »Bezugssystemen« verdichtet haben. Neue und progressive Fühl- und Denkweisen dagegen müssen erst durch allmähliche, majorisierende Äquilibrationen mühsam erarbeitet werden — wie alle Psychotherapeuten, aber auch die Lehrer und die Pfarrer zur Genüge erfahren. Gewisse grundlegende Denk- und Fühlweisen, durch die wir die »Welt« (= unsere Beziehung zu den anderen und zu den Dingen, unser Selbstverständnis und unsere Art, uns in die »Verhältnisse« zu finden) erfassen, sind wahrscheinlich sogar ein für allemal festgelegt; dafür sprechen jedenfalls so tiefreichende Phänomene wie Urvertrauen bzw. Urmißtrauen (E. Erikson) und lebenslange Gefühle von Kraft und Erfolg bzw. Schwäche und Mißerfolg, Optimismus-Pessimismus, Aktivität-Passivität etc.

Kybernetisch formuliert, dienen die durch die Erfahrung gebildeten und tausendfach validierten affektiv-kognitiven Raster oder Bezugssysteme, durch die wir die Wirklichkeit erfassen, in erster Linie der ökonomischen Reduktion von Spannung — und damit etwas prinzipiell Lustvollem — im Umgang des Individuums mit der Umwelt. Wenn diese Raster nun mit gänzlich unstimmigen Gegenrastern konfrontiert werden, so geht dieser spannungslösende Effekt schlagartig verloren; es entsteht im Gegenteil eine hochgradig unlustvolle Unordnung. Nicht von ungefähr gehen wir im wirklichen Leben — im Unterschied zu jenen bereits in der Antike bekannten intellektuellen Spielereien vom Typus »Alle Kreter lügen, sagt ein Kreter; sagt er nun die Wahrheit oder lügt er?«, an denen wir bei Gelegenheit halb belustigt und halb irritiert eine Zeitlang herumstudieren — den Paradoxa aus dem Weg, wo immer wir können: Sie erzeugen eine grundlegende Verunsicherung, indem sie immer wieder unser gesamtes affektiv-kognitives Wert- und Beziehungsgefüge, das heißt unser lebenswichtiges psychisches Instrumentarium zur Bewältigung der »Welt«, erschüttern und in Frage stellen. Wenn wir uns diesen Sachverhalt genügend klar machen, so wird uns auch die im nächsten Abschnitt zu besprechende, destruktive Wirkung des Double-bind besser verständlich werden.

Zuvor wollen wir uns jedoch noch mit dem von Schäfer hervorgehobenen *kreativen Aspekt* von Paradoxien befassen. Ohne Zweifel resultiert er aus derselben unlustvollen Unordnung, welche wir vorhin mit negativen Vorzeichen versehen hatten. Die affektiv- kognitive Instabilitäts- und Spannungszone, die Paradoxien kennzeichnet, verlangt nach irgendeiner spannungslösenden Ordnung. Zeitweilige und möglicherweise alternierende Abspaltung einer der beiden Komponenten, wie bei den Kernbergschen »nur-guten« oder »nur-schlechten« Selbst- und Objektrepräsentanzen, stellt eine solche Lösung dar; andere Abwehrmanöver sind die Negierung, Verdrängung, projektive oder introjektive Verdrehung ins Gegenteil etc. Aber unter gewissen Umständen, die ebenso rätselhaft wie interessant sind, kann offenbar auch etwas völlig anderes geschehen: Die beiden Seiten des paradoxen Widerspruchs werden nicht negiert, sondern affirmiert, und bei dieser ausgehaltenen Konfrontation kommt schließlich eine — vorher nicht erfaßte — Gemeinsamkeit in Sicht, welche die beiden Widersprüche verbindet, so daß die Lösung der Spannung nun durch einen »Auszug von Invarianz« geschehen kann. Mit diesem »Zusammenzug« aber ist ein Element höherer Ordnung entstanden, das zur Bildung eines neuen und hierarchisch übergeordneten, also »majorisierten« Systems beiträgt. Genau dies geschieht offensichtlich, wenn das kleine Kind fähig wird, sowohl die guten wie die schlechten Seiten der Mutter (und seiner selbst) zu einem neuen Ganzen zu verbinden; jede andere Auflösung eines Paradoxons durch majorisierende Äquilibration verläuft sowohl strukturell wie auch in seiner spannungsmindernden und damit lustvollen, affektiven Wirkung analog. Die geistige (und vielleicht auch die übrige?) Entwicklung gehorcht also, wie wir mit großem Interesse vermerken, letztlich dem Freudschen Lustprinzip. Strukturell aber ist, allgemein gesprochen, die entscheidende schöpferische Leistung einem Paradoxon gegenüber wohl immer wieder die Einsicht, daß Teil und Gegen-Teil, wie wir in den vorangegangenen Kapiteln vielfach gesehen haben, sich gegenseitig konstituieren und somit unausweichlich zusammengehören. Das eigentliche Ganze wird erst durch ihre Vereinigung gebildet. Dies gilt mit Sicherheit für die guten und schlechten Seiten des »Objekts«

wie auch des »Selbst«, möglicherweise aber genauso — doch dies würde uns zu weit auf Abwege führen, die hier nicht zur Diskussion stehen — für scheinbar so eigenständige und paradox gegensätzliche Weltanschauungen und Wertsysteme wie diejenigen von Kapitalisten und Kommunisten, Rechts- und Linksextremisten, Polizisten und Verbrechern etc.

Es besteht somit Grund zur Annahme, daß im schöpferischen Potential von Widersprüchen und Paradoxa ein Entwicklungsprinzip von großer allgemeiner Bedeutung verborgen ist. Nicht umsonst interessieren sich gegenwärtig Literatur, Kunst, Philosophie, ja die Geisteswissenschaften überhaupt, aber auch die Mathematik, die Physik und neuerdings die Psychiatrie mit verdächtiger Gleichzeitigkeit immer brennender für das Paradoxon. Ich vermute, dies hat seine Ursache darin, daß das Paradoxon einen grundlegenden, möglicherweise an jeder Art von Entwicklung irgendwie beteiligten Mechanismus enthält, der bewirken kann, daß aus zwei Komponenten etwas Drittes und Neues entsteht. Dieser Mechanismus besteht, wie wir mit wachsender Klarheit zu sehen beginnen, in der *Kombination von zwei Systemen zu einem dritten durch eine Art von »Interferenzphänomenen« im Grenz- und Berührungsbereich.*

Um zu verdeutlichen, was ich meine, will ich ein Bild gebrauchen:

> Während ich diese Zeilen schreibe, sitze ich in einer windgeschützten Felsenbucht am Meer in Südfrankreich. Der heftige Mistral, der von Norden her aufs Meer hinausbläst, läßt auf der bald glatten, bald wieder von kleinen Schauern aufgewirbelten Wasserfläche fortwährend abwechslungsreich gemusterte Wellenfelder entstehen und wieder vergehen; weiter draußen auf dem Meer entfernen sich Schleier von Gischt in langen, gestaffelten Reihen.

Wind und Wasser, die Hauptakteure dieses reizenden Naturschauspiels, stellen je für sich zwei große, dynamisch äquilibrierte »Systeme« dar: Der Wind zieht nach seinen eigenen Gesetzen in einem mächtigen, sakkadierten Strom zum Druckausgleich nach Süden hin; das gewaltige Meer dagegen ruht in seinem horizontal-vertikalen Gleichgewicht, und ist in seinem Innern unaufhörlich mit vielerlei dunklen, langsameren und schnelleren Kreislaufprozessen beschäftigt. An seiner Oberfläche aber, das heißt im Grenzbereich, wo die beiden Systeme aufeinandertreffen, entstehen aus beiden Komponenten Phänomene einer ganz neuen Ordnung: die unendlich variierten, großen und kleinen, generellen und lokalen, permanenten oder momentanen Wellenstrukturen, die ganz bestimmte, und ebenfalls fortwährend wechselnde Strukturen des Windes sozusagen »übersetzen« in Gebilde, die jedes System für sich allein nicht zu produzieren vermocht hätte.

Etwas Analoges muß, so meine ich, in Geist und Gefühl passieren, wenn im Paradox zwei in sich gut äquilibrierte und also stabile kognitiv-affektive Systeme aufeinanderstoßen, ob es sich nun um mathematische Formeln[24] oder um »Gleichungen« ganz anderer Art, etwa um nur-gute und nur-schlechte Vorstellungen von sich selbst oder den andern handelt. Und weiter läßt sich an diesem Bild sehr gut ablesen, was passieren muß, damit sich zwei solche Systeme »vertragen«, also eine neue, geordnete Struktur zu bilden vermögen: Es muß etwas Gemeinsames, eine Invarianz *zwischen* ihnen geben, die beiden Komponenten zugehört und sie damit in eine harmonische *Relation* zu bringen imstande ist. Dieses Gemeinsame liegt bei Luft und Wasser offenbar in Eigenschaften, die beide kraft ihrer Natur als »Fluidum«, als etwas wellig Fließendes und Bewegliches besitzen. Solange eine derartige Invarianz nicht wirksam wird, herrscht in der im wahrsten Sinne des Wortes *kritischen* Grenzzone nur Durcheinander und Verwirrung. Ins Psychische übersetzt heißt das Spannung und Unlust. Gelingt jedoch die schöpferische Synthese, so tritt an die Stelle der Gespanntheit die Entspannung und anstelle der Unlust die Lust. Etwas Verwandtes läßt sich interessanterweise bereits bei Tieren nachweisen: Man weiß, daß paradoxe Widersprüche zum Beispiel bei Hunden zu geradezu psychoseartigen Verhaltensstörungen zu führen vermögen. Dies zeigten schon zu Beginn des Jahrhunderts die bekannten Experimente Pavlovs zu den bedingten Reflexen mit Versuchstieren, die zwischen einem Kreis und einer Ellipse unterscheiden mußten, um Nahrung zu bekommen: Wurde die Diskrimination durch Angleichung der beiden Figuren zunehmend unmöglich gemacht, so gerie-

---

[24] Ich erinnere daran, daß, wie im zweiten Kapitel ausgeführt, auch die scheinbar affektneutrale Mathematik durchaus ihre affektive »Marke« und Komponente hat: Diese besteht unter anderem im Lustgefühl, das eine harmonische Stimmigkeit auslöst; später kann die spezifische affektive »Marke« jedoch gerade in jener typischen Art von kühler Mittelposition zwischen Lust und Unlust liegen, die für die Mathematik als charakteristisch gelten darf.

ten die Hunde je nach Temperament schließlich in einen unberechenbaren, übererregten, lethargischen oder sogar komatösen Zustand. Aber auch die lustvoll-kreative Leistung, die bei der Überwindung von paradoxen Widersprüchen zu erbringen ist, ist bei Tieren zu beobachten. Ein besonders eindrückliches Beispiel wird mehrfach von Bateson berichtet:

> Bateson beschäftigte sich im Zusammenhang mit seinen Untersuchungen über logische Klassen im Oceanic Institute in Hawaii mit den Lernvorgängen bei Delphinen. Ein weiblicher Delphin war in einer ersten Phase A darauf trainiert worden, eine Belohnung in Form von Fisch zu bekommen, wenn er bei Vorführungen im Schwimmbecken ein beliebiges Verhalten (zum Beispiel Sprünge, Schwanzschläge usw.), bei dem der Trainer eine Signalpfeife ertönen ließ, wiederholte. In einer späteren Phase B wurde das Tier indessen systematisch nur noch dann belohnt, wenn es ein *neues*, vorher nie gezeigtes Verhalten (zum Beispiel eine neue Art von Sprüngen) zeigte. Diese »paradoxe« Änderung der gewohnten Regel erzeugte zunächst eine intensive Krise; sie wurde offensichtlich nicht begriffen und wirkte derart verunsichernd, daß vielfache Fischgaben ganz außerhalb des Lernkontextes nötig wurden, um eine positive Beziehung zwischen »Lehrer« und »Schüler« aufrechtzuerhalten. Zwischen dem 14. und 15. Training jedoch war der Delphin außerordentlich aufgeregt; im 15. Training zeigte er spontan plötzlich nacheinander acht verschiedene Verhaltenssequenzen, von denen vier gänzlich neu waren. Von diesem Moment an hatte er die neue Regel begriffen; seine Spannung legte sich; die Synthese der beiden kontradiktorischen Bezugssysteme (Kontext A und Kontext B), und damit der Sprung auf eine logisch höhere Klasse und »Abstraktionsebene«, war gelungen.[25]

Die Annahme scheint berechtigt, daß grundsätzlich analoge Prozesse bei jeder »majorisierenden« Abstraktion ablaufen. Von größtem Interesse ist dabei in meinen Augen die — ebenfalls von Bateson hervorgehobene — Tatsache, daß der Trainer dem Delphin in der kritischen Phase bis zur Überwindung des paradoxen Widerspruchs durch viele »außerplanmäßige« Fischgaben trotz aller

[25] Vgl. Bateson, G. (1979), a. a. O., S. 135f.

Mißerfolge immer wieder seine »Liebe« bezeugte. Wir werden im letzten, der Therapie gewidmeten Kapitel sehen, daß hier *ein* entscheidender Unterschied zwischen dem pathogenen und dem therapeutischen Paradox liegt.[26] Ebenso stellt die eindeutig positive Affekttönung der *beiden* widersprüchlichen Bezugsebenen A und B zweifellos einen wichtigen Gegensatz zur malignen Paradoxie dar. Diese soll im nächsten Abschnitt genauer analysiert werden.

Double-bind

Bateson und seine Kollegen gaben in ihrem Artikel aus dem Jahr 1956 für die Situation des »Double-bind« (der »Doppelbindung«, der »Beziehungsfalle« oder, was mir noch treffender erscheint, der »affektiv-kognitiven Zwickmühle«[27] zunächst keine einfache Definition, sondern umschrieben sie — erheblich detaillierter, als ich dies hier wiedergeben kann — mit den folgenden sechs Merkmalen:

1. *Zwei oder mehr Personen* sind daran beteiligt, wobei die eine (meist das Kind) als »Opfer«, die andere (meist die Mutter) als Verursacher des Double-bind bezeichnet wird.
2. Oft *wiederholte Erfahrungen* (und nicht etwa nur ein einzelnes traumatisches Erlebnis) sind wirksam, so daß die Double-bind-Struktur zu einer habituellen Erwartung wird.
3. *Ein erstes, negatives Gebot* (zum Beispiel tu dies oder jenes nicht) wird unter Strafandrohung, meist in irgendeiner Form von Liebesentzug, aufgestellt.
4. *Ein zweites negatives Gebot,* das zum ersten auf einer *anderen logischen Ebene* im Widerspruch steht, wird gleichfalls unter Strafandrohung, wiederum in einem lebenswichtigen Bereich, aufgestellt.
5. *Ein drittes negatives Gebot* untersagt es dem Opfer, aus dem Feld zu entfliehen.

[26] Freilich kann — gerade im Double-bind — auch eine pathogene Beziehung durch ständige »Liebesbeweise« aufrechterhalten werden. Aber es handelt sich hier, wie wir sehen werden, um eine narzißtische und damit nicht entwicklungs*fördernde*, sondern *entwicklungshemmende* Form der Liebe.

[27] Eine »Zwickmühle« hat nach Duden nichts mit »zwicken«, sondern mit »zwei« zu tun: »Zwickmühle« bedeutet demnach eigentlich »Zweimühle, Zwiemühle«, nach der Möglichkeit im Mühlespiel, durch den gleichen Zug eine Mühle zu öffnen und eine zweite zu schließen, so daß der Gegner verliert, ganz gleich wie er spielt.

6. *Die komplette Serie von Einzelelementen wird unnötig,* sobald es das Opfer gelernt hat, sein Universum nach dem Double-bind-Muster wahrzunehmen.

Etwas weiter unten fügen die Autoren noch die folgenden Präzisierungen hinzu:

1. Es handelt sich um eine besonders intensive Beziehung, in der die genaue Unterscheidung von Botschaften *lebenswichtig* erscheint.

2. Das Individuum ist in einer Situation gefangen, in der die andere Person in der Beziehung *zwei Arten von Botschaften* mitteilt, wobei die eine Botschaft die andere aufhebt.

3. Das Individuum ist nicht in der Lage, sich mit den geäußerten Botschaften kritisch auseinanderzusetzen, das heißt, darüber zu *»metakommunizieren«*.

Dieser ganze Sachverhalt ist, wie man sieht, keineswegs leicht zu erfassen, insbesondere wenn man berücksichtigt, daß mit der Zeit die meisten, mehr oder weniger expliziten Merkmale der Double-bind-Situation überflüssig werden und dennoch wirksam bleiben. Dies dürfte denn auch der Hauptgrund für die eingangs erwähnten Schwierigkeiten ihrer wissenschaftlichen Operationalisierung und Objektivierung sein. Jay Haley, einer der Mitverfasser des berühmten ersten Aufsatzes aus dem Jahre 1956, findet heute, daß die Theorie für therapeutische Zwecke zu kompliziert sei; andere Forscher wie etwa Scheflen negieren zudem den Nutzen einzelner wichtiger Elemente; so trage zum Beispiel das von Bateson immer wieder hervorgehobene Konzept der konträren Kommunikation auf verschiedenen logischen Ebenen eher zur Konfusion als zur Klärung des ganzen Sachverhalts bei.[28] Aber selbst ein so nüchterner Kritiker wie Steven Hirsch schreibt — nachdem er den Mangel an zureichenden Beweisen für die Double-bind-Theorie respektlos mit dem Mangel an Beweisen für die Existenz eines Einhorns verglichen hat —, daß schließlich trotzdem ein solches irgend einmal auftauchen könnte.

> »Und dennoch: die Beschreibungen der ursprünglichen Beobachter, die im übrigen kluge und erfahrene Kliniker waren, riefen bei allen von uns, die wir es mit Schizophrenen und

[28] Vgl. Berger, M. M. (Hrsg., 1978), a. a. O., S. 72f. und S. 129.

deren Eltern zu tun haben, ein Gefühl der Zustimmung und des Einverständnisses hervor.«[29]

Hirsch meint abschließend, daß solche verwickelten Interaktionen in gewissen Familien Schizophrener, aber auch in anderen Familien, zweifellos vorkämen, wobei ihre krankmachende Wirkung in erster Linie auf einem sehr hohen, unspezifischen, für potentielle Schizophrene indessen besonders schwer erträglichen Grad von Streß beruhe. Daß es double-bind-artige Kommunikationen der von Bateson und seinen Mitarbeitern beschriebenen Art gibt und daß sie wirklich »rein zum Verrücktwerden« sind, belegen die zahlreichen klinischen Beispiele, die von vielen Autoren, unter anderem von Searles, Watzlawick, Stierlin, dargelegt wurden. Ich gebe zur Illustration den vielzitierten ersten, von Bateson u. a. eingehend analysierten Musterfall leicht gekürzt wieder:[30]

> Eine Mutter weist ihren schizophrenen Sohn, der ihr bei einem Besuch im Krankenhaus zur Begrüßung freudig den Arm um die Schulter legen will, durch ihre Haltung brüsk ab und fragt dann, nachdem er sich verwirrt zurückgezogen hat: »Liebst du mich nicht mehr?«. Als er daraufhin rot wird, fährt sie fort: »Lieber, du mußt nicht so leicht verlegen werden und Angst vor deinen Gefühlen haben.« — Der Patient war nicht in der Lage, länger als ein paar Minuten mit ihr zu verbringen, griff nachher einen Assistenten an und mußte ins Bad gesteckt werden...

Die Autoren zeigen in ihrer Analyse unter anderem, daß die Mutter

1. ihre eigene Verlegenheit verschleierte und den Patienten zur Verleugnung seiner Wahrnehmung dieses Sachverhalts zwang, indem er den Tadel akzeptierte;
2. von ihm verlangte, sie zu lieben, ihm vorwarf, dies nicht zu tun, ihn ferner durch die Verlagerung der Aufmerksamkeit von seiner Zärtlichkeitsbezeugung auf seine angebliche Unfähigkeit zur Zärtlichkeit hinwies, ihn dadurch verunsicherte und mit Schuldgefühlen erfüllte;
3. ihm bedeutete, er sei nicht normal und könne seine Gefühle nicht akzeptieren.

---

[29] Hirsch, S. R. (1979): Eltern als Verursacher der Schizophrenie. Der wissenschaftliche Stand einer Theorie. *Nervenarzt*, 50, S. 337—345.

[30] Bateson, G. u. a. (1956), in Habermas, J. (Hrsg., 1969), a. a. O., S. 29.

Die affektiv-kognitive Zwickmühle, in der der junge Mann gefangen war, besteht darin, daß er die Zuneigung der Mutter in beiden Fällen zu verlieren droht, sowohl wenn er ihr zeigt, daß er sie liebt, als auch dann, wenn er ihr dies nicht zeigt. Zugleich ist ihm weder möglich, sich der Situation zu entziehen noch sie durch kritische Metakommunikation zu überwinden — etwa, wie die Autoren sagen, durch die Bemerkung: »Mutter, es ist klar, daß du dich unbehaglich fühlst, wenn ich meinen Arm um dich lege, und daß es dir schwer fällt, eine zärtliche Geste von mir zu akzeptieren.«

Die Frage, die sich uns vor allem stellt, ist die, inwiefern sich die beschriebenen Double-bind-Phänomene vom bloßen Widerspruch und vom Paradox unterscheiden und worauf ihre besonders destruktive Wirkung beruht. Aus affektlogischer Sicht stellt der echte Double-bind, so wie ihn die Schöpfer dieses Begriffs beschreiben, in der Tat nicht nur eine einfache Kontradiktion oder Paradoxie im oben beschriebenen Sinn dar, sondern *eine ganz besonders bösartige Variante einer solchen, in welcher die Kontradiktionen obendrein noch raffiniert verschleiert werden.* Um dies zu verstehen, müssen wir zunächst einige einfache Überlegungen zur grundsätzlich möglichen affektiv-kognitiven Struktur von Paradoxa anstellen. Wenn in einem Paradox, wie wir sahen, zwei gleichberechtigte Bezugssysteme — nennen wir sie System A und System B — aufeinanderprallen, so eignet jedem dieser Systeme eine bestimmte gefühlsmäßige Tönung, die letztlich nur überwiegend positiv (lustvoll, angenehm, harmonisch etc.) oder überwiegend negativ (unlustvoll, unangenehm, disharmonisch etc.) sein kann. Mit andern Worten, es gibt, von der affektlogischen Grundstruktur her gesehen, genau vier verschiedene Arten von Paradoxa, je nachdem ob affekt- und stimmungsmäßig positiv oder negativ gefärbte Denk- und Gefühlsinhalte aufeinanderstoßen, nämlich:

1. *A + /B +:* Zwei affektmäßig überwiegend positive Bezugssysteme treffen zusammen. Diese Konstellation lag zum Beispiel bei Batesons lernendem Delphin in Hawaii vor; wir werden uns mit ihr namentlich bei der Besprechung des therapeutischen Double-bind im letzten Kapitel noch näher zu befassen haben. Ein Beispiel aus der Naturwissenschaft dürfte etwa die bereits erwähnte Paradoxie der Wellen- und Korpuskularnatur des Lichts ein. Was gemeint ist, läßt sich vielleicht am besten verdeutlichen durch die Analyse der Struktur einiger verschiedenartiger Witze — Witze entstehen ja,

wie schon A. Koestler überzeugend gezeigt hat, in der Regel durch das unvermutete Zusammentreffen von zwei vorher unverbundenen und deshalb als paradox erscheinenden Bezugsebenen.[31] Sind beide Bezugssysteme affektiv positiv getönt, so resultieren daraus zum Beispiel hübsche und harmlose Anekdoten der folgenden Art:

> Der kleine Hans hat im Religionsunterricht gehört, daß alle Menschen aus Staub entstanden sind und wiederum zu Staub werden müssen. Zu Hause angekommen, guckt er sofort mit großem Interesse unters elterliche Bett und fragt dann voll Aufregung: »Vater, Mutter, *kommt* da einer oder *geht* da einer?« (Unvermutetes Zusammentreffen der beiden ganz verschiedenen, aber affektiv positiv getönten Bezugsebenen des Erhaben-Religiösen und des Lächerlich-Banalen im Wort »Staub«).

Wenn solchermaßen konfigurierte Paradoxa die einzigen alternativ verfügbaren Handlungsmöglichkeiten darstellen, so besteht im Unterschied zum Double-bind ganz offensichtlich kein Anlaß zu einer pathogenen Erhöhung der psychischen Spannung, im Gegenteil, ihre Folge kann *Gelassenheit* sein: Es gibt nur zwei Möglichkeiten, beide sind angenehm (zum Beispiel: Ich kann meine Ferien nur in Spanien oder in Italien verbringen; beides soll mir recht sein).

2. und 3.: *A +/B — bzw. A —/B +:* Eines der beiden Bezugssysteme ist affektiv überwiegend positiv, das andere überwiegend negativ getönt. Diese Situation liegt zum Beispiel dann vor, wenn vollständig positive Idealvorstellungen in bezug auf eine andere Person oder in bezug auf einen selbst unvermutet — etwa anläßlich einer Frustration — mit einem gänzlich konträren, für gewöhnlich abgespaltenen negativen Objekt- oder Selbstbild kollidieren, wie dies nach Kernberg bei unreifen Borderline-Persönlichkeiten häufig vorkommt. Paradoxe Situationen dieser Art werden so lange nicht zu manifesten psychischen Problemen führen, als es gelingt, jede Kontamination der positiven, allein festgehaltenen Bezugsebene mit der negativen zu verhindern. Allerdings kann diese Anstrengung an sich schon ständige, untergründige Spannung und Angst erzeugen, wie etwa beim berühmten Reiter auf dem Eis des Bodensees. Genau dieser Sachverhalt liegt in der Tat bei der von Kernberg beschriebenen, defensiven Aufspaltung der internalisierten

[31] Koestler, A. (1966), a. a. O.

Selbst- und Objektrepräsentanzen in zwei völlig getrennte, entweder »ganz gute« oder »ganz schlechte« Extrembilder vor: Zwar ist scheinbar jedes Problem aus der Welt geräumt, solange ich mich selbst oder meinen Partner unter der Fiktion einer makellos positiven Idealfigur zu erleben vermag. Aber es besteht ständig die Gefahr, daß ich plötzlich in eine völlig konträre »Unterwelt« durchbreche, in der sich solche unrealistischen Idealbilder in ihr absolutes, negatives Gegenteil verkehren.

Interessant ist wiederum, wie offensichtlich diese beiden »halben« Welten zusammengehören und sich gegenseitig bedingen und konstituieren. Auch auf solchen Konstellationen beruhen Witze, die aber nicht mehr nur angenehme, sondern zugleich unterschwellig konträre Gefühle (Spannung, Irritation, Angst, Schrecken, Aggression, Sadismus etc.) ansprechen:

> Ein Brienzer Bäuerchen (knorrige Bergbauern aus dem Berner Oberland, bekannt für Schlauheit und schrulligen Eigensinn) sitzt am Ufer des Brienzer Sees und schaut zu, wie ein Engländer im kalten und stürmischen Wasser schwimmt. Er kämpft immer verzweifelter mit den Wellen und beginnt schließlich, ertrinkend, zu winken und zu schreien: »Help! help!« — Das Bäuerchen rührt sich nicht, schüttelt nur den Kopf und sagt in seinem singenden Dialekt: »Du hettischt oi gschyder lerna schwimma wan englisch!« (»Du hättest auch gescheiter schwimmen gelernt statt englisch!«).

Die positiv getönte Seite ist hier durch das mit Gefühlen von Heiterkeit, Sicherheit, Urtümlichkeit verbundene Bezugssystem »Brienzer Bäuerchen« gegeben, die negative natürlich durch den ertrinkenden Engländer (Fremdling, kalter See, Sturm, Lebensgefahr, Tod). Die unerwartete und paradoxe, zum Lachen reizende Verknüpfung geschieht über das Wort »Help!«, das vom schlauen Bäuerchen in echter Double-bind-Manier auf einer ganz anderen logischen Ebene verstanden wird, als es gemeint war, nämlich auf der Sprach- statt auf der Inhaltsebene.

4. *A —/B —:* Beide Bezugsebnen sind affektiv negativ getönt, das heißt unlustvoll, unangenehm, vielleicht gar furcht- und schreckenerregend. Die griechische Sage hat diese vierte Möglichkeit in der Gestalt des Sysiphus und auch im Bild von den beiden Wirbeln Scylla und Charybdis dargestellt, zwischen denen so mancher Schiffer umkam. Jede echte Tragödie, ob im Theater oder in der Realität,

hat eben diese unentrinnbare, doppelt negative affektiv-kognitive Grundstruktur. Auch sie läßt sich durch einen Witz verdeutlichen:

> Ein alter, russischer Jude erhält endlich die Ausreisegenehmigung: er opfert sein letztes Gut, verwirklicht seinen lange gehegten Traum und reist nach Israel. Bitter enttäuscht verlangt er indessen schon nach kurzer Zeit, nach Rußland zurückzukehren. Es gelingt; doch kaum dort angekommen, kämpft er wiederum mit ungeheurem Aufwand um Ausreise. Unglaublicherweise hat er noch einmal Erfolg — allein es gefällt ihm in Israel nicht besser als zuvor. Nachdem er jedoch kurz nach der neuerlichen Rückkehr nach Rußland ein drittes Mal um Ausreise ersucht, verlangt die Behörde, daß er sich ein für allemal entscheide, wo er sich wohler fühle. Er schüttelt nur den Kopf und antwortet: »Wohl fühle ich mich einzig auf der Reise!«...

Diese bei näherem Zusehen ebenso grausame wie tiefsinnige Anekdote hat genau die Struktur eines typischen Double-bind, obwohl dem Betroffenen scheinbar noch ein verzweifelter Ausweg offensteht — er muß ohne Unterlaß hin- und herreisen. Der Jude ist in zwei konträren und unvereinbaren Bezugssystemen gefangen. Sie sind ihm beide unerträglich, und er vermag sich ihnen nicht zu entziehen, außer durch die Wahl einer höchst prekären und fast »unmöglichen« Zwischensituation, die keines von beiden und doch alle beide ein wenig ist.

Dieser »Ausweg« nun ist bei den Schizophrenen — so lautet wenigstens die Batesonsche Hypothese — der Sprung (das »Überschnappen«, die »Verrückung«) in das psychotische Verhalten. Und in der Tat müssen wir erkennen, daß ein Dilemma der beschriebenen Art in höchstem Grade spannungsvoll, verwirrend und angsterregend sein muß. Solch paradoxe Situationen erzeugen offensichtlich, zumal wenn es sich, wie in der Double-bind-Hypothese postuliert, um lebenswichtige Bereiche handelt und keinerlei Alternativen möglich sind, einen explosiven Krisenherd, aus dem sozusagen autokatalytisch immer mehr Spannung und Instabilität entstehen muß, je länger die unerträgliche Situation dauert und je evidenter deshalb ihre Ausweglosigkeit erlebt (das heißt kognitiv erfaßt und vor allem affektiv-körperlich *verspürt*) wird. Nach den sorgfältigen Beobachtungen Bergers sind dabei Gefühle von Unsicherheit, Unklarheit, Konfusion, Perplexität, Mystifikation, unaufhebbarer Widersprüchlichkeit, Frustration, Schuld, Enttäuschung, Hoffnungslosigkeit, Hilflosigkeit, Reaktionsunfähigkeit, Feigheit, Selbstmitleid, Hunger nach Liebe die charakteristischen Reaktionen.[32] Der Betroffene gleicht gewissermaßen einer Ratte in einem doppelten Drahtkäfig, dessen beide Kammern fortwährend von schmerzhaften elektrischen Stromstößen durchflutet werden. Wie man weiß, verlieren Versuchstiere in einer so grausamen experimentellen Situation schließlich vollständig ihr normales Problemlösungsverhalten: Sie erstarren entweder zu kataleptischer Passivität, verfallen in einen sinnlosen Bewegungssturm oder zeigen ein sonstwie völlig verwirrtes und skurriles Verhalten. Nicht anders erklären sich, so lautet die Double-bind-Hypothese, die abwegigen, kataton gesperrten, erregten oder hebephren-läppischen Verhaltensmuster der Schizophrenen.

Die pathogene Paradoxie erscheint somit als unentrinnbares Dilemma zwischen zwei gleichermaßen negativen, unerträglichen und dabei zugleich paradox widersprüchlichen Denk-, Fühl- und Verhaltensmöglichkeiten (respektive affektlogischen Bezugs- und Wertsystemen). Indessen ist ein weiterer und komplizierender Aspekt hervorzuheben, ohne den die verzwickte Natur der typischen »Beziehungsfalle« nicht zureichend erfaßt ist: Die paradoxen Widersprüche liegen beim echten Double-bind nicht offen zutage, sondern sind zumeist in derart raffinierter Weise versteckt und verschleiert, daß sie, wenn überhaupt, erst durch mühsame logische (bzw. affektlogische) Analysen aufgedeckt werden können.[33] Der Verschleierungstaktiken sind viele; sie reichen von der diffusen Vagheit und Undeutlichkeit aller relevanten Kommunikationen über Ablenk- und Ausweichmanöver verschiedenster Art bis zu autoritären, tabuartigen Verboten, gewisse Themen überhaupt zu berühren. Singer und Mitarbeiter vermochten — unter anderem mit einem modifizierten Rorschach-Testverfahren — in den Familien Schizophrener signifikant 32 verschiedene, kontradiktorische Kommunikationsmodi zu identifizieren, die sich faktorenanalytisch in die folgenden sechs Gruppen einordnen ließen:[34]

---

[32] Berger, M. M., in: Berger, M. M. (Hrsg., 1978), a. a. O., S. 242f.

[33] Siehe hierzu insbesondere Weakland, J. H.: *»Double-bind«-Hypothese und Dreier-Beziehung.* In: Habermas, J. u. a. (1969), a. a. O., S. 226f.

[34] Singer, M. T., L. C. Wynne, B. A. Toohey: Communication disorders in the fami-

1. Abwegige, schwer verständliche und zweideutige Bemerkungen.
2. Zerstreutes und ablenkendes Vehalten.
3. Unstabile Perzeptionen und Denkvorgänge.
4. Nihilistische Entwertung der zu lösenden Aufgabe.
5. Inadäquate, unlogische und widerspruchsvolle Kommentare.
6. Abstrakte, diffuse und diskursive Vagheiten.

Die Familienforscher haben die verwirrend unauthentischen Beziehungsmuster, die sich aus solchen Kommunikationen ergeben, mit Ausdrücken wie »Pseudo-Gemeinschaft«, »Mystifizierung«, »Strukturverschiebung« umschrieben und zugleich gezeigt, daß hinter den vielfältigen Widersprüchlichkeiten Methode steckt, indem jede abweichende Stellungnahme eines Familienmitglieds durch (gegenseitige) Entwertungen, Disqualifizierungen und Verleugnungen von an sich klaren Botschaften immer wieder unmöglich gemacht wird. Gemeinsam ist all diesen kommunikatorischen Manövern — aus Gründen, die noch genauer ins Auge zu fassen sind — die *Vertuschung und Vermeidung jedes offenen Konfliktes*. Damit aber wird das in den vorangegangenen Abschnitten aufgezeigte schöpferische Potential von Widersprüchen und Paradoxien immer wieder blockiert. Wir werden noch sehen, daß der tiefere Sinn vieler Double-bind-Kommunikationen wahrscheinlich gerade in der Blockade einer ganz bestimmten schöpferischen Entwicklung liegt — nämlich der Entwicklung zu Autonomie und Loslösung der Kinder von ihren Eltern in einem Kontext von narzißtisch-fusionellen Objektbeziehungen. Der Double-bind erscheint damit als ein Abwehrmanöver, das verhindern soll, daß versteckte Kontradiktionen zu offenen und damit entwicklungsträchtigen Konflikten ausarten.

In den Rahmen solcher Verschleierungstaktiken zur Vermeidung von Konflikten gehört nach meiner Meinung nun auch die von Bateson so stark in den Vordergrund gerückte, aber von Forschern wie Scheflen doch erheblich relativierte *Vermischung logischer Klassen* beim typischen Double-bind. In der Tat vernebeln schon einfache sprachliche Tricks, durch welche die logischen Klassen durch-

---

lies of schizophrenics. In: Wynne, L. C., R. L. Cromwell, S. Matthysse (Hrsg., 1978): *The nature of schizophrenia.* New York-Chichester-Brisbane-Toronto (Wiley).

einandergebracht werden, sehr wirksam und rasch sonst durchaus deutliche Gegensätze:

> Wenn ich zum Beispiel sage: »Alle Katzen sind schwarz. Aber alle Katzen sind weiß«, dann ist dies eine offene, unverhüllte Paradoxie, deren Unmöglichkeit sofort in die Augen springt.
>
> Formuliere ich indessen: »Alle Katzen sind schwarz. Zwei dagegen sind weiß«, dann beginne ich bereits zu vertuschen, indem ich zwei verschiedene logische Ebenen vermische (»alle Katzen« — »zwei Katzen«), anstatt der Klasse »alle Katzen«, wie es allein korrekt wäre, eine Klasse gleicher Ordnung (zum Beispiel »alle Hunde«) gegenüberzustellen. Wenn ich diese Kontradiktionen nun noch subtiler gestalte, indem ich zwar sage: »alle Katzen sind schwarz«, aber mit allen möglichen »wenn« und »aber« und »allerdings«, mit gewunden-undurchsichtigen Erklärungen, mit Mienen und Gebärden, vielleicht auch nur mit fast unmerklichen, aber doch signifikanten Zeichen (mit einem Kopfschütteln, einem Brauenheben, einer Handbewegung, einem Zucken der Mundwinkel oder einer Körperhaltung) das Gegenteil bedeute, dann verneble ich den eigentlichen und mit Worten mitgeteilten Sachverhalt schließlich so, bis ein Zustand völliger affektiv-kognitiver Konfusion erreicht ist.

Aus dieser Sicht erscheint in der Tat die Vermischung logischer Klassen im Double-bind in erster Linie als ein — freilich ganz besonders raffinierter und effizienter — Abwehrmechanismus unter vielen anderen, die alle das Offenbarwerden innerfamiliärer Gegensätze und Konflikte, und damit auch die Möglichkeit des Ausbrechens gewisser Familienmitglieder aus der familiären »Pseudo-Gemeinschaft«, verhindern sollen. Anders als Bateson halte ich, wie schon erwähnt, den Widerspruch auf verschiedenen logischen Ebenen deshalb nicht für einen absolut notwendigen, sondern nur für einen möglichen (und allerdings recht häufigen) Bestandteil einer »affektlogischen Zwickmühle«. Ebensowenig kann ich mich der Meinung von Autoren wie Kafka anschließen, die postulieren, daß bereits in jedem Paradox eine Verwirrung der logischen Klassen verborgen sei. Nach meiner Meinung können paradoxe und double-bind-artige Widersprüche durchaus auf derselben Ebene liegen, wie gerade eines der Beispiele von Kafka selbst sehr schön zeigt:[35]

> Es handelt sich um den Fall eines bisher erfolglosen Geschäftsmannes, der durch die teure Hospitalisierung seiner schizophrenen Tochter zu äußerst harter Arbeit, und damit erstmals auch zu außerordentlichen beruflichen Leistungen angespornt wurde. Doch mußte er seinen Einsatz mit einem Herzinfarkt büßen. Die Krankheit der Tochter verschaffte ihm damit einerseits ein nie gekanntes Lebensglück, drohte ihn aber andererseits umzubringen, was der Tochter auch in verschiedenster Weise immer wieder mitgeteilt wurde. Damit war sie in einer doppelt negativen Zwickmühle gefangen: Sowohl ihre Gesundung wie auch ihr Kranksein mußten dem Vater schweren Schaden zufügen...

Ich kann nicht sehen, inwiefern es sich hier, wie Kafka behauptet, um zwei *verschiedene* »Abstraktionsebenen« — einerseits die von Leben und Tod, andererseits die der »Lebensqualität« — handeln soll; die beiden scheinen mir auch formal-logisch durchaus gleichwertig zu sein. Im Gegensatz zu vielen Autoren, welche Batesons Postulat von den unterschiedlichen logischen Ebenen unbesehen übernommen haben, glaube ich, daß die Einordnung der Klassenvermischung als *einer* (ganz besonders undurchsichtigen) Konfliktvermeidungsstrategie unter vielen andern zu einer konzeptuellen und methodologischen Klärung eines zweifellos äußerst komplexen und verwirrenden Sachverhalts beizutragen vermag. Jedenfalls stimmt sie mit allen bisherigen Überlegungen überein und fügt sich auch vorzüglich in manche weiteren Beobachtungen aus der modernen Schizophrenieforschung ein: So erscheint die Konfliktvermeidung, abgesehen von akut-disruptiven Phasen, in denen im Gegenteil nicht selten die verdrängten Konflikte offen zum Ausbruch kommen, nachgerade der Psychoanalyse, der systemischen Kommunikationstheorie wie auch der akademischen Psychologie als *das* zentrale Faktum schizophrenen Verhaltens. Es stellt nicht nur einen besonderen Aspekt des Ausweichens vor jeder Belastung dar, wie in letzter Zeit insbesondere Süllwold[36] in vielen schizophrenen Symptomen überzeugend nachgewiesen hat, sondern steht in

[35] Kafka, J. S. (1971): Ambiguity for individuation. A critique and reformulation of the double-bind-theory. *Arch. Gen. Psychiat.*, 25, S. 232—239.

[36] Süllwold, L. (1977): *Symptome schizophrener Erkrankungen.* Berlin-Heidelberg-New York (Springer).

manchmal geradezu grotesker Weise im Dienste der erwähnten, pathologisch-homöostatischen Tendenzen, welche jeden möglichen Wechsel und Fortschritt immer wieder sabotieren.

> So stellte ein Kollege unlängst in einem Seminar[37] den eindrücklichen Fall eines 35jährigen Intellektuellen vor, der sich seit 15 Jahren als arbeitsunfähiger »Schizophrener« von seiner geschiedenen Mutter durchbringen ließ und die Zeit mit Lesen und Radfahren verbrachte. Im familientherapeutischen Gespräch waren beide Partner dieser pathologischen Symbiose zu völlig normaler Kommunikation fähig, solange es um unverfängliche Themen ging. Sobald aber die Frage ihres Zusammenlebens, die finanzielle Situation, das ziellose Schmarotzertum des Sohnes angesprochen wurde, verfiel nicht nur der »designierte Patient«, sondern weitgehend auch die Mutter in ein völlig inkohärentes und unverständliches Gerede.

Die Frage der logischen Ebenen hängt im übrigen eng zusammen mit derjenigen des relevanten Kommunikationsniveaus von Double-bind-Phänomenen, wo es ebenfalls erhebliche Unklarheiten zu beseitigen gilt: Einerseits ist dabei, wie im zitierten ersten Beispiel Batesons, vielfach die Rede von eng umschriebenen, auf einige Sätze und Gesten konzentrierten, widerspruchsvollen Kommunikationssequenzen. Auf der anderen Seite aber geht es (wie im erwähnten Fall Kafkas) um globale und im Extremfall ganze Lebenssituationen umfassende Verhaltensmuster. Kurze und deshalb leichter objektivierbare Kommunikationsfragmente, wie sie etwa durch Videoaufnahmen von Familiengesprächen zugänglich werden, vermögen sicher zuweilen weit übergreifende kontradiktorische Konstellationen im Sinne des »pars pro toto« einigermaßen adäquat zu spiegeln. Aber die für das Verständnis der Double-bind-Phänomene eigentlich wesentliche Kommunikation ist zweifellos, wie ja auch aus der ursprünglichen Beschreibung der Schöpfer dieses Begriffs hervorgeht (vgl. speziell die Punkte 2 und 6), sehr umfassend: Es handelt sich um jene grundlegenden, positiven oder negativen »Botschaften«, welche durch die gesamte Haltung und Einstellung eines Menschen einem anderen gegenüber vermittelt werden, und die

[37] Guntern, G. (Hrsg., 1981). In: *First International Symposium on »The Transformation of Human Systems«*, Brig.

sich am ehesten durch so allgemeine Polaritäten wie Wohlwollen/Übelwollen, Vertrauen/Mißtrauen, Offenheit/Verschlossenheit, Klarheit/Unklarheit, Objektliebe/narzißtische Liebe umschreiben lassen. *Sie*, und nicht die einzelnen verbalen oder averbalen Kommunikationselemente sind nach meiner Überzeugung das eigentlich Wichtige und Wirksame in der destruktiven Wirkung von kommunikatorischen Kontradiktionen und Beziehungsfallen. In diesem Sinn gehören selbstverständlich auch sämtliche zwischenmenschlichen Aktionen und Geschehnisse — zum Beispiel eine geleistete oder versäumte Hilfeleistung in einem kritischen Moment, ein gehaltenes oder gebrochenes Versprechen, ein Streit um materiellen Besitz, eine gegebene oder verweigerte Zustimmung zur Heirat, eine ausgetragene oder unterbrochene Schwangerschaft innerhalb einer Partnerbeziehung, ein ehelicher Seitensprung etc. — zur »relevanten«, das heißt verhaltenswirksamen »Information« und »Kommunikation«. Eine Differenzierung von logischen Ebenen oder Klassen im Sinne von Russell scheint darin ganz unmöglich. Auch diesem komplexen Sachverhalt sind ohne Zweifel die gewaltigen Schwierigkeiten einer gültigen wissenschaftlichen Erfassung von »affektlogischen Zwickmühlen« aller Art zuzuschreiben. Wir erkennen immer klarer, daß es sich bei diesen globalen Kommunikations- und Verhaltensmustern um Regelsysteme höherer Ordnung handelt, in die alle einzelnen Kommunikationselemente eingebettet sind. Mit anderen Worten, solche *»Fundamentalbotschaften«*, wie man sie mit Fug und Recht nennen könnte, teilen sich durch eine unendliche Fülle von einzelnen Fakten und Verhaltensweisen sowohl verbaler als auch averbaler Art mit.

Damit aber scheinen wir, im Verein mit der Frage der logischen Ebenen, zunehmend Klarheit über ein Problem zu gewinnen, dem wir nach allem Vorangegangenen große Wichtigkeit beimessen müssen, nämlich über das Problem, welche *Rolle einerseits kognitiv-geistige und andererseits affektiv-körperliche Kommunikationselemente bei Double-bind-Phänomenen* spielen. Das Konzept der Psyche als eines »kognitiv-affektiven Doppelsystems«, von dem im zweiten Kapitel ausführlich die Rede war, besagt, daß diese beiden Komponenten im Normalfall untrennbar zusammengehören, das heißt völlig kongruent sind, und sich damit gegenseitig bestärken und bestätigen. Dies ist dann der Fall, wenn ich einen energischen Befehl mit einem Faustschlag auf den Tisch oder ein zärtliches

Wort mit einer entsprechenden Geste begleite. Von zwei verschiedenen logischen Ebenen – etwa im Sinne eines höheren Abstraktionsgrades des verbalen Ausdrucks — kann bei solchen ganzheitlichen Phänomenen kaum gesprochen werden. Unter Umständen stellt sogar eine besonders »sprechende« Geste einen viel dichteren »Zusammenzug« dar als ein Wort. Es besteht kein Zweifel daran, daß die »Fundamentalbotschaften« im obigen Sinn oft viel eher durch averbale und weitgehend unbewußte Kommunikationen als durch Worte vermittelt werden; sie werden bekanntlich auch von Tieren sehr rasch und sensibel erfaßt.

Dies hängt zweifellos mit der Tatsache zusammen, daß die Körpersprache — Mimik, Gestik, Haltung etc. — ebenso wie die »Aktion« im weitesten Sinne in erster Linie die affektive Motivation und *Gestimmtheit*, also etwas für die in Frage stehenden Fundamentalbotschaften entscheidend Wichtiges vermittelt, während die Verbalsprache vorwiegend Träger von immer wieder wechselnden und viel leichter manipulierbaren kognitiven Inhalten ist. Daß sich zwischen diesen beiden normalerweise gleichgerichteten Kommunikationskanälen in Double-bind-Situationen nicht selten verwirrende Divergenzen ergeben, steht eindeutig fest. Eine entsprechende Disharmonie zwischen Fühlen und Denken ist die notwendige Folge: Der körperlich-affektive und der geistig-kognitive Pol des bipolaren Systems »Psyche« schwingen nicht mehr »unisono« und validieren sich damit nicht mehr gegenseitig. Das »Gesamtsystem Psyche« arbeitet zunehmend unökonomisch; infolge der kognitiv-affektiven Mehrdeutigkeiten und Widersprüche muß zudem unter erschwerten Bedingungen ständig weit mehr Information verarbeitet werden als gewöhnlich. Die internalisierten, affektiv-kognitiven Schemata und Bezugssysteme werden dadurch ohne Zweifel in ihrer Prägnanz und Eindeutigkeit erheblich beeinträchtigt, was in einem Teufelskreis wiederum die Fähigkeit zur Informationsverarbeitung vermindert. Das Ergebnis solcher zirkulärer Prozesse kann nichts anderes als eine erheblich gesteigerte, intrapsychische Spannung und Konfusion sein. Es ist offensichtlich, wie schon an anderer Stelle hervorgehoben, daß sich hieraus direkte Beziehungen zur sogenannten »Ichschwäche«, das heißt zu allgemeiner Unsicherheit, Verletzlichkeit und Streßempfindlichkeit, und darüber hinaus wohl auch zu den spezifischen und heute vielfach als zentral angesehenen Störungen der Informationsverarbeitung psychosegefährdeter Menschen ergeben. Daß sich diese insbesondere in psychosozialen Belastungssituationen aller Art, so vor allem in der schwierigen pubertären und postpubertären Umstellphase auswirken müssen, liegt auf der Hand. In diesem Zusammenhang ist noch ein weiteres interessantes Faktum zu berücksichtigen, auf das Piaget bereits in seinem frühen Artikel zum kindlichen Denken[38] aufmerksam gemacht hat: Das kleine Kind läßt sich durch Widersprüche sehr wenig stören; es ist ohne weiteres fähig, die gröbsten Kontradiktionen nebeneinander stehen zu lassen. Dies ändert sich jedoch zunehmend, je weiter die kognitive (und affektive) Reifung voranschreitet; diese besteht ja gerade darin, daß Gegensätze immer besser bemerkt und schließlich unter »majorisierendem« Auszug einer Invarianz harmonisiert und überwunden werden. Mit der Herstellung einer vollen Reversibilität aller geistigen Operationen erreicht dieser Prozeß normalerweise seinen Höhepunkt und Abschluß in der Pubertät. Pubertierende und Adoleszente reagieren vielleicht aus diesem Grund, wie die Alltagsbeobachtung lehrt, äußerst empfindlich auf Widersprüche aller Art. Es ist nicht unwahrscheinlich, daß dieser Umstand mit zur besonderen Psychosegefährdung in diesem Alter beiträgt, um so mehr als sich die latenten Kontradiktionen, um die es hier geht, oft genau zur selben Zeit entscheidend verschärfen.

Von großer Wichtigkeit ist ferner, daß die Körpersprache, wie in einem umfassenderen Sinn wohl das gesamte, als »Fundamentalbotschaft« wirksame Verhalten, weitgehend *unbewußt*, das heißt nur sehr schwer zu kontrollieren bzw. — gegebenenfalls — zu verbergen ist. Sie verrät mehr als alle schönen Worte, was eigentlich gemeint ist, und stellt insofern in einem gewissen, weniger formallogischen als vielmehr existentiellen Sinn eine ganz andere, konträre und *tiefere* Ebene der Kommunikation dar. Aber — und auch dies ist für die Klärung des vorliegenden komplexen Sachverhaltes von Bedeutung — diese Unterschiede sind nur generell richtig; im Einzelfall können je nach Umständen durchaus auch grundlegende Gefühle verbal oder umgekehrt oberflächliche Inhalte averbal (zum Beispiel gestuell) mitgeteilt werden. Dies zeigt wiederum, daß es eigentlich gar nicht so sehr um verbale oder nicht-verbale Kommunikation, und auch nicht um *formal*-logische Ebenen, sondern um

[38] Piaget, J. (1923), a.a.O.

umfassendere und tieferreichende affektiv-kognitive (bzw. affektlogische) Ebenen oder Bedeutungszusammenhänge geht. Dort, in jenen grundlegenden zwischenmenschlichen »Mitteilungen« oder »Fundamentalbotschaften«, sind offenbar die entscheidenden Hierarchien zu suchen, und im gleichen Bereich liegen auch die für das Verständnis der Double-bind-Phänomene wesentlichen Widersprüche.

Insgesamt jedoch verstärkt sich der Eindruck, daß hinter den von Bateson und seinen Kollegen erstmals aufgegriffenen und seither immer wieder diskutierten, aber offensichtlich noch nicht hinreichend geklärten Phänomenen von Widerspruch, Paradox und Double-bind allen methodologischen Schwierigkeiten zum Trotz hochinteressante Aufschlüsse über eine ganze Reihe pathogener Erscheinungen verborgen liegen, deren gegenseitige Beziehungen im Lichte der obigen Überlegungen zunehmend transparent zu werden scheinen. Bevor ich dies jedoch noch besser zu verdeutlichen vermag, muß eine weitere und besonders wichtige Lücke in dieser Kette von Zusammenhängen geschlossen werden: Es geht um die schon mehrfach gestellte Frage der Beziehungen zwischen familiär-zwischenmenschlichen Prozessen einerseits und individuell-innerpsychischen Prozessen andererseits und zugleich um das Problem von verhängnisvollen narzißtisch-fusionellen Verstrickungen zwischen manchen Eltern und Kindern. Ihnen wollen wir nun unsere Aufmerksamkeit zuwenden.

Zusammenhänge zwischen innerpsychischen und familiär-zwischenmenschlichen Kontradiktionen

Seit Frieda Fromm-Reichmann 1948 beiläufig von einer »schizophrenogenen Mutter«[39] gesprochen hatte, suchten Psychoanalytiker und Familientherapeuten den Schlüssel zum Verständnis der Zusammenhänge zwischen innerpsychischem und familiärem Geschehen lange Zeit fast ausschließlich in der Mutter-Kind-Beziehung. Sie fanden zunächst auch nicht wenige Anhaltspunkte für die

[39] Fromm-Reichmann, F. (1948): Notes on the development of schizophrenia by psychoanalytic psychotherapy. *Psychiatry*, 11, S. 263—273.

Hypothese, daß manche Mütter gewissermaßen die Psychose des Kindes verursachten. Aber in den letzten Jahren mußte dieses Konzept sowohl aus praktischen wie auch aus theoretischen Gründen zunehmend relativiert werden. In der Therapie zeigte sich, daß der anklagende Unterton, zu dem es oft zwangsläufig führte — das schizophrene Kind erschien im wesentlichen als Opfer einer narzißtisch-ausbeuterischen Mutter, die so, vielleicht noch in Verbindung mit einem schwächlichen Vater, zum Sündenbock für alles Unheil in diesen Familien gestempelt wurde —, weit mehr Schaden als Nutzen stiftete.[40] Als therapeutisch viel sinnvoller erwies es sich, den Akzent auch bei der Mutter auf die konstruktiven Kräfte und Bestrebungen zu legen, selbst wenn diese in der Tat häufig, wie wir sehen werden, in besonderer Weise beeinträchtigt sind. Und auf theoretischem Gebiet ließ insbesondere die vertiefte psychoanalytische Einsicht in Entstehung und Natur narzißtisch-fusioneller Objektbeziehungen manche der von den Kommunikationsforschern in »Familien mit schizophrenen Transaktionen« beobachteten Phänomene, darunter auch den Double-bind, in einem zunehmend differenzierteren Licht erscheinen. Merkwürdig ist bloß, daß trotz gewisser Brücken — Ted Lidz, Lyman Wynne, Helm Stierlin, Ivan Boszormenyi-Nagy und andere bauten solche Brücken — meines Wissens systemisch-familiendynamische und psychoanalytisch-individualdynamische Konzepte zur Schizophrenie bisher von niemandem klar zu einem integrierten Konzept vereinigt wurden, das zwischenmenschliche und innerpsychische Prozesse in jener sinnvollen Weise zueinander in Beziehung setzen und miteinander verschränken würde, wie sie es in Wirklichkeit selbstverständlich sein müssen. Vielmehr wurden die beiden Bereiche immer wieder polemisch gegeneinander ausgespielt, indem die Anhänger der einen Theorie — übrigens ganz so, als ob es sich um unvereinbare Paradoxa entsprechend der weiter oben gegebenen Definition handeln würde — den Wert der jeweils anderen massiv zu leugnen suchten. Dies mag für praktische Zwecke durchaus nötig und auch gerechtfertigt sein: Manche Therapeuten vertreten aus guten Gründen die Meinung, daß die beiden Ansätze zu verschieden seien, um in der Behandlung miteinander vermischt zu werden. Auch konnte zwei-

[40] Vgl. Haley, J.: *Ideas which handicap therapists.* In: Berger, M. M. (Hrsg., 1978), a. a. O., S. 67—82.

fellos ein echter Fortschritt nur durch eine gewisse, klare Unterschiede schaffende Polarisierung erreicht werden. Aber einem umfassenderen und zunächst noch gar nicht auf praktische Ziele gerichteten Verständnis — und um ein solches geht es in diesem Buch in erster Linie — sind derartige Einseitigkeiten abträglich. Ich bin der Überzeugung, daß jede vertiefte Einsicht in die »Natur der Sache« auf längere Sicht auch praktisch bedeutsam werden wird; im letzten, der Therapie gewidmeten Kapitel werde ich dies konkret zu belegen versuchen.

Um zu unserem Problem zurückzukehren, die Vorgänge auf innerpsychischer Ebene müssen sich zum zwischenmenschlichen und familiären Geschehen ungefähr so verhalten wie atomare Prozesse und Strukturen zu molekularen: beide bedingen, ergänzen und erklären einander gegenseitig. Hier wie anderswo geht es im Grunde darum, unserem Denken jenen Grad von Flexibilität und »Reversibilität« (ganz im Sinn von Piaget) zu verleihen, der nötig ist, um zwei scheinbar widersprüchliche Aspekte als entgegengesetze Pole eines *einzigen* Sachverhalts *gleichzeitig* erfassen zu können. Im folgenden soll versucht werden, eine solche doppelte Perspektive wenigstens im Ansatz zu gewinnen.

Alle bisherigen Ausführungen zielen darauf hin, die innerpsychischen, affektiv-kognitiven Strukturen (= »Repräsentanzen«, »Konzepte«, »Begriffe«, »Schemata« etc.) weitgehend als einen Niederschlag der Erfahrung im weitesten Sinn, das heißt also der gesamten verarbeiteten und integrierten »Information« aufzufassen. Von hier aus ergibt sich — in voller Übereinstimmung mit den Postulaten vieler Psycho- und Soziodynamiker — wenigstens im Grundsätzlichen ein klares Verständnis für die Zusammenhänge zwischen Konstellationen und Prozessen auf der interpsychisch-familiären und auf der intrapsychisch-individuellen Ebene: *Die (vor allem in der Kindheit) internalisierten, kognitiv-affektiven, innerpsychischen Strukturen stellen im wesentlichen das Resultat des konkreten, familiär-zwischenmenschlichen Geschehens dar; umgekehrt aber wird letzteres offensichtlich durch die innerpsychische Organisation aller Beteiligten, speziell der Eltern, entscheidend bestimmt.* Mit andern Worten, die »Psyche« erscheint als eine Art von synchronem, kognitiv-affektiven »Zusammenzug« der äußeren und materiellen, diachronen Realität. Andererseits aber »ent-wickelt« und aktualisiert sie diese internalisierte »Synchronie«

kraft ihrer Struktur immer wieder zu neuen, diachronen Prozessen; im Grunde stellt sie damit, analog dem vererbten genetischen Code, auf einer anderen und differenzierteren Ebene, einen äußerst sinnreichen Apparat zur Konservation und Reproduktion von früheren Erfahrungen dar, die sich als wichtig und lebenserhaltend erwiesen haben. Die hierfür relevante Information scheint beim Menschen nur in relativ geringem Maße in angeborenen Reflexen und Instinkten, zum größeren Teil dagegen in den erworbenen Assoziationsbahnen niedergelegt zu sein, die durch »Aktion« (im weitesten Sinn) im Austausch mit der begegnenden Umwelt gebildet, durch soziales Lernen von Generation zu Generation weitergegeben und durch entsprechende synaptische Verknüpfungen wahrscheinlich bei jedem Individuum immer wieder neu (auch neuronal) fixiert werden. Die der Psychoanalyse so wichtigen, internalisierten Objekt- und Selbstrepräsentanzen, das heißt konkret unsere Vorstellungen von Mutter und Vater, von uns selbst, aber ebenfalls von den Geschwistern, von weiteren wichtigen Personen, von Tieren und Pflanzen, von unbelebten Dingen und vor allem: von den dynamischen Beziehungen und Kräfteverhältnissen zwischen all diesen Elementen, erscheinen damit in allererster Linie als eine »Abstraktion« und Verdichtung dessen, was wir tatsächlich erlebt haben, als eine Abstraktion der *Wirklichkeit* (und nicht nur einiger kindlich-verrückter und verzerrter, innerer »Phantasien«) — wobei diese »Wirklichkeit« affektlogisch-informationstheoretisch zu definieren ist als *»alles, was wirkt«*. Damit übereinstimmend beschreibt zum Beispiel Kernberg in seinem Buch über die Borderline-Störungen die Selbst- und Objektrepräsentanzen als »... Bestandteil verinnerlichter Beziehungskonfigurationen, in denen [...] mitmenschliche Beziehungserfahrungen fixiert und damit auch reproduzierbar sind«.

> »Das Selbst ist eine intrapsychische Struktur, die sich aus mannigfachen Selbstrepräsentanzen mitsamt den dazugehörigen Affekten konstituiert. Selbstrepräsentanzen sind affektiv-kognitive Strukturen, die die Selbstwahrnehmung einer Person in ihren realen Interaktionen mit bedeutsamen Bezugspersonen und in phantasierten Interaktionen mit inneren Repräsentanzen dieser andern Personen, den sogenannten Objektrepräsentanzen, widerspiegeln.«[41]

[41] Kernberg, O. (1975). Dt.: 1979, a. a. O., S. 232 u. 358.

Und bei dem Psychiater und Kommunikationsforscher Albert Scheflen lesen wir:

»Im Reifungsprozeß geht die Erlernung sozialer Fähigkeiten mit der kognitiven Entwicklung einher. Alle diese Signale, Aktivitäten und Muster (patterns) werden schließlich durch kognitive Bilder ihrer Form und durch motorische Schemata zur Ausführung gewisser Operationen zwischen ihnen repräsentiert. Geschickte Teilnahme führt zu Selbstvertrauen, einem adäquaten Selbstbild, etc. Unter neurophysiologischen Aspekten wird jeder Erwerb in einem System von neuronalen und glialen Verbindungen codiert.«[42]

Typische Familienstrukturen, zum Beispiel klare und konstante oder aber diffuse und widersprüchliche hierarchische Verhältnisse, eindeutige oder unscharfe Abgrenzungen zwischen Personen, offene oder versteckte Konflikte, gesunde oder pathologische Allianzen, Antipathien, Sympathien, Liebes- und Haßverhältnisse und entsprechende konkrete *Handlungen* müssen sich also ganz im Sinne der oben beschriebenen »Fundamentalbotschaften« in ebenso typischen, innerpsychischen Konstellationen widerspiegeln — nicht wie in einem klaren Spiegel, nicht ohne allerhand Verzerrungen und heterogene Elemente, gewiß, aber doch so, daß die wichtigsten *Relationen* zwischen den einzelnen Elementen gewahrt bleiben.

Helm Stierlin hat unlängst in einem verwandten Zusammenhang interessant von einer »harten« im Gegensatz zu einer »weichen Realität« gesprochen, zu welch letzterer unter anderem unsere Wahrnehmungen, Deutungen, Emotionen und Phantasien gehören.[43] Als »harte Realität« müßte in diesem Sinn alles faktische, stoffliche, körperliche (und damit auch direkt affektwirksame, das heißt letztlich immer konkret *materielle*) Geschehen bezeichnet werden. Dazu gehören unter anderem Konstanz und Qualität der mütterlichen Pflege und Zuwendung beim Kleinkind, Rhythmus und Dauer von An- und Abwesenheitsperioden, Krankheiten (speziell auch psychische Störungen, zum Beispiel Depressionen) bei Eltern oder Kind, Konstellationen in der Geschwisterreihe, allgemeine Familienat-

---

[42] Scheflen, A. E.: *Communicational concepts of schizophrenia.* In: Berger, M. M. (Hrsg., 1978), a. a. O., S. 142 (Übersetzung vom Autor).

[43] Stierlin, H. (1981): Die »Beziehungsrealität« Schizophrener. *Psyche,* 35, S. 49—65.

mosphäre (zum Beispiel gelassen-tolerant-fröhlich, oder gespannt-feindselig-neidvoll), erlebte gegenseitige Hilfe, erlittenes oder zugefügtes tatsächliches Unrecht etc. Die »weiche Realität« dagegen wäre durch die internalisierten, kognitiv-affektiven Schemata, Vorstellungen und Bezugssysteme (die »Beziehungsrealität«, sagt Stierlin in Anlehnung an Bateson) gegeben, zu denen sich dieses äußere Geschehen in der je individuellen Psyche kondensiert. (Daß wir mit einer solchen Betrachtungsweise in interessante und etwas beunruhigende Nähe zu der alten, platonischen Dichotomie zwischen Welt und Vorstellung geraten, sei hier nur am Rande vermerkt.)

Eigentümlicherweise wurden diese höchst einleuchtenden Beziehungen der inneren zur äußeren Realität von der Psychoanalyse, die sich fast als einzige wirklich differenziert mit innerpsychischen Strukturen und Prozessen auseinandergesetzt hat, seit Freuds traumatischer Enttäuschung mit mythomanen Hysterikern weitgehend zugunsten von nur phantasierten Elementen vernachlässigt. Marianne Krüll stellt in ihrem kürzlich erschienenen Buch *Freud und sein Vater* die plausible These auf, daß diese auffällige Abwendung vom (aktuellen und vergangenen) realen Geschehen ihren Ursprung zudem in massiven Verdrängungen Freuds gegenüber tatsächlichen Vorgängen in seiner eigenen Familie hatte.[44] Die Folge war über Jahrzehnte hinweg eine ängstliche und zweifellos entwicklungshemmende Abwehrhaltung der Psychoanalyse gegenüber allen äußeren, sogenannt »objektiven« Fakten, was sie — ganz entgegen den ursprünglichen Absichten ihres Begründers — in eine zunehmend esoterische Isolation gegenüber allen Nachbarwissenschaften trieb. Es ist das gemeinsame Verdienst der modernen, analytischen Ichpsychologie, der Narzißmuslehre und der Familiendynamik, die erstarrten Fronten wieder in Bewegung gebracht und damit neue Möglichkeiten zu einem wirklich »majorisierenden« Dialog zwischen allen beteiligten Wissenschaften eröffnet zu haben.

Die psychoanalytische Narzißmuslehre interessierte sich dabei — wie teilweise bereits in den ersten Kapiteln beschrieben — in erster Linie für die Bedingungen, unter denen sich im Austausch mit der Umwelt, und parallel zur Ausbildung der Objektrepräsentanzen,

[44] Krüll, M. (1979): *Freud und sein Vater.* München (Beck).

allmählich ein zunehmend stabiles Wissen und Fühlen um die eigene Identität, das heißt ein konsistentes »Selbstgefühl« entwickelt. Entscheidend für unser Thema ist dabei, daß diese Differenzierung offenbar, wie namentlich Winnicott, Kohut und andere Autoren deutlich machten, in einem typischen, affektiv-kognitiven *»Spiegelprozeß«* mit den nächsten Bezugspersonen, vor allen Dingen natürlich mit der Mutter, fortschreitet:[45] Das Kind orientiert sich in seinem ständigen, spielerischen Ausprobieren von neuen Verhaltens-, Denk- und Fühlmöglichkeiten auf allen Gebieten an den emotiven Reaktionen seiner Umgebung, die seine Entdeckungen entweder durch lustbringende Reaktionen (unter anderem durch das berühmte »Leuchten im Auge der Mutter«, von dem Kohut spricht) bestätigen und damit fördern, oder aber durch Zeichen von Unlust (Nichtbeachtung, Abwertung, Disqualifizierung etc.) dementieren und hemmen. »Das Kind lernt in der Lust« könnte man geradezu formulieren! Damit wird klar, daß und wie die internalisierten, affektlogischen Schemata der nächsten Bezugspersonen, in erster Linie diejenigen der Eltern und später diejenigen der älteren Geschwister und der Spielkameraden, über eine Fülle von ganz konkreten Handlungsweisen dem Kind fortwährend »mitgeteilt«, von ihm verinnerlicht und so schließlich von Generation zu Generation tradiert werden — wobei diese »Tradition« wiederum zentral die verinnerlichten Repräsentanzen vom Selbst und vom Objekt betrifft.

Von weitreichender Bedeutung ist dabei die Tatsache, daß dieser Austauschprozeß eine charakteristische Asymmetrie aufweist: Die Schemata, Konzepte und Bezugssysteme, kurz das »Weltbild« der Eltern stellt darin während langer Zeit, wie Stierlin sagt, die bei weitem »stärkere Realität« dar.[46] Die ältere Generation veranlaßt die jüngere immer wieder, die Welt gewissermaßen durch die gleiche Brille zu sehen wie sie selbst, was zweifellos eine wesentliche Vorbedingung jeder sozialen Kohäsion und Kontinuität ist. Erst von der Pubertät an werden in der Regel gewisse Teile dieses Weltbildes unter dem Druck neuer »Informationen« (im affektlogischen Sinn) in Frage gestellt und revidiert. Dies gilt namentlich auch von

---

[45] Siehe hierzu auch Lacan, J. (1937): *Le stade du miroir comme formateur de la fonction du Je*. Ecrits I. Paris (Seuil) 1966.
[46] Stierlin, H. (1975), a.a.O., S. 136.

der Stellung der Eltern und Kinder und von ihrer gegenseitigen Beziehung. Die »stärkere Realität« der Eltern bedeutet somit eine typische, sehr umfassende »Beziehungsdefinition« im Sinne der modernen Kommunikationstheorie.[47] Zugleich ist sie eine »Fundamentalbotschaft« par excellence. Die pathologischen »Beziehungsfallen« und »Zwickmühlen«, von denen im vorangehenden Abschnitt die Rede war, können damit auch so charakterisiert werden, daß in ihnen *ein schwächerer Partner auf versteckte Art und Weise in ein entwicklungshemmendes und deshalb auf Dauer zerstörerisches affektiv-kognitives Beziehungsnetz und Bezugssystem eingefangen wird, aus dem er nicht mehr zu entrinnen vermag.* Das Perfide liegt dabei vor allem in der Fraglosigkeit, mit der es sich dem Kind aufdrängt; darin ist die von Bateson und Mitarbeitern hervorgehobene Unmöglichkeit der »Metakommunikation« begründet. Wenn nämlich bei den Eltern, und speziell bei der Mutter, aufgrund von prägenden Einflüssen aus ihrer eigenen Herkunftsfamilie schwerwiegende Identitätsstörungen pathologisch-narzißtischen Gepräges vorliegen, das heißt unreife, schlecht abgegrenzte und wertmäßig ungefestigte Vorstellungen über sich selbst und die andern vorherrschen, begleitet von den entsprechenden Ängsten, Selbstzweifeln, Minderwertigkeitsgefühlen, Abhängigkeitswünschen, Unbeständigkeiten und Unsicherheiten etc., so wird sich unter ungünstigen Umständen — zum Beispiel bei mangelndem Gegengewicht durch einen ichstarken Vater oder andere, wichtige Familienmitglieder, bei gleichzeitigen konstitutionellen oder krankheitsbedingten Schwächen, bei ausgeprägter sozialer Isolierung etc. — diese »stärkere Realität« in Form von gleichartigen Störungen bei bestimmten Kindern wiederholen oder gar verstärken. Zudem spielen hier weitere, spezifische und gerade für unsere Fragestellung besonders wichtige Charakteristika von sogenannten »narzißtischen Objektbeziehungen« eine fatale Rolle: Menschen mit einem fundamentalen »narzißtischen Defekt«[48] in ihrem Identitätsgefühl zeigen eine ausgeprägte Tendenz, sich an ihre Partner anzuklammern und diese zuweilen förmlich »aufzufressen« und auszusaugen. Das narzißtische Objekt wird instrumentalisiert; es wird nicht mehr (oder besser: *noch nicht,* denn die narzißtische Objekt-

[47] Vgl. Watzlawick, P. (1967). Dt.: 1969, a. a. O., S. 53f.
[48] Balint, M. (1968), a. a. O.

beziehung stellt ein unreifes Vorstadium einer reifen, ödipalen oder genitalen Partnerbeziehung dar) wie ein »autonomes Entscheidungszentrum«, sondern vielmehr wie ein Teil und Glied des eigenen Selbst (wie der eigene Arm, die eigene Hand, sagt Kohut) wahrgenommen. Durch die bedingungslose Präsenz und Unterwerfung dieses Objekts soll das narzißtische Manko im Identitäts- und Selbstwertgefühl durch Zufuhr von »affektiver Nahrung« ebenso ständig wie erfolglos ausgefüllt werden. Authentisch eigenständige Regungen müssen folgerichtig als bedrohliche In-Frage-Stellung der symbiotischen Verstrickung unterdrückt, disqualifiziert und bestraft werden. Eine Identitäts-Vermischung findet statt, die eine Unfähigkeit zu autonomem Fühlen, Denken und Handeln bewirkt. Eine fortwährende Labilisierung und Verwirrung der internalisierten Selbst- und Objektrepräsentanzen wie auch vieler weiterer affektiv-kognitiver Schemata und Bezugssysteme ist die logische Konsequenz. Die typische Verwischung der Generationengrenzen, die widersprüchlichen und mehrdeutigen Kommunikationen, das emotionale Überengagement und manche weiteren Phänomene, welche die Familiendynamiker in »Familien mit schizophrenen Transaktionen« immer wieder beschrieben haben, werden auf diesem Hintergrund gut verständlich. Vor allem aber erscheinen die panischen Ängste vor jedem offenen Konflikt, mitsamt den entsprechenden Verschleierungsstrategien und Widersprüchlichkeiten, nunmehr in einem klareren Licht: Jeder Konflikt muß (von *allen* beteiligten Partnern, und nicht etwa nur von den Eltern) als radikale, potentielle Gefahr für die narzißtische Symbiose, und damit für die ohnehin schon sehr prekäre eigene Identität empfunden werden. Ein einigermaßen stabiles, psychisches Gleichgewicht ist folglich überhaupt nur unter sorgfältiger Vermeidung von jeglichen »Differenzen«, das heißt um den Preis einer massiven gegenseitigen Abhängigkeit und Infantilisierung aufrechtzuerhalten. In einem typischen Circulus vitiosus kann dabei gerade die pathologische Unselbständigkeit, vielleicht im Verein mit tatsächlichen oder vorgeschobenen Krankheiten, als Vorwand für die Aufrechterhaltung der unheilvollen Homöostase dienen. Hierzu ein wie eine Karikatur anmutendes, aber nichtsdestoweniger völlig authentisches klinisches Beispiel:

Ein als chronisch schizophren diagnostizierter, ehemaliger Ingenieur, der mir unlängst vorgestellt wurde, weil er mit

52 Jahren immer noch vollständig abhängig von seiner weit über 80jährigen Mutter war, verbrachte seit Jahren seine Zeit als dickes und träges Riesenbaby nur noch zeitunglesend auf seinem Bett und ließ sich herrisch von der erschöpften alten Frau bedienen. Er hatte die folgende Anamnese: Die Mutter, deren Beziehung zu ihrem verstorbenen Mann seit jeher unbefriedigend gewesen war, hatte ihren einzigen Sohn von klein auf überängstlich umsorgt. Von seinem vierten bis zu seinem sechzehnten Lebensjahr reinigte sie ihm täglich höchst persönlich einer angeblichen Wurminfektion wegen den After. Zwei Frauen, die er nacheinander gegen den Willen der Mutter zwar geheiratet, aber noch kurzer Zeit wieder verlassen hatte, bezeichnete sie kurzerhand als »Huren«. — Mutter und Sohn gingen, ganz ähnlich wie im auf S. 216 berichteten Fall, jedem Versuch, sie mit der Unhaltbarkeit der absurden Situation zu konfrontieren, systematisch aus dem Weg. Die Mutter setzte höchstens ein hilflos leidendes Lächeln auf und erklärte sich außerstande, irgend etwas zu ändern. Der Sohn, obwohl in andern Belangen ganz klar und adäquat reagierend, murmelte auf alle diesbezüglichen Fragen nur unverständliches Zeug oder verschanzte sich hinter einem undurchdringlichen Schweigen.

Gerade an diesem Fall wird sehr deutlich, daß — wie die neuere Familiendynamik und -therapie hervorhebt — die Beziehungen zwischen »Opfer« und »Verursacher« einer pathologischen Symbiose durchaus zirkulärer Art sind. Nicht nur beherrscht der ursprüngliche »Verursacher« (meistens ein Elternteil) mit seiner »stärkeren Realität« sein narzißtisches Objekt (meist ein Kind) manchmal bis zur totalen Unselbständigkeit, sondern es ist zugleich auch umgekehrt: Das Kind bekommt für diesen in seinem Selbstwertgefühl ungefestigten Erwachsenen eine derartig vitale Bedeutung, daß damit nicht nur infantil narzißtische Größenideen mächtig gefördert bzw. ungenügend korrigiert, sondern auch völlig reziproke Abhängigkeits- und *Macht*verhältnisse geschaffen werden. Diese Beziehungen lassen die *vereinte* Abwehr gegen jede Veränderung, die ein therapeutisches Problem erster Güte darstellt, verständlicher werden.

Im übrigen läßt dieses Beispiel mit seltener Deutlichkeit Inhalt und Natur der affektiv-kognitiven Fundamentalbotschaften erkennen, die in einem Kontext narzißtischer Partnerbeziehungen immer wieder zur »Beziehungsfalle« werden. Ein erstes, negatives Gebot lautet offensichtlich: »Du darfst nicht selbständig und erwachsen werden, du darfst mich nicht verlassen.« Es entspricht genau Scheflens »Single-bind« (also einer einfachen, symbiotischen Beziehung) und ist unerträglich, weil es jeglicher natürlichen Entwicklungstendenz zuwiderläuft, sowohl beim Sohn wie bei der Mutter ein echtes, psychisches Wachstum verhindert und damit beide letztlich tiefunglücklich macht. Die zweite und der ersten genau entgegengesetzte Botschaft lautet: »Werde erwachsen und selbständig, führe ein normales und erfolgreiches Leben!« Sie wird in der Regel schon durch soziale Konventionen, durch allseitige Schuldgefühle und durch (wiederum narzißtisch getönte) Ambitionen und Erwartungen (»Sei groß, tüchtig, hervorragend, damit ich stolz auf dich sein und mich selber endlich stark und gut fühlen kann«), auf einer tieferen Ebene jedoch ebenso durch niemals ganz fehlende, gesunde Strebungen von der gesamten Umgebung auf hunderterlei Weisen übermittelt. Auch sie ist oder vielmehr *wird* als Konsequenz des pathologischen Single-bind unerträglich, denn sie mobilisiert als Zuwiderhandlung gegen die erste Botschaft nicht nur massive Schuldgefühle, sondern ebenso existentiell bedrohliche Trennungsängste. Diese können wegen der effektiven Ichschwäche, welche aus dem psychoaffektiven (und damit oft auch schulischen, beruflichen, sozialen etc.) Entwicklungsrückstand symbiotisch gebundener Menschen resultiert, mit der Zeit eine ganz reale Grundlage haben: Ein selbständiges Leben zu führen, erscheint diesen Menschen immer mehr als unmöglich zu erfüllende, angst- und spannungerzeugende Überforderung. Damit schließt sich — immer unter besonders ungünstigen Umständen, keineswegs bei *jeder* symbiotischen Bindung — der Teufelskreis, der in der Tat einer tragischen »Zwickmühle« gleichkommt: Ihre Opfer sind unentrinnbar in einer Situation gefangen, die nach keiner Richtung mehr einen konstruktiven Ausweg offenläßt; was sie auch tun, es muß wegen der gleichzeitig gestellten, aber nicht erfüllten gegenteiligen Forderung tiefe Schuld- und Insuffizienzgefühle wecken. Diese Situation ist von vitaler Bedeutsamkeit — gerade darin liegt ihre Unentrinnbarkeit wesentlich begründet — und zeigt eine zunehmende Tendenz zur Verfestigung.

Im ersten Kapitel habe ich die Double-bind-Botschaft, die ihren

Grund in narzißtischen Objektbeziehungen hat, noch auf andere Art zusammengefaßt, nämlich in der Kurzformel

»Ich liebe dich (nicht) ⇄ Ich liebe mich (nicht).«

Diese widerspruchsvolle Formel bezeichnet vor allem den innerpsychischen Aspekt beim »Sender« der Fundamentalbotschaften: Er glaubt zwar, den andern zu lieben, aber er liebt ihn als »narzißtisches Objekt« im Grunde nur für sich selbst, zur eigenen Stützung und »Ergänzung«. Aber diese Eigenliebe, dieser »Eigennutz« ist ebenfalls inkonsistent: Der kranke Narziß, um den es hier geht, kann sich selbst ja weder wirklich lieben noch nützen. Die eigentliche Wahrheit ist somit die, daß der Übermittler der Double-bind-Botschaft *niemanden* richtig (»objektal«) zu lieben vermag, weil er aufgrund seines narzißtischen Defekts, an dem er als Folge mangelnder Bestätigung seiner autonomen Identität in der eigenen Kindheit leidet, keine konsistente Identität, kein stabiles Selbstwertgefühl und kein Selbstvertrauen hat, weder an sich noch an andere (oder anderes) zu glauben vermag und also zutiefst unglücklich ist. Damit stößt der gleichfalls in einer Double-bind-Situation gefangene Beziehungspartner — genau wie die Ratte in ihrem elektrisch geladenen Doppeldrahtkäfig oder der Mühlespieler in einer hoffnungslosen »Zwickmühle« — immer wieder, wie er sich auch verhält und was für andere Möglichkeiten er auch ausprobiert, auf eine einheitlich schmerzvolle Grundtatsache: Er wird in seinem eigentlichen Wesen und Verhalten zurückgestoßen, er ist unwillkommen und ungeliebt; er darf nicht sein wie er ist, und zugleich sind all seine noch so gut gemeinten Versuche zur Änderung und Anpassung von vorneherein aussichtslos. Bateson und seine Kollegen haben eine solche Situation in ihrem Beispiel von dem Sohn, der es seiner Mutter auf keine Art und Weise recht machen kann, bildhaft verdichtet; Franz Kafka hat lange vor ihnen eine ähnliche Konstellation in seinem Roman *Das Schloß* unübertrefflich geschildert. Mara Selvini Palazzoli faßte die paradoxe Grundbotschaft prägnant in dem unerfüllbaren Gebot »Sei, der du nicht bist!« zusammen.[49]

Es braucht wohl nicht besonders betont zu werden, daß diese Darstellung der Double-bind-Situation im Vergleich zu den tatsächlichen, noch weit komplexeren und stark ambivalenten Beziehungen zwischen Menschen eine grobe Vereinfachung bedeutet. Ein

[49] Selvini Palazzoli, M. u. a. (1975), a. a. O., S. 42.

anderes mögliches Mißverständnis läge darin, würde man einer einzelnen Person (der Mutter, den Eltern...) die Schuld am komplexen Double-bind-Geschehen zuschieben. Die weitgehend *unbewußten* und *zirkulären* Prozesse und Konstellationen, um die es hier geht, erstrecken sich zumeist nicht nur — wie namentlich Murray Bowen und Ivan Boszormenyi-Nagy deutlich machten[50] — über mehrere Generationen, sondern zur gleichen Zeit sitzen im Grunde auch immer *alle* Beteiligten einer umfassenden Double-bind-Situation, der designierte »Verursacher« genauso wie die designierten »Opfer«, in derselben Beziehungsfalle fest: Ein widerspruchsvoll-unklares, affektiv-kognitives Bezugssystem, gebildet aus dem gesamten familiären Geschehen, das seinerseits wiederum nichts als das Resultat (was viel mehr und anderes meint als die bloße Summe) aller involvierten innerpsychischen »Verhaltensprogramme« ist, wirft sich über alle Betroffenen wie ein Fangnetz, aus dem es für gewisse Mitglieder kein Entrinnen mehr gibt. Der oben geschilderte Fall des »verrückten Ingenieurs« illustrierte diesen Sachverhalt grell. Hierzu noch ein weiteres, ebenfalls sehr eindrucksvolles Beispiel:

> In einer Akademikerfamilie, die zu mir in Behandlung gekommen war, hatte sich die feinsinnige, aber infolge einer eigenen, hochproblematischen Familienbeziehung in ihrem Selbstgefühl narzißtisch seit jeher schwer beeinträchtigte Mutter aus einer frustrierenden Ehesituation in eine enge symbiotische Beziehung mit dem einzigen Sohn geflüchtet. Dieser hatte unter diesem Gesichtspunkt gewissermaßen die Mission, der kleine, tröstende Liebling der Mutter zu bleiben und sie nie zu verlassen. Auf der anderen Seite aber stand er unter dem autoritären Druck des ehrgeizigen Vaters, dessen brillante Karriere zu imitieren. Er entwickelte sich zu einem linkischen und selbstunsicheren Prügelknaben, dessen forciertes Studium schließlich in einer chronisch-wahnhaft-halluzinatorischen Psychose endete, in der er fortwährend von den widersprüchlichen Stimmen beider Eltern verfolgt wurde. Eine jüngere Schwester, mit welcher der Vater seinerseits eine enge Allianz eingegangen war, verfiel in der Folge mehrfach in als »hebephren« diagnostizierte, aggressiv-maniforme

[50] Bowen, M.: *Schizophrenia as a multi-generational problem.* In: Berger, M. M. (Hrsg., 1978), a. a. O., S. 101—123. — Boszormenyi-Nagy, I., G. Spark (1973), a. a. O.

> Erregungszustände, in denen sie massive, versteckte Familienkonflikte in gröbster Weise aufdeckte. Zwei weitere Schwestern litten an erheblichen neurotischen Störungen; die Mutter mußte wiederholt wegen schweren Depressionen hospitalisiert werden.

So deutlich wie sonst nur selten traten in dieser tragischen Konstellation während einer familientherapeutischen Behandlung, ganz abgesehen vom überwältigenden Leid *aller* Betroffenen, double-bind-artige Paradoxien und Widersprüche jeder Art, pseudoinzestuöse Allianzen über die Generationengrenzen hinweg, Verwischung aller hierarchischen Strukturen, allseitiges emotionales Überengagement, Unfähigkeit zu eindeutigen Kommunikationen und vielfältige kognitive und affektive Störungen, wie sie von Familienforschern verschiedenster Provenienz in »Familien mit schizophrenen Transaktionen« immer wieder beschrieben worden sind, offen zutage. Der Fall illustriert zudem die unter anderem von Weakland hervorgehobene Tatsache, daß die widersprüchlichen Botschaften unter Umständen von *verschiedenen* Familiengliedern ausgehen können.[51] Unter einer mühsam aufrechterhaltenen, verbindlich-distanzierten Fassade glich das familiäre Geschehen einem alles verschlingenden Strudel, in dem archaische, schlecht voneinander abgegrenzte »ganz gute« und »ganz schlechte« Selbst- und Objektvorstellungen in Form von unrealistischen Idealisierungen, depressiven Selbstvorwürfen und bitterbösen Aggressionen abwechselnd die Szene beherrschten. Die unerfüllbar paradoxe Forderung, welche implizit, wenn nicht sogar explizit jeder Beteiligte allen anderen zu stellen schien, läßt sich am besten mit Mara Selvinis Formel »Sei, der du nicht bist!« zusammenfassen.

Hier, wie in vielen anderen ähnlichen Fällen, ist es offensichtlich das lebens- und entwicklungsfeindliche narzißtische Element, das die Beziehungen zwischen den Menschen immer wieder vergiftet, indem es in jeder Hinsicht das genaue Gegenteil einer liebenden und hegenden Fürsorge für das Gedeihen des andern nach dessen *eigenem* Gesetz darstellt. Vielleicht darf man sogar sagen, daß der pathologische Narzißmus, mit andern Worten eine bestimmte Form von emotionaler Unreife, zumindest *eine* Facette jenes universellen, unverschuldet und unbewußt von Generation zu Generation

[51] Weakland, J. H. (1969), a. a. O., S. 230.

tradierten »Bösen« (und das heißt dem natürlichen Entwicklungsgesetz Widersprechenden) ist, dem Denker und Wissenschaftler — in jüngster Zeit zum Beispiel Konrad Lorenz und Erich Fromm[52] — seit alters her nachspüren. Jedenfalls gibt er den emotional als ganz negativ (das heißt unlustvoll, angsterregend, aggressiv) empfundenen Hintergrund zu jenen zwiespältigen und doppelbödigen »Fundamentalbotschaften« ab, die den Batesonschen »Beziehungsfallen« oder »Zwickmühlen« zugrunde liegen.

Um aber zu unserer Ausgangsfrage zurückzukehren: Insgesamt hat sich gezeigt, daß Individuum und Familie sich zueinander verhalten wie ein kleineres, homöostatisch geregeltes, also teils geschlossenes, teils aber auch offenes Subsystem zu einem größeren. Zwischen beiden laufen zirkuläre, diachrone Prozesse ab, die sich mit der Zeit zu synchronen intrapsychischen bzw. intrafamiliären Regeln und Strukturen verdichten. Innerpsychische und zwischenmenschliche Konstellationen müssen damit notwendigerweise gewisse Analogien und Isomorphismen aufweisen; Analoges gilt selbstverständlich für das Verhältnis zwischen Familie und Gesellschaft. Prinzipiell ergibt sich daraus sowohl die Möglichkeit einer systemtheoretischen Erfassung innerpsychischer Vorgänge wie auch die Möglichkeit der psychoanalytischen Erhellung von zwischenmenschlich-sozialem Geschehen. Schon Freud hat die Psychoanalyse bekanntlich in vielfältiger Weise auf soziale Prozesse angewandt, so zum Beispiel in *Totem und Tabu* (1913), *Das Unbehagen in der Kultur* (1930), *Der Mann Moses und die monotheistische Religion* (1937). So kennt beispielsweise jedes Kollektiv in seiner Entwicklung ganz ähnliche Identitätsprobleme wie das heranwachsende Individuum; wie dieses reagiert es sehr empfindlich auf narzißtische Kränkungen, konstituiert sich häufig erst gegen einen äußeren Feind und wird zu reiferen Partnerbeziehungen nur von der Position einer gewissen inneren Stärke aus fähig. Solch psychoanalytische Einsichten in soziale Vorgänge sind komplementär zur systemtheoretischen Sicht, die in den gleichen Phänomenen die Wirkung zirkulärer, homöostatischer Prozesse zwischen zwei oder mehreren Kollektiven sieht. Auf diese Weise lassen sich auch man-

[52] Lorenz, K. (1963): *Das sogenannte Böse. Zur Naturgeschichte der Aggression.* Wien (Borotha-Schoeler). – Fromm, E. (1974): *Anatomie der menschlichen Destruktivität.* Stuttgart (DVA).

che sozialen oder politischen Pendelbewegungen verstehen. Besonders interessant sind in dieser Hinsicht wiederum die Extremausschläge; Links- und Rechtsextremismus etwa äquilibrieren und *bedingen* einander offensichtlich nach systemtheoretischen Gesetzen gegenseitig; durch weitere »Reflexionen« und Pendelbewegungen mögen aus ihnen ferner allerhand Zwischengruppen, so zum Beispiel gemäßigte Linke und Rechte hervorgehen. Gleichzeitig entspricht, psychoanalytisch gesehen, die terroristische Aggressivität von Extremistengruppen, wie sie gegenwärtig etwa in Italien zu beobachten ist, in auffälliger Weise der von Kernberg beschriebenen, wütenden Autoaggression von schlecht strukturierten und von innerem Zerfall bedrohten Borderline-Persönlichkeiten. In einem noch einigermaßen gesunden Organismus, ob es sich dabei um ein Individuum oder einen ganzen Staat handle, vermag ein solcher »Fixationsabszeß« unter Umständen mächtige, aufbauende Prozesse zu aktivieren; die Autoaggression wird in diesem Fall paradoxerweise zu einer systemerhaltenden, homöostatischen Kraft. Ein faules und korrumpiertes System freilich wird durch sie wie durch ein Krebsgeschwür vollends zerstört. Derartige strukturelle und dynamische Analogien lassen sich im übrigen — zum Beispiel in Form von Immunreaktionen — bis auf das Niveau der Zelle und noch darunter nachweisen. Prozesse auf höherer, zum Beispiel sozialer Ebene (zwischen Gruppen, Nationen etc.) verdeutlichen nicht selten jene auf niedrigerer Ebene, etwa intrapsychische Vorgänge, nach der Art eines Vergrößerungsglases. Dies gilt ebenso in struktureller Hinsicht: Den individuellen »Instanzen« des Ich, Überich und Es zum Beispiel entsprechen in einem Staatswesen die Regierung, der Justizapparat und das ungebärdige, kreative Volk, den dem Ich unterstellten Abwehrkräften die Armee etc. Die gegenseitigen Beziehungen zwischen Entitäten wie Individuum, Familie und Gesellschaft lassen sich damit, wie dies in der untenstehenden Zeichnung (S. 236) schematisch dargestellt ist, recht gut durch mehrere miteinander kommunizierende, wellenbewegte Flächen von unterschiedlicher Größenordnung veranschaulichen (stellvertretend für viele Familien, die die Gesellschaft, und viele Individuen, die die Familie bilden, ist nur je ein solches Subsystem abgebildet):

Jede Entität ist durch ein je spezifisches Wellenmuster charakterisiert, das sich indessen in gewissem Maß auch in den andern Entitä-

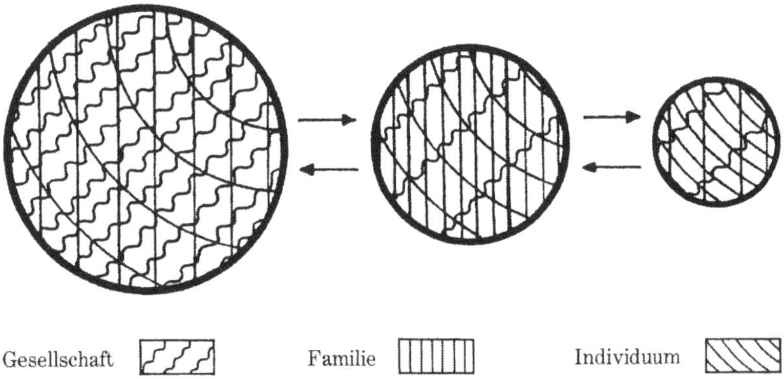

ten niederschlägt und dort zu einem Element der Gesamtstruktur wird. Oder noch präziser ausgedrückt: Die »Wellen« und Strukturen, die wir etwa in der Gesellschaft als ganzer vorfinden, sind mindestens zum Teil ein Niederschlag (die »Essenz« oder »Invarianz«) aus allen »Wellen« und Strukturen sämtlicher Familien oder Gruppen, die diese Gesellschaft bilden. Umgekehrt werden diese in der Sozietät gültigen Grundstrukturen (»Normen«) ihrerseits die Familien und Gruppen prägen und beeinflussen. Konkret kann es sich dabei um Wertsysteme, hierarchische Verhältnisse, Organisationsformen etc. handeln, wie sie sich beispielsweise in Einstellungen zu allgemeinen oder persönlichen Fragen (politische und religiöse Orientierung, Rechtsfragen, Haltung zu Problemen wie Antikonzeption, Schwangerschaftsabbruch, autoritären oder demokratisch-partnerschaftlichen Umgangsformen, Organisation von Entscheidungsprozessen etc.) äußern mögen. Auch im Denken und in der Sprache sind, wie wir weiter unten noch genauer sehen werden, solche Isomorphien nachzuweisen. Ähnlich sind die Beziehungen zwischen Familie und Individuum. Es wird uns folglich nicht mehr wundern, daß die neuere Familienforschung bei Schizophrenen Widersprüchlichkeiten und Ungereimtheiten keineswegs nur beim »designierten Kranken«, sondern ebenfalls in deren ganzem familiären Umfeld nachzuweisen vermochte.

In diesem Zusammenhang wollen wir uns noch näher mit einem wichtigen psychischen Phänomen befassen, das den widersprüchlichen Kommunikationsmustern im sozialen Bereich entspricht und bereits mehrfach gestreift worden ist, nämlich mit der zu psychotischen Dekompensationen disponierenden »Ichschwäche«.

Vergegenwärtigen wir uns jedoch zuvor nochmals zusammenfassend die *hauptsächlichen Ergebnisse der vorstehenden Analyse:*

Innerpsychisches und familiär-zwischenmenschliches Geschehen sind zu verstehen als komplementär und als zirkulär voneinander abhängig, entsprechend offenen Systemen verschiedenen Niveaus, die durch kommunizierende Kanäle miteinander verbunden sind. Die vom Kind internalisierten, grundlegenden Konzepte, Verhaltensschemata und Bezugssysteme, insbesondere auch die Selbst- und Objektrepräsentanzen, stellen den Niederschlag des gesamten, faktischen familiären Geschehens dar; umgekehrt prägen die internalisierten Bezugssysteme der Eltern als »stärkere Realität« wesentlich die familiäre Dynamik. Klarheit und Konsistenz oder aber Unklarheit und Widersprüchlichkeit im einen Bereich induzieren entsprechende Strukturen und Verhaltensweisen im anderen. Beide sind grundsätzlich sowohl einem psychoanalytischen wie auch einem systemtheoretischen Verständnis zugänglich. Auf dieser doppelten Basis zeigt sich, daß intrafamiliäre Konflikte einerseits und intrapsychische Inkonsistenzen andererseits, die mit narzißtischen Defekten und entsprechenden Selbst- und Objektbeziehungen zusammenhängen, zu vielfältigen, konflikthaften Widersprüchen in Kommunikation und Verhalten führen. Diese müssen wegen narzißtischen Trennungsängsten bei den Familienmitgliedern auf mannigfache Weise (unter anderem durch den Double-bind) verschleiert und vertuscht werden. Damit werden zwangsläufig auch die umfassenden, aus dem gesamten verbalen und averbalen Verhalten bestehenden zwischenmenschlichen »Fundamentalbotschaften«, in welchen wir die eigentlich relevante Kommunikation erkannt haben, widersprüchlich: Im narzißtischen Kontext fordern sie (wechselseitig zwischen den beteiligten Partnern) einerseits bedingungslose Nähe und Unterwerfung — so zum Beispiel von Kindern narzißtisch gestörter Eltern Verzicht auf Emanzipation —, andererseits aber die Entwicklung zu erfolgreichen, das prekäre Selbstgefühl der Eltern stützenden Erwachsenen. Aus dieser unlösbaren Paradoxie resultiert eine Spannung, die — wie schon die Batesonsche Hypothese implizit postulierte — für gewisse, anfällige Menschen offenbar so unerträglich wird, daß sie einen Umschlag (ein »Überschnappen«) in psychotische Fühl-, Denk- und Verhaltensweisen hervorzurufen vermag.

Eine affektlogische Hypothese zur Genese und Struktur der (prä)schizophrenen »Ichschwäche«

Wenn wir uns nun auf diesen Grundlagen den individuellen Konsequenzen schwer gestörter Familienkommunikationen zuwenden, so läßt sich immer klarer eine Hypothese zur innerpsychischen Struktur zumindest *gewisser* potentieller Schizophrener, wie ich mich vorsichtig ausdrücken möchte, formulieren:

> *(Gewisse) Schizophrene bzw. schizophreniegefährdete Menschen leiden an einer fundamentalen Unklarheit, Widersprüchlichkeit und Labilität von wichtigen, internalisierten affektiv-kognitiven Bezugssystemen.*

Unklarheit und Labilität erscheinen in der Tat — abgesehen von einer möglichen und sogar wahrscheinlichen angeborenen Disposition, mit der ich mich indessen erst im nächsten Kapitel befassen will — als die logische Folge der beschriebenen, unklaren und widersprüchlichen Verhaltensweisen (bzw. »Kommunikationen« im weitesten Sinn) im Familienverband; sie können zudem, wie etwa Scheflen überzeugend gezeigt hat, durch eine ganze Reihe von sozialen und gesellschaftlichen Faktoren (Isolation, Krankheit, wirtschaftliche Schwierigkeiten, Konflikte usw.) verstärkt werden[53] und schlagen sich, sofern wir durch Tierversuche gesicherte neurophysiologische Erkenntnisse vom Tier auf den Menschen zu übertragen wagen, mit großer Wahrscheinlichkeit in entsprechend formierten, neuronal-dendritischen zerebralen Verbindungsnetzen bzw. Assoziationsbahnen nieder. Wenn wir zu unserem früheren Vergleich der internalisierten affektlogischen Bezugssysteme mit hierarchisch strukturierten, durch den Gebrauch entstandenen und äquilibrierten Wegsystemen zurückkehren, so müssen wir uns diese Systeme bei potentiellen Schizophrenen als in gewissen Bezirken ausgesprochen verworren, unklar und widersprüchlich organisiert vorstellen, vielleicht so, als ob zwei oder mehrere nicht kongruente Netzwerke sich überlagern und an manchen Stellen verwickeln würden. Affektive und kognitive assoziative Abläufe würden darin bald diese, bald jene Wege einschlagen, wodurch sich nicht nur ihre relative Unberechenbarkeit und Unkonventionalität, sondern auch ihre Ineffizienz und Instabilität erklären würden.

[53] Scheflen, A. E. (1978), a. a. O., S. 125—150.

Die bedeutsamsten Unklarheiten betreffen zweifellos wiederum die internalisierten Selbst- und Objektrepräsentanzen; in der Tat sind gerade sie nach Kernberg bei Schizophrenen nicht scharf voneinander abgegrenzt. Es ist durchaus denkbar, daß sich auch manche andere Störungen kognitiver und affektiver Art, auf die ich noch zurückkommen werde, von diesem ersten und grundlegenden Mangel an Differenzierung zwischen Innen- und Außenwelt herleiten lassen, so zum Beispiel die vielfach fehlerhafte Kategorienbildung, die Schwierigkeit der Fokussierung der Aufmerksamkeit auf einen umschriebenen Gegenstand, die Sprunghaftigkeit der Assoziationen, die Affektlabilität und überhaupt der gesamte Mangel an Kontinuität, der das schizophrene Denken und Fühlen als vielleicht durchgängigstes Merkmal kennzeichnet. Zugleich leuchtet ein, daß wesentliche Bezugssysteme in der ganzen Familie — sofern die einzelnen Mitglieder jedenfalls eng genug zusammenleben — mehr oder weniger ähnlich konfiguriert sein müssen: Glieder einer beliebigen Gruppe, und so auch der Familie, teilen bei allen individuellen Unterschieden doch eine große Zahl von Wahrnehmungs- und Verhaltensweisen, Gewohnheiten, Überzeugungen, Wertvorstellungen, Sprachcodes etc., kurz eine gewisse »Mentalität«, die ihren sozialen Zusammenhalt überhaupt erst gewährleistet und gewissermaßen ihre Identität ausmacht. Ganz entsprechend werden die Kommunikationen, das heißt zunächst die Gedanken und Gefühle und in der Folge die durch sie determinierten zwischenmenschlichen Handlungen und Verhaltensweisen, ausfallen — wobei hervorzuheben ist, daß auch in »Familien mit schizophrenen Transaktionen« Störungen keineswegs ubiquitär zu sein brauchen, sondern im Gegenteil häufig, wie die Beobachtung lehrt, auf ganz bestimmte, emotional befrachtete Probleme, Themenkreise und sogar Personen beschränkt bleiben.

> Ein 24jähriger, schwer symbiotisch abhängiger Techniker, den ich behandelte, pflegte zum Beispiel im Gespräch mit der Mutter immer dann in einen eigentümlich hohen und kindlichen Ton zu verfallen, wenn er ihr gegenüber einen eigenen Entschluß vertreten sollte. In andern Situationen dagegen, etwa im Beruf, vermochte er sehr männlich und bestimmt aufzutreten.

In der Verworrenheit, Fehlerhaftigkeit und Labilität bedeutsamer internalisierter Bezugssysteme kann man damit das Korrelat bzw.

das — vielleicht sogar organisch fixierte — »Substrat« nicht nur zur sogenannten »Ichschwäche« schizophreniegefährdeter Menschen und ihrer nahen Angehörigen sehen, sondern ebenso zu den konfusen, je nach der theoretischen Orientierung des Beobachters mit Begriffen wie »Verstrickung«, »emotionales Überengagement«, »schizophrene Transaktionen«, »narzißtisch-fusionelle« oder »symbiotische« Partnerbeziehungen benannten Verhaltensmustern im sozialen Umfeld von Psychotikern erblicken.

Die hier aufgestellte Hypothese hat viele weitere Implikationen; auf manche von ihnen werden wir erst im nächsten Kapitel eingehen. Vorderhand sollen bloß einige Aspekte herausgegriffen werden, die mit dem Thema dieses Kapitels in engerem Zusammenhang stehen.

Zunächst einmal ist festzuhalten, daß eine mangelhafte Strukturierung der internalisierten, affektlogischen Bezugssysteme, so wie sie hier postuliert wird, notwendigerweise zu Schwierigkeiten in der Informationsverarbeitung und in der Bewältigung von Streß führen muß — das heißt, genau zu jenen Störungen, die in der Schizophrenieforschung der letzten Jahre mehr und mehr im Vordergrund stehen. Besonders heikel wird sich unter solchen Voraussetzungen natürlich die Integration von Widersprüchen aller Art gestalten: Ein mangelhaftes Verarbeitungssystem ist für die Erfassung ein- und desselben Sachverhalts ohnehin mit einer weit größeren Informationsmenge konfrontiert, als dies normalerweise der Fall ist. Echt paradoxe und double-bind-artige Kommunikationen zum Beispiel vergrößern die zu verarbeitende Informationsmenge über einen bestimmten Sachverhalt praktisch um das Doppelte. Der Argumentation von Hirsch[54], wonach solche an sich *nicht* schizophreniespezifische Kontradiktionen für Menschen mit einer entsprechenden Disposition in erster Linie einen gewaltigen, rasch zu Überforderung führenden Streß darstellen, kann ich mich deshalb nur anschließen. Sie liefert auch eine einleuchtende Erklärung für den interessanten Befund aus der Erbforschung, wonach adoptierte Kinder schizophrener Eltern gerade dann bevorzugt eine Psychose entwickeln, wenn die genetisch an sich unbelasteten Adoptivfamilien besonders widersprüchliche und konfuse Kommunikationsmu-

[54] Vgl. S. 207.

ster aufweisen.[55] Ebenso plausibel erscheint im Lichte meiner Hypothese auch die bekannte Beobachtung, daß schizophreniegefährdete Menschen — bemerkenswerterweise übrigens ganz ähnlich wie solche mit minimalen frühkindlichen Hirnschädigungen — dazu neigen, namentlich bei der Bewältigung von komplexen Informationen, die auf verschiedenen Sinnesgebieten gleichzeitig einlaufen (sogenannte »crossmodale Stimuli»), zu versagen. Ein weiteres Indiz für die Richtigkeit dieser Hypothese ist die Erfahrung, daß potentielle Schizophrene schwierigen psychoaffektiven Belastungen besonders schlecht gewachsen sind und deshalb jeder außergewöhnlichen Situation ängstlich auszuweichen pflegen: Schlecht strukturierte Bezugssysteme zwingen — vergleichbar etwa einer verminderten Sehschärfe — fortwährend zu erhöhter Vorsicht und Aufmerksamkeit; sie führen zu ständiger untergründiger Spannung und Unsicherheit und notwendigerweise zu entsprechenden Ermüdungs- und Vermeidungsreaktionen, wie sie in letzter Zeit speziell von Lilo Süllwold nachgewiesen worden sind.[56]

Was die bereits mehrfach erwähnten (in neuerer Zeit besonders intensiv erforschten) *kognitiven Störungen* Schizophrener, insbesondere die vielfältigen, mit Begriffen wie »Overinclusion« (Cameron), »Response-Interferenz« (Broen und Storms) u. a. belegten Veränderungen der Aufmerksamkeit betrifft — dabei geht es im wesentlichen immer wieder darum, daß gegensätzliche kognitive (und affektive) Konponenten miteinander interferieren und daß der Aufmerksamkeitsfokus entweder zu weit, zu eng, zu inkonstant oder zu stark ablenkbar ist[57] —, so darf vermutet werden, daß auch sie nur einen weiteren, allerdings besonders aufschlußreichen Aspekt der Labilität und Verworrenheit von internalisierten affektiv-kognitiven Schemata und Bezugssystemen darstellen. Diese Phänomene, welche weitgehend mit der zu Beginn des Jahrhunderts schon von Emil Kraepelin, Eugen Bleuler und Carl Gustav Jung als für die Schizophrenie zentral betrachteten »Denkstörung« bzw. »Lockerung der Assoziationen« identisch zu sein scheinen, verdienten hier eigentlich eine detaillierte Analyse; eine solche

---

[55] Vgl. Singer, M. T., L. C. Wynne, B. A. Toohey (1978), a. a. O.

[56] Süllwold, L. (1977), a. a. O.

[57] Vgl. hierzu zum Beispiel Hartwich, P. (1980): *Schizophrenie und Aufmerksamkeitsstörungen*. Berlin-Heidelberg-New York (Springer).

müßte uns indessen weit in ein ausgesprochenes Spezialgebiet hineinführen. Ich will mich deshalb damit begnügen, wenigstens auf einige besonders bemerkenswerte Punkte hinzuweisen: So ist zum Beispiel evident, daß widersprüchlich strukturierte Assoziationsbahnen die Speicherung der Information im Gedächtnis ebenso wie ihre Remobilisierung erheblich beeinträchtigen müssen. Es wurde schon im dritten Kapitel hervorgehoben, daß ein affektlogisches Bezugssystem die Wahrnehmungen ordnet und determiniert, ganz ähnlich wie ein gebahntes Wegsystem den Verkehrsfluß oder ein Kanalsystem den Wasserfluß bestimmt. Unsere Hypothese scheint also sehr gut vereinbar sowohl mit den von Payne und anderen postulierten Störungen Schizophrener in der Filtrierung und Speicherung der einlaufenden Information wie auch mit den etwa von Poljakov vermuteten Defekten in der Auswahl und Aktivierung von Erfahrungen aus dem Langzeit-Gedächtnisspeicher.[58] Als Folge einer mangelnden »Filtrierung« bzw. Aussonderung nicht zugehöriger Elemente lassen sich vor allem die Instabilität und Flackrigkeit des schizophrenen Fühlens und Denkens und das unruhige Hin- und Herspringen von einem Bezugssystem in ein anderes, das zentrale Symptom der schizophrenen Ambivalenz, verstehen. Des weiteren bestehen offensichtliche Beziehungen zwischen dieser Hypothese und der schon mehrfach erwähnten Frage der frühen Kategorienbildung beim Kind, mit der sich insbesondere Lidz intensiv beschäftigt hat.[59] Solche grundlegenden »Kategorien« stellen, wie gesagt, namentlich die klar voneinander abgetrennten Selbst- und Objektrepräsentanzen dar.

Unklarheiten der Kommunikation und Wahrnehmung sind nicht nur der (zum Beispiel familiäre) Ursprung, sondern auch die logische *Folge* von verworrenen Assoziationssystemen. Zusammenhänge mit den Konzepten Piagets, der übrigens von Lidz mehrfach erwähnt wird, sind gerade auch in dieser Hinsicht offensichtlich. In der ersten (und bisher meines Wissens einzigen) Arbeit aus der Pia-

---

[58] Payne, R. W.: Cognitive defects in schizophrenics: Overinclusive thinking. In: Hellmut, J. (Hrsg., 1971): *Cognitive studies*, Bd. II: *Deficits in cognition*. New York (Brunner &Mazel). — Poljakov, J. (1973): *Schizophrenie und Erkenntnistätigkeit*. Stuttgart (Thieme).

[59] Lidz, Th.: Egocentric cognitive regression and family setting of schizophrenic disorders. In: Wynne, L. C., S. Cromwell, S. Matysse (Hrsg., 1978): *The nature of schizophrenia*. New York (Wiley).

getschen Schule, welche sich mit schizophrenen Denkstörungen beschäftigt,[60] sind allerhand Hinweise zu finden, die sehr gut zu der Hypothese von den gestörten internalisierten Bezugssystemen zu passen scheinen: Die Autoren stellten zum Beispiel mehrfach explizit eine charakteristische Schwierigkeit Schizophrener fest, einen stabilen Bezugsrahmen beizubehalten, da sich immer wieder »parasitäre Bezüge« einschalteten. Gewisse Schemata konnten, obwohl vorhanden, nur schlecht aktualisiert werden. Insgesamt werden die beobachteten Störungen als »Ungleichheit zwischen assimilatorischen und akkomodatorischen Leistungen«, das heißt zwischen den bereits internalisierten Schemata und der neu einlaufenden Information, interpretiert; besonderes Gewicht wird hierbei neben den kognitiven insbesondere den *affektiven* Komponenten (wir stoßen sogar auf den Ausdruck »affektive Schemata«) beigemessen.

Besonders gut läßt sich schließlich die Verwirrung der internalisierten affektiv-kognitiven Bezugssysteme, auf der die kognitiven Störungen zu beruhen scheinen, vom Konzept der »fundamentalen zwischenmenschlichen Botschaften« aus illustrieren: Wenn zum Beispiel das gesamte familiäre Geschehen, repräsentiert vor allem durch die *Mutter*, einem heranwachsenden Kind affektiv und kognitiv ganz gegensätzliche Fundamentalbotschaften über sich selbst und ihre Beziehung zum Kind, über ihre Wünsche, Erwartungen, Gebote und Verbote, Wertsysteme etc. vermittelt, so müssen sich notwendigerweise die entsprechenden, internalisierten Schemata verwirren. Es ist sogar zu vermuten, daß sie sich aus Gründen der Abwehr in zwei einander entgegengesetzte und vielfach miteinander konkurrierende Vorstellungskomplexe aufspalten können, ähnlich den »ganz guten« und »ganz schlechten« Selbst- und Objektrepräsentanzen bei Kernberg. Das gesamte Bezugssystem »Mutter« (bzw. das aufgrund des Erlebens internalisierte System von *Relationen* zwischen Kind und Mutter) wird damit zweideutig und instabil; wie oben dargelegt, muß nun im Verhältnis zur Mutter gleichsam die doppelte Informationsmenge verarbeitet werden, und trotzdem bildet sich kein sicheres Fundament, auf das sich alles neue Erleben abzustützen vermöchte. In diesem Licht läßt sich eine umfassende affektiv-kognitiv-soziale Verunsicherung und Labili-

[60] Schmid-Kitsikis, E. u. a. (1975): Quelques aspects cognitifs du schizoprène. *Annales méd.-psychol.*, 133, S. 197—235.

sierung, wie sie unter dem Begriff der generellen »Ichschwäche« namentlich von Bellak und seinen Mitarbeitern eingehend untersucht worden ist[61], als besonders günstiges Terrain für die Entwicklung psychotischer Phänomene unschwer verstehen.

Alles in allem ergeben sich also erstaunlich zahlreiche und kohärente Anhaltspunkte für die vorgeschlagene Bezugssystem-Hypothese. Sie scheint es in der Tat zu ermöglichen, eine ganze Reihe von Phänomenen, die bisher von verschiedenen, teilweise sogar untereinander verfeindeten Teilwissenschaften isoliert betrachtet und exploriert wurden, unter einem einheitlichen Gesichtspunkt zusammenzufassen. So dürfen wahrscheinlich sowohl die intra- wie die interpsychisch-familiären Konflikte, die widersprüchlichen Kommunikationsmuster, die vielfältigen kognitiv-affektiven Auffälligkeiten und die Störungen der internalisierten »affektlogischen Bezugssysteme«, die sich offensichtlich alle in höchst komplexer Weise verschränken, gegenseitig bedingen und über vielfältige zirkuläre Prozesse wechselseitig verstärken, als *ein einziges Gesamtphänomen* mit vielen verschiedenen Facetten aufgefaßt werden. Wir wären damit auf ein interessantes, konkretes Beispiel für eine sehr umfassende psychische »Struktur« mit der ihr zugehörigen »Invarianz« (nämlich der durchgehenden Widersprüchlichkeit aller beteiligten Elemente) und »Varianz« (den multiplen, konkreten Erscheinungsformen dieser Widersprüchlichkeit) gestoßen, wie sie im dritten Kapitel allgemein beschrieben worden ist. Die Beziehungen der hauptsächlichen Komponenten untereinander lassen sich auch schematisch darstellen (s. S. 245).

Je nachdem, welcher Gesichtspunkt untersucht wird und welche theoretische Orientierung vorherrscht, mag dabei jede einzelne Komponente dieses Gefüges beliebig ins Zentrum gerückt, mit besonderer Aufmerksamkeit bedacht und — sofern eine einseitige Betrachtungsweise nicht überwunden wird — als die »eigentliche« und »grundlegende« Störung bezeichnet werden. In einen solchen methodologischen Reduktionismus drohen leider die beteiligten Spezialwissenschaften (einschließlich der angeblich sehr unreduktionistischen Systemtheorie) immer wieder zu verfallen.

Was uns nun weiter von größtem Interesse ist, ist die Tatsache,

---

[61] Bellak, L., M. Hurvich, H. K. Gedimann (1973): *Ego functions in schizophrenia, neurotics and normals.* Ego strength rating scales. New York (Wiley).

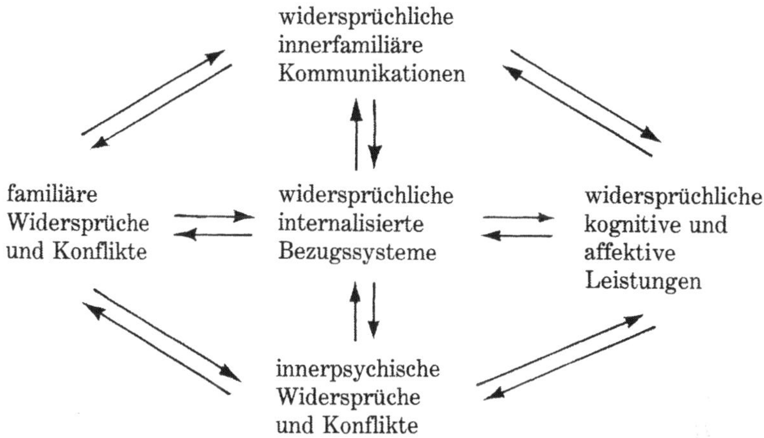

daß sich in komplexen, affektiv-kognitiven Strukturen und Bezugssystemen dieser Art unter ungünstigen Umständen offenbar pathologische Gleichgewichtsstörungen bis hin zur psychotischen »Verrückung« einzupendeln und auch zu stabilisieren vermögen. Der weiteren Untersuchung dieser Frage ist das nächste Kapitel gewidmet. Bevor wir uns ihr zuwenden, soll jedoch noch kurz eine Bilanz der Ergebnisse dieses Kapitels gezogen werden.

Zusammenfassung und Ausblick

Die Exploration der Phänomene des Widerspruchs, des Paradoxons und des Double-bind hat auf der Grundlage der zuvor entwickelten Ideen eine Reihe von neuen Gesichtspunkten ergeben, von denen die folgenden als die wichtigsten erscheinen:

- Alle erörterten Varianten von Kontradiktionen können unter der Perspektive des Zusammentreffens von — mehr oder weniger umfassenden und ganz unterschiedlich bedeutsamen — affektlogischen Bezugssystemen gesehen werden: Beim einfachen Widerspruch kollidiert ein umschriebenes Bezugssystem mit einem größeren; beim Paradox stoßen affektiv-kognitive Bezugssysteme gleicher Ordnung aufeinander; der Double-bind stellt jene maximal unlustvolle Variante eines Paradoxons dar, in welchem zwei affektiv völlig negativ getönte und zugleich unvereinbare Inhalte in versteckter und deshalb auch nicht durch eine »Metasprache« überwindbarer Weise aufeinanderprallen.

● Alle diese Phänomene schaffen affektiv-kognitive Spannung und Verwirrung; vor allem vermögen sie das Zusammenspiel von Gefühlen und Gedanken im bipolaren, körperlich-geistigen »System Psyche« durcheinanderzubringen. Auf der anderen Seite jedoch bergen sie zugleich ein mächtiges, schöpferisches Potential: Unter günstigen Umständen kann es aufgrund von Gemeinsamkeiten (Invarianzen) in zwei zunächst scheinbar unvereinbaren Bezugssystemen zur Bildung von Strukturen höherer Ordnung kommen; in diesem Mechanismus sahen wir sowohl die Grundlage jeder abstrahierenden, »majorisierenden Äquilibration« im Sinne von Piaget wie auch ein Entwicklungsprinzip sehr genereller Art, das im Auftreten von grundsätzlich neuartigen »Interferenzerscheinungen« im Grenzbereich zwischen zwei aufeinandertreffenden Systemen begründet liegt.

● Der maligne Double-bind ist nicht so sehr durch einzelne, zum Beispiel verbal-averbal auf verschiedenen logischen Ebenen widersprüchliche Kommunikationssequenzen als vielmehr durch umfassende, über das gesamte zwischenmenschliche Geschehen vermittelte, kontradiktorische »Fundamentalbotschaften« in vitalen Bereichen charakterisiert. Ihr Inhalt scheint im familiären Feld vor allem durch die widersprüchlichen affektiven Bedürfnisse identitätsgestörter Eltern und Kinder bedingt zu sein. Diese Beziehungen zwischen Eltern und Kindern lassen sich am ehesten als »narzißtische Objektbeziehungen« im Sinn der modernen Psychoanalyse verstehen. Ein grundlegender Widerspruch besteht bei dieser Konstellation darin, daß gewisse Kinder als typisch »narzißtische Objekte« einerseits keinerlei echte Autonomie entwickeln dürfen, andererseits aber zu tüchtigen und erfolgreichen Erwachsenen heranwachsen sollen. Im typischen Double-bind ist diese Paradoxie verschleiert; ihr schöpferisches Potential, das zur Lösung der pathologischen Symbiose führen könnte, wird durch eine generelle Konfliktvermeidung blockiert.

● Die internalisierten affektiv-kognitiven Bezugssysteme, und insbesondere die Selbst- und Objektrepräsentanzen, welche die (unter anderem psychoanalytisch verstehbare) innerpsychische Dynamik begründen, stellen einen »Niederschlag« oder »Zusammenzug« des gesamten (unter anderem systemisch erfaßbaren) tatsächlichen zwischenmenschlich-familiären Geschehens dar. Zwischen innerpsychischen und familiär-sozialen Strukturen und Prozessen bestehen also viele Isomorphismen, die sie beide grundsätzlich sowohl psychoanalytischen wie auch systemtheoretischen Gesichtspunkten zugänglich machen. Das familiäre Geschehen wird weitgehend durch die affektiv-kognitiven Bezugssysteme der Eltern, die sie in ihrer eigenen Entwicklung erworben haben, in Interaktion mit den Fühl-, Denk- und Verhaltensweisen der Kinder bestimmt.

- Innerpsychische und familiäre Konflikte, konfus-widersprüchliche Verhaltens- und Kommunikationsweisen bei allen Familienmitgliedern und kognitive und affektive Auffälligkeiten beim Einzelnen können als verschiedenartige Facetten ein- und desselben Gesamtphänomens aufgefaßt werden. Es läßt sich in der einheitlichen Hypothese von unklar strukturierten, labilen internalisierten kognitiv-affektiven Bezugssystemen zusammenfassen, welche die Grundlage einer spezifischen »Ichschwäche« und Anfälligkeit für psychotische Reaktionsweisen darzustellen scheinen.

Was an diesen Gedankengängen für den Kenner der Literatur neu ist, sind weniger deren einzelne Elemente — manches, was hier in einen Gesamtzusammenhang gebracht ist, wurde isoliert schon da und dort publiziert — als vielmehr die Art der Zusammenschau. Wenn wir uns abschließend fragen, was die Ergebnisse dieses Kapitels, abgesehen vom speziellen Problem der Schizophreniegenese, für die gleichfalls fesselnde Frage der allgemeinen Struktur der Psyche erbringen, die uns in den vorangegangenen Kapiteln vordringlich beschäftigt hat, so sind auch hier einige Fortschritte zu verzeichnen. Ging es im ersten und zweiten Kapitel darum, das Instrumentarium zu einem umfassenderen Verständnis der Struktur der »Psyche« bereitzustellen, und im dritten und vierten Kapitel um Strukturfragen recht genereller Art, so haben nun, im fünften Kapitel, die vorher doch recht abstrakten Zusammenhänge bei der Beschäftigung mit den Vorbedingungen der Schizophrenie konkretere Gestalt gewonnen. Einmal mehr wird uns das Pathologische, das »Verrückte« und Andersartige zum Spiegel, zum Gegenpol, worin wir das Normale, das Gewöhnliche, »Selbstverständliche« und gerade deshalb Verborgene besser zu erkennen vermögen. Wir sehen, daß die Psyche aus »affektlogischen«, das heißt unzertrennbar zusammengehörigen affektiven und kognitiven Elementen besteht, welche durch die gesamte Erfahrung gebildet sind und eine hierarchische Struktur besitzen. Die für das zwischenmenschliche Geschehen wichtigsten dieser Strukturen sind die Selbst- und Objektrepräsentanzen, mit deren Entstehung nach Jacobson, Mahler und Kohut heute vor allem Kernberg sich beschäftigt. Unter anderem hat er überzeugend gezeigt, daß diese Repräsentanzen durch gleichsinnige Affekte »organisiert«, das heißt *geordnet* werden: Mit anderen Worten, der *Affekt (die »Stimmung«) ist offenbar die grundlegende Invarianz in den affektiv-kognitiven psychischen Strukturen.*

Es wurde deutlich, daß und wie diese Strukturen, auch solche übergeordneter Art wie zum Beispiel die besagten Selbst- und Objektrepräsentanzen, *Gleichgewichtszustände* darstellen — vergleichbar etwa wellenbewegten Wasserbecken —, die sich im Austausch mit der Umwelt äquilibriert haben und zugleich zur »Bewältigung« eben dieser Umwelt dienen. Schließlich wurde klar, daß für ein- und dieselbe »Sache« oder »Person« (zum Beispiel die Mutter oder, viel allgemeiner gesagt, den relevanten Partner) aufgrund unterschiedlicher und eventuell widersprüchlicher Information *mehrere* affektiv gegensätzlich gestimmte, unter Umständen streng voneinander abgespaltene Konzepte gebildet werden können, die indessen nur eine begrenzte Stabilität besitzen; im nächsten Kapitel werden wir sehen, daß im Umkreis und Vorfeld der Schizophrenie rasche Fluktuationen zwischen verschiedenartigen Gleichgewichts- bzw. Bezugssystemen vorkommen, die jedenfalls das »Überschnappen« in die Psychose befördern. In anderen Zuständen dagegen, so in der Manie und insbesondere in der Depression, zeichnen sich die vorherrschenden affektlogischen Systeme (das heißt die in der Affekthierarchie dominierenden Gestimmtheiten mit den zugehörigen kognitiven Inhalten) eindeutig durch zu große Rigidität aus. Wirklich im Gleichgewicht und »gesund«, das heißt optimal leistungs-, anpassungs- und entwicklungsfähig ist die Psyche offenbar nur dann, wenn in der Flexibilität, Amplitude und Geschwindigkeit des Wechsels von einem Bezugssystem zum andern ein funktionelles Mittelmaß vorherrscht. Dieses Mittelmaß aber scheint von einer Art von Relativierung zu kommen, die offenbar mit einer »Dämpfung« des affektiven Erlebens durch den geistigen Gegenpol (und umgekehrt), ferner möglicherweise mit den erwähnten »Filterwirkungen« und mit biochemischen Einflüssen (»Pufferung«) zu tun hat. Regulationen dieser Art müßten jedenfalls beim harmonischen

Zusammenschwingen bzw. Zusammenstimmen zwischen affektiv-körperlichem und kognitiv-geistigem Pol des affektlogischen Doppelsystems, als das wir die »Psyche« verstehen, eine wesentliche Rolle spielen.

Damit sind eine Reihe von Aufschlüssen gewonnen — immer noch sehr grobe und unvollständige, ohne Zweifel —, die uns in die Lage versetzen sollen, uns nun dem rätselhaften Phänomen der schizophrenen Psychose (oder der »Verrücktheit«, wie ich mit guten Gründen lieber sagen möchte) mit einiger Aussicht auf Erfolg direkt zuzuwenden. Dies soll im nächsten Kapitel geschehen.

6 Zur schizophrenen »Verrücktheit«

Trotz einer ungeheuren Fülle von Einzelinformationen ist, von nahe besehen, der Stand unseres Wissens über die Schizophrenie, über ein Dreivierteljahrhundert nachdem sie zuerst von Emil Kraepelin als »Dementia praecox« (Frühverblödung) aus einem verwirrenden Durcheinander von psychotischen Störungen herausgelöst und etwas später von Eugen Bleuler zum Begriff der »Schizophrenie« (Spaltungsirresein) erweitert wurde, nach wie vor höchst unbefriedigend. Ungeachtet der Tatsache, daß seither Forschergeneration um Forschergeneration aller nur möglichen Spezialrichtungen — Hirnanatomen und -physiologen, Genetiker, Konstitutionsforscher, Biochemiker, Psychopathologen, Psychoanalytiker, Soziologen, um nur einige der wichtigsten zu nennen — unermüdlich das Wesen dieser neuen »Krankheitseinheit« zu ergründen trachteten und zugleich Welle um Welle von rein empirischen Behandlungsverfahren, von den Schlafkuren über die Insulin- und Elektroschocktherapie bis zu den Neuroleptika über die Betroffenen hereinbrechen ließen, ist nicht nur die Uneinigkeit der Fachgelehrten über die Frage, was Schizophrenie überhaupt sei, im Lauf der Jahre eher größer als kleiner geworden, sondern es besteht auch weiterhin die größte Ungewißheit über die Ursachen dieser Krankheit. Zudem sind auch in der Therapie, wie eine etwas distanziertere Sicht zeigt, bisher keine wirklich entscheidenden Fortschritte erzielt worden.

Was etwa die Frage der *Definition der Schizophrenie* anbetrifft, so sind hier immer noch die erstaunlichsten Schwankungen zu verzeichnen. Die amerikanische Gesellschaft für Psychiatrie zum Beispiel führte vor kurzem unter dem Namen »DSM-III« (»Diagnostic and Statistic Manual of Mental Disorders«) eine äußerst enge und rigide Krankheitsdefinition ein, nachdem bisher in den USA jahrzehntelang, wie Stephens seinerzeit kritisierte, nach einem maximal weiten Konzept »praktisch jede funktionelle Psychose, die nicht eindeutig als manisch oder depressiv erkennbar war, als Schizophrenie diagnostiziert« worden war.[1] Der neu eingeführte Schizophreniebegriff orientiert sich in erster Linie am Vorliegen oder Fehlen von massiv wahnhaften und halluzinatorischen Erlebnissen im Sinn der »Symptome ersten Ranges« nach Kurt Schneider, wie sie auch für den Laien das eigentliche Wesen der »Verrücktheit« ausmachen. Schon Eugen Bleuler indessen sah, wie weiter unten noch genauer zu diskutieren sein wird, in den meisten dieser spektakulären Erscheinungen bloß oberflächliche »Sekundärsymptome«, die nach seiner Auffassung auf viel tieferliegende »Primärstörungen« zurückzuführen sind. Auch manche zeitgenössischen Autoren[2] vermuten die »eigentliche Schizophrenie« nicht in den genannten und mittlerweile weitgehend als reversibel erkannten produktiv-psychotischen Phänomenen, sondern in viel versteckteren und permanenteren »Grund- oder Basisstörungen«. Dazu gehört nebst gewissen Auffälligkeiten des Denkens und Verhaltens namentlich eine generelle »Reduktion des energetischen Potentials«. Gerade solche Erscheinungen sind allerdings derart unspezifisch und schwer von der Norm abzugrenzen, daß durch eine Reduzierung auf sie der Krankheitsbegriff der Schizophrenie nur noch weiter verwischt anstatt geklärt würde.

Eine weitere Schwierigkeit liegt in dem Umstand, daß nach Meinung vieler Vertreter der deutschen, französischen, skandinavischen Schulpsychiatrie von einer »echten Schizophrenie« erst dann gesprochen werden darf, wenn ein jahrelanger, chronisch defizitärer Verlauf vorliegt, wogegen ihrem Erscheinungsbild nach zunächst ganz gleichartige, über kurz oder lang aber gut ausgehende psychotische Zustände unter Bezeichnungen wie »reaktive Psychose«, »schizophreniforme Psychose«, »bouffée délirante«, »Emotionspsychose« etc. als bloße Pseudoschizophrenien taxiert werden. In denselben Ländern, in den USA, der Schweiz und anderswo vertreten jedoch andere Forscher (zu denen auch ich gehöre) die Meinung,

---

[1] Morey, L. C., R. K. Blashfield (1981): A symptom analysis of the DMS-III-definition of schizophrenia. *Schizophrenia Bulletin,* 7, S. 258—268. — Stephens, J. H., G. O'Connor, G. Wiener (1969): Long-term prognosis in schizophrenia. *Amer. J. Psychiat.*, 126, S. 498—504.

[2] Vgl. Huber, G. u. a. (1979), a. a. O.; ferner Scheflen, A. (1981): *Levels of schizophrenia.* New York (Brunner & Mazel). — Conrad, K. (1958): *Die beginnende Schizophrenie.* Stuttgart (Thieme). — Janzarik, W. (1959): *Dynamische Grundkonstellationen in endogenen Psychosen.* Berlin-Göttingen-Heidelberg (Springer).

daß eine solche diagnostische Einengung auf die ungünstigsten Fälle nicht nur wissenschaftlich kaum haltbar, sondern auch für die Praxis verhängnisvoll sei: Eine Reihe von neueren Langzeituntersuchungen über mehrere Jahrzehnte hinweg (zu denen wir selbst mit den bisher durchschnittlich längsten Verlaufsbeobachtungen beizutragen vermochten[3]), haben nämlich übereinstimmend auf lange Sicht enorme und völlig uneinheitliche Entwicklungsmöglichkeiten dieser verwirrenden Erkrankung ergeben: M. Bleuler und wir selbst unterschieden zum Beispiel trotz extremster Schematisierung immer noch acht, Huber und seine Mitarbeiter gar fünfzehn verschiedene Verlaufstypen. In einer Reihe von Fällen kamen selbst nach vielen Jahren schlimmster Krankheit noch im höheren Alter erstaunliche Spätbesserungen vor. Dazu war die Heilungs- und Besserungsquote in allen genannten Untersuchungen mit insgesamt rund zwei Dritteln günstiger Langzeitentwicklungen (um 25 Prozent Heilungen und 30—40 Prozent Besserungen) ganz wesentlich höher als bisher vermutet. All dies ließ sich mit dem ursprünglichen Konzept eines in der Regel progressiv zur »Versandung« führenden, hirnorganisch bedingten Krankheitsprozesses überhaupt nicht mehr vereinen. Weit eher glichen die jahrzehntelangen Verläufe offenen Lebensprozessen unter dem Einfluß einer Vielzahl von Variablen, die in der Folge genauer analysiert werden sollen. Daran ändert selbst die seit Eugen Bleuler immer wieder erwogene, an sich durchaus annehmbare alternative Hypothese einer heterogenen »Gruppe von Schizophrenien« nichts Entscheidendes: Trotz immer wieder neuen Einteilungsversuchen ließen sich bisher nämlich keine stabilen Untergruppen mit klar vorhersehbarem Verlauf abgrenzen; auch unsere eigenen Verlaufsuntersuchungen zeigten eindeutig, daß es zwischen ihnen alle nur möglichen Zwischenformen und Übergänge gibt.[4] Statistisch waren nur ganz wenige und für

---

[3] Bleuler, M. (1972): *Die schizophrenen Geistesstörungen im Lichte langjähriger Kranken- und Familiengeschichten.* Stuttgart (Thieme).
Huber, G., G. Gross, R. Schüttler (1979): *Schizophrenie, eine Verlaufs- und sozialpsychiatrische Studie.* Berlin-Heidelberg-New York (Springer).
Ciompi, L., C. Müller (1976): *Lebenslauf und Alter der Schizophrenen. Eine katamnestische Langzeitstudie bis ins Senium.* Berlin-Heidelberg-New York (Springer). (In dieser Arbeit wurden 289 ehemalige Schizophrene durchschnittlich 36,9 Jahre nach der Ersthospitalisation nachuntersucht).

[4] Ciompi, L., C. Müller (1976), ebd., S. 102f.

den Einzelfall überhaupt keine zuverlässigen prognostischen Kriterien zu sichern.

Für eine auf einen ungünstigen Verlauf gestützte Diagnostik würde dies bedeuten, daß korrekterweise mit der Diagnosestellung bis ins höhere Alter, wenn nicht gar bis ans Lebensende zugewartet werden müßte. Für die Praxis ist indessen eine rasche diagnostische Beurteilung nötig; die Folge eines Schizophreniekonzepts mit (fast) zwangsläufig ungünstiger Prognose ist es deshalb, daß Jahr für Jahr viele Kranke mit der Schizophreniediagnose ganz zu Unrecht zugleich mit dem Odium der Unheilbarkeit behaftet werden. Auf dieser Basis entstehen negative Zukunftserwartungen, die dann unter Umständen ihrerseits nach dem Mechanismus der »sich selbst erfüllenden Prophezeiung« in wahren Teufelskreisen eine ungünstige Entwicklung befördern: Weitreichende soziale Diskriminierung, langdauernde Zwangsinternierung, aggressive therapeutische Maßnahmen, Vorurteile aller Art (unter anderem dasjenige einer besonderen Gefährlichkeit der Schizophrenen[5]), Unverständnis, ja Spott der gesamten Umwelt, zunehmende Vereinsamung, Verunsicherung, Abwertung, Resignation des Patienten und seiner Familie sind mögliche Fernwirkungen eines so negativen Krankheitskonzeptes. Solche Zusammenhänge sind in letzter Zeit so offenbar geworden, daß allmählich sogar die von der sogenannten »Antipsychiatrie« (Laing, Basaglia, Foucault, Szasz etc.) seit langem polemisch gestellte Frage wissenschaftlich diskutabel wurde, ob vielleicht sämtliche chronische Entwicklungen — die, wie gesagt, für große Teile der Schulpsychiatrie nach wie vor das Kernstück der »echten Schizophrenie« ausmachen — hauptsächlich einen »sozialen Artefakt«, das heißt eine vorwiegend umständebedingte, sozial und psychologisch verursachte Folgeerscheinung von akuten Psychosen darstellen könnten. Ich werde auf diese brisante Frage, die ich vor einiger Zeit in einem Zeitschriftenartikel ausführlich erörtert habe, noch zurückkommen.[6]

---

5 Sorgfältige statistische Untersuchungen über ein ganzes Jahrzehnt in Deutschland haben ergeben, daß Schizophrene weder häufiger noch seltener gewalttätig werden als die Durchschnittsbevölkerung, nämlich ungefähr in 1 Fall auf 2000! (vgl. Böker, W., H. Häfner [1973]: *Gewalttaten Geistesgestörter. Eine epidemiologische Studie auf Bundesebene.* Berlin-Heidelberg-New York [Springer]).

6 Ciompi, L. (1980): Ist die chronische Schizophrenie ein Artefakt? Argumente und Gegenargumente. *Fortschr. Neurol. Psychiat.*, 48, S. 237—248.

Nicht besser, eher noch schlechter als um die Frage, was die Schizophrenie eigentlich sei und wie sie verlaufe, steht es um unser Wissen von ihren *Ursachen.* Von Emil Kraepelin und Eugen Bleuler in die Kategorie der »endogenen«, das heißt aus unbekannten Gründen »von innen heraus« entstandenenPsychosen eingeordnet, wissen wir noch heute, trotz aller Fortschritte der modernen Medizin und Wissenschaft, trotz der spektakulären Entdeckungen der neueren Hirnforschung, trotz der unendlichen Bemühungen der Psychoanalyse und ungeachtet der jahrzehntelangen, fieberhaften Jagd der Biochemiker nach einem zweifellos nobelpreisträchtigen Durchbruch kaum viel mehr über diese Krankheit, als daß jedenfalls eine erbliche Komponente an ihrem Zustandekommen beteiligt sein muß. Sogar dieser, der älteren Schizophrenieforschung noch ganz selbstverständliche Befund konnte wegen der kaum entwirrbaren Verflechtung von Erb- und Umweltfaktoren erst in den letzten zehn bis zwanzig Jahren zweifelsfrei erhärtet werden, indem von großen Forscherteams methodologisch außerordentlich aufwendige Vergleichsuntersuchungen sowohl an ein- und zweieiigen Zwillingen wie auch an erbbelasteten Kindern, die bald nach der Geburt von gesunden Eltern adoptiert worden waren, durchgeführt wurden.[7] Die genauere Natur der erblichen Komponente liegt freilich nach wie vor im dunkeln. Der Erbgang der Krankheit paßt in keinerlei der Erbforschung bekanntes Schema, die genetischen Einflüsse setzen sich nicht in faßbarer Weise in irgendeinen anatomischen oder biochemischen »Defekt« um, und der Anteil von Erbfaktoren an der gesamten Varianz erscheint zudem heute, wie ich später noch genauer belegen werde, als wesentlich geringer, als lange Zeit vermutet wurde. Dazu wird — was sich uns in der Folge als sehr bedeutsam erweisen wird — nach übereinstimmender Ansicht vieler Erbforscher vermutlich gar nicht die Krankheit selbst, sondern nur eine gewisse, schwer faßbare Art von Verletzlichkeit, vielleicht in Form einer disharmonischen Persönlichkeitsstruktur oder Veranlagung (»Diathese«), vererbt, die nach der plausiblen, sogenannten »Diathesis-Streß-Theorie« erst im Verein mit bestimmten Um-

---

[7] Kety, S. S., D. Rosenthal, P. H. Wender, F. Schulsinger (1976): Studies based on a total sample of adopted individuals and their relatifs: why they were necessary, what they demonstrated and failed to demonstrate. *Schizophrenia Bulletin,* 2, S. 413—428.

welteinflüssen zur Erkrankung führt. Einen möglichen Hinweis auf die Natur dieser »Diathese« liefern gewisse psycho-physiologische Befunde, die insgesamt für eine erhöhte nervöse Erregbarkeit, Empfindlichkeit und Hypersensitivität Schizophrener sprechen.[8] Genau wie die im letzten Kapitel postulierte Verworrenheit der internalisierten Bezugssysteme würden diese Erregbarkeit und Empfindlichkeit, sollten sie sich bestätigen, die Widerstandsfähigkeit für Belastungen aller Art verringern. Damit verlagert sich das Interesse wiederum stark auf die Umweltbedingungen, wobei weitere Fortschritte außer von der Familien- und Kommunikationsforschung, von der im vorangegangenen Kapitel ausführlich die Rede war, namentlich von der modernen Krisen- und »life-events-Forschung« zu erhoffen sind. Auch auf sie werden wir noch näher eingehen. Zunächst können wir nur feststellen, daß wir nach wie vor den disparaten Fragmenten von Wissen über die Ursachen der Schizophrenie gegenüberstehen wie den Teilen eines geheimnisvollen Puzzles, die noch niemand zu einem Ganzen zusammenzufügen vermochte und dessen wichtigste Elemente vielleicht noch gar nicht in Sicht gekommen sind.

Was schließlich die *Behandlung* anbetrifft, so sind Optimisten angesichts der unerhörten Breitenentwicklung der Pharmakotherapie in den letzten 25 Jahren, der — allerdings noch keineswegs überall realisierten — Öffnung, Verkleinerung und Modernisierung der psychiatrischen Krankenhäuser samt der Schaffung einer ganzen Palette von neuartigen, »sozialpsychiatrischen« Alternativ- und Übergangsinstitutionen (Tages- und Nachtkliniken, Wohnheime und -gemeinschaften, Wiedereingliederungswerkstätten etc.) nur zu geneigt, für die letzten zwei bis drei Jahrzehnte gewaltige Fortschritte anzunehmen. Allein, der Effekt all dieser Verbesserungen ist — jedenfalls auf längere Sicht — bei genauem Zusehen keineswegs überwältigend. Schon Kraepelin und Bleuler berichteten von 15 bis 20 Prozent Heilungen; heute rechnet man, wie gesagt, mit

[8] Vgl. Spohn, H. E., T. Patterson (1979): Recent studies of psyche physiology in Schizophrenia. *Schizophrenia Bulletin*, 5, S. 581—610. — Erlenmeyer-Kimling, L., B. Comblatt, D. Friedman, Y. Marcuse, J. Rutschmann, S. Simmens, D. Dav: Neurological, electrophysiological and attentional deviations in children at risk for schizophrenia. In: Henn, F. A., H. A. Nasrallah (Hrsg., 1982): Schizophrenia as a brain disease. New York (Oxford University Press), S. 61—98.

etwa 25 Prozent. In unseren eigenen, oben erwähnten Langzeituntersuchungen ließ sich (allerdings mit einigen Unsicherheitsfaktoren) statistisch keine Verbesserung der Verläufe seit Anfang des Jahrhunderts bis in die fünfziger Jahre sichern.[9] Die kurzfristig günstige Wirkung der seither eingeführten Neuroleptika bleibt auf längere Sicht nach wie vor ungewiß und wird möglicherweise durch späte und höchst bedenkliche Nebenerscheinungen, wie zum Beispiel durch erschreckend häufige irreversible Bewegungs- oder Sehstörungen, aufgewogen. Und obwohl es recht gute Anhaltspunkte für eine erhebliche Zunahme der sogenannten »sozialen Heilungen« (erfolgreiche soziale Wiedereingliederung trotz Fortbestehens gewisser Krankheitserscheinungen) gibt, so wurden doch nach John Wing, dem bekannten englischen Sozialpsychiater, vor rund hundert Jahren, zur Zeit des »moral treatment«, praktisch ebenso viele Schizophrene in die Gemeinschaft entlassen wie heute.[10]

Wie ist dieser unzulängliche Wissensstand auf einem derart wichtigen Gebiet — fast ein Viertel aller Krankenhausbetten sind in der Schweiz, ähnlich wie in den umliegenden Ländern, von psychiatrischen Patienten belegt; ein erheblicher Teil von ihnen ist schizophren — trotz einer spektakulären Entwicklung der Medizin in vielen anderen Bereichen zu erklären? Die Gründe sind zweifellos vielfältig; eine nicht geringe Rolle dürfte die mangelnde Zusammenarbeit zwischen den beteiligten Disziplinen, die Tendenz zu einseitig organisch oder psychosozial ausgerichteten, vorschnell polemisch verallgemeinerten Erklärungsversuchen aller Art und das lange Zeit sehr geringe Interesse von Öffentlichkeit und Schulmedizin an psychiatrischen Problemen spielen. Aber die eigentlichen Ursachen liegen sicher tiefer; sie haben mit der Natur der vorliegenden Problematik zu tun: Es gibt keinen komplexeren und für die Forschung schwierigeren — aber auch keinen faszinierenderen — Gegenstand als den menschlichen Geist, die menschliche Psyche, um die es hier geht. Noch klaffen gewaltige Lücken in unserem Verständnis der grundlegenden Hirnfunktionen, und erst recht in unserem Verständnis der höheren psychischen und geistigen Leistungen. Doch

---

[9] Ciompi, L. (1980): The natural history of schizophrenia in the long term. *Brit. J. Psychiat.*, 136, S. 413—420.

[10] Wing, J. K.: Clinical concepts of schizophrenia. In: Wing, J. K. (Hrsg., 1978): *Schizophrenia. Toward a new synthesis.* London (Brunner & Mazel), New York (Academic Press), S. 29.

die Einsicht in die hier zur Diskussion stehenden Zusammenhänge ist in stetem Wachsen begriffen; wahrscheinlich werden sowohl die hochinteressanten Entdeckungen der Hirnforschung der letzten Jahre — speziell die Aufschlüsse, die von der weiteren Erforschung der unterschiedlichen Funktionsweisen der beiden Großhirnhemisphären, der Plastizität des Gehirns unter dem Einfluß von Erfahrung oder von neuen Untersuchungsmethoden wie der Transversaltomographie[11] zu erhoffen sind — wie auch die noch keineswegs ausgeschöpften Ergebnisse der neueren psychologischen, soziologischen und psychoanalytischen Forschung in absehbarer Zeit zu wesentlichen Fortschritten führen. Daß sich gerade auf dem Gebiet der Schizophrenie bedeutsame neue Synthesen anbahnen, ist ganz unverkennbar, vielleicht weil die von keinem Menschen mehr übersehbare, über die Jahrzehnte angehäufte Information auf diesem Gebiet einen kritischen Punkt erreicht hat, der zu einem Sprung auf eine höhere Verstehensebene geradezu *zwingt*. Möglicherweise sind wir einem endgültigen Durchbruch sogar näher, als aufgrund des bisherigen Entwicklungstempos anzunehmen ist: Überall, wo kreativ denkende Menschen sich in den letzten Jahren mit dem Schizophrenieproblem auseinandersetzten — zum Beispiel bei Bateson, Wing, Wynne, Scheflen, Stierlin, Selvini —, knistert es förmlich in der Luft. *Schizophrenia: Toward a New Synthesis*, so nannte Wing das letzte, von ihm herausgegebene Buch zu diesem Thema[12]; Wynne und Mitarbeiter nannten das ihre schlicht *The Nature of Schizophrenia*[13]. Beide bringen eine von den kompetentesten Spezialisten erarbeitete Zusammenfassung des gesamten verfügbaren Wissens und streben offensichtlich eine umfassende Synopsis an. Neue Ansätze, die in die gleiche Richtung gehen, entstehen laufend von den verschiedensten Seiten her: In den kurzen zwei Monaten zwischen der Niederschrift des letzten und dem Beginn des vorliegenden Kapitels (Februar/März 1981) erschien zum Beispiel posthum eine eindrückliche Zusammenschau der Schizophrenie auf acht verschiedenen Ebenen von Albert Scheflen[14], wurde das neue Buch

[11] Mit dem »Positron Emission Transaxial Tomograph« (PETT) ist es mittels radioaktiver Glucose möglich geworden, laufend den Energieverbrauch, das heißt den Aktivitäts- oder Passivitätszustand aller Hirnregionen radiologisch sichtbar zu machen.

[12] Wing, J. K. (Hrsg., 1978), a. a. O.

[13] Wynne, L. C., R. L. Cromwell, S. Mathysse (1978), a. a. O.

[14] Scheflen, A. (1981), a. a. O.

Kernbergs über die Beziehungen zwischen Innen- und Außenwelt[15] zugänglich und veröffentlichte der Schweizer Henri Schneider überraschend seine interessante Untersuchung über die Beziehungen zwischen Piaget und der Psychoanalyse[16] mit vielfältigen Berührungspunkten mit manchen hier vertretenen Gedankengängen (speziell aus Kapitel 2)[17]. Es ist fraglos, daß die integrierende Kraft der Systemtheorie an dieser Bewegung zur Synthese hin einen erheblichen Anteil hat; Scheflen und Schneider etwa nehmen explizit auf sie Bezug. Aber die Systemtheorie stellt in meinen Augen, wie schon im ersten Kapitel angedeutet, im Grund nur eine aktuelle Variante eines ganzheitlichen, der analytisch-deduktiven Zuwendung zu Einzelheiten gegenläufigen und komplementären Denkens mit langer Tradition dar. Von dieser Entwicklung, die sich seit langem zum Beispiel im französischen Strukturalismus manifestiert, ist in den letzten Jahren nach einer langen Latenzzeit auch die Psychiatrie erfaßt worden. Daß sie sich hauptsächlich auf die Schizophrenie konzentriert, kommt sicher nicht von ungefähr: Alles deutet darauf hin, daß dieses komplexe, ungelöste Problem an einer Art von Kreuzweg, an einem neuralgischen Punkt sozusagen nicht nur zwischen Affekt und Intellekt, Körper und Geist, sondern zwischen Natur- und Geisteswissenschaften angesiedelt und damit geradezu dafür prädestiniert ist, immer wieder zur Herausforderung für jeden ideellen Fortschritt in einem der genannten Bereiche zu werden.

In diesen allgemeinen Rahmen gehört auch der hier unter dem Begriff »Affektlogik« präsentierte Versuch, das Zusammenwirken von kognitiven und affektiven Komponenten in der Psyche besser zu verstehen. Potentiell müßte auch dieser Versuch gerade auf dem Gebiet der Schizophrenie mit ihren ausgeprägten, untrennbar miteinander verbundenen Störungen des Fühlens und Denkens zu neuen Einsichten führen. In den folgenden Abschnitten soll versucht werden, etwas von diesem Potential zu realisieren.

---

[15] Kernberg, O. (1980), a. a. O.

[16] Schneider, H. (1981), a. a. O.

[17] Erst nach Abschluß des Manuskripts erschien ferner das Buch *Die Schizophrenien* von H. Krüger und Mitarbeitern (Stuttgart [Enke] 1981), das ebenfalls eine breite Zusammenschau psychosozialer und neurophysiologischer Gesichtspunkte anstrebt und in mancher Hinsicht zu Resultaten gelangt, die mit den hier vertretenen Anschauungen nahe übereinstimmen.

Vorauszuschicken ist noch, daß ich die Entwicklung der Schizophrenie in *drei großen Phasen* sehe, die sich nach ihrem Erscheinungsbild stark voneinander unterscheiden und wahrscheinlich zum Teil sogar verschiedene Ursachen haben. Es handelt sich um

1. die Phase von der Geburt bis zum Krankheitsausbruch (= prämorbide Phase)
2. die akut psychotische Phase
3. die chronische Phase.

Meine Grundthese ist, daß in erster Linie eine (mehr oder weniger) akute Psychose Voraussetzung ist, um überhaupt von einer »schizophrenen Verrückung« reden zu können,[18] wogegen mir sowohl die prämorbide Vorphase wie die chronische Nachphase als etwas — freilich in ganz verschiedener Weise — Unspezifisches erscheint. Dabei ist zu präzisieren, daß sich die drei Phasen nicht immer scharf voneinander trennen lassen; insbesondere zwischen akuten und chronischen Zustandsbildern, so wie sie nachstehend definiert werden, gibt es viele Übergänge und Mischformen. Dies tut indessen, wie ich zu zeigen hoffe, dem hier verfochtenen Grundkonzept keinen Abbruch. Jedenfalls scheint es, wie in der Folge detailliert dargelegt werden soll, im Verein mit der im letzten Kapitel aufgestellten Hypothese einer besonderen Labilität der internalisierten, affektlogischen Bezugssyteme geeignet, eine ganze Reihe der eingangs erwähnten Widersprüche ohne Schwierigkeiten aufzulösen.

Kurz zusammengefaßt geht es um folgendes: In der langen, *prämorbiden Phase* vor Ausbruch der eigentlichen Psychose wird durch ein (von Fall zu Fall wechselndes) Zusammenspiel einer großen Zahl von ganz verschiedenartigen Einflüssen — darunter genetischen, somatischen, familien-, sozio- und psychodynamischen — das Terrain für die nachfolgende, psychotische »Verrückung« bereitet, indem die teilweise angeborenen und durch die gesamte Erfahrung später ausgestalteten, verinnerlichten affektlogischen Bezugssysteme (bzw. Fühl-, Denk- und Verhaltensprogramme) in bestimmten, wesentlichen Bereichen defektuös, verworren und labil angelegt werden. Dies begründet, wie wir schon im letzten Kapitel

[18] Für die wenigen, zum Teil als »schizophrenia simplex« diagnostizierten Fälle, die überhaupt nie eine akutere Phase durchlaufen, ist zumindest vorübergehend ein eindeutig als psychotisch erkennbares Zustandsbild zu fordern.

sahen, eine charakteristische »Ichschwäche« und damit eine erhöhte Empfindlichkeit und reduzierte Verarbeitungsfähigkeit für Umweltbelastungen. Eine eigentliche, mehr oder minder *akute Psychose* bricht deshalb bevorzugt in Streß- und Überforderungssituationen jeder Art aus; sie kann einmalig und völlig reversibel sein oder aber sich zunehmend einschleifen, wiederholen und schließlich in Form von bestimmten »Residualzuständen« chronisch werden. Ob das eine oder andere geschieht, hängt in Wechselwirkung mit der vorbestehenden Persönlichkeitsstruktur wahrscheinlich wiederum von einer großen Zahl von Randbedingungen, darunter wichtigen Umwelteinflüssen, ab. Unter ungünstigen Umständen werden als Folge der akuten Psychose, wie bereits angedeutet, im sozialen, psycho-affektiven und wahrscheinlich auch hirnphysiologischen Bereich immer wieder Teufelskreise in Gang gesetzt, welche die stattgehabte Verrückung verfestigen und allmählich in die typischen Zustände der *chronischen Phase* überführen. Je nach Zusammenspiel der wichtigsten Einflußfaktoren werden sich in dieser Vielfalt möglicherweise schließlich doch noch einigermaßen stabile Untergruppen im Sinn der »Gruppe der Schizophrenien« unterscheiden lassen.

Wie dem auch sei, jedenfalls zeigt schon diese provisorische Zusammenfassung, daß in dieser Sicht die akute Psychose eine absolut zentrale Stelle einnimmt. *Sie* ist das klar und eindeutig Krankhafte, während alles andere bloß Vorbereitung oder — in keiner Weise zwangsläufige noch spezifische — Folge ist. Ein flexibles Schizophreniekonzept dieser Art, dessen Umrisse sich in manchen neueren Veröffentlichungen abzuzeichnen beginnen, wird meines Erachtens der lebendigen Wirklichkeit viel besser gerecht als die fixe, aus der somatischen Medizin des letzten Jahrhunderts übernommene Idee von einer (oder mehreren) starren »Krankheitseinheit(en)« mit je einheitlicher Ursache, einheitlichem Erscheinungsbild und einheitlichem Verlauf nebst entsprechend klaren Verhältnissen sowohl für die Therapie wie vor allem für die objektivierende Wissenschaft. Die moderne somatische Medizin hat, wie etwa das Beispiel des Herzinfarkts, der Hypertonie oder des Diabetes mellitus zeigt, solche rigiden Vorstellungen längst durch ein viel differenzierteres, mehrdimensionales Denken ersetzt. In der nun folgenden Diskussion soll versucht werden, aus dieser Perspektive heraus die nach dem heutigen Wissensstand wichtigsten Fakten aus den genannten drei Krankheitsphasen zu sichten und mit Überlegungen zur »Affektlogik« aus den vorangegangenen Kapiteln zu verknüpfen.

Zur prämorbiden Phase

Ich habe bereits erwähnt, daß für diese Phase als wissenschaftlich weitgehend gesichert fast nur die Tatsache eines gewissen Einflusses von *Erbfaktoren* gelten darf. Es ist natürlich nicht möglich, hier im Detail auf die äußerst komplexen Probleme der genetischen Schizophrenieforschung einzugehen; der interessierte Leser sei auf eine diesbezügliche, sehr aufschlußreiche Sondernummer des *Schizophrenia Bulletins* aus dem Jahr 1976 verwiesen. Gottesman und Shields geben dort einen kritischen Überblick über den Stand des Wissens aufgrund der umfangreichen Adoptivkinder- und Familienstudien der sechziger und beginnenden siebziger Jahre.[19] Sie kommen zum — heute im Prinzip fast von allen Schizophrenieforschern geteilten — Schluß, daß Erbfaktoren etwa im Sinne der schon erwähnten »Diathesis-Streß-Theoire« (Zusammenwirken der »Diathese« bzw. Veranlagung für Überlastungs- und Überforderungssituationen) nur im Verein mit bestimmten Umweltbedingungen zur Psychose führen: »Beides, die Gene und die Umwelt (selbst wenn letztere noch nicht spezifisch ist) sind notwendig, aber nicht ausreichend, um eine Schizophrenie hervorzurufen.«[20] In der Tat nimmt zwar die Wahrscheinlichkeit einer Erkrankung deutlich zu, je größer der Verwandtschaftsgrad mit einem Schizophrenen ist; am höchsten ist sie bei eineiigen Zwillingen, die genau die gleiche Erbmasse besitzen. Aber auch diese erkranken nur in einem Teil der Fälle konkordant: Hatte vor dem Krieg etwa Kallman (1938), der damals dominierende Erbforscher, aufgrund einer seither als unkorrekt erkannten Methodologie noch 87 Prozent Übereinstimmung gefunden, was für einen ganz überwiegenden Einfluß genetischer Faktoren gesprochen hätte, so sind es heute, wie Gottesman und Shields angeben, je nach Berechnungsart nur noch zwischen 14 und 50 Prozent bzw. zwischen 35 und 58 Prozent. Der Rest

---

[19] Gottesman, J., J. Shields (1976): A critical review of recent adoption, twin, and family studies on schizophrenia: behavioural genetics perspectives. *Schizophrenia Bulletin*, 2, S. 360—398.

[20] Ebd., S. 389.

der Varianz kann, wie die Autoren sagen, als Umwelteinfluß angesehen werden. Wenn man zudem berücksichtigt, daß auch nicht vererbte Einflüsse (zum Beispiel gemeinsame Schwangerschafts- und Geburtsschädigungen, Milieufaktoren, sozio-kulturelle Bedingungen etc.) zu diesen Konkordanzraten beitragen können, so wird man den Umweltbedingungen mindestens dasselbe Gewicht einräumen müssen wie der Erblichkeit. Wie kompliziert die Dinge jedenfalls liegen, zeigen nicht nur die nichtendenwollenden Kontroversen um diesen Punkt[21], sondern auch gewisse, besonders interessante Forschungsergebnisse der letzten Jahre: Zunächst schienen die bekannten, umfangreichen Untersuchungen von Kety und Mitarbeitern[22] an Kindern schizophrener Eltern, die jedoch früh von erbgesunden Eltern adoptiert worden waren, durch eine im Vergleich zu Kontrollgruppen deutlich höhere Schizophreniehäufigkeit fast nur für den Einfluß von Erbfaktoren zu sprechen. Jedoch war das Familienmilieu, in welchem die Erkrankung gehäuft auftrat, nicht genau untersucht worden. In der Folge vermochten Wynne und Singer, wie schon im letzten Kapitel kurz berichtet, nachzuweisen, daß genetisch Gefährdete bevorzugt in solchen Adoptivfamilien erkrankten, in denen ein den »Familien mit schizophrenen Transaktionen« sehr ähnlicher, verwirrend-widersprüchlicher Kommunikationsstil vorherrschte; allein aufgrund dieses Merkmals gelang die richtige Unterscheidung zwischen Eltern mit einem schizophrenen Kind und solchen ohne ein schizophrenes Kind in 100 Prozent der Fälle![23] Nicht nur die totale Ungewißheit über die Natur des Erbfaktors, des Erbgangs, des eventuellen »organischen Substrats«, sondern ebenso die — bisher meines Wissens merkwürdigerweise wenig beachtete — Tatsache, daß man immer wieder auf Schizophrene trifft, bei denen trotz genauer Nachforschungen keinerlei familiäre Bela-

---

[21] Vgl. hierzu zum Beispiel die Polemik zwischen Theodore Lidz und den Genetikern im erwähnten *Schizophrenia Bulletin* (Bd. 2, No. 3, 1976).

[22] Kety, S. S., D. Rosenthal, P. H. Wender, F. Schulsinger (1976): a. a. O.

[23] Wynne, L. C., M. T. Singer, M. L. Toohey: Communication of the adoptive parents of schizophrenics. In: Jørstadt, J. I., E. Ugelstad (Hrsg., 1976): *Schizophrenia 75*, Oslo (University of Oslo Press), S. 413—451. — In die gleiche Richtung weisen noch laufende Familienuntersuchungen von P. Tienari: *The Finnish adoptive study*. 7. Internat. Symposium über die Psychotherapie Schizophrener, Heidelberg 1981. — Sorri, A., I. Lathi, M. Nawala, K. E. Wahlberg, J. Pohjola, J. Moring (1985): Interaction of genetic and psychosocial factors in schizophrenia. Acta Scandinavia Suppl. 319, 71, S. 19—30.

stung mit Schizophrenie oder anderen psychischen Störungen zu entdecken ist (in einer eigenen Studie fanden wir immerhin 20 Prozent solcher Fälle[24]), zeigt, daß in diesem Bereich noch sehr viele Fragen offen bleiben.

Dies gilt vielleicht noch stärker für *weitere zerebrale oder somatische Veränderungen*, die eventuell den Ausbruch einer schizophrenen Psychose begünstigen. Gezielte, diesbezügliche Untersuchungen sind noch außerordentlich selten. Höchstens tauchen in der letzten Zeit da und dort Befunde auf, die für eine vermehrte Häufigkeit von frühkindlichen, psychoorganischen Schädigungen im Sinn des »minimal brain syndrome« bei Schizophrenen sprechen.[25] Solche Hinweise dürfen aus zwei Gründen ein besonderes Interesse beanspruchen: Sollte wirklich ein frühkindliches psychoorganisches Syndrom die Schizophrenieanfälligkeit erhöhen, müßten einmal die berichteten Konkordanzzahlen der Erbforschung im Hinblick auf diese Variable neu überprüft werden, da Mehrlinge häufiger intrauterin oder perinatal geschädigt sind als Durchschnittskinder. Zum andern gibt es in der Tat auffallende Übereinstimmungen zwischen den kognitiven Störungen, wie sie einerseits bei Schizophrenen und andererseits bei hirngeschädigten Kindern beschrieben worden sind. Beide haben zum Beispiel Mühe, einen Aufmerksamkeitsfokus festzuhalten, werden leicht abgelenkt und scheinen an sehr ähnlichen Defekten in der adäquaten Ausfilterung von relevanten Informationen zu leiden. Beide haben des weiteren erhebliche Schwierigkeiten bei der Verarbeitung von komplexen Informationen (insbesondere von »crossmodalen«, gleichzeitigen Stimuli auf mehrere Sinnesorgane) und reagieren auf alle diese Störungen offenbar ähnlich mit allgemeinen Unsicherheits- und Minderwertigkeitsgefühlen, sozialem Rückzug und anderen Abwehrmechanismen.

Allerdings sind Untersuchungen von Risikopopulationen, zum Beispiel von Kindern Schizophrener, noch viel zu spärlich, um in dieser Hinsicht mehr als isolierte Hinweise zu ergeben. Eine beson-

---

[24] Ciompi, L., C. Müller (1976), a. a. O., S. 151.

[25] Lempp, R. (1973): *Psychosen im Kindes- und Jugendalter — eine Realitätsbezugsstörung.* Bern-Stuttgart-Wien (Huber). — Bellak, L. (Hrsg., 1979): *Psychiatric aspects of minimal brain disfunction in adults.* New York-San Francisco-London (Grune and Stratton). — Keppler, K., R. Lempp, D. Pascheday, H. E. Rebmann, R. Rupps (1979): Die frühkindliche Anamnese der Schizophrenen. *Nervenarzt,* 50, S. 719—724.

ders interessante, noch laufende Untersuchung dieser Art verdanken wir der Forschergruppe um Mednick und Schulsinger[26], die seit nunmehr beinahe 20 Jahren fortwährend die Entwicklung einer ganzen Population von dänischen Kindern schizophrener Mütter (sogenannte High-Risk-Kinder) studieren. Neben der von vornherein zu erwartenden, erhöhten Anfälligkeit für Psychosen und andere psychische Störungen ist namentlich die — weiter oben schon hervorgehobene — Beobachtung von Interesse, daß diese Kinder häufig von klein auf an einer außerordentlichen, nervösen Empfindlichkeit und Erregbarkeit litten. Verwandte Befunde erhoben auch andere Untersucher.[27] Damit ist ein wichtiger Hinweis auf die mögliche Natur der Verletzlichkeit und Streßanfälligkeit, die unter anderem in der erwähnten Diathesis-Streß-Theorie eine zentrale Rolle spielen, gewonnen.

Was die *Familien- und insbesondere Kind-Eltern-Beziehungen* Schizophrener anbetrifft, so ist darüber im letzten Kapitel bereits das Wichtigste berichtet worden. Ich möchte nur die zentrale Bedeutung von symbiotischen Bindungen auf narzißtischer Grundlage, die mangelhafte Identitätsbildung und Abgrenzung zwischen den Generationen, und insbesondere die speziell von Singer und Wynne genau untersuchten, widersprüchlichen und konfusen familiären Kommunikationsmuster in Erinnerung rufen, die wesentlich zur Formulierung meiner Bezugssystem-Hypothese beitrugen. Manche modernen Familiendynamiker und -therapeuten sehen in ihnen den wichtigsten schizophrenogenen Faktor. Ich werde auf die Beziehungen dieser Auffassungen zu den übrigen, hier berichteten Konzepten noch zurückkommen. Daneben gibt es vor allem in der älteren Psychiatrie recht viele Untersuchungen über die Zusammenhänge zwischen der Schizophrenie und schwer gestörten Familienverhältnissen (sogenannte »broken-home-Situationen«), die indessen im ganzen methodologisch problematisch sind und wenig überzeugende Resultate ergaben. Nach M. Bleuler[28] sind broken-home-Situationen in der Kindheit Schizophrener kaum häufiger als

[26] Mednick, S. A., F. Schulsinger, H. Schulsinger: Schizophrenia in children of schizophrenic mothers. In: Davis, A. (Hrsg., 1975): *Childhood personality and psychopathology. Current topics.* New York (Wiley), S. 221—252.

[27] Vgl. Spohn, H. E., T. Patterson (1979), a. a. O. — Erlenmeyer-Kimling u. a., siehe S. 255.

[28] Bleuler, M. (1972), a. a. O., S. 86f.

etwa bei Alkoholikern, anderen psychisch Kranken oder sogar der Durchschnittsbevölkerung. Vieles spricht dafür, daß derartige Fragestellungen — zum Beispiel nach der Häufigkeit von Elternverlust, Scheidung, Auseinanderbrechen der Familie aus anderen Gründen — viel zu undifferenziert sind, um für die Schizophrenieforschung wirklich fruchtbar zu werden. Wahrscheinlich kommt es sehr darauf an, in welchem Moment solche Ereignisse auftreten, wie sie verarbeitet werden etc. Jedenfalls scheinen die Untersuchungen zu den familiären Kommunikationsmustern weit ergiebiger zu sein.

Scheflen macht im übrigen auf die ungünstigen Einflüsse zusätzlicher sozialer Isolation, zum Beispiel bei Emigranten oder anderweitig schlecht integrierten Familien, aufmerksam. In der Tat ist bekannt, daß Emigranten namentlich in den ersten Monaten in der neuen Umgebung, speziell wenn die Verbindung zu ihrer eigenen ethnischen Gruppe abgerissen ist, erhöht schizophrenieanfällig sind. Dagegen gibt es — um dies hier gleich anzufügen — wahrscheinlich kaum direkte kausale Zusammenhänge zwischen niedriger sozialer Schicht und Schizophreniehäufigkeit; vielfach gefundene, positive statistische Korrelationen scheinen im Sinne der sogenannten Drift-Hypothese in erster Linie auf sozialem Abstieg bzw. fehlendem Aufstieg von Erkrankten zu beruhen. Ebensowenig gibt es für verschiedene Länder, Gesellschaftsformen, Rassen etc. gesicherte Unterschiede in der Erkrankungshäufigkeit, abgesehen davon, daß den hochinteressanten, kürzlichen WHO-Untersuchungen[29] zufolge die Schizophrenie in Entwicklungsländern eindeutig bessere Verlaufstendenzen zeigt als in Industrieländern. Dies wird, ähnlich wie die Tatsache, daß Schizophrenie in Kriegs- und Krisenzeiten erheblich seltener ist, mit dem erhöhten sozialen Zusammenhalt und mit der besser tragenden Sozialstruktur in den Großfamilien solcher Länder in Zusammenhang gebracht. Ich sehe in diesem Umstand ferner einen Hinweis auf die noch zu diskutierende Bedeutung einer ständigen Stützung und Validierung der internalisierten, affektiv-kognitiven Bezugssysteme durch soziale Feedbackmechanismen.

Schließlich ist darauf hinzuweisen, daß einige Autoren, so im

[29] World Health Organisation (1979): *Schizophrenia. An international follow-up-study.* Chichester-New York-Brisbane-Toronto (Wiley).

deutschen Sprachbereich zum Beispiel Janzarik oder Huber und Mitarbeiter[30], wiederholt auf eine Reihe von Erscheinungen an der Grenze zwischen Krankheit und Gesundheit hingewiesen haben, die nicht selten dem Ausbruch der floriden Psychose voranzugehen scheinen und deshalb mit Namen wie »vorauslaufende Defizienz«, »Prodrome«, »Vorpostensymptome« belegt wurden. Allerdings werden damit recht verschiedenartige Phänomene bezeichnet, über die ich hier zusammenfassend berichte. Es handelt sich unter anderem um gewisse Auffälligkeiten, die weitgehend der »Reduktion des energetischen Potentials« zu entsprechen scheinen, wie sie später vor allem in chronischen Stadien zu beobachten ist (»vorauslaufende Defizienz«), ferner um vegetative, oft hypochondrieartige Störungen der Körpergefühle sowie um depressive und andersartige Verstimmungszustände. Wing spricht in diesem Zusammenhang von »neurotischen Symptomen« wie Depression, Ängsten, Spannung, Reizbarkeit, Zerstreutheit, hypochondrischen Klagen, die vor, während und nach florid psychotischen Schüben auftreten können.[31] Scheflen beschreibt seinerseits als »nichtpsychotische Schizophrenie« ein Zustandsbild, das 1. durch Schwierigkeiten bei sequentiellen Aktivitäten in Denken, Reden und Psychomotorik, 2. durch Störungen in der Modulation von Stimmung, Tonus und Aufmerksamkeit und 3. durch eine Kombination zwischen einer Überabhängigkeit von einem bestimmten Partner bei gleichzeitigem Kontaktverlust mit anderen Menschen charakterisiert sei.[32] Allerdings wird nicht recht klar, ob er solche Erscheinungen bereits vor Ausbruch des ersten psychotischen Schubes beobachtet hat oder nicht. Wie dem auch sei, diese unspezifischen Prodrome, Zwischen- und Nachstadien sind theoretisch von großem Interesse. Obwohl manche Autoren, so etwa Huber u. a. und neuerdings auch Scheflen, wie schon angedeutet, offenbar dazu neigen, sie bereits der — meist als hirnorganisch angesehenen — »Basisstörung« der Schizophrenie zuzurechnen, zeigen diese unspezifischen Erscheinungen in meinen Augen in erster Linie eine zunehmende, je nach Umständen schließlich zur »Verrückung« führende Destabilisierung des »Terrains« an, die, zumindest teilweise, durchaus auch als psycho-

---

[30] Janzarik, W. (1959), a. a. O.; Huber, G. u. a. (1979), a. a. O., S. 61f.

[31] Wing, J. K., in: Wing, J. K. (Hrsg., 1978), a. a. O., S. 10.

[32] Scheflen, A. (1981), a. a. O., S. 18.

reaktiv — zum Beispiel als Rückzugs- und Vermeidungsmanöver in Belastungssituationen und/oder als Aspekt eines komplexen, kommunikatorischen Geschehens im Familienverband — zu verstehen ist. Ich werde die Frage der Basisstörungen im Zusammenhang mit den chronischen Erkrankungsformen noch ausführlicher diskutieren.

Zusammenfassend ist zur prämorbiden Phase festzuhalten: Alles weist darauf hin, daß spätere Schizophrene häufig durch eine besondere Verletzlichkeit und Hypersensibilität gekennzeichnet sind, die ohne Zweifel ein unentwirrbares und von Fall zu Fall wechselndes Produkt aus angeborenen und erworbenen Anteilen darstellt. Ein hervorstechendes Merkmal ist dabei die nunmehr durch viele Untersuchungen belegte *Schwierigkeit der Verarbeitung komplexer Informationen,* mit anderen Worten eine ausgeprägte Belastungs- und Streßempfindlichkeit. Im vorangegangenen Kapitel habe ich die verschiedenen Aspekte dieser — auch von psychoanalytischer Seite stark hervorgehobenen — »Ichschwäche« in der Hypothese von streckenweise schlecht strukturierten und labilen affektiv-kognitiven Bezugssystemen zusammengefaßt. Nichts, was aus der Literatur zu berichten ist, und am wenigsten die Resultate der genetischen oder psychophysiologischen Forschung, scheint mir bis jetzt dieser Hypothese zu widersprechen; im Gegenteil, in ihr ist, im Unterschied zu manchen anderen Krankheitstheorien, vielleicht erstmals sowohl für angeborene wie auch für erworbene, das heißt für genetische, somatische, biochemische, psychophysiologische ebenso wie für psycho- und soziogene Einflüsse aller Art Raum. Die Forderung Wings an eine Schizophrenietheorie (»Was wir nötig haben, ist ein Gefüge von verbundenen Theorien, welche Epidemiologie, Genetik, Biochemie, Pathologie, Psychophysiologie und Therapie mit der Entwicklung der spezifischen klinischen Syndrome in Beziehung setzen«[33]) scheint jedenfalls durch diese Hypothese besser erfüllt zu sein als durch manche weit einseitigeren Erklärungsversuche.

Zwei wichtige Punkte, die mit der Hypothese der Bezugssysteme ebenfalls gut vereinbar sind, bleiben noch hervorzuheben: Erstens müssen, wie schon weiter oben angedeutet, alle diese prämorbiden Auffälligkeiten weitgehend als *unspezifisch* bezeichnet werden; sie

[33] Wing, J. K., in: Wing, J. K. (Hrsg., 1978), a. a. O., S. 23 (Übersetzung vom Autor).

kommen ohne Zweifel in ähnlicher Form auch bei vielen sensiblen Menschen vor, die keineswegs schizophren und auch sonst nicht psychisch krank werden. Allerdings sind Labilität und Vulnerabilität im näheren Umkreis der Schizophrenie, namentlich bei Borderline-Fällen und anderen Patienten, die zu psychoseartigen Störungen neigen, deutlich ausgeprägter. Anders ausgedrückt, die innere Verworrenheit und Instabilität zeigen verschiedene Grade; sie können, aber *müssen* nicht zu einer psychotischen »Verrückung« führen; ob diese eintritt oder nicht, ist sehr wahrscheinlich eine Frage des jeweiligen Zusammenspiels einer großen Zahl von komplexen, unter anderem somatischen, situativen und persönlichkeitsbedingten Faktoren.

Zweitens ist abschließend die überragende Bedeutung des prämorbiden »Terrains« ins richtige Licht zu setzen. Sowohl in vielen fremden wie auch in unseren eigenen Langzeituntersuchungen hat sich immer wieder gezeigt, daß, sehr knapp zusammengefaßt, der Verlauf der Psychose auch auf längste Sicht — in unseren eigenen Untersuchungen bis ins hohe Alter — um so besser ist, je ausgeglichener und normaler der Betroffene vor dem Ausbruch der Psychose war.[34] Interessanterweise erwiesen sich dabei ältere Konzepte zu diesem Thema, so zum Beispiel der lange Zeit vermutete, enge Zusammenhang zwischen leptosomer Konstitution, sogenannten »schizoiden« Chrakterzügen (Verschlossenheit, Unausgeglichenheit, Sensitivität hinter scheinbarer Kälte, Zwiespältigkeit, Introversion) und ungünstigem Verlauf, als wenig relevant. Prämorbide Störungen *jeder Art* verschlechtern statistisch unterschiedslos, ihr Fehlen dagegen verbessert die Langzeitprognose. Insgesamt sind diese Befunde deshalb so bedeutsam, weil es sonst fast keine Prädiktoren gibt, die in mehreren Untersuchungen mit einiger Regelmäßigkeit hätten nachgewiesen werden können; die wenigen, die hier zu nennen wären — zum Beispiel der besonders akute Beginn der Krankheit, die größere Lebhaftigkeit der Anfangssymptomatik, die wellenförmige (im Vergleich zur schleichend-progressiven) Verlaufsform, welche statistisch alle progno-

[34] Vgl. Ciompi, L., C. Müller (1976), a.a.O., S. 155f., 168f., 208f. — Ferner: Strauss, J. S., R. F. Kokes, R. Klorman, J. L. Sacksteder (1977): Premorbid adjustment in schizophrenia. Concepts, measures and implications. *Schizophrenia Bulletin*, 3, S. 182—244.

stisch günstig sind — stehen wahrscheinlich alle mit persönlichkeitsspezifischen Reaktionsweisen in engem Zusammenhang.

Die akute Psychose in affektlogischer Sicht

Wir wollen uns nun der meines Erachtens zentralen und entscheidenden Phase der Schizophrenie, nämlich der akuten Psychose — oder »Verrücktheit«, wie ich wegen des tiefen Erkenntnisgehaltes dieses umgangssprachlichen Ausdrucks zu formulieren vorziehe — zuwenden. Auf den ersten Blick erscheint es nicht besonders schwer, einigermaßen klar zu sagen, was eine akute Psychose sei; jeder Kliniker verbindet mit diesem Terminus, ganz ähnlich wie der Laie, zunächst ein Bild von völligem Durcheinandersein, Aufregung, Erregung, von Wahn und Halluzinationen, von zerfahrenem Reden und eigentümlich unangepaßtem Handeln. Von nahe besehen ergeben sich indessen Schwierigkeiten über Schwierigkeiten. Es ist keineswegs leicht, eine »Psychose« genau zu definieren; als fast ebenso unklar erweist sich der Begriff »akut«. Des weiteren gibt es zumindest drei oder vier ganz verschiedene, teils überlappende und teils widersprüchliche Arten der Einteilung — und damit der Auffassung — der akut psychotischen Symptomatik. Wie gar ein akut schizophrenes Zustandsbild von andern psychotischen oder — noch viel allgemeiner — »verrückten« Zuständen abzugrenzen sei, ist, wie schon in der Einleitung betont, nach wie vor ein ungelöstes und sehr kontrovers beurteiltes Problem, von der Frage seiner Ursachen, der »Endogenität« bzw. des relativen Einflusses genetischer, somatischer, psychologischer und sozialer Faktoren ganz zu schweigen.

Es kann natürlich nicht meine Absicht sein, diese seit Jahrzehnten diskutierte Problematik hier im einzelnen zu erörtern; dazu wäre ein eigenes Buch vonnöten. Ich muß mich darauf beschränken, einige Punkte herauszugreifen und im übrigen in erster Linie die These, die sich zur akuten »Verrücktheit« aus allem Vorangegangenen mit Folgerichtigkeit ergibt, zu präsentieren.

Der *Begriff »Psychose«* ist in der Literatur selten genau definiert. Ursprünglich bedeutete er, entsprechend der in der Medizin generell gebräuchlichen Verwendung der Endung »-ose«, in Analogie etwa zur »Somatose« (körperliche Krankheit) oder »Neurose« (Nervenkrankheit) einfach eine Erkrankung der Psyche ganz allgemein. Heute wird er vorwiegend im Sinne einer tiefgehenden Störung des Verhältnisses zur Realität (des »Realitätsbezugs«, der Auffassung und Erkennung der Realität) verwendet; dementsprechend gibt es neben den schizophrenen zum Beispiel auch toxisch oder hirnorganisch bedingte Psychosen. Diese gängige Bedeutung ist hier (ungeachtet der gewichtigen, weiter darin enthaltenen Unklarheit, was »Realität« sei) jeweils gemeint.

Im Ausdruck *»akut«* sind im allgemeinen zumindest zwei Sachverhalte impliziert, die in der Tat oft, aber doch nicht immer, miteinander einhergehen: Der erste betrifft etwas Qualitatives, nämlich eine besondere Intensität und Heftigkeit der krankhaften Störungen; in diesem Sinn redet man oft von einer »akuten Symptomatik«; der zweite dagegen ist rein zeitlich und bezeichnet etwas Rasches und Kurzdauerndes, das man in der Forschung sehr unterschiedlich zu operationalisieren versucht hat, indem man als »akuten Beginn« der Psychose, unabhängig vom Erscheinungsbild, ihr Auftreten zum Beispiel innerhalb von einem, drei oder sechs Monaten definierte.[35]

Die Schwierigkeit besteht indessen in erster Linie darin, daß »akute« Krankheitserscheinungen im qualitativen Sinn zuweilen jahrelang dauern oder sozusagen »chronisch« immer wieder neu aufflammen können. Unter dem Einfluß der englischen Schule um Wing setzt sich nicht zuletzt aus diesem Grund seit einiger Zeit die – zweifellos in manchem nützliche und klärende — Tendenz durch, »akut« in bezug auf die Symptomatik mit »produktiv« oder »positiv«, »chronisch« dagegen mit »unproduktiv« oder »negativ« gleichzusetzen (s. unten).

Was das *Erscheinungsbild der akuten Psychose* anbetrifft, so wird es traditionellerweise seit E. Kraepelin und E. Bleuler, wenn auch mit allerhand Schwierigkeiten und Überschneidungen, je nach Vorherrschen von wahnhaft-halluzinatorischen, psychomotorischen, pueril-läppischen oder bloß »primären« Verhaltensstörungen in die klassischen Untergruppen der paranoiden, katatonen, hebephrenen und »einfachen« Schizophrenie (schizophrenia simplex) unterteilt. Mit zunehmender Chronifizierung verwischen sich, wie die Langzeituntersuchungen zeigten, diese Unterschiede in der Regel fast vollständig und machen einförmigen, typisch »negativ-

[35] Vgl. Ciompi, L., C. Müller (1976), a. a. O., S. 72.

unproduktiven« sogenannten Defekt- oder Residualzuständen Platz. Als grundlegende »Primärstörungen« verstand Eugen Bleuler insbesondere die Ambivalenz, die Denkstörungen in Form einer typischen »Lockerung der Assoziationen«, die Affektverflachung, den Autismus (die berühmten vier A's, die man speziell in der amerikanischen Literatur häufig zitiert findet), ferner Depersonalisations- und Derealisationserlebnisse, Kontaktschwäche, affektiven Rückzug. Phänomene wie Wahn, Halluzinationen, psychomotorische Erregung oder Sperrung, inadäquate Clownerien etc., die den genannten Untergruppen ihr Gepräge geben, betrachtete er dagegen als bloße, relativ oberflächliche und wechselnde »Sekundärsymptome«.

Da jedoch auf dieser Grundlage eine sichere Abgrenzung schizophrener von andersartigen Störungen in Praxis und Forschung oft Schwierigkeiten bereitete, versuchte später Kurt Schneider rein pragmatisch und ohne Bezugnahme auf ein theoretisches Konzept eine Reihe von besonders häufigen und leicht faßbaren »Symptomen ersten Ranges« auszusondern, die geeignet waren, die Diagnose einer Schizophrenie zu erhärten. Darunter verstand er

- Gedankenlautwerden
- Hören von Stimmen in Form von Rede und Gegenrede
- Hören von Stimmen, die das eigene Tun mit Bemerkungen begleiten
- leibliche Beeinflussungserlebnisse
- Gedankenausbreitung
- Wahnwahrnehmung
- alles von außen Gemachte und Beeinflußte auf dem Gebiet des Fühlens und Strebens (der Triebe) und des Willens.

»Wo eine dieser Erlebnisweisen einwandfrei vorliegt und keine körperliche Grundkrankheit zu finden ist, sprechen wir klinisch in aller Bescheidenheit von Schizophrenie.«[36] Dieses Konzept ist bekanntlich in den letzten Jahren speziell aus methodologischen Gründen von der angelsächsischen Psychiatrie wiederentdeckt und zur Grundlage der computerisierten sogenannten »Catego«-Diagnostik aufgrund des »Present State Interviews« (PSE) gemacht worden.[37]

---

[36] Schneider, K. (1950): *Klinische Psychopathologie.* 3. Aufl. Stuttgart (Thieme), S. 138.

[37] Wing, J. K., J. E. Cooper, N. Sartorius (1974): *The description and classification*

Obwohl Schneidersche Erstrangsymptome nicht in allen akuten, als Schizophrenie diagnostizierten Psychosen nachweisbar sind — in neueren, englisch-amerikanischen PSE-Untersuchungen fanden sie sich nur in etwa zwei Drittel der Fälle[38] —, treffen sie doch zweifelsohne, ungeachtet des angeblich fehlenden Grundkonzepts, etwas für solche Zustände außerordentlich Typisches: Ganz im Sinn der obigen Definition einer Psychose ist ihnen nämlich allen ein Einbruch von etwas Äußerem und Fremdem ins eigene Erleben, das heißt eine tiefgehende Störung der persönlichen Identität mit Verwischung der Ichgrenzen und Aufhebung der klaren Unterscheidung zwischen innerer und äußerer Realität gemeinsam. Dies ist dagegen bei den nach Kurt Schneider bloß zweitrangigen Symptomen (übrige Sinnestäuschungen, Wahneinfälle, Ratlosigkeit, depressive oder frohe Verstimmung, Gefühlsverarmung) nur noch teilweise und weniger deutlich der Fall.

Neben diesem Ansatz gewinnt, wie gesagt, die Unterscheidung zwischen einerseits akut-positiv-produktiven (oft auch »florid psychotisch« genannten) und andererseits chronisch-negativ-unproduktiven Symptomen und Erscheinungsbildern zunehmend an Bedeutung. Zu ersteren gehören, in Überschneidung mit den von Bleuler und Schneider genannten Krankheitszeichen, vor allem Angst, Spannung, Erregung, affektiv-kognitive Verwirrung, Derealisations- und Depersonalisationserlebnisse, Wahn, Halluzinationen.[39] Letztere dagegen umfassen vor allem Affektverflachung, Apathie, Verlangsamung von Denken und Psychomotorik, interessenmäßige und soziale Einengung, sprachliche Verarmung etc., wie man sie, speziell in den Institutionen, bei chronisch schizophrenen Langzeitpatienten gehäuft antrifft. Zwar sind, wie schon angedeutet, auch hier Überlappungen zu verzeichnen; »produktive« Symptome kommen zuweilen in chronischen und »unproduktive« in akuten Stadien vor. »Indessen sind die floriden Bilder gewöhnlich akut und die negativen chronisch, und so nennen wir sie der Kürze

---

of psychiatric symptoms. An instruction manual für the PSE and Catego-System. London (Cambridge Univ. Press).

[38] Wing, J. K., in: Wing, J. K. (Hrsg., 1978), a. a. O., S. 4.

[39] Unter Vermutung unterschiedlicher Krankheitsprozesse bezeichnen neuerdings gewisse Autoren die positive Symptomatik als Syndrom I und die chronisch-negative als Syndrom II (Crow, T. J. [1980]: Molecular pathology of schizophrenia: more than one disease process? *Brit.-Med. J.*, S. 66—68).

und Bequemlichkeit halber das akute und chronische Syndrom«, schreibt Wing.[40] Wir werden weiter unten sehen, daß nach den Untersuchungen Wings und seiner Mitarbeiter akut-produktive Bilder bedeutsamerweise eng mit psychosozialer Über-, chronisch-unproduktive Zustände dagegen mit einer ausgeprägten Unterstimulation, wie sie für rigide, abgeschlossene und vernachlässigte Chronikerabteilungen psychiatrischer Krankenhäuser alten Stils typisch ist, zusammenhängen. Die genannten Autoren bezeichneten die typische Negativsymptomatik deshalb auch als »Institutionalismus« oder »clinical poverty syndrome«.

Eine andere, für uns sehr interessante Betrachtungsweise der gleichen, akuten Zustandsbilder finden wir schließlich in dem eingangs erwähnten neuen Buch von Scheflen:[41] Er schlägt nämlich vor, die akuten Bilder im Unterschied zu den klassischen Untergruppen, die gewöhnlich als neben- bzw. gleichgeordnet betrachtet werden, nach ihrem Schweregrad zu klassifizieren in zunächst relativ unspezifische Anfangszustände von allgemeiner Spannung, Angst und Unsicherheit, Identitätsstörungen und genereller Disharmonie, die sich weitgehend mit dem Syndrom der schizophrenia simplex decken würden. Bei zunehmender psychotischer Veränderung (bzw. »Verrückung«) könnten sie auf einer zweiten Stufe zu wahnhaft-halluzinatorisch-paranoiden, auf einer dritten zu hebephrenieartigen und auf einer vierten und schwersten zu traum- und tranceähnlichen, meist mit Bewußtseinsstörungen, Stereotypien, körperlicher Erstarrung verbundenen, katatoniformen Zuständen eskalieren. Über weite Strecken verblüffend ähnliche Gedanken hatte bemerkenswerterweise vor fast 25 Jahren bereits der — Scheflen offensichtlich nicht bekannte — deutsche Psychiater Klaus Conrad in seinem phänomenologisch orientierten Werk über die beginnende Schizophrenie vertreten. Er beschrieb nämlich unter der Bezeichnung »Trema« (einem der Bühnensprache entlehnten Ausdruck) zunächst eine ängstlich-gespannte, erwartungs- und bedeutungsvolle psychotische Anfangsphase, die regelhaft von der sogenannten »Apophaenie«, das heißt der wahnhaften und halluzinatorischen »Offenbarung« neuer Bedeutungszusammenhänge, und in gewissen Fällen schließlich von der »Apokalyptik«, einem zuneh-

[40] Wing, J. K., in: Wing, J. K. (Hrsg., 1978), a. a. O., S. 5 (Übersetzung vom Autor).
[41] Scheflen, A. (1981), a. a. O.

menden, bis zu traumhaften und katatonen Bildern führenden Verfall aller psychischen Funktionen gefolgt sei. Er schreibt zum Beispiel:

»... die eine (paranoide) Form muß gesetzmäßig durchlaufen werden, damit die andere (katatone) erreicht werden kann.« — »Zur katatonen Phase wird eine kurze paranoide Erlebnisphase durchschritten, die auch nach der Lösung katatoner Psychosen kurz wieder erscheint, bis es zu einem Abbau des Wahns kommt. *Damit erweist sich das katatone phänomenologisch als Steigerung des paranoiden Erlebens.*«[42]

Auf jeder Stufe kann es nach Conrad entweder zu einem weiteren Fortgang der Entwicklung, zu einem Stillstand, zur völligen Rückbildung (»Konsolidierung«) oder zu einem Übergang in Residuen verschiedenen Ausmaßes kommen. Conrad wie Scheflen sind davon überzeugt, daß diesen aufeinanderfolgenden Stadien verschiedenartige zerebrale Funktionsweisen zugrunde liegen, die einer fortgesetzten, »funktionellen Entdifferenzierung« entsprechen würden. Bemerkenswerterweise stimmen diese Stufen — was Scheflen zu übersehen scheint und Conrad noch gar nicht wissen konnte — in großen Zügen recht gut mit den progressiven Störungen, wie sie nach den Ergebnissen der modernen Krisenforschung bei zunehmender Überforderung eines Verarbeitungs- oder »Coping-Systems« von gegebener Kanalkapazität auftreten (s. unten), überein.

Noch an einer ganz anderen Stelle gewinnen wir, vergleichsweise allerdings nur im Kleinen, das Bild einer progressiv »verrückenden« Eskalation innerhalb akut krankhafter Erscheinungen, nämlich wenn Wing in seinem Übersichtsartikel zu den klinischen Erscheinungsformen der Schizophrenie beiläufig bemerkt, daß Phänomene wie das Gedankenlautwerden, die Gedankeneingebung, Gedankenausbreitung, von »innen« und schließlich von »außen« perzipierte akustische Halluzinationen ein »Kontinuum« bilden würden.[43] Wing führt diesen Gedanken nicht weiter aus; in der Tat sehen wir indessen in psychotischen Anfangszuständen nicht selten ein *sukzessives* Auftreten solcher Erscheinungen. Wir brauchen ihnen bloß die ebenfalls häufig zu beobachtende, vielfach von Selbst-

---

[42] Conrad, K. (1958), a. a. O., S. 160 (Hervorhebung von Conrad).

[43] Wing, J. K., in: Wing, J. K. (Hrsg., 1978), a. a. O., S. 6.

gesprächen begleitete, initiale Versunkenheit und Ergriffenheit voranzustellen, um zu einer nahezu lückenlosen Verbindung von durchaus normalen bis zu eindeutig pathologischen Erscheinungen zu gelangen. Sie ist durch eine zunehmende Abwendung von der gemeinsamen Außenwelt und die Hinwendung zu einer privaten Innenwelt charakterisiert und beginnt mit Phänomen, wie sie im Zustand intensiver Erregung oder konzentrativer Versenkung (Yoga, autogenes Training) auftreten können. Selbst wenn man — was noch immer eine Streitfrage darstellt — annimmt, daß in der Psychose nicht nur graduell und quantitativ, sondern tatsächlich *qualitativ* andere psychische Funktions- und Erlebnisweisen vorliegen als bei Gesunden, so zeigen doch gerade solche Übergänge von bestimmten Ausnahmezuständen bis zur Psychose, wie sie sich ähnlich in manchen anderen Bereichen leicht nachweisen lassen (zum Beispiel in den Aufmerksamkeits- und Sprachstörungen, in psychomotorischen Phänomenen, im Übergang von bloß überwertigen Ideen zu einem fixierten Wahn etc.), daß der Sprung von ungewöhnlicheren Alltagserfahrungen zur Schizophrenie keineswegs so klafterweit ist, wie wir dies — und mit uns eine ganze, von distanzierter Abwehr bestimmte psychiatrische Denkrichtung — gerne annehmen.

Wenn wir nun solche Beobachtungen über graduelle »Verrükkungen« mit einer Reihe von weiteren, in der klinischen Erfahrung ebenso wie in der psychiatrischen Literatur zumeist recht isoliert perzipierten Fakten zusammenbringen — ich denke neben den schon genannten, englischen Befunden zu den gegenläufigen Wirkungen von psychosozialer Über- und Unterstimulation in erster Linie an die Ergebnisse der modernen Krisenforschung, an die sogenannten life-events-Studien und an ältere Untersuchungen zum Wesen von abrupten psychischen Konversionen und Zustandsveränderungen —, so gelangen wir trotz des heillosen Durcheinanders von gängigen Konzepten zur akuten Schizophrenie zu einem erstaunlich kohärenten Gesamtbild, das mit allen hier bisher entwikkelten Gedanken ausgezeichnet übereinstimmt: *Die akut psychotische Dekompensation läßt sich als krisenhafte Störung der Informationsverarbeitung im Sinne der Überforderung eines von vornherein mehr oder weniger labilen und stellenweise defektuösen affektiv-kognitiven Bezugs- bzw. Verarbeitungssystems empfindlicher und vulnerabler Menschen* auffassen, wobei Disposition und aktuelle Umstände im Sinne einer Ergänzungsreihe von Fall zu Fall auf verschiedene Weise zusammenwirken.

Die wichtigsten Argumente für diese Annahme sind die folgenden: Wing und seine Mitarbeiter in London vermochten in einer ganzen Serie von methodologisch hervorragenden Studien einwandfrei nachzuweisen, daß das Aufflammen von akut-produktiven, psychotischen Symptomen statistisch vielfach mit psychosozialer Überstimulation, die negativ-unproduktiven Bilder dagegen umgekehrt mit Unterstimulation zusammenhängen.[44] Als (relativ zur reduzierten Verarbeitungskapazität zu verstehende) psychosoziale Über- bzw. Unterstimulation sind dabei nicht nur familiäre, arbeits- und kontaktmäßige Anforderungen, Besuche, Reisen, soziale Geschehnisse aller Art, insbesondere solche, die Wechsel und Neuanpassung implizieren, sondern überhaupt alle an den Patienten herangetragenen »Informationen« im weitesten Sinn aufzufassen. Zugleich fanden dieselben wie auch ganz unabhängige Forschergruppen heraus, daß sich sogenannte »life-events«, das heißt Ereignisse traumatischer oder auch ganz alltäglicher Art, darunter wiederum vor allem solche, die mit Wechsel und Neuanpassung verbunden sind (Umzug, Stellen- und Ortswechsel, Heirat, Geburt, Krankheit, Unglücksfälle, Verluste) im Vergleich zu gesunden Kontrollgruppen vor Ausbruch einer akuten Psychose (und zum Teil spezifisch in den letzten drei Wochen) deutlich häufen.[45]

Die seit rund 30 Jahren unter anderem von Lindemann, Caplan und anderen Autoren in den USA mächtig vorangetriebene Krisenforschung hat ihrerseits gezeigt, daß es bei akuter Überforderung eines gegebenen Coping- oder Verarbeitungssystems — und als eine solche Überforderung muß jede Krise verstanden werden — von einem bestimmten und individuell sehr verschiedenen Schwellenwert an bei jedermann recht regelhaft zu einem Verlust von normalen und gewohnten Verhaltensweisen kommen kann. An deren Stelle treten Phänomene, die nicht nur den Anfangsbildern, sondern zu-

---

[44] Vgl. hierzu insbesondere Wing, J. K., G. W. Brown (1970): *Institutionalism and schizophrenia*. London (Cambridge Univ. Press).

[45] Brown, G. W., J. L. T. Birley (1968): Crisis and life changes and the onset of schizophrenia. *J. Soc. Health and Soc. Behav.*, 9, S. 203—214. — Dohrenwendt, W. P., G. Egri (1981): Recent stressfull life events and episods of schizophrenia. *Schizophrenia Bulletin*, 7, S. 12—23.

nehmend sogar recht vorgerückten Stadien akuter Psychosen auffällig gleichen: Am Anfang finden wir hier wie dort eine zunächst noch wenig spezifische Erhöhung von Spannung, Angst und Unsicherheit, Zwiespältigkeit, Verwirrung, eventuell von Reizbarkeit, Depressivität und Aufregung. Dauert der Druck nur lange genug an, so kommt es auch bei vorher Gesunden progressiv zu Veränderungsgefühlen im Sinne der Depersonalisation und Derealisation, zu aggressiven oder autoaggressiven Ausbrüchen, ja zu wahnhaften Projektionen und Introjektionen (inadäquates Wegschieben von eigenen, u. a. aggressiven Gefühlen etc. auf andere, falsche Eigenbezüge zum Beispiel in Form von Verfolgungsideen etc.), zu Denk- und Sprachstörungen und unter Umständen schließlich sogar zu Halluzinationen.[46] Akut psychotische Erscheinungen können damit weitgehend als — zwar zweifellos überschießende und krankhafte, aber ähnlich der epileptischen Krampfbereitschaft grundsätzlich in jedermann als Möglichkeit bestehende — Reaktion besonders sensibler und vulnerabler Menschen auf (für sie) zu große Belastungen aller Art verstanden werden.

Weitere Ergebnisse aus der Krisenforschung zeigen, daß auf dem Höhepunkt von Krisen ein besonders unstabiles, unter anderem durch erhöhte Suggestibilität gekennzeichnetes Stadium eintritt, in welchem kleine Ursachen (Einflüsse von außen, situative Elemente etc.) nicht selten große Wirkungen zeitigen. Geringfügige Veränderungen aus dieser Phase können in der Folge leicht zu stabilen Verhaltensweisen werden, die später nur noch mit riesigem Aufwand rückgängig zu machen sind. So vermögen zum Beispiel, wie namentlich moderne Familientherapeuten betonen, allein schon eine ärztliche Diagnosestellung, Hospitalisierung etc. familiäre Krisen auszulösen, die unter Umständen zu einer langjährigen Krankenkarriere eines zum »Sündenbock« gestempelten Angehörigen führen, während spezifisch familienbezogene Interventionen gerade dies von Anfang an vermeiden. Übereinstimmend haben Beobachtungen über religiöse und andersartige Bekehrungserlebnisse, Initiationsriten, Kriegs- und Schreckneurosen, »Gehirnwäsche-

[46] Vgl. zum Beispiel Caplan, G. (1964): *Principles of preventive psychiatry.* New York (Basic Books). — Jacobson, G. F.: Programs and technics of crisis intervention. In: Arieti, S. (Hrsg., 1974): *American Handbook of Psychiatry.* New York (Basic Books), Bd. 2, S. 810—825.

techniken« u. ä., wie sie seinerzeit von dem englischen Psychiater Sargant in einem fesselnden, heute zu Unrecht vergessenen Buch gesammelt wurden[47], schon vor Jahrzehnten zu Auffassungen geführt, die manche Ergebnisse der heutigen Forschung vorwegnahmen. Sargant wies nämlich in allen derartigen »Verrückungen« einen immer wieder ähnlichen Grundmechanismus nach, wonach ein System von Überzeugungen, Wertmaßstäben, Wahrnehmungs- und Verhaltensweisen etc. — kurz, ein umfassendes »affektlogisches Bezugssystem« in unserer Sicht — zunächst durch widersprüchliche und devalorisierende Botschaften systematisch in Frage gestellt, dann durch simultane Belastungen auf allen nur möglichen Ebenen überfordert und schließlich auf einem krisenhaften, stark mit Emotionen (ambivalent-angstvollen Erwartungen aufgrund von Drohungen, Versprechungen etc.) aufgeladenen und eventuell noch durch körperliche Schwächung (Schlafmangel, Hunger) begleiteten Höhepunkt völlig destabilisiert wurde. Im entscheidenden Zustand höchster Sensitivität, Suggestibilität und Verwirrung, in dem — nicht selten bei gleichzeitigem Auftauchen psychoseartiger Verhaltensweisen — alle bisherigen Bezugssysteme aufgegeben wurden bzw. zusammenbrachen, ließen sich dann mit relativ wenig Mühe ganz neue Überzeugungen, Wertvorstellungen etc. einpflanzen, die in der Folge insbesondere dann stabil blieben, wenn die traumatischen Bekehrungserlebnisse noch von Zeit zu Zeit durch gleichartige »injections de rappel« wieder aufgefrischt wurden. Im Prinzip ganz ähnliche Prozesse vermutete Sargant sowohl hinter den Pavlovschen Befunden zur Schaffung und Auslöschung bedingter Reflexe bei Hunden — interessant ist hier unter anderem die ganz verschiedene Widerstandsfähigkeit je nach Temperament der Tiere — wie auch hinter bestimmten, durch Psychoanalyse oder auch durch andere, emotional besonders intensive Heilverfahren erzielten Therapieerfolgen.

Es liegt auf der Hand, daß alle diese Beobachtungen, selbst wenn ihre Interpretation nicht in allen Teilen zutreffen mag, für das hier diskutierte Problem des »Überschnappens« von normalen und gewohnten in jene eigentümlichen, pathologischen Verhaltensweisen, die wir als akute Psychose bezeichnen, von Belang sind. Nicht nur die Parallelen zu gewissen Familienprozessen, wie sie etwa Searles

[47] Sargant, W. (1957): *Battle for the mind*. New York (Combleday).

sehr drastisch dargestellt hat (s. unten), sind frappant. Die Krisen- und Life-events-Theorie scheint noch etwas anderes und vielleicht in mancher Hinsicht mindestens ebenso Bedeutsames zu zeigen: *Als wirklich »primär« im Sinne von »initial«, »ursprünglich«, »grundlegend« erscheinen aus dieser Sicht nicht mehr die früher erwähnten, dem Gesunden sehr fremden Primär-, Erstrang- oder »Grundstörungen« der älteren und zum Teil neueren Schizophrenielehre, sondern so gewöhnliche und allgemeinmenschliche Erscheinungen wie Spannung, Verwirrung, Angst und Ambivalenz — die sich freilich unter geeigneten Bedingungen hochgradig zu intensivieren und über verschiedene Stufen schließlich in die beschriebenen, sehr eigentümlichen Erscheinungen umzuschlagen vermögen.* Es braucht nicht betont zu werden, daß eine solche Umdeutung und Umwertung der schizophrenen Symptomatik, sollte sie sich als stimmig erweisen, weitläufige Konsequenzen hat: Der schizophrene Mensch ist damit nicht mehr der radikal Andere und Fremde, Unzugängliche, Unverständliche, als der er bisher in und außerhalb der Psychiatrie galt, sondern er darf dann vielleicht endlich als das erscheinen und verstanden werden, was er vermutlich ist und allen esoterischen (zum Beispiel dämonischen, teuflischen, magischen, aber auch psychiatrisch-organischen oder psychoanalytischen) Erklärungen zum Trotz seit jeher gewesen ist: Ein armer, fragiler, verwirrter und nach außen eigentümlich abwehrender, dahinter jedoch sehr feinfühliger und dünnhäutiger Mensch, der sich aus einer ihn überfordernden Konfusion in ein abstruses Refugium zu retten versucht, das allerdings nur noch mehr Schwierigkeiten schafft und ihm schließlich zum Gefängnis und Verhängnis wird. Ein solcherart verändertes Schizophrenieverständnis kann, wie noch zu zeigen sein wird, für den gesamten Umgang mit dem Kranken wie für die Therapie überhaupt natürlich nicht ohne Folgen bleiben. Selbst wenn — was von vornherein anzunehmen ist — ein Quentchen oder Quantum Unstimmigkeit in diesem Konzept steckt, so vermag es doch kaum so viel Schaden anzurichten wie der bisherige »Stand des Irrtums«.

Im übrigen zeigen die Ergebnisse der Krisen- und Life-events-Forschung, und vor allem die zuletzt berichteten Befunde von Sargant, daß plötzliche und umfassende Funktionswechsel des »psychischen Systems« weit über den Bereich der Psychosen hinaus unter den verschiedensten Bedingungen vorkommen können. Es ist sicher berechtigt, sie global als *»Verrückungen«* oder, im Rahmen der hier entwickelten Anschauungen, als Gleichgewichtsverschiebungen innerhalb von umfassenden, durch die gesamte bisherige Erfahrung angelegten und äquilibrierten affektiv-kognitiven Funktions- und Bezugssystemen zu bezeichnen. Die Vermutung liegt nahe, daß bei allen diesen Phänomenen grundsätzlich immer wieder ähnliche Mechanismen am Werk sind. Damit müßten in allen möglichen Zuständen von »Verrücktheit« jedenfalls auch gewisse strukturelle Analogien nachzuweisen sein.

Versuchen wir nun, diesem Gedanken zunächst aufgrund der direkten Betrachtung verschiedener »verrückter« Zustände und anschließend mit einer Reihe von Folgeüberlegungen weiter nachzugehen.

Zur Struktur »verrückter« Zustände

Wenn wir uns fragen, was gemeinhin mit dem Begriff der »Verrücktheit« gemeint sei, so sehen wir sofort, daß er ein weites und sehr unscharf begrenztes Feld von Phänomenen einschließt, das stark durch den jeweiligen Blickwinkel des Betrachters determiniert ist und jedenfalls von ganz alltäglichen, aber etwas abwegigen Verhaltensweisen Gesunder bis ins ausgeprägt Pathologische und Schizophrene hineinreicht. Trifft dieser interessante Terminus tatsächlich etwas Gemeinsames, und wenn ja, wie unterscheidet sich die »gewöhnliche« von der krankhaften Verrücktheit?

Sehen wir uns zunächst einige Beispiele aus dem Alltag an: Schon in den vorangegangenen Kapiteln sind wir da und dort Zuständen von landläufiger »Verrücktheit« begegnet, unter anderem bei jenen »Extremisten« verschiedenster Art, die uns zur Illustration gewisser Grenzsituationen dienten. Als »verrückt« gelten zum Beispiel extreme Kletterer, Taucher, Höhlenforscher. »Verrückt« sein kann man zeitweise auch vor Freude, vor Wut, vor Schmerz, vor Angst; gewisse Leute sind — zum Beispiel als Sammler, als Liebhaber, als Verliebte — »verrückt« nach einem bestimmten Objekt, nach einer Person oder einem Gegenstand. »Verrückt« ist von einem bestimmten Blickwinkel aus gesehen der spleenige Engländer, der pubertierende Jugendliche, der eigensinnige Alte, kurz, als »verrückt« gelten dem Durchschnittsbürger zunächst offenbar alle fremden und ungewohnten Verhaltensweisen, obwohl sie in Wahrheit — und hier treffen wir auf etwas sehr Wichtiges — in sich meist genauso

»stimmig« und äquilibriert sind wie die seinen. »Verrücktheit« ist also immer bezogen auf ein Unverrücktes, das heißt auf das, was in einem ganz bestimmten Kontext und Bezugssystem die Norm darstellt. Daß dies einerseits etwas höchst Relatives, andererseits aber überaus Zweckmäßiges, weil der mittleren Erfahrung in diesem Kontext optimal Angepaßtes ist, braucht nicht weiter betont zu werden.

Von besonderem Interesse sind für uns indessen »verrückte« Alltagsphänomene wie der Jähzorn oder die Verliebtheit, die in mancher Hinsicht krankhaften Zuständen schon recht nahe kommen: Sie führen zuweilen zu hochgradig abwegigem Verhalten, erfassen wie eine Psychose sehr global die ganze Person, das gesamte Fühlen, Denken und Wahrnehmen, und verändern damit grundlegend nicht nur alle Wertmaßstäbe, sondern überhaupt die Auffassung und Gewichtung der Wirklichkeit, den »Realitätsbezug«. Dem (der) Verliebten zum Beispiel hängt in seinem »göttlichen Wahnsinn« (Plato) der Himmel voller Geigen, er geht »wie in den Wolken«, die gesamte Umwelt (eine Wiese, ein Wald, ein Zimmer und alles was darin ist...), er selbst, vor allem aber die geliebte Person bekommt in seinen Augen einen sozusagen lachenden Glanz, eine Bedeutsamkeit, eine Intensität, die ihr sonst fremd sind. Die Stimmung ist exaltiert und labil mit extremen Ausschlägen (»himmelhoch jauchzend... zu Tode betrübt«). Das gesamte Wertgefüge, das Denken, Fühlen, Handeln des Verliebten ist auf den Kopf gestellt, umpolarisiert sozusagen, nur noch auf die Geliebte und ihn selbst gerichtet, er in seinem Bezug auf die Geliebte, die Geliebte in ihrem Bezug auf ihn, das ist alles, was zählt, die ganze übrige Welt existiert nicht mehr — sie ist für ihn genauso bedeutungslos geworden wie unsere normale Welt für den Psychotiker...

Ebenso umfassend in eine »andere Welt« eingetaucht sind für einen kurzen Moment der Jähzornige, oder für länger der Arbeitswütige, der erleuchtete Entdecker und Erfinder, der Fanatiker.

Betrachten wir nun eine — recht zufällig herausgegriffene — Auswahl von verschiedenartigen Zuständen, die mit aller Eindeutigkeit als schizophren diagnostiziert wurden:

> Eine 28jährige, frühere Lehrerin, vom Aussehen her freilich viel eher ein zehn Jahre jüngeres, kleines und graziles Mädchen, irrt bleich, verängstigt, aufgeregt, mit krampfhaft gefalteten Händen, zusammengepreßten Lippen, angstvoll verzerr-

tem Gesichtsausdruck in den Räumen und Korridoren unserer Tagesklinik herum. Sie hört wieder, wie schon oft in der letzten Zeit, pausenlos die Stimme ihres Wahngeliebten, eines jungen Arztes, der sie vor Monaten einer somatischen Affektion wegen behandelt hatte. Dieser Geliebte, an dessen Omnipräsenz und direkter Intervention die Patientin gegen alle Evidenz festhält, ist nicht mehr freundlich zu ihr wie früher, sondern kommentiert abschätzig all ihr Tun und Lassen, mokiert sich zum Beispiel über ihre Bemühungen, eine kleine Handarbeit fertigzubringen, hat ihr schon mehrfach imperativ befohlen, sich demnächst umzubringen. Beschäftigung, Gesellschaft, freundlicher Zuspruch helfen wenig; auf beruhigende Medikamente reagiert die Frau äußerst empfindlich mit massiven Seh- und Bewegungsstörungen.

Oder ein anderes Beispiel:

Ein als hebephren diagnostizierter Patient, ebenfalls aus der Tagesklinik, ein großer, blonder, dysplastisch wirkender junger Mann von 22 Jahren mit prominentem Bauch und ständigem, aufreizend wegwerfendem Lächeln scheint dauernd »das Kalb zu machen«. Er sagt nie etwas Vernünftiges, pufft oft unvermittelt seine Mitpatienten in die Rippen, hält sich an keinerlei Verhaltensregeln, raucht pausenlos Zigaretten, tut, was ihm gerade beliebt, bringt keine Arbeit fertig, kommt, wenn überhaupt, immer zu spät, interessiert sich für nichts. Er hat überall versagt, war schon mehrfach einige Wochen in gespannterem Zustand in der Klinik, äußert zeitweise vage Wahn- und Beeinflussungsideen (man glaube, er sei ein Spion, schaue ihn merkwürdig an), behauptet manchmal, Autorennfahrer zu werden oder gewesen zu sein. Ohne jeglichen Erfolg sucht er angeblich seit Wochen nach einer neuen Stelle. Ein sinnvoller psycho- oder soziotherapeutischer Kontakt ist nicht möglich, in der Gruppe hält er sich abseits, Medikamente machen ihn nur noch wurstiger. Eines Tages aber platzt dem Chef bei einem Gruppengespräch, das der Patient unangenehm stört, unvermittelt der Kragen; er sagt dem verdutzten jungen Mann, der plötzlich interessiert hinzuhören scheint, vor allen Mitpatienten seiner sinnlosen Tagedieberei wegen, die bloß zeige, daß er sich selbst nicht ernst nehme und von niemandem ernstgenommen zu werden wünsche, so recht

»vaterländisch«, wie man hierzulande sagt, alle Schande — und am übernächsten Tag hat der »Hebephrene« eine handfeste Arbeit als Maler gefunden, hält sich monatelang gut, ward nicht mehr gesehen. Ein Jahr später taucht er freilich wieder in einem ähnlichen Zustand auf wie vorher . . .

Ein weiterer Fall:

Eine knapp 30jährige Frau, die schon mehrere kataton schizophrene Schübe hinter sich hat, dazwischen aber recht unauffällig in einer Wäscherei arbeitet, wird wieder einmal als Notfall, hochgradig erregt, schreiend, inkohärent und durcheinander in den »unruhigen Wachsaal« der psychiatrischen Klinik eingewiesen. Sie beschimpft die Schwestern, wehrt sich gegen eine Spritze, antwortet dazwischen verzückt halluzinierten Stimmen, die von der Decke zu kommen scheinen, zieht sich, in eine Isolierzelle verbracht, nackt aus und hat anderntags dort mit ihrem Kot ein hübsches Blümchen an die Wand gemalt, dessen mystische Bedeutung sie dem Arzt auf der Visite angelegentlich erklärt.

Und ein letztes Beispiel:

Eine etwas über 40jährige, geschiedene Frau, bildende Künstlerin, intuitiv und feinfühlig, schwebt seit Wochen in einer eigenartigen, immer etwas wechselnden, ängstlich-gespannten Stimmung von wahnhafter Bedeutsamkeit. Manchmal hört sie undeutlich die Stimme ihres verstorbenen Vaters, meint, er sei irgendwo in der Nähe, fühlt sich zugleich beobachtet, beeinflußt, verändert, gerät für Augenblicke in panikartige Angst vor einem undefinierbar schrecklichen Ereignis, läuft dann aufgeregt herum und redet verworren. Medikamente wirken deutlich beruhigend, auch auf Zuspruch reagiert sie gut; mehrfach gelingt es dem ihr vertrauten Arzt, sie aus akut psychotischen Angstzuständen durch ein intensives Gespräch rasch in die Realität zurückzuführen und völlig zu entspannen.

Was ist mit diesen Leuten los? Was ist das Gemeinsame an diesen so unterschiedlichen Fällen? Sie alle, jeder auf seine Weise, scheinen in eine umfassend veränderte und eben »verrückte« Welt eingetaucht, wie in einen Traum, einen »Trip«, in dem alles, ihr ganzes

Fühlen, Denken und Tun, kurz, ihr »Weltbild« auf besondere Weise anders ist als gewöhnlich. Dies gilt selbst noch für den jungen, angeblich hebephrenen Mann, der — was ganz ungewöhnlich ist — auf eine völlig überraschende, herzhafte Strafpredigt hin plötzlich »zurückschnappte« in ein normales Verhaltenssystem, also vielleicht gar nicht »richtig«, sondern nur pseudoverrückt war. Aber in dieser »Pseudoverrücktheit« hatte er schon mehrfach über Monate hinweg gelebt; die Diagnose einer hebephrenen Schizophrenie war wiederholt ganz ohne Einschränkung gestellt worden; jeder Kliniker weiß, daß durchaus ähnliche Fälle, trotz aller Versuche einer »Rehabilitation«, nach einigen Entlassungen zur Verzweiflung aller Beteiligten nicht selten jahrelang in den Institutionen herumlungern und schließlich als zunehmend »affektverflachte« und »abgebaute« Langzeitpatienten mit irgendeiner Stereotypbeschäftigung in einer hinteren Spitalabteilung landen. Und andererseits gibt es immer wieder vereinzelte Fälle von solchen Schockheilungen (bzw. -remissionen), zum Beispiel bei einer Feuersbrunst, einem Unfall, einer schweren Krankheit. Vom berühmten, kürzlich 97jährig verstorbenen Berner Professor Jakob Klaesi erzählt man sich, daß er einmal eine schwer Katatone heilte, indem er mit ihr eine Bootsfahrt auf den Thunersee unternahm und sie dann kurzerhand ins Wasser warf... Eine andere, schwer tobende Patientin holte er angeblich, als er noch im »Burghölzli« in Zürich arbeitete, mit ebenso durchschlagendem Effekt direkt aus ihrer Zelle zu einem feudalen Nachtessen ins vornehmste Hotel der Stadt. Zur Routine geworden, zum Beispiel in Form des Elektroschocks, sind solche Techniken freilich weit davon entfernt, regelmäßig Erfolg zu haben...

Aus affektlogischer Sicht bestätigen solche Beobachtungen in erster Linie, daß in der Psychose in der Tat, ähnlich wie beim Verliebten oder sonstwie harmlos »Verrückten«, wenn auch in erheblich stärkerem Ausmaß, ein globales Fühl-, Denk- und Verhaltenssystem sozusagen »schief«, verschoben und aus dem Gleichgewicht — oder vielmehr: in ein *neues*, verdrehtes Gleichgewicht — gerückt ist. Denken wir zum Vergleich nochmals an die Calderschen »Mobiles«, die ich schon früher einmal zur Illustration eines äquilibrierten, affektiv-kognitiven Bezugssystems herangezogen habe: Diese luftigen, dreidimensionalen Gebilde aus dünnen Metallarmen und verschiedenförmigen, verschiedenfarbigen und verschiedengewichtigen Plättchen, die an einer Verankerung (sozusagen an einem übergeordneten Bezugssystem) aufgehängt frei im Raum schweben und damit sehr schön ein dynamisch äquilibriertes Gefüge von Relationen zwischen Elementen eines Gesamtsystems symbolisieren, scheinen durch ein flagrantes Ungleichgewicht irgendeines Elements total verzerrt und aus ihrem normalen Zusammenspiel herausgehoben. Alles ist zwar weiterhin vorhanden, auch die Beziehungen zwischen den einzelnen Elementen sind in gewisser Weise erhalten, und doch ist das Ganze in einer bestimmten Art verquer und verändert. Oder ein anderer Vergleich aus der Kunst: die zerfließenden, gleich welken Blumen über eine Tischkante herabhängenden Uhren Salvador Dalis… »Das ganze Weltbild hat sich mir verschoben«, klagte kürzlich eine junge Patientin auf unserer Kriseninterventionsstation im abklingenden schizophrenen Schub wörtlich. »Zum Beispiel ist ein Vogel vorbeigeflogen, und das hieß: Du hast einen Vogel.« Oder sie hatte im Regen Stimmen gehört: »Der Regen redete mit mir.« Sie habe einfach »alles anders angeschaut«, zum Beispiel habe sie sich gar nicht mehr als »gut« empfinden können; sie sei sich als Dorftrottel vorgekommen. Sie habe auch »doppelte Gespräche mit Menschen geführt«, indem sie zugleich die Stimme ihres Gesprächspartners und die eigenen Gedanken als Kommentar über sich selbst gehört habe; »dumme Kuh«, schimpfte die Stimme sie zum Beispiel. »Ich redete mit meinen Gedanken.« Noch wochenlang war die Patientin trotz zunehmender Einsicht zeitweise nicht imstande, die Realität sicher vom psychotischen Erleben zu unterscheiden. Im Café zum Beispiel, so sagte sie, habe sie immer noch manchmal das Gefühl, man rede über sie. »Die ist ja schizophren«, habe es kürzlich geheißen, und sie wisse nicht, ob dies wirklich jemand gesagt habe oder nicht. Ebenso progressiv hatte sich die Psychose angebahnt, obwohl das »Überschnappen« nach außen sehr akut in Erscheinung getreten war. Stimmen waren im Anfang nur ganz selten aufgetreten, etwa ein- bis zweimal im Monat; sie war zuerst auch gar nicht sicher, ob sie überhaupt etwas gehört hatte. Schließlich aber waren sie Tag und Nacht da. — Es gibt Hinweise dafür, daß sich auf ähnliche Weise auch Größen- und andere Wahnideen, selbst wenn sie durch ein plötzliches Offenbarungserlebnis, eine Wahnwahrnehmung etc. abrupt ins Bewußtsein einbrechen, oft lange vorher durch gelegentliche Gedankeneinsprengsel etc. ankünden. Es ist, wie wenn — unter anderem aus den archaischen, »ganz guten« und »ganz schlechten« Selbst- und Objektrepräsentanzen und weiterem verdrängtem Material — bei zunehmendem Versagen der gewohnten Bezugssysteme unter der Oberfläche ein anderes, eben ein »verrücktes« Denk- und Fühlsystem vorgebahnt würde, das gegebenenfalls als Ersatz zur Verfügung steht und schließlich als »Alternative« unvermittelt vom Psychotiker Besitz ergreift. Klaus Conrad hat sich im schon zitierten Werk sehr detailliert mit der beginnenden Schizophrenie auseinandergesetzt; ich entnehme ihm zur Illustration ein weiteres, besonders instruktives Beispiel (alle Patienten Conrads stammen aus seiner Militärdienstzeit im Zweiten Weltkrieg; daher der militärische Kontext):[48]

»*Fall 10.* Der 32jährige Gefreite Karl B. berichtete über ein lange zurückliegendes Trema und einen schleichenden Beginn des Wahnes, den wir hier übergehen wollen. In der weiteren Exploration heißt es dann: Am Morgen war der Aufbruch (seiner Truppe). Da fing es nun erst richtig an. Schon als der Unteroffizier kam und ihn nach dem Schlüssel des Quartieres fragte, war ihm sofort klar, dies sei abgekartet, um ihn zu prüfen. Auch auf der Fahrt im Omnibus merkte er an dem Benehmen der Kameraden, sie wüßten etwas, das er nicht wissen sollte. Die Fahrt dauerte 3—4 Stunden, mit sonderbaren Gesprächen über das Führerhauptquartier, das hier irgendwo im Walde liegen sollte. Ein Kamerad fragte ihn in auffälliger Weise, ob er Brot habe. Als man gegen Mittag in A. ankam, wo eine Abteilung abgelöst werden sollte, wurden einige Kameraden beauftragt, Quartier zu machen. Das war natürlich eine Finte, um sie inzwischen instruieren zu können, wie sie sich ihm gegenüber zu verhalten hatten, während er mit den anderen im Omnibus warten mußte. Es gingen dann immer wieder Gruppen von Kameraden weg, andere kamen wieder, es war klar, daß sie alle ihre Instruktionen bekamen. Als er sein Quartier zugewiesen bekam, einen kleinen Raum von einem Kameraden, den er ablösen sollte, erkannte er auch an dessen Benehmen sofort, daß er Instruktionen hatte. Er könne nicht sagen, woran er es erkannte, man sah es eben. Er machte das Quartier sauber und ging dann hinunter, um sich Zigaretten zu kaufen. Er

[48] Conrad, K. (1958), a.a.O., S. 51.

mußte durch einen Garten, da saßen alle Unteroffiziere, auch der Feldwebel und eine Dame waren dabei. Sie war offensichtlich überrascht, ihn plötzlich zu sehen. Es war wahrscheinlich beabsichtigt, ihm diese Dame abends zuzuspielen«...

Noch deutlicher als bei unserer jungen Frau mit dem »Vogel« und dem »Regen, der mit ihr redete« — wie poetisch mutet zuweilen doch dieses psychotische Erleben an! — tritt beim Gefreiten Karl B. das Element des allseitig Bedeutsamen, »Gemachten«, wie Verzauberten und Gebannten hervor, durch das seine »Verrückung« charakterisiert ist. Zugleich werden wir eines wichtigen Merkmals gewahr, das mehr oder weniger ausgeprägt in allen Fällen nachzuweisen ist: In der Verschiebung des globalen Weltbildes, die hier stattgefunden hat, nimmt die eigene Person des Patienten nun einen völlig zentralen Platz ein; auf sie ist alles, was ringsum geschieht, bezogen und gemünzt, für sie ist alles »veranstaltet«. Conrad schreibt hierzu:[49]

> »Worauf auch immer sein Blick fiel, dort scheint das Angetroffene in einer Beziehung zu ihm selbst zu stehen. Seine ›Welt‹ verwandelt sich in ein einziges Prüffeld, indem man alles Erdenkliche ›hergerichtet‹, ›aufgebaut‹ und ›aufgestellt‹ und alles zu seiner ›Prüfung‹ vorbereitet hat, wie die Kulissen eines seltsamen Theaters, ob es ihm ›auffalle‹, ob er es ›merke‹, wobei man ›sich bemühte‹, manches so ›unauffällig wie möglich‹ zu machen; auch macht man ›Finten‹ und ›Fehler‹, versucht ihn ›hineinzulegen‹, stellt sich ›überrascht‹, ›verheimlicht‹ ihm vieles, will es ihn ›nicht merken‹ lassen‹ die Menschen sind alle ›instruiert‹, haben alles ›verabredet‹, sind wegen ihm abkommandiert, sogar die Straßenpassanten sind in das Netz aufgenommen. Auf dem Höhepunkt der Störung geht von ihm selbst eine Art Bannkreis aus, so daß alles, worauf sein Blick fällt, einen seltsam verzerrten Gesichtszug, so etwas Spannendes im Ausdruck erhält (Andeutung von Omnipotenzerleben).«

Diese durchgehende Egozentrizität, diese »autistische« Verschiebung aller Gewichte und Bezüge des gesamten »Bezugssystems« auf sich selbst stellt offensichtlich etwas Zentrales dar. Sie existiert

[49] Ebd., S. 53.

in gewissem Ausmaß ja bereits beim Jähzornigen oder Verliebten und gehört eindeutig zur affektlogischen Struktur schizophren psychotischer Erscheinungsbilder. Daß übrigens diese Zustände bei aller möglichen Flackrigkeit und Sprunghaftigkeit — die hier gerade die relevante »Invarianz« darstellt — überhaupt »Struktur« im früher besprochenen Sinn, das heißt eine ausgesprochene Kohärenz und Gestalt haben, wie gerade bei den Fällen Conrads besonders deutlich wird, ist selbst wieder etwas sehr Bemerkenswertes. Noch einmal: Dies heißt nichts anderes, als daß sie ein *»System«* und damit *eine bestimmte Art von Äquilibration bilden, die andere, gleichzeitige Gleichgewichtszustände ausschließt.*

Ich sehe hier eine Parallele zum Bewußtsein und insbesondere zur Aufmerksamkeit, die beide, wie mir scheint, in einem bestimmten Moment auch immer nur in *»einer Verfassung«*, oder sozusagen nur »an *einem* Ort« zugleich sein können. Wenn wir scheinbar viele Dinge simultan beachten, wie etwa beim Autofahren oder einer beliebigen anderen, komplexen Tätigkeit in unserer technisierten Umwelt, so erweitern wir nur den Aufmerksamkeitsfokus, indem wir ein aus vielfältigen Einzelerfahrungen abstrahiertes Bezugssystem höherer Ordnung zur Anwendung bringen.

Besonders klar erscheint mir dieser Sachverhalt in einem Beispiel von P. Hartwich aus seinem Buch zu den Aufmerksamkeitsstörungen Schizophrener[50] zu werden: Er bezweifelt ihn nämlich mit dem Hinweis auf gewisse Schachspieler, die simultan viele Partien spielen und also, wie er meint, ihre Aufmerksamkeit auf viele Foki zugleich verteilen. Ganz abgesehen aber von der Tatsache, daß der »Simultanspieler« in Wahrheit gar nicht simultan, sondern von Brett zu Brett eilend unter blitzschneller Erfassung der Sachlage sehr rasch *nacheinander* spielt, bedient er sich vor allem aufgrund seiner Erfahrung aus Tausenden von Partien, aus Lektüre, Studium etc. eines Gefüges von strategischen Regeln auf höherem Abstraktionsniveau, das heißt eines übergeordneten Bezugssystems, das ihm erlaubt, in einer disparaten Vielfalt sofort das Typische zu erfassen und damit in einer für den Laien wunderbar erscheinenden Weise Dutzende, ja zuweilen Hunderte von Spielen »simultan« zu dominieren.

Man könnte also sagen, daß in der psychotischen Verrückung

[50] P. Hartwich (1980), a. a. O., S. 18f.

über die alltägliche Wirklichkeit ein — vom Gesunden aus gesehen — eigentümlich verzerrtes Raster gelegt wird, das einem durchgehend verlagerten, affektiv-kognitiven Gleichgewichts- und Bewußtseinszustand entspricht, alles in verändertem Licht erscheinen läßt und eine normale Erlebensweise ausschließt. Genausowenig kann man an zwei Orten zugleich sein oder simultan im dritten und vierten Gang autofahren.

Was aber unterscheidet, so müssen wir nun fragen, die verschobene und verrückte Erlebensweise des Psychotikers von derjenigen des Jähzornigen, Verliebten, Trauernden, des Fanatikers oder des extremen Kletterers, die sich doch alle im Vergleich zur Durchschnittsnorm ebenfalls in einer weitgehend »verrückten« Welt bewegen?

Es ist offensichtlich, daß alle diese Zustände beim Gesunden weit mobiler und reversibler sind als beim schizophren Kranken. Der Gesunde kann seinen »verrückten« Zustand zumindest vorübergehend verlassen, der Psychotiker dagegen ist darin eingemauert wie in ein Gefängnis. Sogar der Trauernde, der Verliebte hat (zumeist) noch Platz für seine tägliche Arbeit, für die »Routine«, für die vielfältigen Aufgaben des Alltags, in denen er sich trotz seines Zustandes weiterhin einigermaßen normal, wie in einem beständig vorhandenen und sicheren Wegnetz, zu bewegen vermag. Wenn dies nicht mehr der Fall ist, wenn selbst diese Routinewege nicht mehr funktionieren oder sich zu verzerren beginnen, so spricht man von »Raserei«; der Betroffene gilt dann als »völlig übergeschnappt« und, unter Umständen, als schließlich wirklich im Sinne einer Psychose verrückt.

Der Unterschied zwischen der alltäglichen und der krankhaften »Verrückung« erscheint damit zunächst als ein gradmäßiger; es gibt zwischen beiden — und das gilt auch für die Schizophrenen, wie etwa der Fall der jungen Frau mit dem »Vogel« sehr deutlich zeigt — alle möglichen Übergänge. Ob richtig krank oder noch gesund ist in erster Linie eine Frage der Ausschließlichkeit, der Stabilität und der Dauer des verrückten Zustandes, weniger dagegen der Qualität des psychotischen Erlebens an sich.

Indessen gibt es weitere, wichtige Differenzen, die sich allerdings erst bei der Ausweitung des Blickfeldes vom Individuum auf den gesamten, sozialen Kontext enthüllen: Schizophren veränderte Erlebensweisen geschehen in einem ganz anderen kommunikativen

Feld als die passageren »Verrücktheiten« Gesunder; sie erwecken kein soziales Echo, oder wenn, dann ein ganz anderes und eigentümliches; sie sind nicht wie das Erleben des Gesunden harmonisch in einen gemeinsamen, sozialen Untergrund eingebettet, der sie fortwährend stützt und trägt. Lange Zeit nahm man an, daß Schizophrene von ihrer Umwelt völlig abgeschnitten, daß sie ohne Kontakt und »Übertragung« ganz in einer »autistischen« Eigenwelt abgekapselt seien. Heute hat man unter dem Einfluß einerseits der Psychoanalyse und andererseits der Kommunikations- und Familienforschung erkannt, daß dieser Kontakt keineswegs abgebrochen, wohl aber tiefgehend modifiziert ist: Selbst ein völlig mutistischer und bewegungsloser Katatoner kommuniziert, unter Umständen sogar sehr intensiv, mit seiner Umgebung. »Man kann nicht nicht kommunizieren«; gerade auch die Nicht-Kommunikation ist, wie die moderne Kommunikationstheorie nachweist, eine Art von Kommunikation,[51] und entsprechend kommuniziert und interagiert auch die Umwelt fortwährend sogar mit einem Katatonen.

Von dieser Einsicht her eröffnen sich verschiedene interessante Überlegungen; eine davon führt zu den bekannten, psychoseerzeugenden Experimenten mit sensorischer Deprivation, eine andere zu den neuen, systemischen Vorstellungen zur Rolle des sozio-familiären Umfeldes beim Zustandekommen psychotischer Phänomene. Unter beiden Aspekten sind zudem bedeutsame Einblicke in die normale Funktionsweise der Psyche und in potentielle Mechanismen ihrer »Verrückung« zu gewinnen. Damit wollen wir uns jetzt näher befassen.

Mögliche Mechanismen der psychotischen »Verrückung«

In diesem Abschnitt soll das Problem der Faktoren oder Einflüsse, die ein normales Denk-, Fühl- und Verhaltenssystem zum Umkippen in ein psychotisches System zu veranlassen vermögen, diskutiert werden.

Vorab ist nochmals festzuhalten, daß es hierfür zur Zeit noch keine befriedigende Erklärung gibt. Vielmehr sind wir zur Erhellung dieser entscheidenden Frage nach wie vor auf bloße Vermutungen, gestützt allerdings auf eine ganze Reihe von wichtigen An-

[51] Vgl. Watzlawick, P. (1967), a. a. O.

haltspunkten, angewiesen. Es kann hier also höchstens darum gehen, skizzenhaft nachzuzeichnen, wie die Dinge möglicherweise liegen könnten.

Wenn die »Verrückung« als globale Verschiebung eines psychischen Gleichgewichtszustandes, als — wenn auch oft untergründig lange vorbereitetes, aber schließlich doch mehr oder weniger abruptes — »Überschnappen« in ein neues, umfassendes System von affektiv-kognitiven Bezügen aufgefaßt werden darf, so muß es Kräfte und Mechanismen geben, man könnte sie »Verrücker« (oder »Bezugssystemveränderer«) nennen, welche diese Veränderung bewerkstelligen. Eine solche ist angesichts der starken homöostatischen Tendenz eines jeden Gleichgewichtssystems an sich nicht wahrscheinlich.

Fragen wir uns zunächst, welche »Bezugssystemveränderer« wir bereits kennen.

In einem vorangegangenen Abschnitt sind wir namentlich der *krisenhaften Überforderung* unter Streß begegnet, welche bei der Destabilisierung eines Bezugs- und Informationsverarbeitungssystems von gegebener (und jedenfalls von vornherein schon reduzierter) »Kanalkapazität« eine wesentliche Rolle spielt.

Des weiteren sind uns alle *heftigen Affekte* (Wut, Angst, Freude, Zorn etc.) als typische »Verrücker« im erwähnten Sinn erschienen; sie bewirken momentan, und unter Dauerstreß, wie er beispielsweise in Familien mit »schizophrenen Transaktionen« vorherrscht, unter Umständen auch über längere Zeit globale Umstellungen im Fühlen, Denken und Handeln, wie sie uns hier interessieren.

Ähnliche Distorsionen vermögen offenbar ebenfalls von gewissen, vorwiegend *kognitiven Modifikationen* auszugehen. Schon fixe, überwertige Ideen, Fanatismen etc. stellen ja solche dar. In dem bereits früher erwähnten Artikel von Wing stoßen wir zudem auf die Bemerkung, daß alle zentralen Symptome der akuten Psychose auf abnormen Perzeptionen (zum Beispiel Veränderungen in Größe, Form oder Farbe von Objekten, Zeiterlebensstörungen, besondere Schärfe gewisser Wahrnehmungen etc.) »basierten«. Etwas später hebt Wing ferner hervor, daß eine andere Gruppe von wahnhaften und halluzinatorischen Erscheinungen von *Veränderungen der Grundstimmung* (»mood«) ausgehe.[51a] Aufgrund dieser

[51a] Wing, J. K., in: Wing, J. K. (Hrsg., 1978), a. a. O., S. 7 und 8.

Anhaltspunkte drängt sich der Schluß auf, daß alle Einwirkungen, die zu einseitigen Verschiebungen der Gewichte auf einzelne affektive oder kognitive Elemente in den umfassenden affektlogischen Bezugs- und Gleichgewichtssystemen, die unser Verhalten regeln, führen, als typische »Verrücker« zu betrachten sind. Derartige Effekte aber werden, abgesehen von psychoreaktiven und sozialen Einflüssen, ebenfalls von Faktoren ganz anderer, so zum Beispiel biochemischer und toxischer Art, bewirkt.

Unter den *chemischen »Verrückern«*, mit denen wir uns jetzt etwas näher beschäftigen müssen, wären neben körpereigenen Stoffen, die der – allerdings noch nicht genügend gesicherten — Dopamin- oder Endorphinhypothese zufolge vielleicht beim Zustandekommen der schizophrenen Psychose eine Rolle spielen, in erster Linie körperfremde Halluzinogene wie LSD, Meskalin, Scopolamin, Psilocybin, und in gewissem Maße ebenfalls Amphetamin, Cannabis, Alkohol zu nennen. Namentlich die ersteren gehen eindeutig mit einseitigen Verzerrungen von Affekten und/oder kognitiven Funktionen, wie wir sie hier im Auge haben, einher. Dabei wurde von der biochemischen, auf synaptische Mikroveränderungen zentrierten Forschung merkwürdigerweise noch kaum beachtet, daß praktisch alle »verrückenden« Drogen recht selektiv globalere psychische Abläufe zu beeinflussen scheinen, die unter anderem mit dem Zeit- und Raumerleben, das heißt mit absolut grundlegenden Koordinaten für alle affektiven und kognitiven Funktionen, zu tun haben. Bemerkenswert ist insbesondere, daß schon geringfügige Verschiebungen in derart fundamentalen Rastern zu umfassenden Veränderungen der ganzen Art und Weise, »in der Welt zu sein« (um mit Heidegger und Binswanger zu reden), führen können. Nicht umsonst haben die Phänomenologen, darunter gerade Binswanger, immer wieder die Störungen des Zeiterlebens zum Beispiel in der Manie, der Depression und der Schizophrenie als etwas absolut Grundlegendes angesehen.[52]

---

[52] »Zeit« ist jedenfalls im psychologischen und biologischen Bereich (und möglicherweise weit darüber hinaus) nicht etwas Objektives und Unveränderliches im Sinne der »mathematischen Zeit«, sondern ein (rhythmisches) Geschehen. »Zeit entsteht aus Geschehen«, könnte man formulieren; ohne (rhythmische) Ereignisse keine Zeit. Zum gleichen Schluß gelangt heute selbst die moderne Physik — vgl. Prigogine, I., I. Stengers (1980), a. a. O.; ferner Denbigh, K. G. (1981): *Three concepts of time*. Berlin-Heidelberg-New York (Springer). Auch subjektiv beeinflußt deshalb eine Verän-

So ist zum Beispiel wahrscheinlich, daß eine Umstellung der »inneren Uhr« etwa im Sinn einer Verlangsamung, die zu größerer Gelassenheit und Ruhe, oder einer Beschleunigung, die zu größerer Getriebenheit führen würde, das gesamte Fühlen, Denken, Wahrnehmen recht weitgehend umzustimmen vermag. Jede stärkere Abweichung vom üblichen »psychischen Tempo«, von der gewohnten Mobilität der Affekte, des Aufmerksamkeitsfokus etc. nach den Extremwerten hin, zum Beispiel in Form eines zu langen Persistierens einzelner Emotionen, eines exzessiven Haftenbleibens der Aufmerksamkeit an bestimmten, sonst kaum beachteten Details oder umgekehrt in Form einer sprunghaften Flackrigkeit, verbunden mit einer Dehnung, Raffung oder anderweitigen Veränderung des Zeiterlebens, wie es sowohl bei Schizophrenen als auch unter der Einwirkung halluzinogener Drogen zu beobachten ist, führt jedenfalls sofort zu einer stark veränderten Beziehung sowohl zu anderen Menschen wie zur »Realität« überhaupt.[53]

Eine chemische Desäquilibrierung von affektiv-kognitiven Bezugssystemen ist gemäß den obigen Überlegungen noch über manche weiteren Mechanismen, so etwa über eine selektive Aktivierung oder Hemmung einzelner (zum Beispiel dopaminerger) zerebraler Subsysteme, über eine relativ unspezifische Veränderung der nervösen Erregbarkeit etc. denkbar. Von Interesse ist übrigens, daß nach neueren Erkenntnissen wahrscheinlich sogar bei der »Verrückung« des Verliebten chemische »Bezugssystemveränderer« in Form der sogenannten Pheromone eine nicht unwichtige Rolle spielen (Pheromone sind spezifische Duftstoffe, die zuerst bei zentralamerikanischen Faltern entdeckt wurden und bereits in unglaublicher Verdünnung wirksam werden. Wahrscheinlich vermag schon ein einziges, vom Weibchen ausgesandtes Molekül dieses Duftstoffes ein Männchen bis auf 20 km Distanz anzulocken, das

---

derung des Geschehens, welches »Zeit schafft«, sofort das gesamte Erleben grundlegend, wie uns zum Beispiel aus der »langen Weile«, wenn nichts, und der »Kurzweil«, wenn viel passiert, gut bekannt ist. Wohl aus dem gleichen Grund »hat« und erlebt der junge im Vergleich zum alten Menschen, der »Primitive« im Vergleich zum Zivilisierten, aber auch der Mensch überhaupt im Vergleich zu den Tieren und zur übrigen belebten und unbelebten Natur eine je ganz verschiedene Zeit.

[53] Vgl. Binswanger, L. P. (1922): *Einführung in die Probleme der allgemeinen Psychologie.* Berlin (Springer). – Ferner: Ciompi, L. (1962): Über abnormes Zeiterleben bei einer Schizophrenen. *Psychiat. Neurol.*, 142, S. 100—121.

heißt sein ganzes Verhalten — sein »Bezugssystem« — derart umfassend umzuschalten, daß es über alle Hindernisse hinweg der Duftquelle bzw. dem Wind entgegenfliegt und schließlich das Weibchen befruchtet. Neuerdings wurden intensive Wirkungen solcher sexueller Duftstoffe bei vielen Tieren und auch beim Menschen nachgewiesen).

Nun wird freilich die Bedeutung von drogenbedingten, sogenannten »Modellpsychosen« für das Verständnis sowohl der Biochemie wie auch der Phänomenologie und subjektiven Erlebensweise der Schizophrenie nach wie vor kontrovers beurteilt. Einerseits lassen sich gewisse amphetamin- oder LSD-bedingte Zustände von akuten Schizophrenien überhaupt nicht unterscheiden, was auf eine überaus enge Verwandtschaft hindeuten würde. Auf der anderen Seite aber wird scheinbar zu Recht immer wieder eingewendet, daß das psychopathologische Bild der meisten »Modellpsychosen« in manchen Punkten von einer echten, schizophrenen Psychose deutlich abweiche. Beispielsweise stehen bei den exogenen, drogenverursachten Psychosen eher optische, bei der »endogenen« Schizophrenie dagegen akustische Halluzinationen im Vordergrund. Ferner zieht letztere ohne Zweifel die ganze Persönlichkeit viel tiefreichender (»ich-näher«) in Mitleidenschaft; auch ist der Bezug zur Realität in der Schizophrenie anders und in gewissem Maße stärker gestört, als dies in experimentell herbeigeführten psychotischen Zuständen zumeist der Fall ist (zum Beispiel wissen die Versuchspersonen trotz aller Halluzinationen, Wahnideen etc. fast immer noch irgendwo, daß sie sich in einer experimentellen Situation befinden, die nach Belieben abgebrochen werden kann oder doch bald ein Ende nehmen wird. Dies ist, wie Matussek interessanterweise berichtet, selbst noch bei den halluzinatorisch-wahnhaften Zuständen in großer Abgeschiedenheit, zum Beispiel bei einsamen Polarforschern, Atlantiküberquerern etc. weitgehend der Fall[54]).

Diesen Einwänden liegt zum Teil jedoch ein naiv reduktionistisches, das Zusammenspiel von biochemisch-organischen und psychosozialen Faktoren nicht adäquat berücksichtigendes Denken zu-

[54] Matussek, P.: Wahrnehmung, Halluzination und Wahn. In: Gruhle, H. W., R. Jung, W. Mayer-Gross, M. Müller (Hrsg., 1963): *Psychiatrie der Gegenwart, Grundlagen und Methoden der klinischen Psychiatrie.* Berlin-Göttingen-Heidelberg (Springer), S. 51.

grunde, wie es speziell in den exakteren, jede Psychodynamik mit Mißtrauen betrachtenden Experimentalwissenschaften noch gang und gäbe ist. Sie stellen weder den Einfluß der Zeit — Modellpsychosen dauern Stunden bis Tage, schizophrene Zustände dagegen Wochen und Monate — noch den Einfluß des gesamten, bei Schizophrenen völlig abweichenden psychologisch-sozialen Kontextes gebührend in Rechnung. Bei »echten« Patienten verändert sich ja parallel mit dem Auftreten psychotischer Erscheinungen zunehmend die Haltung der gesamten Umgebung, insbesondere von dem Moment an, wo alles, was ein Patient sagt, fühlt, denkt, tut — zum Beispiel durch eine ärztliche Diagnose —, als »geisteskrank« abgestempelt und damit umfassend entwertet wird. Es ist klar, daß dieses »Feedback« für das subjektive Erleben des Patienten, unter anderem für sein Selbstgefühl, seine innere Sicherheit etc. erhebliche Folgen haben muß, die wiederum das psychotische Erleben zu beeinflussen und unter Umständen im Sinn eines Teufelskreises zu verstärken geeignet sind. Vergleichbar mit der Situation eines Schizophrenen wäre deshalb erst eine — ethisch natürlich nicht zu verantwortende — experimentelle Strategie, in der einer Versuchsperson *ohne ihr Wissen und ohne Wissen der gesamten Umgebung*, Ärzte und medizinisches Personal inbegriffen, über mehrere Wochen zum Beispiel LSD verabreicht würde. Aus Rosenhans aufsehenerregenden Experimenten mit gesunden Probanden, die sich wegen angeblicher »Stimmen« in psychiatrische Krankenhäuser aufnehmen ließen und dort trotz völlig normalen Verhaltens wochenlang als schizophren behandelt wurden, wissen wir, daß viel weniger als eine wirkliche Psychose nötig ist, um die gesamte Einstellung, Wahrnehmung etc. der Umgebung von Grund auf zu verändern.[55] Von normalen, das subjektive Erleben ständig stützenden Feedbacks, auf die nach der Hypothese der fragilen Bezugssysteme, wie wir noch sehen werden, gerade Schizophreniegefährdete besonders angewiesen sind, kann jedenfalls unter solchen Umständen nicht die Rede sein. Echte Schizophrenien entwickeln sich, wie berichtet, bevorzugt in einem pathologischen Sozialfeld, in welchem statt Bestätigung und Wertschätzung konfus-paradoxe Abwertung jeden selbständigen Denkens, Fühlens und Handelns an der Tagesordnung ist. Ihre volle, pathogene Wirkung und Bedeu-

[55] Rosenhan, D. L. (1973): On being sain in insain places. *Science*, 179, S. 250—258.

tung erreichen chemische »Verrücker« deshalb sehr wahrscheinlich erst im Verein mit einem bestimmten sozialen Kontext. Es erscheint also durchaus möglich, daß die Aufschlüsse, die auf verschiedensten Ebenen aus den Modellpsychosen für das Verständnis sowohl der Entstehung als auch des Erlebens schizophrener Zustände zu gewinnen sind, noch nicht in ihrer vollen Bedeutung erfaßt worden sind.

Im übrigen weist vieles darauf hin, daß die Veränderungen der Wahrnehmung, des Zeit- und Raumerlebens etc., die durch chemische »Verrücker« bewirkt werden, psychotische Zustände in erster Linie über Verzerrungseffekte im komplexen Zusammenspiel von Feedbackmechanismen zwischen Innen- und Außenwelt, Fühlen und Denken induzieren, wie sie neueren Erkenntnissen zufolge für die normale Funktion der Psyche von größter Bedeutung sind. Die Wirkung von Drogen steht damit derjenigen der sensorischen Deprivation möglicherweise viel näher, als man zunächst annehmen würde. Man weiß in der Tat schon seit längerer Zeit, daß die experimentelle Ausschaltung aller (positiven und negativen) Rückmeldungen oder »Feedbacks« aus der gesamten Umwelt, die unser Wahrnehmen, Denken, Fühlen und Handeln ständig begleiten und sozusagen »kommentieren«, mit andern Worten die möglichst radikale Abschirmung sämtlicher sensorischen Reize (völlige Dunkelheit, totale Lärmisolation, Bewegungslosigkeit zum Beispiel im körperwarmen Bad etc.) selbst bei völlig gesunden Versuchspersonen innerhalb von wenigen Stunden zu ausgeprägten Depersonalisations- und Derealisationserlebnissen, wahnhaften Phänomenen, optischen und eventuell akustischen Halluzinationen führt. Es gibt Hinweise für die klinische Bedeutung solcher Experimente, obwohl bei sensorischer Deprivation unter nicht experimentellen Verhältnissen sicher nicht nur die Reizverarmung, sondern auch sozio- und psychodynamische oder somatische Faktoren (kommunikatorische Aspekte, Ausnahmesituationen, Hunger, Durst, Fieber etc.) eine Rolle spielen. Am spektakulärsten ist der sogenannte »Zuchthausknall« nach prolongierter Einzelhaft. Ähnliche wahnhaft-halluzinatorische Erregungszustände treten zuweilen auch bei einsamen Polarforschern, Atlantiküberquerern, Verunglückten in der Wüste oder in den Bergen auf. Aus epidemiologischen Untersuchungen und klinischen Beobachtungen ist ferner bekannt, daß Psychosen bei sozial Isolierten, zum Beispiel bei Emigranten, Kriegsgefangenen, Insassen von Konzentrationslagern, die keinerlei Verbindung zu ihrer ethnischen Gruppe oder wenigstens zu einer näheren Bezugsperson haben, statistisch gehäuft auftreten. Gewisse psychosenahe, etwa paranoide Tendenzen findet man des weiteren bei manchen Schwerhörigen, Taubstummen, Blinden, ja sogar bei Augenoperierten nach einigen Tagen völliger Dunkelheit und Bewegungslosigkeit. Das wichtigste aller Feedbacks ist jedenfalls das ständig von der gesamten Umwelt vermittelte Gefühl des Vertrauten, Bekannten, »Selbstverständlichen«, das gewöhnlich all unser Erleben unbemerkt begleitet und — was typisch ist — in der (beginnenden) Psychose verlorengeht. Insgesamt lassen sich diese Beobachtungen, in voller Übereinstimmung mit modernen, kommunikationstheoretischen Konzepten, in der Überlegung zusammenfassen, daß *die Psyche fortwährend der Bestätigung von außen bedarf, um ihre normale Struktur und Funktionsweise aufrechtzuerhalten; anders ausgedrückt, daß sie als offenes, hierarchisch strukturiertes, von der Umwelt über vielfältigste Feedbackmechanismen ständig gestütztes System von internalisierten Funktionsabläufen (= affektiv-kognitiven Bezugssystemen) aufzufassen ist, das rasch aus den Fugen gerät, wenn die systemerhaltenden, positiven und negativen Rückmeldungen von der Außenwelt ausbleiben oder sich gravierend verändern.*

Manche Autoren nehmen aufgrund ähnlicher Überlegungen an, daß gewisse psychotische Erscheinungen, so zum Beispiel die Halluzinationen, als eine Art von kompensatorischen *Ersatzbildern* für fehlende Außenweltreize aufgefaßt werden dürfen. Bei den erwähnten Untersuchungen zur sensorischen Deprivation kommt es zum Beispiel nach einiger Zeit zu einem ausgeprägten »Reizhunger«, der schließlich, wenn er nicht befriedigt wird, von halluzinatorischen Eigenaktivitäten abgelöst wird. Matussek berichtet hierüber folgendermaßen:

> »Die VPn wurden unbekleidet, nur mit einer Art Maske versehen, in eine Wanne mit fließendem Wasser von 34,5° C gelegt. An taktilen Reizen waren lediglich die Maske und der tragende Untergrund zu spüren, gehört wurde nur der eigene Atem und ein schwaches Rauschen der Wasserpumpe. Der Versuch wurde mit zwei VPn durchgeführt und dauerte nicht länger als drei Stunden, wobei die Instruktion gegeben wurde, sich möglichst nicht zu bewegen. In der ersten Dreiviertel-

stunde des Versuchs beherrschten Tagesprobleme das Denken. Nach und nach überkam die VPn ein Gefühl der Ruhe und Entspannung. Während der folgenden Stunde entstand langsam ein ›stimulus-action-hunger‹, und die VPn begannen versteckte Versuche einer ›Selbstreizung‹, wie Muskelzucken, leise Schwimmbewegungen usw. Wurde dem Wunsch nach Reizvermehrung nicht stattgegeben, so erschien es unmöglich, den Versuch länger durchzuhalten. Die Aufmerksamkeit war äußerst gespannt und auf jede kleinste Veränderung der vorhandenen Reize, zum Beispiel der Maske oder des fließenden Wassers, gerichtet. War das kritische Stadium der überstarken Reizsuche überwunden, so bemerkte die VPn plötzlich, daß das Denken freiem Phantasieren und Träumen Platz gemacht hatte. Sehr persönlich und emotional bestimmte Bilder tauchten auf. Nach 2½ Std. Versuchsdauer erlebte eine der VPn, daß sich plötzlich das Schwarz der Augen in eine dreidimensionale Dunkelheit weitete und nach und nach seltsam geformte Gegenstände mit leuchtenden Konturen auftauchten. Diese Erscheinungen ähnelten stark den Halluzinationen, die in hypnagogen Zuständen beschrieben worden sind.«[56]

Bei längerer, über zwei bis drei Tage fortgesetzter Versuchsdauer werden die psychotischen Erscheinungen immer ausgeprägter und dem Normalerleben, zum Beispiel hypnagogen Erscheinungen, unähnlicher. Schneider erwähnt in verwandtem Zusammenhang die Plattschen Arbeiten zur Rolle der »reafferenten Stimulation« etwa in der visuellen Wahrnehmung, die ebenfalls nur über fortgesetzte Feedbackmechanismen zwischen Innen- und Außenwelt adäquat zu funktionieren vermag.[57] Scheflen und andere Autoren vermuten, daß gewisse Hirnregionen, unter anderem der Temporallappen, bei Abschirmung von externen Reizen eine autonome Aktivität zu entwickeln vermögen, die gleich äußeren Stimuli in die Hirnrinde gesendet und dort als Trugwahrnehmung perzipiert wird. Auch weist er auf die interessanten Spekulationen von Jaynes[58] hin, wonach Halluzinationen möglicherweise in prähistorischen Entwicklungs-

[56] Matussek, P. (1963), a.a.O., S. 51.

[57] Schneider, H. (1981), a.a.O., S. 23f.

[58] Jaynes, J. J. (1976): *The origins of consciousness in the breakdown of the bicameral mind.* Boston (Houghthon-Mifflin).

stadien der Menschheit normal waren und unter anderem dazu dienten, Abwesenheitsperioden von stützenden Führerfiguren symbiotisch funktionierender Gruppen durch die halluzinierte Wahrnehmung ihrer Befehle, Anweisungen etc. zu überbrücken. Scheflen bringt diese Überlegung mit der Beobachtung in Zusammenhang, wonach bei Trennung Schizophrener von symbiotischen Bezugspersonen halluzinatorische Phänomene häufig zunehmen.[59] Einen verwandten Vorgang nimmt die Psychoanalyse in der »halluzinatorischen Wunscherfüllung« zum Beispiel beim Daumenlutschen des Kleinkindes an. Wahnhaft-halluzinatorische Erlebnisse verstärken sich auch bei fehlender oder bloßer Routinebeschäftigung; manche Kranke ziehen sich sogar aktiv in eine stille Ecke zurück, um sich ungestört mit ihnen beschäftigen zu können. Es ist einleuchtend, daß solche Rückzugsmanöver vorwiegend in Belastungssituationen in Erscheinung treten, das heißt, typische Abwehrfunktionen erfüllen, die um so eher zum Aufbau einer kompensatorischen Eigenwelt führen müssen, je inkonsistenter, unklarer und abwertender das erhaltene Echo aus der Umwelt ist. Mit anderen Worten, auch und vielleicht gerade jene konfusen, gespannten und widersprüchlichen Kommunikationen, denen wir im vorangegangenen Kapitel unsere besondere Aufmerksamkeit geschenkt haben, lassen sich ohne weiteres als — besonders gravierende — Verwirrung des harmonischen Zusammenspiels einer riesigen Zahl von Feedbackmechanismen verstehen, die zur Aufrechterhaltung normaler psychischer Funktionen unerläßlich sind.

Zum bisher gewonnenen Bild der »Psyche« als eines hierarchisierten Gefüges von internalisierten, affektiv-kognitiven Bezugssystemen, die sich im Laufe der gesamten Entwicklung aufgrund von Erfahrungen im zirkulär assimilatorisch-akkomodatorischen Austausch mit der Außenwelt (dem »Begegnenden«) äquilibriert und strukturiert haben, gesellt sich nunmehr noch die Vorstellung von der Psyche als eines hochkomplexen Räderwerks von Rückkoppelungsschlaufen und -prozessen, über welche dieses internalisierte Gefüge fortwährend von außen gestützt und sozusagen »in Form gehalten« wird. Es ist offensichtlich, daß ein vielgliedriges, aus somatisch-organisch-biochemischen, sensorischen, affektiven, kognitiven und sozialen Komponenten bestehendes Getriebe dieser

[59] Scheflen, A. (1981), a. a. O., S. 7, 47.

Art ebenso vielfältige Ansatzpunkte für Störungen bieten muß: »Verrückend« kann darin jedenfalls alles wirken, was das subtil äquilibrierte und hierarchisierte Ineinandergreifen von innerpsychischen Mechanismen und zirkulären Prozessen, die zwischen Individuum und begegnender Außenwelt ablaufen, als das uns nun das psychosoziale Geschehen wesentlich erscheint, in einer Weise stört und in spannungsvolle Unordnung versetzt, daß schließlich ein neues Gleichgewicht geradezu mit Gewalt gesucht werden muß. *Damit aber wird eine Vielzahl von potentiellen Verrückungsmechanismen, die von einem organischen und biochemischen — und selbstverständlich genetischen Einflüssen offenen — Pol bis zu einem rein psychogenen und sozialen reichen, nicht nur ausgesprochen plausibel, ihr Vorhandensein muß geradezu postuliert werden.* Wir treffen hier auf ein typisches Beispiel von »Äquifinalität« im Sinne der systemtheoretischen Definition aus dem ersten Kapitel: Es wird immer wahrscheinlicher, daß gerade in der schizophrenen Psychose ein- und dieselben Zustände auf ganz verschiedene Weisen zustande kommen können. Auch aus dieser Perspektive erscheint das alte Konzept der starren »Krankheitseinheit« mit immer gleichen Ursachen, Symptomen und Verläufen als vollständig überholt.

Systemtheoretisch-kybernetische Vorstellungen sind ebenfalls von Interesse, wenn wir uns abschließend noch mit der *energetischen Seite der »Verrückung«* befassen wollen. Es ist klar, und auch schon im letzten Kapitel mehrfach hervorgehoben worden, daß zur Destabilisierung von so ausgewogenen Gleichgewichtszuständen, wie es die affektlogischen Bezugs- und Verhaltenssysteme in unserer Sicht darstellen, erhebliche Energien nötig sind. Zu der Frage, wo diese Energien herkommen, hat sich schon Bateson — und zwar, wie er berichtet, bereits seit den dreißiger Jahren — Gedanken gemacht; er entwickelte hierzu den Begriff des »Runaway«, den ich sogleich näher erläutern werde. H. Schneider weist in seinem neuen Buch im selben Zusammenhang auf etwas hiermit eng Verwandtes, nämlich auf die Prigoginschen »Fluktuationen« und »dissipativen Strukturen« hin, die ebenfalls eine mögliche Erklärung für den Übergang von einem Gleichgewichtssystem in ein anderes liefern. Beiden gemeinsam ist, daß sie auf dem Prinzip des fortgesetzten, positiven Feedback, das heißt der ständig wiederholten Verstärkung ganz bestimmter Reaktionen bis zu einem schließlichen Umschlagpunkt basieren. Voraussetzung hierfür ist eine andauernde Energiezufuhr in ein »offenes System«.

> Ein gutes Bild für das Gemeinte liefert etwa die Tatsache, daß es, wie wir in der Schule lernten, theoretisch möglich sein soll, eine ganze, solide Brücke durch fortgesetzten Fingerdruck am richtigen Ort und genau im richtigen Moment, nämlich immer gerade dann, wenn dadurch eine vorhandene Eigenschwingung verstärkt wird, zum Einsturz zu bringen. Andere Beispiele aus dem Bereich der Physik sind die Lawine, die Feuersbrunst, die atomare Kettenreaktion; aus dem biologischen und zwischenmenschlichen Bereich kommt uns dazu die sexuelle Erregung bis zum Orgasmus in den Sinn.

Solche Vorgänge bezeichnet Bateson als »Runaway« und erläutert sie am Beispiel eines zirkulären mechanischen Systems, etwa vom Typus einer Dampfmaschine, bei der die Erhöhung der Drehzahl eines Schwungrades die Energiezufuhr fortwährend verstärkt statt drosselt und damit das Ganze schließlich zum Zusammenbruch bringt.[60] Er entwickelte dieses Modell ursprünglich bei seinen anthropologischen Studien in Neuguinea zur Erklärung bestimmter sozialer Eskalationsprozesse zwischen Gruppen von Eingeborenen. Interessanterweise unterstreicht er bereits damals die Wichtigkeit bestimmter zeitlicher Rhythmen und spricht auch schon von »Oszillationen« oder »Fluktuationen«. Prigogine, der 1977 für seine Forschungen den Nobelpreis erhielt, hat solche intuitiven Erkennntnisse in 30jähriger Arbeit zu einer exakten, experimentell nachweisbaren Theorie verdichtet. Sie liefert erstmals eine allgemeingültige Erklärung, auf welche natürliche Weise — und im Gegensatz zum zweiten thermodynamischen Grundgesetz, das heißt dem Konzept der unvermeidlich zunehmenden Unordnung (dem bekannten »Entropietod der Welt«) —, aus Gebilden (= Gleichgewichtszuständen) niederer Ordnung solche von höherer Komplexität entstehen können. Nach der ausgezeichneten Zusammenfassung von Jantsch[61] geht es bei dieser »Ordnung durch Fluktuation«

[60] Bateson, G. (1979); a. a. O., S. 116.

[61] Jantsch, E. (1975): Dissipative Strukturen: Ordnung durch Fluktuation. *Neue Zürcher Zeitung*, wissenschaftliche Beilage, Nr. 275, 26. Nov., S. 55—56. — Ders. (1975): Anwendung der Theorie dissipativer Strukturen. *Neue Zürcher Zeitung*,

darum, daß Zufallsfluktuationen in offenen physikalischen, chemischen, biologischen, sozialen Systemen durch fortgesetzte Energiezufuhr lokal solange verstärkt werden, bis sie über eine Instabilitätsschwelle in ein neues, dynamisches Regime, in eine neue »Raum-Zeit-Struktur« getrieben werden. Als eines der einfachsten Beispiele nennt er die sogenannte »Bénard-Instabilität«, die beim Erhitzen einer Flüssigkeitsschicht von unten auftritt:

> »Das System entfernt sich zunehmend vom Gleichgewichtszustand (von der Uniformität der Temperatur in der Schicht), wobei bei kleineren Temperaturgradienten Wärmetransport durch *Konduktion*, jenseits eines kritischen Temperaturgradienten jedoch Wärmetransport durch *Konvektion* auftritt. Das Resultat ist die Bildung von regelmäßigen, meist hexagonalen Konvektionszellen. Dieses Strukturierungsphänomen entspricht, vom Blickpunkt der Moleküle aus betrachtet, einer *höheren Ebene der Kooperation.* Während vor dem Einsetzen der Bénard-Instabilität die Energie des Systems in der Energie der thermischen Molekularbewegung liegt, drückt sie sich jenseits der kritischen Schwelle zum Teil in geordneten makroskopischen Strömen aus, die eine sehr große Zahl von Molekülen umfassen.«

Derartige, fern vom Gleichgewichtszustand auftretende Phänomene sind auch bereits im Verhalten von Neuronenpopulationen und beim Codieren von Sinneseindrücken nachgewiesen worden. Jantsch schreibt hierzu:

> »Bei hinreichendem Ungleichgewicht zwischen großen inaktiven Neuronengruppen ergeben sich lokalisierte ›aktive‹ Zustände, die bei weiterem positivem Feedback zwischen den Gruppen instabil werden und dissipative Strukturen bilden können. Dies drückt sich in entsprechenden EEG-Mustern (elektrische Gehirnwellen) aus. Insbesondere wird eine Art von Grenz-Zyklus-Verhalten beobachtet, das mit einem entscheidenden Schritt im Codieren von Sinneseindrücken in Zusammenhang gebracht wird.«

---

wissenschaftliche Beilage, Nr. 281, 3. Dez., S. 45—46. — Vgl. auch: Prigogine, I., I. Stengers (1980), a. a. O. — Dell, P. F., H. A. Goolishan (1981): »Ordnung durch Fluktuation«. Eine evolutionäre Epistemologie für menschliche Systeme. *Familiendynamik*, 6, S. 104—122.

Besonders wichtig für unsere Thematik erscheint die folgende Bemerkung:

»Drängen sich Umwelteindrücke auf, die mit dem dominierenden Bild *unvereinbar* sind, so kann die dissipative Struktur über eine Instabilität in ein neues Regime — *ein neues Modell der Situation* — getrieben werden« (Hervorhebung vom Autor).[62]

Es steht außer Zweifel, daß Prigogine in diesen Vorgängen ein generelles Prinzip entdeckt hat, das unter anderem für die Entwicklung des Lebens auf der Erde von höchster Bedeutung ist und uns auch im Zusammenhang mit unseren Überlegungen zur Kreativität (im dritten und fünften Kapitel) interessieren muß. Die Prigogineschen Vorstellungen sind denn auch bereits tief in die Sozial- und Geisteswissenschaften eingedrungen; Piaget zum Beispiel hatte sie sich meines Wissens völlig zu eigen gemacht.

Es scheint deshalb durchaus nicht abwegig, wenigstens versuchsweise die Vorgänge bei der »Verrückung« umfassender affektlogischer Gleichgewichtssysteme unter solchen — hier der Einfachheit halber sehr mechanistisch dargestellten, in Wirklichkeit aber komplex kybernetischen — Gesichtspunkten zu betrachten. So ist es zum Beispiel eine alltägliche Erfahrung, daß fortgesetzte, positive Feedbacks[63] teufelskreisartig gewisse psychosoziale Prozesse destruktiv anzuheizen und schließlich zum »Überschnappen« zu bringen vermögen. Ein banales Beispiel hierfür ist das von Bateson als »symmetrische Eskalation« bezeichnete, gegenseitige emotionale Sich-Aufheizen von zwei Streithähnen bis zum Ausbruch von offenen Feindseligkeiten. Freilich sind die destabilisierenden, affektiv-kognitiven »Fluktuationen«, die möglicherweise den Motor für psychotische Verrückungen abgeben, wesentlich komplexer; zudem dauern sie viel länger und liegen keineswegs so klar zutage wie ein offener Streit. Insbesondere die neuere psychoanalytische und familiendynamische Literatur liefert, wie wir im letzten Kapitel sahen, viele Hinweise, um welche Phänomene es konkret gehen mag. So beschreibt zum Beispiel schon Searles in seinem berühmten

---

[62] Jantsch, E. (1975), a. a. O.

[63] »Positiv« bedeutet hier selbstverständlich nichts Wertmäßiges und Affektives, sondern ist rein im kybernetischen Sinn der *Verstärkung* (anstelle einer Abschwächung, wie beim negativen Feedback) einer zirkulären Reaktion durch eine entsprechende Rückkoppelung gemeint.

Essay aus dem Jahr 1959[64] unter den »Methoden, den anderen verrückt zu machen«, den desintegrierenden Effekt eines raschen Alternierens zwischen Stimulation und Frustration sexueller oder anderer Bedürfnisse, des ständigen Umschaltens von einer emotionalen »Wellenlänge« auf eine andere, des fortwährenden, sprunghaften Wechsels des Gesprächsthemas. »Jede einzelne von diesen Techniken hat die Tendenz, das Vertrauen des andern in die Zuverlässigkeit der eigenen Gefühlsreaktionen und in seine Wahrnehmung der äußern Realität zu untergraben« (S. 136). Er gibt hierfür unter anderem die folgenden Illustrationen:

> »Da war zum Beispiel die Mutter eines hochgradig schizophrenen jungen Mannes, eine sehr starke Persönlichkeit, die mit der Geschwindigkeit eines Maschinengewehrs redete; sie überschüttete mich mit einem unablässigen Wortschwall, dessen Sätze, was den Gefühlsausdruck betrifft, so zusammenhanglos waren, daß ich im Augenblick völlig verwirrt war: ›Er war sehr glücklich. Niemals bedrückt. Er hat seine Arbeit als Radioreparateur in der Werkstatt von Mr. Mitchell in Lewiston geliebt. Mr. Mitchell achtet sehr auf Perfektion. Ich glaube nicht, daß vor Edward jemand von seinen Leuten es länger als ein paar Monate in seiner Werkstatt ausgehalten hat. Aber Edward ist mit ihm erstaunlich gut ausgekommen. Oft kam er nach Hause und sagte (die Mutter macht einen Seufzer der Erschöpfung nach): ›Ich halte es keine einzige Minute mehr aus!‹«.
>
> »Die inzwischen verstorbene Mutter eines andern Schizophrenen wurde von dessen Geschwistern als völlig unberechenbar in ihrer emotionalen Sprunghaftigkeit beschrieben; zum Beispiel konnte sie von der Synagoge mit einem seligen Gesichtsausdruck nach Hause kommen, als wäre sie in ein freudiges geistiges Erlebnis vertieft, und zwei Minuten später einem ihrer Kinder einen Kochtopf an den Kopf schmeißen. Manchmal war sie zu unserem Patienten herzlich und liebevoll und fiel im nächsten Augenblick mit bösartigen Beschuldigungen oder schweren Züchtigungen über ihr Kind her. Der Patient, der zur Zeit der Einleitung meiner Therapie bereits mehrere Jahre an paranoider Schizophrenie gelitten hatte, brauchte

---

[64] Searles, H. (1959), in: Habermas, J. u. a. (Hrsg., 1969), a. a. O., S. 128—167.

mehr als 3 Jahre intensiver Psychotherapie, ehe er die Wahnvorstellungen aufgeben konnte, er habe nicht nur eine Mutter, sondern viele verschiedene. Immer wieder konnte er meinen Hinweis auf ›Ihre Mutter‹ zurückweisen und protestieren, er habe niemals nur *eine* Mutter gehabt; einmal erklärte er ernsthaft und völlig überzeugend: ›Wenn Sie das Wort 'Mutter' gebrauchen, sehe ich vor mir eine Prozession von Frauen, von denen jede einen andern Gesichtspunkt repräsentiert‹«.[64a]

Auch Stierlin[65] macht mehrfach auf die destruktive Wirkung solcher Phänomene aufmerksam; er spricht zum Beispiel unter Hinweis auf P. Wenders Begriff der »abweichungsverstärkenden Rückkoppelung« von typischen Teufels- und Tugendkreisen und berichtet über einen Fall von abruptem Hin- und Herpendeln zwischen übergroßer Nähe und feindseliger Distanzierung zwischen einer Mutter und ihrer 17jährigen Tochter, bis schließlich bei letzterer eine psychotische Wahnsymptomatik auftrat.

Gewissermaßen als Zusammenfassung der Diskussion akut-psychotischer Phänomene möchte ich zum Schluß etwas ausführlicher einen eigenen Fall berichten, in dem in eindrücklicher Weise mehrere der vorstehend erörterten Mechanismen eine Rolle zu spielen scheinen.

Heinz, der ungewöhnlich sensitive, phantasievolle und künstlerisch begabte 17jährige Sohn eines Wissenschaftlers und einer Musikerin, hatte seit jeher zu seiner Mutter eine — unter anderem durch gemeinsame musische Interessen gestützte — weit engere Beziehung gehabt als seine beiden Brüder. Nun begann der Junge jedoch, ein selbständigeres Leben zu führen, erschien nicht mehr pünktlich zu den Mahlzeiten, hielt sich nicht an Vereinbarungen, näherte sich in einem Ferienlager erstmals einer gleichaltrigen Schulkameradin. Er wurde abgewiesen, diskutierte darauf nächtelang in zunehmender Aufregung mit Mitschülern, fand sich unverstanden, rauchte obendrein etwas Haschisch und knüpfte zum Entsetzen der Familie Kontakt mit einem homosexuellen Musiker an. Zugleich standen Abitur und Berufswahl bevor,

[64a] Ebd., S. 134 und 135.
[65] Stierlin, H. (1975), a. a. O., S. 87 und 133.

wobei er unschlüssig zwischen verschiedenen technischen oder wissenschaftlichen, mehr dem Vater entsprechenden Alternativen und einer Musikerkarriere hin und herschwankte. Zu jedem dieser Themen entwickelten sich in der ganzen Familie, vor allem aber zwischen Mutter und Sohn, intensive, indessen nie offen ausgetragene Konflikte von typischer Paradox- und Double-bind-Struktur (der Junge sollte zum Beispiel die ganze Zeit selbständige Entscheidungen treffen und doch genau das tun, was die Eltern von ihm erwarteten...). Heinz verfiel zunehmend in eine quälende, alles erfassende Ambivalenz, näherte sich bald der Mutter, bald dem Mädchen, bald dem homosexuellen Freund, konnte sich für keinen Beruf entschließen, begann die Schule zu schwänzen, stahl daheim Geld und kaufte damit ein Schlagzeug. Einmal umarmte er im Lift ganz deplaciert mit halb erotischem und halb aggressivem Ungestüm die Mutter. Dann legte er sich mehrmals ins Bett des kleinen Bruders, behauptete, man stelle ihm in der Stadt nach und rede über ihn, hatte das Gefühl, die Häuser sähen ihn drohend an, begann Stimmen zu hören, inkohärent zu reden und massenhaft geometrische Zeichnungen zu verfertigen, in denen er seine Probleme symbolisch darzustellen suchte. In diesem Zustand gelangte er mit der Diagnose eines schizophrenen Erstschubes in meine Behandlung. Ich betreute ihn daraufhin jahrelang; im Zusammenhang mit Berufs- und Partnerwahl traten noch mehrfach jeweils für einige Wochen ähnliche psychotische Zustände auf, bis er sich endlich im Anschluß an eine — wesentlich durch klare Konfliktualisierung *und* Konfliktbewältigung charakterisierte — Familientherapie in einer festen Beziehung zu einer fast gleichaltrigen, aber recht mütterlich stützenden Freundin und einer schließlich gewählten Musikerlaufbahn zu stabilisieren vermochte. Diese Stabilität hält inzwischen schon mehrere Jahre an.

Das Auffälligste an diesem Fall war sicher das ständige, in den psychotischen Phasen noch intensivierte und zweifellos durch eine ambivalente Haltung der gutwilligen, aber hilflosen Eltern fortwährend angeheizte Hin- und Herschwanken zwischen einer ganzen Reihe von unverträglich konträren Erlebnisweisen, »Welten« oder »Bezugssystemen«: Infantile Abhängigkeit / erwachsene Selbständigkeit, Mutterbindung / Partnerbindung, mütterliche / väterliche

Identifikation (künstlerischer / technischer Beruf), Homosexualität / Heterosexualität erschienen darunter als die wichtigsten. Entsprechend stand eine durchgehende Ambivalenz, verbunden mit untauglichen Verdrängungsversuchen der einen oder anderen Seite (der Patient verheimlichte zum Beispiel monatelang vor jedermann, und in gewisser Weise sogar vor sich selbst, daß er den Besuch einer technischen Schule längst definitiv aufgegeben hatte), lange im Vordergrund. Sensitive Angst, Spannung, Verunsicherung und Verwirrung erschienen, entsprechend den vorstehenden Überlegungen, als die eigentliche Grund- und Kardinalsymptomatik, die erst bei einer Häufung verschiedener Belastungen — unmittelbar vor dem ersten Schub eine erste, verunglückte Liebesbeziehung, Entfremdung von den Eltern wie von den Altersgenossen, Kontakt mit einem Homosexuellen, eine ungewisse, aber drängende Examens- und Berufssituation, Schlafmangel, Drogenkonsum — zeitweise von akut psychotischen Erscheinungen wie Beeinflussungs-, Derealisations- und Depersonalisationserlebnissen, Wahnstimmung, Denkstörungen, Halluzinationen etc. überlagert wurden. Auch war eine gewisse Fragilität des prämorbiden Terrains bei diesem schon konstitutionell eher weichen und feinfühligen, in seiner Identität noch ungefestigten jungen Mann trotz offenbaren Fehlens jeglicher schizophren-familiären Belastung ganz unverkennbar. Die Vermutung liegt nahe, daß in diesem Fall — wie in vielen anderen — die beschriebenen intra- und auch *inter*psychischen »Fluktuationen«, welche ständig durch entsprechende äußere Ereignisse und Familienreaktionen in Gang gehalten werden, letztlich die verinnerlichten Selbst- und Objektrepräsentanzen betreffen, die zur Aufrechterhaltung eines stabilen Identitätsgefühls und einer adäquaten Beziehung zur äußern Realität lebensnotwendig sind. Im Wechselspiel zwischen der eigenen Unsicherheit und den widersprüchlich-paradoxen, verwirrlichen Kommunikationen und Feedbacks von außen, wie sie auch durch die Beispiele von Searles drastisch illustriert werden, ergibt sich unter ungünstigen Umständen offenbar in schneller Folge eine Aktivierung und extreme Polarisierung von völlig gegensätzlichen, bald extrem positiven (»ganz guten«), bald ebenso extrem negativen (»ganz schlechten«) Affekten, Gedanken, Vorstellungen über das eigene Selbst und die anderen, über die gegenseitigen Beziehungen, Aufgaben, Zielsetzungen etc. Massive, sowohl affektive wie auch kognitive »Verrücker« scheinen dabei im Sinne eines »Runaway« konträre und unverträgliche Denk-, Fühl-, Wahrnehmungs- und Verhaltensweisen solange gegeneinander »auszuspielen« und zu destabilisieren, bis es in einer Art von »Quantensprung« schließlich zum Zusammenbruch beider und zu ihrem Ersatz durch etwas Neues, nämlich durch das psychotische Bezugs- bzw. Verhaltenssystem kommt, das durchaus als Analogon zu einer Prigogineschen »dissipativen Struktur« aufgefaßt werden kann. In den wiederholten Extremausschlägen (Grenzsituationen, Grenzbefindlichkeiten) aber werden diese neuen Bezugssysteme als verrückte Alternative möglicherweise untergründig Stück für Stück vorgebahnt, bis sie schließlich als mehr oder weniger fertiges, »gangbares System« ins Bewußtsein einbrechen und das Verhalten zusammenhängend zu bestimmen beginnen. Dabei ist es wiederum ohne weiteres denkbar, daß in Interaktion mit dem äußeren, familiären oder anderweitig psychosozialen Geschehen ebenfalls »endogene«, zum Beispiel genetische, konstitutionelle,biochemische Faktoren an diesen Prozessen beteiligt sind. In diesem Sinn könnte bereits eine erblich verankerte, abnorme Heftigkeit und Ungebremstheit von psychophysiologischen Reaktionen bzw. »Emotionen« bei einzelnen oder allen Familienangehörigen, wie sie durch gewisse Untersuchungsbefunde nahegelegt werden, wirken. Eine besonders einsichtsfähige schizophrene Patientin schreibt zum Beispiel:

> »Das größte Problem, dem ich mich gegenüber sehe — ich denke, es ist das grundlegende —, ist die Intensität und Varietät meiner Gefühle und meine reduzierte Fähigkeit, mit intensiven Gefühlen anderer Leute umzugehen, speziell mit negativen. Ich habe recht oft eine euphorische Hochstimmung erfahren, die ganz wie ein In-Kontakt-Sein mit einer höhern Realität oder Bedeutung des Lebens ist. Sie ist begleitet von einer Art zusätzlicher Helligkeit oder besonderer Dimension der alltäglichen Dinge um mich. Die Kehrseite der Medaille ist jedoch eine sehr intensive, gegenstandslose Angst, die mich typischerweise plötzlich nach einer kurzen Zeit ohne Medikamente überfällt. Die beiden Gefühle sind gegensätzlich, aber irgendwie verbunden.«[66]

---

[66] Anonymous (1981): *Schizophrenia Bulletin*, 7, S. 196—197 (Übersetzung vom Autor).

Aus der Sicht der psychoanalytischen Ich-Psychologie stellt eine abnorm niedrige Erregungsschwelle einen von mehreren Aspekten der spezifischen »Ich-Schwäche« dar, an denen Schizophrene und schizophreniegefährdete Menschen leiden. Weitere Beeinträchtigungen der Ich-Funktionen bestehen, wie namentlich Bellak und Mitarbeiter in sorgfältigen Vergleichsuntersuchungen mittels Ich-Stärke-Skalen nachgewiesen haben, unter anderem in Störungen der Realitätsprüfung, der Urteilsbildung, der Triebkontrolle, der Denkfunktionen, der Integration komplexer Informationen.[67] Allein schon die Schwierigkeiten der Realitätsprüfung, wie sie uns etwa bei jener Patientin begegnet sind, die monatelang in bestimmten Situationen, etwa im Café, als sie eine Stimme sagen hörte: »Die ist ja schizophren!«, Halluzinationen nicht sicher von der Wirklichkeit zu unterscheiden vermochte, lassen ermessen, zu welch komplexen, eskalierenden Wechselwirkungen es bei einer *tatsächlich* verwirrlichen, ausweichenden und widerspruchsvollen Haltung der Umgebung unter ungünstigen Bedingungen kommen kann. Stellt man weiter in Rechnung, daß diese Umgebung — zum Beispiel nach unbewältigten, traumatischen Familienereignissen — zuweilen allen Grund zur Verschleierung der wirklichen Verhältnisse hat, so ist leicht zu begreifen, daß daraus ein höchst unstabiles, flackriges Hin- und Herspringen zwischen verschiedenartigen Stimmungen und Denkinhalten mit dem Kardinalsymptom der durchgehenden Ambivalenz und Zerrissenheit zu resultieren vermag. Eine solche Situation bedeutet ohne Zweifel einen gewaltigen *Streß:* Keines der verfügbaren Verhaltenssysteme bringt Ruhe, keines ist spannungsmindernd und damit funktional für die Verarbeitung des Begegnenden; aus dieser »unmöglichen« Konstellation erwächst offenbar die Energie, die zum schließlichen »Überschnappen« in etwas Neues geradezu *zwingt.* Wir stoßen hier noch einmal, aber unter negativen Vorzeichen, auf jenes gewaltige — und in günstigen Fällen *schöpferische* — energetische Potential, welches in paradoxen Gegensätzen fast wie eine Art »Kernenergie« verpackt zu sein scheint. Aber gerade den kreativ-spannungslösenden »Auszug von Invarianz« aus zwei zunächst sehr verschiedenartigen Gebilden, welcher zugleich einen majorisierenden »Überstieg« (Conrad) auf eine höhere Abstraktions- und Entwicklungsebene bedeutet — er

[67] Bellak, L. u. a. (1973), a. a. O.

könnte zum Beispiel in der Erkenntnis der Zusammengehörigkeit von Antinomien wie Güte und Bosheit, Liebe und Haß etc. sowohl bei einem selbst wie bei anderen bestehen —, scheint der potentielle Schizophrene aufgrund seiner Ich-Schwäche nicht zu schaffen. Statt dessen weicht er vor der »harten Realität« (Stierlin) auf — zwar auch spannungslösende, aber regressive — narzißtisch-egozentrische, magische und animistische Auffassungs- und Erlebensweisen der Wirklichkeit aus.

Damit sind wir an sich am Schluß unserer Exploration der akuten Psychose und der darin wirksamen »Mechanismen der Verrükkung« angelangt. Es soll jedoch noch kurz auf einige interessante Zusammenhänge der erörterten Probleme mit Fragen von umfassender Bedeutung, um die seit Jahren eine lebhafte wissenschaftliche Diskussion im Gange ist[68], hingewiesen werden:

Offensichtlich kommt der Energiezufuhr, die zur Destabilisierung äquilibrierter physikalischer oder chemischer Systeme nötig ist, im psychischen Bereich die zugeführte *Information* (im definierten affektlogischen Sinne) gleich. Diese wichtige Erkenntnis könnte zu aufschlußreichen Verbindungen zwischen dem Verständnis biochemischer und psychosozialer Prozesse führen. Des weiteren zeigt sich, und zwar aus unserer Perspektive offenbar klarer als aus naturwissenschaftlicher Sicht, daß *innerhalb* von umschriebenen Systemen verschiedenster hierarchischer Ordnung, die entgegen einer allgemeinen Tendenz zu größerer Unordnung unter bestimmten Bedingungen fern vom Gleichgewicht entstehen können, wiederum spannungslösende homöostatische Ausgleichstendenzen im Sinn der Entropiegesetze am Werk sind. In diesem »Gleichgewicht im Ungleichgewicht« aber scheint der oft behauptete, unvereinbare Gegensatz zwischen entropischen und antientropischen Kräften, der der modernen Naturwissenschaft gegenwärtig so viele Rätsel aufgibt, in eigentümlicher Weise aufgehoben zu sein: lokaler Auf- und genereller Abbau (von Spannung, Struktur, Differenzierung, Ordnung) halten sich gewissermaßen die Waage, so daß auf übergeordneter Ebene ein Gleichgewicht paradoxer Art, nämlich

[68] Vgl. insbesondere Monod, J. (1970): *Le hasard et la nécessité. Essai sur la philosophie naturelle de la biologie moderne.* Paris (Seuil). — Piaget, J. (1975), a. a. O. — Bateson, G. (1979), a. a. O. — Prigogine, I., I. Stengers (1980), a. a. O.

dasjenige zwischen Gleichgewichts- und Ungleichgewichtsprozessen, zu herrschen scheint...

Es ist nicht möglich, diesen generellen Fragen hier weiter nachzugehen. *Fassen wir zum Abschluß die wichtigsten Ergebnisse unserer Überlegungen zur akuten Schizophrenie wie folgt zusammen:*

Akute psychotische Zustände können als Gleichgewichtsstörungen und -verschiebungen in umfassenden Bezugssystemen bzw. als ein »Überschnappen« in andersartig strukturierte, affektiv-kognitive Funktionsweisen nach Überschreiten einer bei disponierten Individuen offenbar kritisch erniedrigten Schwelle aufgefaßt werden. Es gibt nicht nur graduelle Übergänge von den »Verrückungen« Gesunder bis zu denjenigen Schizophrener, sondern es lassen sich bei den letzteren auch — zumindest nach Ansicht gewisser Autoren — recht verschiedene Stufen unterscheiden, die übrigens phänomenologisch bemerkenswerte Übereinstimmungen mit gewissen Erscheinungen bei der progressiven, krisenhaften Überforderung eines Informationsverarbeitungssystems von gegebener »Kanalkapazität« aufweisen. Als zentral erscheinen aus dieser Sicht für die psychotische Symptomatik also nicht mehr unverständliche Primär- oder Grundstörungen, sondern so gewöhnliche und allgemeinmenschliche, aber zunehmend ins Abwegige gesteigerte Phänomene wie Spannung, Verwirrung, Ambivalenz und Angst. Im Vergleich zu den »Verrückungen« Gesunder ist die akut schizophrene Psychose charakterisiert durch eine weit größere Ausschließlichkeit und Dauer, eine viel ausgeprägtere Aufhebung der normalen Grenzen zwischen innen und außen sowie durch das immer stärkere Überhandnehmen einer egozentrisch-autistischen Innenwelt gegenüber der äußeren Realität. Von besonderer Wichtigkeit scheint ferner eine Rarefizierung bzw. Verzerrung der vielfältigen Rückkoppelungsmechanismen mit der Umwelt zu sein, die für ein normales Funktionieren des »psychischen Apparates« unerläßlich sind. Typische »Verrücker« bringen offenbar gerade dieses Gefüge von Rückkoppelungsmechanismen durcheinander, welche das Zusammenspiel zwischen internalisierten affektiv-kognitiven Bezugssystemen und Außenwelt, zwischen Fühlen und Denken, Körper und Geist ständig stützt und harmonisiert. Damit wird eine Vielzahl von möglichen »Verrückern« wahrscheinlich, die von einem psychosozialen bis zu einem somatischen und biochemischen

Pol reichen und immer wieder zu ähnlichen Störungen führen. Zu den — oft kombinierten — »Verrückern« labiler affektlogischer Bezugssysteme gehören Streßzustände infolge von zweideutig-widersprüchlich-paradoxen Kommunikationen, krisenhafte soziale Überforderungen, affektive und kognitive Einseitigkeiten aller Art sowie äußere oder eventuell körpereigene chemotoxische Einwirkungen. Unter den »Mechanismen der Verrückung« spielen möglicherweise fortgesetzte, positive Feedback- und Aufschaukelprozesse zwischen extrem gegensätzlichen und unvereinbaren Fühl-, Denk- und Verhaltensweisen im Sinne des Batesonschen »Runaway« oder der Prigogineschen »Fluktuationen« eine große Rolle.

Die Chronifizierung der Verrücktheit

Auf diesem Hintergrund stellt sich nun die — für die Praxis eminent wichtige — Frage, wie und warum es bei einem Teil der Fälle mehr oder weniger rasch zu einer vollständigen »Remission« bzw. Heilung, bei anderen dagegen zu wiederholten Rückfällen oder zur Ausbildung von Residuen unterschiedlichen Ausmaßes, also zu einer Chronifizierung der Psychose kommt.

Es wurde schon in einem früheren Abschnitt darauf hingewiesen, daß es nur sehr spärliche und im Einzelfall niemals zuverlässige Kriterien gibt, um die Langzeitentwicklung vorauszusagen. Abgesehen von der prämorbiden Persönlichkeitsstruktur und einigen Anhaltspunkten aus dem anfänglichen Erscheinungsbild (je ausgeglichener der Patient vor Beginn der Krankheit war und je akuter, intensiver und produktiver die Initialsymptomatik auftritt, desto besser ist in der Regel die Prognose) erlaubt fast nur die Verlaufsbeobachtung selbst, eine einigermaßen wahrscheinliche Prognose zu stellen: Gleichartiges hat die Tendenz, sich zu wiederholen bzw. weiter fortzubestehen; dies gilt sowohl für das Erscheinungsbild und die Verlaufsgestalt einzelner psychotischer Phasen, für seit langem stabilisierte Zustände und Situationen (zum Beispiel soziale Ausgliederung, Dauerhospitalisation etc.) wie auch für den ganzen Verlaufstypus (wellenförmig oder kontinuierlich, mit starken oder schwachen Schwankungen, mit regelmäßigen oder unregelmäßigen Intensivierungen etc.). Man könnte in diesem Zusammenhang, wie ich anderswo vorschlug, von einem »psychosozialen Trägheitsprinzip« sprechen.[69] Wir sprachen auch bereits davon, daß die vorherrschende, typisch »negativ-unproduktive« Symptomatik chronischer Zustände der Akutsymptomatik in mancher Hinsicht geradezu diametral entgegengesetzt ist: Im Gegensatz zur früheren Spannung, Angst und Erregung stehen jetzt meist Apathie und Gleichgültigkeit im Vordergrund. Die ursprüngliche Expansion ist durch zunehmende Einengung, die heftigen Affekte durch deren Verflachung und Dämpfung, der Rededrang durch das Versinken in Schweigen und die ängstliche oder freudige Exaltation durch resignierten Nihilismus abgelöst; statt irrsinniger Hoffnungen finden wir jetzt überhaupt keine Zukunftserwartungen mehr.

Wie schon angedeutet, sind gewisse Untersucher von Langzeitverläufen, darunter zum Beispiel Huber und seine Mitarbeiter, der Überzeugung, daß diese chronischen, um die »Reduktion des energetischen Potentials« zentrierten Zustände in erster Linie Ausdruck eines als hirnorganisch supponierten, schizophrenen »Basisprozesses« seien; ja, sie scheinen — unter anderem unter Hinweis auf die früher erwähnten »Vorpostensyndrome« — mehr und mehr der Auffassung zuzuneigen, daß die Einbuße des energetischen Potentials das eigentlich Spezifische am schizophrenen Krankheitsprozeß sei. Sie führen dafür im wesentlichen drei Gruppen von Argumenten ins Feld: Erstens gibt es ähnliche Zustandsbilder nach zerebralen Schädigungen, zum Beispiel in Form der »posttraumatischen Hirnleistungsschwäche« nach Schädeltraumen etc. Zweitens fanden sie bei gewissen Fällen von »energetischer Potentialeinbuße« Indizien für eine Hirnatrophie in Form von pneumoencephalographisch festgestellten Erweiterungen des dritten Hirnventrikels, und drittens interpretierten sie die in den letzten Jahren vermehrt beachteten kognitiven Störungen des Gedankengangs, der Aufmerksamkeit etc., über die ich vor allem im Kapitel 5 berichtet habe, als Anzeichen einer organischen Störung.[70]

Ich habe diese ganze Problematik mehrfach an anderer Stelle, unter anderem im oben zitierten Zeitschriftenartikel »Ist die chronische Schizophrenie ein Artefakt? Argumente und Gegenargumente«, von der Literatur und eigenen Untersuchungen ausgehend, ausführlich diskutiert. Zusammenfassend gelange ich zu dem Schluß, daß es für die organische Genese der besagten chronischen

[69] Ciompi, L. (1980), a. a. O.
[70] Vgl. Huber, G. u. a. (1979), a. a. O.

Zustände keine schlüssigen und nicht einmal einigermaßen wahrscheinliche Beweise gibt, während umgekehrt manche Anhaltspunkte dafür vorliegen, daß sie zumindest teilweise als psychologische, soziale und häufig stark milieubedingte Folgeerscheinung der akuten Psychose aufgefaßt werden müssen. Die oben angeführten Ventrikelbefunde zum Beispiel sind — in erster Linie aus methodologischen Gründen — keineswegs sicher, durch neuere Untersuchungen zum Teil klar widerlegt[71] und jedenfalls stark umstritten. Was die kognitiven Abwegigkeiten betrifft, so erscheinen sie, wie schon im letzten Kapitel dargelegt, weit eher als Ausdruck und Folge komplexer Kommunikationsstörungen im gesamten familiären und sozialen Umfeld der Kranken denn als hirnorganische Störung im gewöhnlichen Sinn. Gerade die früher formulierte Bezugssystem-Hypothese führt hier jedoch zu einer interessanten Brücke zwischen den scheinbar so unvereinbaren somato- und psychogenetischen Anschauungen: Einerseits werden Niederschläge von Erfahrungen aller Art, das heißt die internalisierten »affektlogischen Bezugssysteme«, die bei Schizophreniegefährdeten, wie wir annehmen, verworren sind, gemäß der neueren Forschung in Form spezifischer dendritisch-synaptischer Verbindungen zerebral fixiert. Sie dürfen also gleichfalls als eine Art von »organischem Substrat« aufgefaßt werden. Andererseits sprechen Tierbefunde für eine Rarefizierung solcher Verbindungen bei fehlenden Außenreizen. Selbst eine gewisse Hirnatrophie chronischer Schizophrener müßte demnach nicht unbedingt Ausdruck eines »organischen Prozesses« im traditionellen Sinn sein, sondern könnte möglicherweise mit der — zuweilen jahrzehntelangen — Einengung ihres gesamten kognitiv-affektiven Erlebnisfeldes, der Folge von Rückzugstendenzen, Affektverflachung und psychosozialer Unterstimulation im Sinne von Wing, zusammenhängen. Genau den gleichen Gedanken entwickelt Krüger in seiner »Reizabschirmungstheorie«.[72] Jedenfalls ist kaum zu bezweifeln, daß die Wissenschaft von morgen den alten und fruchtlosen Streit zwischen »Psychikern« und »Somatikern« aufgrund solcher Zusammenhänge in mancher Hinsicht als hinfällig erkennen wird.

[71] Vgl. Mundt, C., W. Radu, E. Gluck (1980): Computertomographische Untersuchungen der Liquorräume an chronisch schizophrenen Patienten. *Nervenarzt*, 51, S. 743—748.

[72] Krüger, H. u. a. (1981), a. a. O., S. 42 und 232.

Für die soziogene These der chronischen Residualzustände sprechen dagegen eine ganze Reihe von positiven Befunden, darunter vor allem die Tatsache, daß, wie insbesondere die zitierten Wingschen Untersuchungen zum »Institutionalismus« lehren[73], praktisch fast gleichartige Bilder von Potentialeinbuße keineswegs nur bei Schizophrenen, sondern auch bei langjährigen Spitalpatienten mit den unterschiedlichsten Diagnosen, ja sogar außerhalb der Psychiatrie, zum Beispiel bei Heim-, Sanatoriums- und Gefängnisinsassen, beobachtet wurden. So war etwa in einer unserer eigenen Untersuchungen einer Population von langjährigen Spitalinsassen dieses Zustandsbild derart dominierend, daß vielfach die ursprüngliche, für das Verhalten ganz irrelevant gewordene Diagnose bei Pflegepersonal und Ärzten völlig in Vergessenheit geraten war.[74] Als »neurotische Residualzustände« kommen zudem, wie K. Ernst herausgefunden hat, verwandte Syndrome auch im Gefolge von gravierenden Neurosen, ja von Körperkrankheiten und überhaupt von belastenden Lebensereignissen aller Art vor.[75] Manche Autoren bezeichnen die typische und manchmal irreversible Verminderung an Vitalität und Spannkraft, die im Anschluß an besonders belastende Erlebnisse — und eine schizophrene Psychose mit all ihren Folgeerscheinungen stellt ohne Zweifel ein solches dar — nicht selten auftritt, sehr treffend als »Syndrom der gebrochenen Feder«, womit gewöhnlich organische Ursachen assoziiert werden. Wer aber erlebt hat, was einem mit dem Etikett »Schizophrenie« behafteten Menschen nicht nur im Krankenhaus, sondern vor allem auch draußen in der Gesellschaft, zuweilen sogar in der eigenen Familie, alles an Demütigung und Unverständnis widerfährt, wie viele Schwierigkeiten einer sogenannten »Rehabilitation« entgegenstehen — nebenbei bemerkt, die Verwendung dieses gängig gewordenen, aber eigentlich juristischen Ausdrucks für soziale Wiedereingliederung kommt nicht von ungefähr —, der kann nicht mehr daran zweifeln, daß die Feder der Spannkraft, des

[73] Vgl. Wing, J. K., J. Brown (1970), a. a. O.

[74] Ciompi, L., C. Agué, H. P. Dauwalder (1978): Ein Forschungsprogramm über die Rehabilitation psychisch Kranker. II. Querschnittsuntersuchung einer Population von chronischen Spitalpatienten. *Nervenarzt*, 49, S. 232—238.

[75] Ernst, K. (1962): Neurotische Residualzustände und endogene Residualzustände. *Arch. Psychiat. Neurol.*, 203, S. 61—84.

»energetischen Potentials« keineswegs bloß aus hirnorganischen Gründen bricht. Nach mehreren vergeblichen Anläufen sinkt oft bei sämtlichen Beteiligten, beim Patienten selbst, bei seiner Familie, bei den Ärzten und Betreuern, der Mut immer mehr und macht einer generellen Resignation und Demoralisierung Platz. Auch die nicht wegzudiskutierende Tatsache, daß sich manche dieser chronischen Residualzustände trotz Milieuwechsels, trotz intensiver soziotherapeutischer Maßnahmen etc. nicht zurückbilden, ist meines Erachtens noch kein ausreichendes Argument für die Annahme einer organischen »Basisstörung« im klassischen Sinn. Einerseits stehen ihnen, wie alle Untersucher von Langzeitverläufen berichten, eine gewisse Anzahl von Fällen gegenüber, bei denen es noch nach Jahrzehnten zu spektakulären Spätbesserungen kam, und andererseits können auch psychologische und soziale Traumen, wie etwa gewisse Nachwirkungen bei Insassen von Konzentrationslagern zeigten, zu irreversiblen Schäden führen. Auch dürfte eine Verarmung der zerebralen Assoziationsnetze, wie sie aufgrund einer jahrzehntelangen Einengung des Erlebnisfeldes, analog einer muskulären Inaktivitätsatrophie, möglicherweise eintritt, zumal im höheren Alter vielfach nicht mehr rückgängig zu machen sein. Und schließlich erweist sich der behauptete Energiemangel bei bestimmten Gelegenheiten, so etwa wenn es um die Änderung einer seit langem eingeschliffenen Situation geht, selbst bei scheinbar völlig gleichgültigen Kranken nicht selten als eine Fassade: Es ist eine verhängnisvolle Auswirkung des oben erwähnten »Trägheitsprinzips«, wenn sich manche Patienten mit typischem »Institutionalismus« plötzlich mit unvermutet wütender Vehemenz gegen jede kleinste oder auch größere Veränderung ihrer Situation wehren (zum Beispiel ein anderes Bett oder Zimmer, eine neue Beschäftigung, eine Versetzung auf eine andere Abteilung oder gar die Entlassung aus der Klinik), mag sie allen sonstigen Beteiligten noch so sehr als Vorteil erscheinen. Gerade bei solchen Gelegenheiten wird, wie im letzten Kapitel durch zwei Fallbeispiele (siehe S. 216 u. 228) illustriert, zuweilen auf drastische Weise offenbar, daß die unbewegliche Rigidität und Gleichgültigkeit mancher Patienten keineswegs bloß Passivität bedeutet, sondern zugleich einer paradoxerweise sehr aktiven und machtvollen Haltung in einem komplexen soziofamiliären Kontext und zirkulär kommunikatorischen Geschehen gleichkommt.

Es gibt noch weitere, allerdings weniger offensichtliche Argumente, die mich im erwähnten Artikel schließlich zu der provokativen Frage führten, ob die ganze, chronische Schizophrenie vielleicht gar keine — hirnorganische oder andere — Krankheit im medizinischen Sinne, sondern in erster Linie eine Art von psychosozialem »Artefakt« darstelle: Nicht nur ist ja bisher trotz unablässigen Suchens und Forschens mit den modernsten Mitteln noch nie irgendein organisches Substrat gefunden worden. Auch die Rolle von Erbfaktoren — immer noch der einzige, gesicherte Hinweis auf eine solche Komponente — scheint im Licht einer ganzen Reihe von Befunden gerade für die chronische Form der Schizophrenie zunehmend zweifelhaft. In den langfristigen Verlaufsuntersuchungen, auch in unseren eigenen, fanden sich überraschend wenige, und zum Teil überhaupt keine Zusammenhänge zwischen der erblichen Belastung und der Langzeitentwicklung der Schizophrenie. Manfred Bleuler, der unter kranken Blutsverwandten nur gewisse Übereinstimmungen in der *Art* des Verlaufs feststellen konnte, weist auf eine große Zahl von Arbeiten hin, die zu einem ähnlich negativen Resultat kamen.[76] In unserer eigenen Studie zeigten sich sogar beim statistischen Vergleich der Extremgruppe von Kranken, die drei oder mehr Schizophrene in der näheren Verwandtschaft hatten, mit Patienten, bei denen überhaupt keine familiäre Belastung mit Schizophrenie oder anderen psychischen Störungen nachweisbar war, auf lange Sicht keinerlei signifikante Verlaufsunterschiede.[77] Es gibt allerdings auch gegenteilige Befunde; so berichteten etwa Kety und Mitarbeiter über häufigere Sekundärfälle unter den Verwandten von chronisch Schizophrenen im Vergleich zu akut Schizophrenen mit günstigem Verlauf.[78] Seine kleinen und nicht auf Langzeituntersuchungen gestützten Vergleichsgruppen lassen indessen kaum gültige Schlüsse zu; insgesamt muß die Frage des Einflusses der Heredität auf die chronischen Entwicklungen, im Gegensatz zum Ausbruch der Erkrankung, zumindest noch als ungeklärt bezeichnet werden.

---

[76] Bleuler, M. (1972), a. a. O., S. 328.

[77] Ciompi, L., C. Müller (1976), a. a. O., S. 151f.

[78] Kety, S. S., D. Rosenthal, P. H. Wender, F. Schulsinger: The types and prevelants of mental illness in the biological and adoptive families of adopted schizoprenics. In: Rosenthal, D., S. Kety (Hrsg., 1968): *The transmission of schizophrenia.* Oxford (Pergamon Press), S. 345—362.

Unter den vielen Hinweisen, die auf der anderen Seite für den Einfluß von Sozialfaktoren sprechen, nenne ich bloß noch zwei, nämlich den bekannten Mechanismus der »sich selbst erfüllenden Prophezeiung« und sogenannte »homöostatische« Familieneinflüsse. Die dynamische Wirkung von Zukunftserwartungen war, ähnlich wie in anderen Studien, sehr wahrscheinlich mitverantwortlich für unsere Befunde, in welchen vergleichbare chronisch Kranke, bei denen sowohl die Patienten selbst als auch die Betreuer und die Familienangehörigen übereinstimmend eine negative Entwicklung voraussagten, in einem Rehabilitationsprogramm viel seltener gesund wurden als solche, bei denen die Zukunftserwartungen positiv waren.[79] Was die familiendynamischen Einflüsse angeht, so habe ich schon im letzten Kapitel berichtet, daß sich statistischen Untersuchungen aus England zufolge Rückfälle in Familien mit konfus-überengagierten Partnerbeziehungen im Sinne des »emotional overinvolvement« signifikant häuften. Darüber hinaus hat die gesamte, neuere familiendynamische Forschung von Searles, Bateson, Laing bis zu Boszormenyi-Nagy, Stierlin und Selvini Palazzoli aufgezeigt, daß in manchen Familien (weitgehend unbewußte) Mechanismen am Werk sind, welche eine einmal eingenommene — und eventuell mit einer Diagnose sanktionierte — Abhängigkeits- und Krankenrolle eines Familienmitglieds zu zementieren und verewigen trachten. Die Fallbeispiele auf S. 216 u. 228 illustrieren solche Situationen in frappanter Weise. Selbst wenn hier manches, wie von Kritikern dieses Konzepts mit Recht bemerkt wird, durch die Forschung noch nicht genügend objektiviert ist, so zeigen doch die alltäglichen klinischen Beobachtungen, sobald sie nur das Familiengeschehen mit einbeziehen, daß solche Mechanismen ohne Zweifel existieren und nicht selten eine verhängnisvolle Rolle spielen.

Alles in allem meine ich, daß die so bedeutsame Frage, ob die chronische Schizophrenie in erster Linie eine richtige Krankheit mit »organischem Substrat« im medizinischen Sinne oder aber vorwiegend (oder gar ausschließlich) einen »sozialen Artefakt« als Folge einer durch komplexe Wechselwirkungen zwischen Patient und Umwelt entstandenen familiären, sozialen und psychologischen

[79] Ciompi, L., H. P. Dauwalder, C. Agué (1979): Ein Forschungsprogramm zur Rehabilitation psychisch Kranker. III. Längsschnittuntersuchungen zum Rehabilitationserfolg und zur Prognostik. *Nervenarzt,* 50, S. 366—378.

Fehlentwicklung darstellt, wissenschaftlich noch nicht gültig beantwortet werden kann. Doch die Indizien, daß die Umwelteinflüsse bei der Schizophrenie eine entscheidende Rolle spielen, sind, im Gegensatz zu den wenigen, immer noch sehr hypothetischen somatischen Faktoren, so zahlreich, daß wir nicht nur unser Krankheitskonzept und Schizophrenieverständnis, sondern vor allem auch unser therapeutisches Handeln in diesem Sinn modifizieren sollten. Wenn nämlich die chronische Schizophrenie nicht (oder doch nicht in erster Linie), wie früher angenommen, das Resultat eines »organischen Basisprozesses« ist, vergleichbar etwa der syphilitischen, progressiven Paralyse, sondern vielmehr das Ergebnis eines offenen Lebensprozesses verletzlicher Menschen, die ein- oder auch mehrmals akut psychotisch erkranken und eine gewisse Neigung zu solchen Dekompensationen wohl durch das ganze Leben hindurch beibehalten, so verschieben sich *sehr* viele Gewichte in unserem ganzen Bezugssystem »Schizophrenie«: An die Stelle der Idee eines kaum aufhaltbaren Verhängnisses tritt das freie Spiel unzähliger günstiger und ungünstiger sozialer, situativer, psychologischer wie auch somatischer, konstitutioneller und genetischer Einflüsse; damit eröffnen sich nicht nur fast ebenso viele therapeutische Ansätze, sondern wir verstehen dann vor allem den schizophrenen Menschen selbst und eine ganze Reihe von bisher unerklärten Phänomenen, die der Kliniker täglich vor Augen hat, weit besser. Ich meine damit insbesondere die unberechenbare Vielfalt der Verläufe, die überraschenden Wendungen, die nach Jahr und Tag zuweilen noch eintreten können, das weitgehende Fehlen von gültigen prognostischen Kriterien, das fast völlige Versagen aller somatischen Therapien, mit Einschluß der Neuroleptica, gerade bei den chronischen, negativ-unproduktiven Zustandsbildern. Für die Unvorsehbarkeit des Verlaufs sei nachstehend noch eines von vielen Beispielen aus unserer Langzeitstudie zitiert:[80]

> Ein 1879 geborener, mit Geisteskrankheiten und Charakterstörungen familiär belasteter, prämorbid beruflich unstabiler und besonders Frauen gegenüber sehr kontaktgehemmter Schneider neigt schon als Enddreißiger dazu, einen verunglückten Verlobungsversuch und berufliche Schwierigkeiten wahnhaft umzudeuten. Ums 45. Lebensjahr entwickelt er

[80] Ciompi, L., C. Müller (1976), a. a. O., S. 82.

langsam einen weitreichenden Verfolgungs-, Beeinflussungs- und Beziehungswahn mit vorwiegend sexueller Thematik (die Nachbarn störten und verfolgten ihn, so sagt er, nachdem sie ihn durch ein System von Spiegeln bei der Masturbation beobachtet hätten; sie seien Wilderer, die beim Ausweiden der erbeuteten Tiere nächtlich Lärm verführten usw.). Unter anderem hört er Maschinen, Schläge gegen die Mauern, später Stimmen, die sein Verhalten kommentieren und ihm Befehle erteilen, fühlt sich beeinflußt, dringt auf Befehl der Stimmen in die Wohnung einer unbekannten Frau ein und wird darauf 46jährig (1925) bei uns ersthospitalisiert. Nach dem Transfer in seine Heimatklinik kann er erst 57jährig (1936) wieder entlassen werden, nachdem Wahn, Halluzinationen, vorübergehende Größenideen, autistisch-oppositionelles Verhalten und Beeinflussungsgefühle spontan allmählich wieder abgeklungen sind. In der Folge lebt er im Hause seines Bruders und nimmt seine frühere Schneiderarbeit wieder auf, streitet sich zwar mit Verwandten, aber zeigt sonst in keiner Weise mehr ein auffälliges Verhalten. — Bei der Nachuntersuchung 42 Jahre nach der Erstaufnahme finden wir 1967 einen geistig und körperlich sehr rüstigen 88jährigen, seit dem Tode seines Bruders alleinstehenden, aber häufig mit Nichten, Neffen und einigen Freunden verkehrenden Greis, der noch bis zum 85. Jahr seinen Beruf ausgeübt hatte und seither weiter ganz selbständig seinen Haushalt besorgt. Sehr freundlicher Empfang, guter Kontakt, ausgezeichnetes Altgedächtnis bei leichten Störungen des Frischgedächtnisses. Bezeichnet die seinerzeitigen Wahnideen als »krankhafte Einbildungen«, bringt dabei einige Vorwürfe gegen seine früheren Ärzte und die Umwelt vor, entschuldigt sie aber gleichzeitig versöhnlich. Von der ehemaligen Psychose sind sonst keinerlei Spuren mehr festzustellen; höchstens fallen seine pedantische, fast obsessionelle Ordnungs- und Gerechtigkeitsliebe sowie eine gewisse Rigidität und Stereotypie im Gedankengang auf. Mit Frauen hat er sein ganzes Leben lang nie intime Kontakte gehabt, was ihn aber seit vielen Jahren in keiner Weise mehr stört.

Um aber auf die ursprünglich gestellte Frage zurückzukommen: Wie sind die Heilungen, die akuten Rückfälle wie auch die Chronifizierungen im Lichte der vorher beschriebenen »Mechanismen der Verrückung« zu verstehen? Wenn die verschiedenen Grade der Verrücktheit, wie wir annehmen, neue, nach Phasen der Instabilität erreichte affektiv-kognitive Gleichgewichtszustände, Verhaltenssysteme und Auffassungsweisen der Wirklichkeit darstellen, vergleichbar etwa den verschiedenen Gängen eines Getriebes oder den verschiedenen Rastern eines informationsverarbeitenden Systems, so ist, entsprechend dem oben postulierten »psychosozialen Trägheitsprinzip«, von vornherein mit einem gewissen Beharrungsvermögen eines einmal eingetretenen Zustandes zu rechnen. Dieser Zustand ist ja immer Lösung einer Spannung, das heißt eine in einem gegebenen Moment optimal kraftsparende Weise, die begegnende (zum Beispiel unerträglich widerspruchsvolle) Wirklichkeit zu ordnen; er wird also, schon aus Gründen der Ökonomie und mit einiger Unabhängigkeit von dieser Wirklichkeit, die Tendenz haben, sich einzuschleifen und sich zu stabilisieren. Genau dies lehrt sowohl die klinische Beobachtung als auch die moderne Krisentheorie. Um ein einmal verrücktes System sozusagen aus den Angeln zu heben und wieder zum »Zurückschnappen« in eine normale Funktionsweise zu bringen, ist eine bestimmte Energie nötig; nun muß gewissermaßen das verrückte Bezugssystem wieder destabilisiert und verrückt (bzw. zurechtgerückt) werden wie zuvor das normale. Was hiermit konkret gemeint ist, wird durch den (ganz ungewöhnlichen) Fall des hebephrenen jungen Mannes aus unserer Tagesklinik, der sich nach einer Strafpredigt überraschend normalisierte, illustriert; ein anderes Beispiel entnehme ich, unter Vorwegnahme einiger Überlegungen aus dem nächsten Kapitel, einer kleinen Publikation zu einer »Technik der provozierten Krise« bei hochgradig rigidifizierten und auf andere Weise nicht mehr zu verändernden chronischen Zuständen.[81]

Frau X., eine paranoide, 51jährige frühere Lehrerin lebte mit einigen Residualsymptomen, vor allem aber einem schweren Hospitalismus, seit Jahren ängstlich eingekapselt auf einer Station für chronisch Kranke im Spital, hatte dort mit stillem Einverständnis von Pflegerschaft und Mitpatienten das Monopol auf sämtliche Haushaltsarbeiten, ging wegen wahnhafter

[81] Ciompi, L. (1977): Gedanken zu den therapeutischen Möglichkeiten einer Technik der provozierten Krise. *Psychiatria Clinica*, 10, S. 96—101.

Ängste vor Regen und Schnee selbst bei bestem Wetter nie aus, bestieg kein Auto und keinen Zug, wehrte sich wütend gegen eine Sanierung ihrer völlig verwahrlosten Zähne und überhaupt gegen jede kleinste Veränderung in ihrem gewohnten Tagesablauf. Nach dem Scheitern aller anderen Versuche provozierten wir vor nunmehr rund einem Jahr absichtlich eine heftige, angstvoll-depressive Krise, indem wir die Patientin auf eine ganz anders organisierte Rehabilitationsabteilung verlegten, ihr die Haushaltsarbeit entzogen und mit ihrem endlich erlangten Einverständnis eine Zahnbehandlung mit schließlicher Totalextraktion einleiteten. Diese Krise brachte eine totale Wende. Zwei Teammitglieder, eine Krankenschwester und eine Sozialarbeiterin, nutzten sie zum Aufbau einer intensiven Stützbeziehung aus, brachten noch während der Krise eine Verhaltenstherapie mit praktischen Übungen im Ausgehen, Zug- und Busfahren, Einkaufen etc. in Gang und konnten schließlich die Patientin vor einigen Monaten zu einem Übertritt in eine Familienpension mitten in der Stadt bewegen, wo sie mittlerweile ganz erstaunlich aufgeblüht ist, aktiv und mobil wurde und nächstens eine Stelle als Hilfskraft in einem Altersheim antreten wird.

Ob ein destabilisiertes schizophrenes Verhaltenssystem unter Belastung tatsächlich ins Normale »zurückschnappt« oder aber, etwa nach den Vorstellungen von Scheflen oder Conrad, weiterschreitet zu einem noch pathologischeren Zustand, hängt wohl von recht komplexen Gegebenheiten ab. Nach der Krisentheorie spielen unter anderem die aktuellen Umstände und Einflüsse während der Krise selbst eine nicht zu unterschätzende Rolle. Insbesondere entfalten scheinbar unbedeutende Weichenstellungen im richtigen Augenblick oft starke Langzeitwirkungen. Vom therapeutischen Standpunkt aus ist es also sehr wesentlich, wie wir noch sehen werden, gerade in instabilen Situationen das gesamte psycho-soziale Feld im Hinblick auf ein bestimmtes Ziel zu polarisieren. Des weiteren wird von Belang sein, ob die angestrebte Veränderung eine ausreichende Spannungslösung gewährleistet oder nicht. Es liegt auf der Hand, daß etwa eine weiterhin unerträgliche, belastende, konfuse Familien- oder Berufssituation, die vorher zur »Verrückung« beigetragen hatte, eine Gesundung erschweren, eine nunmehr veränderte Konstellation sie dagegen erleichtern muß. Ebenso hängt zweifellos manches davon ab, wie die vor der Verrückung aufgebauten und latent weiter bestehenden, gesünderen Bezugs- oder Verhaltenssysteme (sowohl beim Patienten wie bei seiner Umgebung) beschaffen sind, wie lange sie nicht mehr gebraucht wurden, wie eingeschliffen oder mobil, befriedigend oder unbefriedigend der alte Zustand im Verhältnis zum neuen alles in allem ist. Mit solchen Gegebenheiten stehen höchstwahrscheinlich die weiter oben angeführten prognostischen Kriterien in Zusammenhang; in unserer zitierten Untersuchung zum Rehabilitationserfolg erwies sich beispielsweise eine initiale, subjektive Unzufriedenheit des Patienten mit seiner sozial isolierten Situation als bedeutsamer Prädiktor: Ausgesprochen zufriedene chronisch Kranke hatten in der Regel in einem Wiedereingliederungsprogramm viel weniger Erfolg als unzufriedene.[82] Entsprechend hängt nach einer Remission die Rückfallwahrscheinlichkeit stark davon ab, wie gut die — ebenfalls latent weiter bestehenden — verrückten Verhaltensweisen gebahnt waren, wie lange sie andauerten und zurückliegen, wie leicht sie wieder zu erreichen sind (gewisse ehemalige Klinikpatienten zum Beispiel brauchen sich bloß irgendwo ein wenig auffällig zu benehmen, so daß sie etwa von der Polizei angehalten werden — und schon sind sie wieder für Monate oder Jahre im Krankenhaus und führen dort, ganz ungeachtet der inzwischen eingetretenen Fortschritte, regressiv ihr verrücktes Dasein von vorher weiter, als ob nichts geschehen wäre). In zahlreichen Fällen wird natürlich die ganze familiäre und soziale Konstellation von entscheidender Bedeutung sein. Nur zu häufig »paßt« (weitgehend unbewußt) ein chronischer, zum Beispiel durch eine Dauerhospitalisation oder einen Heimaufenthalt stabilisierter Krankheitszustand eines bestimmten Patienten für die gesamte Umwelt, Vormund und Behörden inbegriffen, sozusagen wie ein Schlüssel ins Schloß. Ein ganzes komplexes Gefüge von Gegebenheiten, darunter nicht selten auch finanzielle (Renten- und Versicherungssituation etc.), hat sich seit Jahren darauf eingerichtet und eingespielt. Jede echte Veränderung in derart festgefahrenen Konstellationen verlangt von allen Beteiligten enorme Anstrengungen und bedeutet Aufregung, Unvorhergesehenes, Störung. Es ist deshalb bei näherem Zusehen vielfach nicht zu verwundern, daß jedermann, nicht selten in erster Linie der Patient selbst,

[82] Ciompi, L., H. P. Dauwalder, C. Agué (1979), a. a. O.

im Sinne des »sozialen Trägheitsprinzips« die gewohnte und alles in allem erträglich gewordene Situation um jeden Preis beizubehalten wünscht.

Im übrigen vermögen auch die hier entwickelten Vorstellungen die Frage der Verlaufsgesetzlichkeiten der Schizophrenie nicht erschöpfend zu beantworten. Die Wirklichkeit ist gerade in diesem Bereich noch immer anders, komplexer, vielfältiger als alle versuchten Schematisierungen. Ich muß mich also damit begnügen, diese vorläufigen, mit allem vorher Gesagten konsistenten und zumindest in Grenzen für die Praxis nützlichen Überlegungen zu einem immer noch ungenügend geklärten Problem zu präsentieren.

Zusammenfassung und Abschluß: Die schizophrene Verrücktheit in neuer Sicht

Wenn wir die drei großen Entwicklungsabschnitte der Schizophrenien — die prämorbide Vorphase, die Phase(n) der akut-psychotischen Verrückung und die chronischen Folgezustände zu überblikken suchen, so gelangen wir (unter Einfügung einiger Ergänzungen) alles in allem etwa zu folgendem Gesamtkonzept: Gewisse Menschen zeigen eine besondere Art von Verletzlichkeit und Empfindlichkeit, die teilweise angeboren, teilweise erworben ist. Wie auch ihre familiäre Umgebung sind sie oft nervös, reagieren übersteigert (unter anderem mit Abwehr und Rückzug), neigen zu Minderwertigkeitsgefühlen und Unsicherheit im Umgang mit sich selbst und anderen und lehnen sich oft übermäßig an eine einzige Bezugsperson an (symbiotische Beziehung). Unter Druck geraten sie in Wechselbeziehung mit der Umwelt leicht in ängstliche Verwirrung, werden unkonzentriert und unorganisiert, versagen leicht in schwierigen Situationen (Aufmerksamkeitsstörungen, Schwierigkeiten beim Lösen sequentieller Aufgaben, fehlerhafte Klassenbildung etc.), zeichnen sich aber unter guten Bedingungen nicht selten durch Originalität, Hellhörigkeit und eine besondere, manchmal auch künstlerisch fruchtbare Feinfühligkeit aus.

Unter günstigen Umständen vermögen manche von ihnen zweifellos trotz — oder gerade wegen — dieser durchaus auch *positiven* Eigenschaften ein ganz normales, ja möglicherweise ein besonders reiches und fruchtbares Leben zu führen. Andere dagegen leben dauernd am Rande des Zusammenbruchs, suchen nach einem Rettungsanker, klammern sich an Strohhalme, ziehen sich in eine kleine und sichere Nische zurück, unterliegen schweren Stimmungsschwankungen, zeigen manchmal andeutungsweise psychotische Reaktionen (verschiedene Varianten von Borderline-Persönlichkeiten). Komplexen Belastungen (bzw. »Informationen«), namentlich solchen, die Änderung und Neuanpassung erfordern, sind sie schlecht gewachsen. Besonders hilflos stehen sie offenbar affektiv-kognitiven Widersprüchlichkeiten, Unklarheiten und undurchsichtigen Vorgängen im zwischenmenschlichen Bereich gegenüber; sie vermögen diese nicht zu durchschauen, können sich schlecht wehren und lassen sich leicht von stärkeren Partnern für deren Zwecke einspannen.

Beim ungünstigen Zusammenspiel einer wechselnden Vielfalt von Faktoren (Persönlichkeit, allgemeine Lebenslage, Familienkonstellation, aktuelle Umstände, zeitliche Aufeinanderfolge von Belastungen, wechselseitige Beziehungen mit der Umgebung etc.) entwickeln sich bei einigen dieser Menschen — es sind nach der Statistik rund ein Prozent der Bevölkerung — selbst unter scheinbar alltäglichen Belastungen zeitweise unerträgliche Spannungszustände, die krisenhaft zu zunehmender Dekompensation in Form von Angst, Ambivalenz und affektiv-kognitiver Verwirrung führen und sich bis zu Derealisations- und Depersonalisationserscheinungen, wahnhaften, halluzinatorischen und anderen psychotischen Erlebnisweisen zu steigern vermögen. Die notwendigen Energien zur »Verrückung« des von vornherein prekären Gleichgewichts scheinen dabei mindestens teilweise aus teufelskreisähnlichen, positiven Feedbackzirkeln (»Runaway«, »Fluktuationen«) zwischen gegensätzlichen Denk- und Fühlsystemen zu stammen, die unter anderem durch die ungebremste Heftigkeit der eigenen Affekte und durch die konfus-paradox-widerspruchsvollen Reaktionen und Gebote der Umgebung verstärkt werden. Die veränderten Fühl-, Denk- und Verhaltensweisen müssen als neue, äquilibrierte Gleichgewichtszustände im Sinne von umfassenden affektiv-kognitiven Bezugssystemen aufgefaßt werden. Sie stellen offenbar eine Art von Alternativstrukturen zur Lösung der anders nicht zu bewältigenden Spannungen dar, die in wiederholten Grenzsituationen allmählich aufgebaut und schließlich mehr oder weniger abrupt verhaltenswirksam werden. Es gibt verschiedene Stufen der »Verrückung«, die unter anderem durch eine zunehmende Störung des komplexen Gefüges von Feedbackreaktionen zwischen Innen- und Außenwelt charakterisiert sind. In dieser Perspektive erscheinen die psychotischen Verhaltensweisen als Teilaspekt eines umfassender gestörten Kommunikationsfeldes; gewisse psychotische Phänomene (zum Beispiel Halluzinationen, Wahn) stellen möglicherweise autistische Ersatzgebilde für fehlende oder verzerrte Elemente in einem gestörten, globalen Feedbacksystem dar.

Solche pathologischen Funktionsweisen besitzen eine gewisse Trägheit und Eigengesetzlichkeit; ob sie sich verfestigen, wieder zurückbilden oder im Gegenteil zu noch stärker psychotischen Zuständen weiterentwickeln, hängt wiederum von einer großen Zahl von Innen- und Umweltbedingungen ab, insbesondere auch, so meine ich, und werde dies im nächsten Kapitel noch genauer ausführen, vom Verständnis oder Unverständnis der Umgebung und den von ihr getroffenen Maßnahmen, das heißt also von der gesamten sozialen und psychologischen Situation. Unter günstigen Umständen kann es zu einer raschen und vollständigen Heilung kommen, wobei freilich die ursprünglich vorhandene Fragilität zumeist weiter besteht, ja, durch die nunmehr gebahnten, latent weiterhin vorhandenen pathologischen Verhaltensmuster möglicherweise noch verstärkt wurde. Es können auch hintereinander mehrere akut psychotische Episoden mit jeweiliger völliger Gesundung auftreten. Unter schlechten Bedingungen dagegen, insbesondere bei langen Klinikaufenthalten, totaler sozialer und beruflicher Ausgliederung, mehreren erfolglosen Versuchen zur Rückkehr in ein normales Leben, ungünstigen Familienkonstellationen etc. wird die Psychose chronifiziert und zementiert. Es bilden sich Residualzustände verschiedenen Ausmaßes aus; unter anderem schleifen sich pathologische Mechanismen aus der akuten Phase zunehmend ein und werden zu Gewohnheitshaltungen, die unter belastenden Umständen leicht zur Abwehr neuer Anforderungen verwendbar sind. In steter Wechselwirkung mit der demoralisierenden Erfahrung von wiederholten Rückschlägen und vergeblichen Anläufen entwickeln sich nun mehr und mehr Inaktivität, Resignation und Antriebslosigkeit, die auch die Umgebung erfassen. Der Lebenskreis engt sich ein, die Interessen verflachen, die Zukunftserwartungen schwinden und machen einer grauen, eintönigen, nur noch von wenigen Augenblicken des Aufmerkens unterbrochenen Gleichgültigkeit

Platz. Solche Zustände können jahre-, ja jahrzehntelang andauern; sie stellen das voll entfaltete Bild des »Syndroms der gesprungenen Feder« bzw. der »energetischen Potentialeinbuße« (»clinical poverty syndrome«) dar. Die Frage, ob an diesem Zustand auch organische Faktoren beteiligt sind, muß vorläufig offenbleiben. Nach modernen Vorstellungen wäre unter anderem eine Inaktivitätsatrophie zerebraler Assoziationssysteme als organischer Niederschlag einer extremen Verarmung des gesamten psycho-sozialen Erlebnisfeldes unter eingeengten Verhältnissen möglich (chronische Unterstimulation, Reizverarmung). Unter besonderen, eventuell therapeutisch provozierten Umständen, manchmal anscheinend sogar von selbst, können allerdings selbst noch nach Jahr und Tag überraschende Wendungen zum Besseren eintreten; die »Potentialeinbuße« geht stark zurück oder verschwindet; hinter der erstarrten, verzerrten oder erloschenen Maske des chronischen Psychotikers kommt wieder ein feinfühliger, unsicherer, zuweilen zu einem eigentümlich ironischen Humor gereifter Mensch zum Vorschein.

Die eingangs gemachte Behauptung, nur die akute »Verrücktheit« sei wirklich »spezifisch«, sei das eigentliche Kernstück der Schizophrenie und alles andere sei bloß Vorbereitung, »Terrain« oder aber Folgeerscheinung der stattgehabten Akuterkrankung(en), erscheint jetzt wohl in einem klareren Licht. Freilich sind gewisse, zum Beispiel persönlichkeitsspezifisch-genetische oder familiendynamische Faktoren zweifellos immer wirksam; sie finden sich jedoch genauso außerhalb des schizophrenen Bereichs. Mit andern Worten, was gewisse Autoren als »Basisstörung« (zum Beispiel Huber und Mitarbeiter) oder als »nicht-psychotische Schizophrenie« (Scheflen) beschreiben, erscheint mir nicht in erster Linie als Krankheit, sondern als Variante allgemeinmenschlicher Funktionsweisen, die mit fließenden Übergängen auf der einen Seite in die stumpfe Robustheit und Unempfindlichkeit mancher Gesunder und auf der anderen in verschieden starkem Ausmaß in eine Disposition zu psychotischen Reaktions- und Funktionsweisen übergeht, wie sie bei Überschreitung von individuell sehr verschiedenen Schwellenwerten »unter gegebenen Umständen« grundsätzlich wohl bei jedermann auftreten können. In teilweiser Anlehnung an eine Darstellung Manfred Bleulers fasse ich diese Zusammenhänge im folgenden Schema[83] zusammen: (Fn. 83 s. Seite 328)

Synoptische Darstellung der Entwicklung der Schizophrenien in affektlogischer Sicht

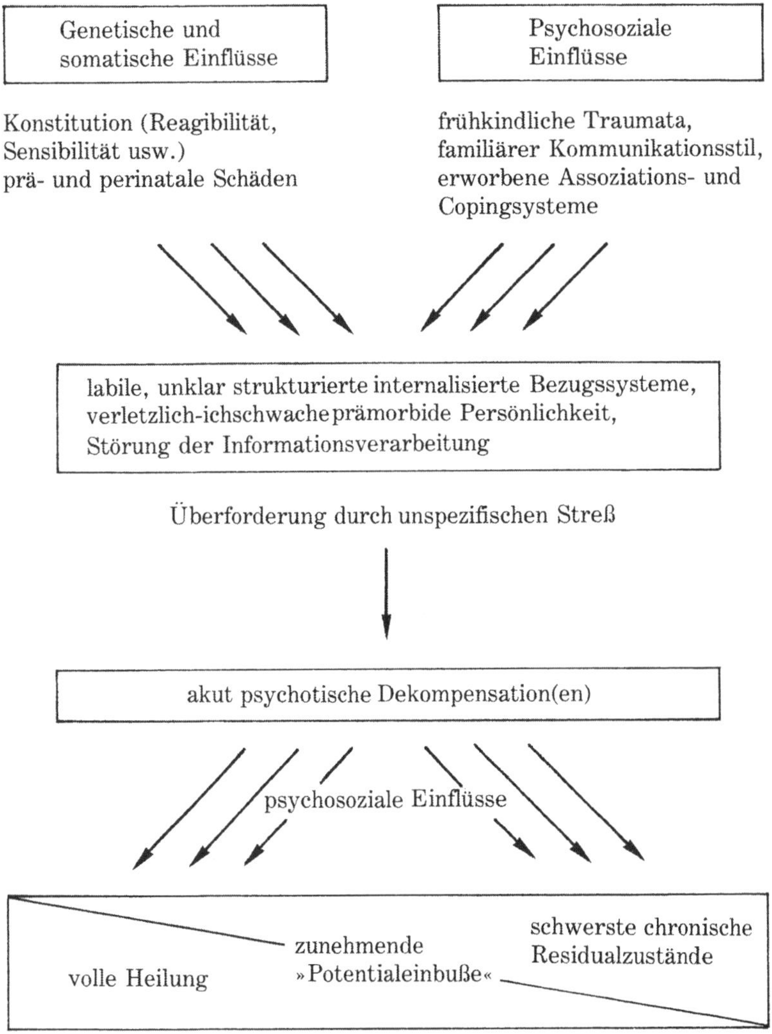

---

[83] Aus: Ciompi, L. (1982). In: Beck, H. (Hrsg.): Biologische Psychiatrie. Stuttgart–New York (Thieme), S. 38—47. Vgl. auch Bleuler, M.: Einzelkrankheiten in der

Der vorstehende Überblick entspricht einem Gesamtbild, wie es sich aufgrund der Forschungen der letzten Jahre, insbesondere der sehr systematischen, pragmatischen und kreativen Arbeiten der Londoner Schule, mit etwas unterschiedlichen Akzenten an vielen Orten zugleich abzuzeichnen scheint. Jedenfalls mangelt es gerade in letzter Zeit nicht an Versuchen, die uferlose, von keinem Menschen mehr übersehbare Flut von Einzelinformationen zur Schizophrenie unter übergeordneten Gesichtspunkten zusammenzufassen.

Bevor ich zum Abschluß den spezifischen Beitrag der »Affektlogik« zu diesen integrativen Bemühungen zu präzisieren versuche, will ich noch in gedrängter Form über den meines Wissens letzten und bisher wohl umfassendsten Ansatz zu einer Synthese, nämlich über das bereits mehrfach zitierte, erst nach seinem Tod im Frühjahr 1981 publizierte Werk von Albert Scheflen *Levels of Schizophrenia* berichten. Scheflen beleuchtet darin auf systemtheoretischen Grundlagen das Phänomen der schizophrenen Erkrankung auf acht unterschiedlichen Ebenen, nämlich auf dem 1. gesellschaftlich-sozialen, 2. institutionellen, 3. familiären, 4. symbiotisch-dyadischen, 5. individuellen, 6. zentral-nervösen und interhemisphärischen, 7. metabolisch-biochemisch-hirnphysiologischen und 8. neuronal-dendritischen Organisationsniveau. Im ersten, gesellschaftlich-sozialen Bereich erscheint ihm die Schizophrenie als soziale Devianz mit ganz bestimmten, die Norm befestigenden und äquilibrierenden Funktionen. Zur Verarbeitung dieser Devianz bedient sich die Gemeinschaft auf dem zweiten Niveau eines ganzen Netzwerkes von Institutionen (dazu gehören die Medizin, die Psychiatrie, die Spitäler, die Fürsorgeeinrichtungen etc.), die alle sowohl ihrer Kontrolle wie auch ihrer Eingrenzung und Stabilisierung dienen. Im dritten, familiären Bereich sieht er die Schizophrenie — ganz ähnlich, wie ich dies im vorangegangenen Kapitel beschrieben habe — in einem Geflecht von Relationen, Abhängigkeiten, Koalitionen und Oppositionen zwischen bestimmten Familiengliedern, mit entsprechend komplexen und unter Umständen widersprüchlichen Kommunikationen. Ganz besonders betont Scheflen auch als vierten

Schizophreniegruppe? In: Huber, G. (Hrsg., 1981): *Schizophrenie, Stand und Entwicklungstendenzen der Forschung*. Stuttgart–New York (Schattauer).

Punkt die Bedeutung einer symbiotisch-dyadischen Beziehung zwischen dem schizophrenen (resp. schizophreniegefährdeten) Kind und einem weiteren Familienmitglied, meistens der Mutter. Von Interesse ist dabei der (plausible und, soviel ich weiß bisher nicht so klar formulierte) Gesichtspunkt, daß es oft gerade die Unterbrechung dieser Symbiose sei, welche akut-psychotische Dekompensationen auslöse. Auf der fünften, individuellen Ebene stellt der Autor neben der klassischen Psychopathologie und vielerlei häufig übersehenen somatischen und psychomotorischen Begleitstörungen namentlich die Schwierigkeit der selbständigen Lösung linearer Operationen und ihrer adäquaten Verbindung mit einem entsprechenden Kontext sowie mit einer harmonischen Affektmodulation in den Vordergrund. Auf dem sechsten Niveau des zentralen Nervensystems begreift er die schizophrene Erkrankung als Störung der Integration zwischen frontalen, temporalen und limbischen Funktionen, deren Zusammenspiel in der florid psychotischen Dekompensation total zusammenbreche. In den gleichen Bezirken situieren sich siebtens die humoralen Störungen, welche die Biochemie und Hirnphysiologie heute vor allem als Dysfunktion der Neurotransmitter, namentlich des Dopamins und Norepinephrins, vermutet. Im letzten, neuronal-dendritischen Bereich hebt Scheflen schließlich hervor, welche bahnbrechende Bedeutung die Entdeckung der Bildung neuer synaptischer Verbindungen aufgrund von Erfahrung habe, durch welche die traditionelle Unterscheidung zwischen bloß »funktionellen« und »hirnorganischen« Störungen grundsätzlich hinfällig werde: Jedem kognitiven und/oder affektiven Erwerb entspreche mit größter Wahrscheinlichkeit der Aufbau eines korrespondierenden, dendritisch-glialen Verbindungsnetzes; die neuronale Feinstruktur des Gehirns müsse deshalb — so kann ich mit nur geringer Extrapolation Scheflens Darstellung formulieren — notwendig ganz anders sein, je nachdem, welche Erfahrungen gemacht, welches Wissen integriert und welche Fühl- und Denkgewohnheiten bzw. welches Weltbild etabliert wurden. Überflüssig anzumerken, daß gerade diese letzten wie auch manche anderen von Scheflen gesetzten Akzente sehr weitgehend den Anschauungen entsprechen, die ich in den vorangegangenen Kapiteln vertreten habe. Besonders wichtig ist aus meiner Sicht Scheflens Feststellung, daß der Nachweis von Kausalzusammenhängen auf einer Ebene (beispielsweise der genetischen, biochemischen oder anderweitig somatischen) keineswegs die Berücksichtigung von anderen, zum Beispiel psychologischen oder sozialen Komponenten überflüssig mache. Erst durch eine solche Zusammenschau öffnet sich der Blick fürs Ganze und wird der ewige Irrtum der beteiligten Spezialwissenschaften, nämlich der monokausale Reduktionismus, vermieden.

Über die interessante Hypothese einer vierstufigen Entwicklung der schizophrenen Psychose habe ich das Wesentliche bereits berichtet. Scheflen meint, daß auf der Grundlage des Denkens und der Affektmodulation, in Verbindung mit einer überstarken (symbiotischen) Bindung an eine bestimmte Bezugsperson, bei zunehmender Instabilität bzw. Desintegration der cortico-limbischen Funktionen — die nach seiner Vermutung durch fortgesetzte, gegenseitige Amplifikationen im Sinne von positiven Feedbacks zustande kommen können — eine treppenartig ansteigende Stufenfolge von klinischen Zuständen entstehe, welche recht gut mit den klassischen Kraepelinschen Untergruppen der »einfachen«, paranoiden, hebephrenen und katatonen Schizophrenie übereinstimmen. Diese Stufenfolge entspräche einer fortgesetzten funktionellen Entdifferenzierung. Conrad bezog in seine, wie berichtet, erstaunlich ähnliche Sichtweise zusätzlich die Reduktion des energetischen Potentials in chronischen Zuständen ein, die er mit einem stirnhirnbedingten Antriebsverlust in Zusammenhang brachte. Neueste, mit der revolutionären Methode des PETT-Scans (vgl. S. 257) erhobene Befunde, die eine verminderte Stirnhirndurchblutung bei chronischer Schizophrenie ergeben, scheinen ihm Recht zu geben.[84] Sollten sich diese vorläufigen, erst bei ganz wenigen Fällen erhobenen Befunde bestätigen, so bedeuten allerdings selbst sie keineswegs, wie die obigen Überlegungen zeigen, daß darob psycho- und soziogene Komponenten der Antriebsreduktion vernachlässigt werden dürfen. Diese Komponenten können sich nämlich in einem zirkulären Gesamtgeschehen in eine dauernde, zerebrale Funktionsminderung umsetzen, ebenso wie umgekehrt diese Funktionsminderung ihrer-

---

[84] Vgl. zum Beispiel Hoyer, S. (1982): Veränderungen von Hirndurchblutung und Hirnstoffwechsel bei verschiedenen Formen endogener Psychosen. In: Beckmann, H.: Biologische Psychiatrie. Stuttgart–New York (Thieme), S. 104ff. — Buchsbaum, M. S., D. H. Ingvar (1982): New visions of the schizophrenic brain: regional differences in electrophysiology, blood flow, and cerebral glucose use. In: Henn, F. A., H. A. Nasrallah (1982): Schizophrenia as a brain disease. New York–Oxford (Oxford University Press), S. 235—252.

seits das allgemeine Interesse für die Umwelt zu beeinträchtigen vermag.

Die Scheflensche Zusammenschau ist imponierend und in vielen Aspekten überzeugend. Dennoch bleibt sie meiner Auffassung nach über weite Strecken eher eine Synopsis, das heißt ein Neben- bzw. Übereinanderstehen verschiedenster Gesichtspunkte, als eine wirkliche Synthese. Von einer solchen könnte erst dann gesprochen werden, wenn nicht nur das Zusammenspiel der verschiedenen Faktoren auf allen Ebenen und zwischen ihnen weiter geklärt, sondern auch unter einem zusammenfassenden Gesichtspunkt (einer umfassenden Theorie) begriffen wäre. Als Beispiel für eine solche umfassende Theorie könnte heute, im Zeitalter der Molekularbiologie, etwa die Klärung vielfältigster makro- und mikroskopischer, biologischer, physiologischer, chemischer, physikalischer und atomarer Vorgänge unter der einheitlichen Theorie des Bohrschen Atommodells bzw. der spezifischen Strukturen, Konfigurationen und darauf beruhenden Funktionseigenschaften von Atomen und Molekülen dienen.

Von einer auch nur annähernd vergleichbaren Einsicht in die Zusammenhänge sind wir im psychologisch-psychiatrischen Bereich nach wie vor meilenweit entfernt. Immerhin berechtigt die gegenwärtig sich abzeichnende Tendenz zur Integration der verfügbaren Information, die sich unter anderem im Scheflenschen Versuch ausdrückt, zur Hoffnung. Einen gewissen Fortschritt in Richtung auf ein umfassenderes Verständnis, der zudem in einigen Aspekten noch über Scheflen hinausführt, bringt auch das Konzept der Affektlogik und die darauf begründete Bezugssystem-Hypothese. Dieser Fortschritt besteht in meinen Augen, kurz zusammengefaßt, vor allem in folgendem:

Die Vorstellung von affektiv-kognitiven Bezugssystemen (oder »Schemata«, »Programmen« etc.), die auf einem angeborenen Substrat im über alle Maßen »plastischen«, das heißt durch Außeneinflüsse verformbaren Gehirn aufgrund der gesamten Lebenserfahrung in gewissen Bereichen bei Schizophreniegefährdeten labil und verworren angelegt sind und in der akuten Psychose unter Belastung destabilisiert und in Gleichgewichtszustände neuer Art »verrückt« werden, scheint mir eine größere Zahl von bekannten und vermuteten Zusammenhängen zu integrieren als jedes andere, mir zugängliche Verstehensmodell: Es läßt breiten Raum sowohl für vererbte, konstitutionelle, biochemisch-hirnphysiologische und allgemein somatische wie auch für psycho- und soziogene Einflüsse aller Art. Damit scheint es, ganz im Sinn des modernen, multikausalen Denkens, mit den Ergebnissen der neueren Forschung auf allen genannten Gebieten sehr gut vereinbar zu sein. Zugleich bietet es mit der Vorstellung der Psyche als eines äquilibrierten, durch abstrahierenden »Auszug von Invarianz« differenzierten und fortlaufend in entsprechenden zerebralen Assoziationsnetzen fixierten und hierarchisch strukturierten affektiv-kognitiven Doppelsystems einen brauchbaren Ansatz, um die Kluft zwischen materiellem Substrat, also körperlich-konkretem (zum Beispiel biochemischem) Geschehen auf der einen, und immateriell-abstrakten, psychisch-geistigen Phänomenen auf der andern Seite zu verkleinern. Das Modell ist zudem völlig konsistent mit modernen systemtheoretischen Gesichtspunkten. Durch die Kombination mit psychoanalytischen Erkenntnissen kann die Dynamik sowohl affektiver wie kognitiver und psychosozialer Phänomene voll berücksichtigt werden. Zugleich ist eine plausible Verbindung zwischen individuell-innerpsychischen und familiär-zwischenmenschlichen Vorgängen gewonnen.

Auch auf klinisch-psychopathologischem Gebiet erweist sich dieses Verstehensmodell als sehr integrativ: Es faßt unter Einbeziehung aller (mir bekannten) Fakten die verschiedenen Entwicklungsstadien der Schizophrenie(n) unter einem einfachen und einheitlichen Gesichtspunkt zusammen und bietet eine mögliche, zugleich weiteren Fortschritten in der Forschung offene Erklärung für ihre ungeheure Vielfalt.

Und schließlich — und das ist vielleicht das Wichtigste — schlägt dieses streckenweise sehr theoretische Modell eine Brücke zum lebendigen schizophrenen Menschen, indem es seine verschiedenen, lange Zeit als völlig fremdartig betrachteten Störungen und Auffälligkeiten als eine besondere Form, als Steigerung und Verzerrung normalen und (fast) alltäglichen Erlebens auffaßt. Ich werde im nächsten und letzten Kapitel zu zeigen versuchen, daß damit zugleich neue Zugänge zu therapeutisch sinnvollem Handeln gefunden sind.

Bevor ich mich ihnen zuwende, ist indessen noch eine umfassende Relativierung des oben Gesagten notwendig: In manchen Teilen ist dieses Konzept nichts als ein Entwurf, eine Skizze, die sich zwar fortwährend um Realitätskontrolle anhand der wissenschaftlichen Forschung bemüht, aber doch mit allerhand spekulativer Phantasie nachzuzeichnen versucht, wie die »Natur der Dinge« vielleicht sein könnte. Vieles bedarf der Erhärtung; manches wird sich wahrscheinlich als stimmig, anderes auch als Irrtum erweisen. Eines aber wird, so glaube ich, Bestand haben: die allgemeine Richtung des Denkens und Suchens, die den Menschen, ob gesund oder krank, immer zugleich als Körper *und* Geist, als Einzel- *und* Sozialwesen begreift, und die zugleich seine »Psyche«, das heißt sein Fühlen, Denken und Handeln, mit Einschluß seiner gesamten technischen, zivilisatorischen und kulturellen Entwicklung, wieder in jenen Rahmen stellt, wohin er meiner Überzeugung nach immer noch gehört, nämlich in den Rahmen der *Natur* und ihrer ewigen, wenn auch in ihrer ganzen Schönheit noch zu einem guten Teil verborgenen Gesetze.

7 Therapeutische Konsequenzen

> Womit leben wir denn eigentlich,
> wo spüren wir das Leben,
> wenn nicht mit unserem Gefühl?
> Hermann Hesse, *Die Nürnberger Reise*

Ziel dieses Schlußkapitels ist es, in großen Zügen zu skizzieren, was von den vorangegangenen Überlegungen für die Praxis direkt von Belang ist. Auf allgemeinere und theoretische Fragen, die in den vorangegangenen Kapiteln erörtert wurden, werde ich hier höchstens noch am Rand eingehen. Eine umfassende Darstellung therapeutischer Probleme müßte allerdings den Rahmen nicht nur dieses Kapitels, sondern des ganzen Buches bei weitem sprengen. Ich rufe in Erinnerung, daß, wie schon in der Einleitung betont, mein erstes Anliegen nicht ein (therapeutisches) *Tun*, sondern das Streben nach einem besseren *Verständnis* gewisser psychischer Phänomene war. Daß sich daraus eine Fülle von therapeutischen Schlußfolgerungen geradezu zwangsläufig ergibt, ist ein zwar erhofftes, aber nicht von vornherein beabsichtigtes *Ergebnis* der hier ausgeführten Überlegungen; daß manche von ihnen überdies, wie ebenfalls schon vermerkt, stark mit gewissen modernen Bestrebungen mit ganz anderem Ausgangspunkt übereinstimmen, ist eine interessante und sicher nicht zufällige Koinzidenz.

Allgemeine therapeutische Grundsätze

Vorab möchte ich präzisieren, daß sich die nachfolgenden Überlegungen, entsprechend der Thematik des ganzen Buches, in erster Linie, aber doch nicht ausschließlich, auf die *Behandlung von schizophrenen und schizophrenieartigen Zuständen* beziehen. Daß sie zugleich eine allgemeinere Bedeutung besitzen, hängt damit zusammen, daß es, wie namentlich Manfred Bleuler vielfach betont, eine spezifische Behandlung der Schizophrenie zweifellos gar nicht gibt: Was das psychische Wachsen und Reifen des Menschen ganz allgemein begünstigt, das, so hebt Bleuler hervor, hilft auch den

Schizophrenen, und umgekehrt.[1] Schizophrene »haben« eben nicht, dies ergibt sich mit großer Eindeutigkeit aus den vorangegangenen Überlegungen, eine Krankheit, so wie man (angeblich) eine Grippe, einen Rheumatismus oder sogar eine zerebral-organische Affektion, wie zum Beispiel eine — in gewissen Erscheinungen der Schizophrenie nicht unähnliche — syphilitische progressive Paralyse, »hat«. Schizophrene und Schizophreniegefährdete sind nach unserer Vorstellung in erster Linie verletzliche Menschen, die unter bestimmten Umständen leichter als andere in spannungsvolle Verwirrung und, über allerhand Wechselwirkungen, schließlich in psychotische Verhaltensweisen verfallen. Sie sind vom Gesunden und »Normalen« keineswegs grundverschieden. Es ist daher nur folgerichtig, daß ihnen prinzipiell das gleiche »gut tut« oder »nicht gut tut« wie ihm.

Auch haben wir ja nicht in erster Linie eine Krankheit, sondern einen besonderen *Menschen* in einer kranken und krankmachenden *Situation* zu behandeln. Überhaupt ist die überaus enge Verflechtung von Psyche und Psychose mit der gesamten Umwelt wahrscheinlich das praktisch (und auch theoretisch) wichtigste allgemeine Resultat unserer Untersuchung. Alles, was wir an Information zusammengetragen haben, weist darauf hin, daß es weder eine gesunde noch eine kranke Psyche gibt, die sich abgelöst vom sozialen Kontext verstehen, geschweige denn behandeln ließe. Die »Psyche« entsteht von allem Anfang an in engstem Austausch mit dem Milieu, sie strukturiert oder verwirrt sich entsprechend und hängt, wie namentlich die Entdeckung der Bedeutung von Feedbackmechanismen bezeugt, in jedem Moment viel stärker von der Außenwelt ab, als wir bisher vermuteten. Die dynamisierende Wirkung von allseitigen Erwartungshaltungen (im Sinn der »sich selbst erfüllenden Prophezeiungen«) zeigt ferner, daß neben Vergangenheit und Gegenwart selbst die zukünftige Entwicklung des Menschen in hohem Maße durch Wechselwirkungen mit der Umwelt bestimmt ist. Es liegt auf der Hand, daß all diese Verhältnisse nicht nur ein pathogenes, sondern ein ebenso großes therapeutisches Potential beinhalten. Dessen Realisierung stellt allerdings eine ungleich komplexere Aufgabe dar als etwa die bloße Verabreichung von Medikamenten oder die Beschränkung auf eine individuelle Psycho-

[1] Bleuler, M. (1972), a. a. O., S. 362.

therapie. Der erste allgemeine Schluß, den wir ziehen müssen, ist der, daß derartige Verfahren, allein angewendet, nur relativ geringe Erfolgschancen haben müssen, da sie viele der offenbar wichtigsten Einflußfaktoren außer acht lassen. Dieser Schluß wird nicht nur durch die klinische Alltagsbeobachtung, sondern auch durch viele statistische Befunde gestützt.[2]

Auf dieser Grundlage ergeben sich eine ganze Reihe von weiteren Konsequenzen. Die Frage ist vor allem, wie denn das *soziale Feld* beschaffen sein soll, um heilend statt krankheitserzeugend zu wirken. Im Prinzipiellen ist — ganz im Gegensatz zur praktischen Ausführung — die Antwort nicht schwer: Wenn, wie wir gesehen haben, Unklarheiten, Widersprüchlichkeiten und Zweideutigkeiten aller Art, speziell in existentiell wichtigen Problemkreisen (Familiensituation, Elternbeziehung, Autonomisierung, Berufs- und Partnerwahl etc.) zur psychotischen Verwirrung beitragen, so müssen umgekehrt Klarheit und Eindeutigkeit in denselben Bereichen sie lindern. Mit anderen Worten, eine unzweideutige Abgrenzung der Generationen mit Auflösung von dysfunktionellen Allianzen (zum Beispiel einer gegen den andern Elternteil gerichteten, symbiotischen Verbindung eines Elternteils mit einem Kind) innerhalb der Familie, eine explizite und allseits anerkannte Zielsetzung etwa in bezug auf Emanzipation und Erwachsenwerden der Kinder im allgemeinen und entsprechende Detailarrangements im besondern, eindeutige, wenn nötig konflikthafte und doch konstruktive Ausmarchung von diesbezüglichen Divergenzen, authentische, progressive Übertragung von Verantwortung und Selbständigkeit etc. stellen zentrale Elemente einer solchen Klarheit dar. Diese Zielsetzungen decken sich mit denjenigen der meisten Richtungen der modernen Familientherapie; sie orientieren sich, in Anlehnung etwa an Erik Erikson[3], an fundamentalen, im biologischen Lebenszyklus verankerten Entwicklungsschritten: affektiv-kognitive

---

[2] Vgl. zum Beispiel Hogarty, G. E., S. C. Goldberg, N. R. Schooler and the Collaborative Study Group (1973 u. 1974): Drug and socio-therapy in the aftercare of schizophrenic patients. *Arch. Gen. Psychiat.*, 28, S. 54—64 und 31, S. 603—608. — Ferner: Paul, G. L., R. J. Lentz (1977): *Psychosocial treatment of chronic mental patients. Milieu versus learning programs.* Cambridge, Mass., London (Harvard University Press).

[3] Erikson, E. H. (1968). Dt.: *Jugend und Krise. Die Psychodynamik im sozialen Wandel.* Stuttgart (Klett-Cotta), 3. Aufl. 1980.

Grundsituationen und -aufgaben in der Kindheit und in der Pubertät, Berufs- und Partnerwahl, Gründung einer eigenen Familie, Kindererziehung, mittleres Alter, Schwieger- und Großelternrolle, höheres Alter und Tod. Wie in der Praxis die Problematik solcher Entwicklungsschritte angegangen werden kann, haben Autoren wie Minuchin, Haley und andere meisterhaft dargestellt; ich werde auf verschiedene Aspekte dieser neuen Behandlungsansätze noch zurückkommen.

Die therapeutische Forderung nach klaren Verhältnissen geht indessen weit über den familiären Rahmen hinaus. Sie betrifft virtuell den gesamten sozialen Erlebensraum, namentlich die Berufssphäre und die wichtigeren zwischenmenschlichen Beziehungen außerhalb der Familie. Besonders reich an Konsequenzen ist sie, was später noch genauer zu beleuchten sein wird, in spezifischen Behandlungssituationen, namentlich im Hinblick auf die gesamte institutionelle Infrastruktur und die Gestaltung von integrierten therapeutischen Programmen. Solche ermangeln, sofern sie überhaupt aufgestellt und durchgeführt werden, unter den üblichen Behandlungsbedingungen, wie ich kürzlich auch an anderer Stelle dargestellt habe[4], noch in gravierendem Maße der Transparenz, Übersichtlichkeit, Kontinuität. Nur diese zentralen Aspekte der verlangten »Klarheit«, in Verbindung mit einer möglichst großen Einfachheit und Unkompliziertheit aller (institutionellen, räumlichen, personellen, administrativen, finanziellen etc.) Verhältnisse vermögen aber auf die Dauer ein wirksames Gegengewicht zu bilden gegen das heillose Durcheinander, das die verwirrten Schizophrenen und ihre Familien nicht nur wegen ihrer pathologischen Dynamik, sondern zum Teil sicher auch als Folge ihrer reduzierten Fähigkeit zur Verarbeitung komplexer Informationen vielfach anstellen und nur zu leicht in die therapeutische Sphäre hineintragen. Erst sie geben auch dem Behandlungsteam — im günstigen wie im ungünstigen Fall ein wesentliches Element in der sozialen Umwelt des Kranken — jene dringend nötige Sicherheit und Zielstrebigkeit, die ihrerseits wieder auf die Patienten und ihre Familien zurückzuwirken und jene realistisch positiven Erwartungen zu setzen ver-

[4] Ciompi, L. (1981): Wie können wir die Schizophrenen besser behandeln? Eine Synthese neuer Krankheits- und Therapiekonzepte. *Nervenarzt,* 52, S. 506—515.

mögen, von deren hoher Bedeutung wir dank der neueren Forschung wissen.

Alles in allem geht es darum, ein bestenfalls unstrukturiertes, divergierendes und konfuses, schlimmstenfalls schwer kontraproduktives und erstarrtes Sozialfeld analog einem diffusen Feld von Eisenspänen durch einen Magneten *so zu ordnen und zu polarisieren, daß ein durchgehendes therapeutisches Gefälle nach einer klar definierten Richtung entsteht,* dem sich schließlich alle Beteiligten nicht mehr zu entziehen vermögen. Mit andern Worten, oberstes therapeutisches Prinzip muß eine *explizite* und *konkrete Zielsetzung* (zum Beispiel Beziehen einer eigenen Wohnung, Eintritt in eine Wohngemeinschaft, Beginn einer Ausbildung, Aufnahme einer Arbeit etc.) sein, die als erstes — was bereits einen wesentlichen Teil der Therapie ausmacht — im Sinn eines *Kontrakts* in gemeinsamer Arbeit mit dem Patienten, den Familienangehörigen, dem Therapeutenteam und eventuell noch anderen Betreuern aufgestellt bzw. *ausgehandelt* und allseitig akzeptiert werden muß. Daß diese Idealforderung in der Praxis freilich unzähligen Hindernissen zu begegnen pflegt und immer wieder entsprechend moduliert werden muß, versteht sich von selbst. Auf gewisse Voraussetzungen namentlich organisatorischer Art, die ihre Verwirklichung zu erleichtern vermögen, werde ich noch näher eingehen.

Weitere generelle Behandlungsprinzipien lassen sich unter dem Stichwort der *optimalen Stimulation* aus der Auffassung der akuten Psychose als Überforderung und der chronischen Zustände (teilweise) als Unterforderung bzw. Unterstimulation besonders sensibler Menschen mit reduzierter Fähigkeit zur Informationsverarbeitung ableiten: Beim Auftreten oder Zunehmen von akut produktiven Erscheinungen im oben definierten Sinn, das heißt von Spannung, Angst, Verwirrung, Erregung, Depersonalisations- und Derealisationserlebnissen, Denkstörungen, Wahn, Halluzinationen etc. ist in erster Linie eine dosierte, beruhigende Reduktion psychosozialer Anforderungen aller Art (Arbeitsleistung, Umweltkontakte, Aufregung und Wechsel, Informationsmenge etc.) am Platz. Gerade in akuten Zuständen kommt der gesamten Gestaltung der physischen und sozialen Umgebung, ebenso wie dem Umgang mit einem verwirrten und hypersensitiven Psychotiker nach allem, was wir über die Wirkung von Feedbackmechanismen und weiteren Umwelteinflüssen erfahren haben, eine große Bedeutung zu: Ruhe,

Gelassenheit, Entspannung sind in jeder Hinsicht zentral. Daß die habituelle Atmosphäre etwa von unruhigen Aufnahmeabteilungen und Wachsälen in psychiatrischen Großkrankenhäusern, in denen akute Psychosen in der Regel behandelt werden, solchen Forderungen diametral widerspricht, ist für jeden Unvoreingenommenen offensichtlich; eine inadäquat massive medikamentöse Dämpfung ist der einzige Ausweg, um eine verhängnisvolle Eskalation zwischen psychotischer Erregung und nötigen Zwangsmaßnahmen zu ihrer Beherrschung zu verhindern (siehe S. 348ff.).

Bei Vorwiegen chronisch-unproduktiver Symptome und Verhaltensweisen wie affektiver Rückzug, Verflachung, Einengung, Interesselosigkeit, Apathie, Gleichgültigkeit, Hoffnungslosigkeit etc. (»energetische Potentialeinbuße«) ist umgekehrt eine — wiederum sorgfältig dosierte — soziale Aktivierung, Anforderungs- und Stimulationsvermehrung angezeigt. Konkret bedeutet dies zum Beispiel bei Dauerpatienten psychiatrischer Institutionen, bei denen solche Bilder, wie wir sahen, bevorzugt auftreten, etwa den Wechsel in eine kleinere, persönlichere, aktivere Abteilung, die Stimulierung von Außenkontakten, die Initiation eines Rehabilitationsprogramms, die Vorbereitung eines Aus- und Übertritts in ein Heim, eine Wohngemeinschaft, ein eigenes Zimmer etc. Entsprechende Veränderungen zum Beispiel in der Arbeits- oder Wohnsituation, in den sozialen Kontakten, Freizeitaktivitäten etc. sind bei nicht hospitalisierten Patienten anzustreben. Nicht selten wirkt allein schon die Reduktion oder Absetzung einer nicht mehr adäquaten, aber von Patient, Familie *und* Betreuern oft ängstlich fetischierten Dauermedikation heilsam; meist ist ein schrittweises langsames Vorgehen, gelegentlich aber auch, wie ein Beispiel im vorangegangenen Kapitel zeigte (siehe S. 321), eine »Technik der provozierten Krise« von Nutzen. Jeder Erfahrene weiß indessen, daß alle derartigen Bestrebungen häufig gegen den verbissenen Widerstand nicht nur mancher Betreuer, Vormünder, Familienangehöriger, sondern auch der Patienten selbst zu kämpfen haben. Die jedem Wechsel entgegengesetzten »homöostatischen Tendenzen«, das »psychosoziale Trägheitsprinzip«, von denen im vorangegangenen Kapitel die Rede war, kommen hier auf hunderterlei offene und mehr noch auf versteckte Weise, am perfidesten vielleicht als verständnisvolle Schonung verbrämt, zur vollen Geltung. Langjährige Rehabilitationsarbeit lehrt indessen, daß ebenso hartnäckige Bemühungen nach echter Veränderung auf *lange* Frist oft erstaunlich positive Entwicklungen in Gang zu bringen vermögen (siehe S. 342).

Indessen dürfen wir die *Grenzen* aller solchen Bestrebungen nicht übersehen. Die Spanne zwischen Unterforderung und Überforderung ebenso wie die zwischen therapeutischer Resignation und destruktivem Übereifer ist oft sehr schmal. Die Reaktivierung von produktiv-psychotischen Verhaltensweisen kann zudem — vom Patienten selber oder von seiner Umgebung mehr oder weniger unbewußt provoziert — als Waffe im Kampf gegen jede Veränderung eingesetzt werden. Eine volle soziale und berufliche Wiedereingliederung, das totale Verschwinden von Residualzuständen und »Potentialeinbuße« ist, wie schon im letzten Kapitel hervorgehoben, in manchen Fällen eine Illusion. Das Konzept der »produktiven« versus »unproduktiven« Symptomatik als »Barometer« für Über- bzw. Unterforderung und die darauf aufgebaute »Technik der optimalen sozialen Stimulation« stellen zweifellos ein sehr nützliches generelles Behandlungsprinzip dar; sie sind jedoch weder ein Allheilmittel noch der einzige zu berücksichtigende Gesichtspunkt. Sehr vieles ist überdies hier noch unklar; dies gilt namentlich auch im Hinblick auf das optimale Verhältnis und Zusammenspiel rehabilitativer Verfahren mit andersartigen, zum Beispiel familien- oder gruppentherapeutischen Methoden.

Im Zusammenhang mit den geschilderten Widerständen gegen jede Veränderung erhebt sich zudem immer wieder die Frage, was denn eigentlich eine *sinnvolle Zielsetzung* sei. Eine soziale und berufliche Wiedereingliederung um jeden Preis? Ein möglichst gutes subjektives Befinden, eine möglichst große Zufriedenheit des Patienten? Oder — was unter Umständen kontradiktorisch ist — der Umgebung, der Familie, der Gesellschaft? Ein möglichst reiches und daher mit Risiken verbundenes oder ein möglichst »normales«, gesichertes Leben? Diese Fragen sind uferlos und können, so wichtig sie für die Praxis sind, nicht generell beantwortet werden. Subjektives Wohlbefinden und Zufriedenheit zum Beispiel sind, ganz abgesehen von den Schwierigkeiten ihrer Erfassung, außerordentlich relativ; sie wechseln, sie haben bewußte und unbewußte Anteile etc. In einer eigenen Untersuchung zum Rehabilitationserfolg fanden wir zum Beispiel nach Ablauf eines Jahres keinerlei Korrelation zwischen der Antwort auf die globale Frage, wie zufrieden chronische Patienten mit ihrer gesamten Situation waren, und einer erfolgreichen wohnmäßigen oder beruflichen Wiedereingliederung.[5] Anfänglich Unzufriedene hatten aber, wie schon berichtet, deutlich bessere Erfolgschancen. Aus den mehrjährigen Beobachtungen auf der Rehabilitationsabteilung einer psychiatrischen Klinik, aus der diese Studie stammt, ist immerhin zu berichten, daß manche verängstigten und rigidifizierten Dauerpatienten mit einem massiven »Hospitalismus«, die sich, genau wie ihre nähere Umgebung, monatelang wütend gegen jeden Wechsel gesträubt hatten, schließlich, nachdem der große Sprung nach draußen endlich gewagt war, in einem kleinen Wohnheim, in einer Wohngemeinschaft oder auch allein oft ganz erstaunlich auflebten und fortan jeden Gedanken an eine Rückkehr ins Krankenhaus weit von sich wiesen. Das Umgekehrte war, wenn die Entlassung sorgfältig genug vorbereitet wurde, praktisch nie der Fall.

Ich erinnere mich zum Beispiel genau an drei beleibte, völlig passive chronische Schizophrene mittleren Alters auf besagter Abteilung, zwei davon mit ausgedehnten Wahnideen und einer mehr depressiv »versandet«, die alle schon zwischen fünf und fünfzehn Jahren im Krankenhaus verbracht hatten. Sie hatten sich mit Händen und Füßen schon gegen die Versetzung auf diese besondere Abteilung gewehrt; nun saßen sie immer zusammen in der gleichen Ecke, sprachen speziell in den Gruppengesprächen nie ein Wort, stimmten — was an sich schon ein Fortschritt war — geschlossen und finster gegen jeden Vorschlag zum Beispiel für einen Ausflug, einen Tanzabend etc., und nahmen an keinerlei sozialen Aktivitäten teil. Nach etwa einem halben Jahr wurde jedoch einer von ihnen im Anschluß an den Besuch des Wohnheims in der Stadt, wo er frühere Mitpatienten traf und ein gutes Nachtessen bekam, langsam weich. Von überraschender Wirkung war ferner ein ganz sachlicher Vortrag über das Hospitalismussyndrom, den ich auf jener Abteilung hielt: Die drei begannen — ähnlich übrigens wie andere Patienten — einander dieses Syndrom vorzuhalten! Nach einigen weiteren Monaten waren zwei und schließlich selbst der dritte ins Wohnheim übergetreten; einer blieb in der Folge jahrelang dort, einer fand Anschluß in einer Wohngemeinschaft, der dritte bezog ein eige-

[5] Ciompi, L., H. P. Dauwalder, C. Agué (1979), a.a.O.

nes Zimmer. Zweimal machte das Trio zusammen an Ostern eine Reise nach Paris; einer knüpfte später eine Beziehung zu einer Frau an. Alle drei arbeiteten sie zuerst in unserer geschützten Werkstätte oder im Rehabilitationszentrum; einer fand in der Folge eine leichtere Stelle in den städtischen Verkehrsbetrieben; mit der Zeit verloren sie einander und wir sie aus den Augen.

Viele ähnliche Erfahrungen haben mich zu der Überzeugung gebracht, daß eine möglichst gewöhnliche, »normale« Umgebung und Lebenssituation selbst in Fällen, wo zunächst alles, und namentlich die Haltung des Patienten selber, dagegen spricht, auf die Dauer besser ist als jede noch so wohnliche und fortschrittliche psychiatrische Klinik. Obwohl Generalisierungen hier unzulässig sind — die Diversität von Fall zu Fall ist, wie berichtet, enorm, und gültige prognostische Kriterien fehlen weitgehend — lassen sich aus dieser Auffassung sehr wohl generelle Anhaltspunkte für pragmatisches Handeln ableiten: Die Chancen sind groß, daß sich ausdauernde Versuche, die »Verrückten« wenigstens sozial aus ihrer Marginalität herauszubringen, schließlich als sinnvoll erweisen; ebenso groß ist umgekehrt die Gefahr, daß passive Resignation — für alle Beteiligten zunächst die leichteste Lösung — auf die Dauer nur zu jenen traurigen Zerrbildern einer menschenwürdigen Existenz führt, die man in Institutionen aller Art immer wieder antrifft.

Was weitere allgemeine Grundsätze betrifft, die sich für die Therapie aus der hier vertretenen Auffassung über die Struktur von Psyche und Psychose ableiten lassen, so wären insbesondere noch eine Reihe von Prinzipien zu nennen, die alle in den Rahmen einer *»Technik zur Veränderung von Bezugssystemen«* gehören. Ich werde sie in einem gesonderten Abschnitt behandeln. Halten wir vorläufig nur fest, daß jede wirksame Behandlung reziprok zu den »Mechanismen der Verrückung« als *Verschiebung und »Zurechtrückung« von mehr oder weniger umfassenden pathologischen Bezugssystemen* aufgefaßt werden kann und daß zu deren Destabilisierung der Einbau von neuer, »störender« Information im affektlogischen Sinn nötig ist.

Ein letztes, allgemeines Prinzip, das klar aus den oben präsentierten Konzepten hervorgeht, ist, daß *der Akzent auf die gesunden Seiten des kranken Menschen gelegt wird.* Von manchen Kritikern ist in den letzten Jahren zu Recht an den gängigen psychiatrischpsychotherapeutischen Methoden gerügt worden, daß sie, entsprechend dem medizinischen Denkmodell, sich vor allem für das Krankhafte interessieren, indem sie dieses zunächst »freilegen« und dann zu behandeln suchen. Demgegenüber wird nach der hier vertretenen Auffassung der Psychose vor allen Dingen das Gesunde und Intakte betont, das der psychosekranke oder -gefährdete Mensch hinter seiner Verrücktheit verbirgt. Der Schizophrene mit seiner keineswegs nur als negativ, sondern zugleich als *positiv* zu betrachtenden Sensibilität und Dünnhäutigkeit, mit seiner oft verblüffenden, aus seinen durchlässigen Ichgrenzen resultierenden Intuition und Beobachtungsgabe, seiner Authentizität und seinem nonkonformistischen, schöpferischen Potential, das mit seinen »gelockerten Assoziationen« zusammenhängt, erscheint uns in erster Linie als Variante und Spielart des Normalen, als *ein* Extrem einer Ergänzungsreihe, an deren anderem Ende wir den robust-rigiden Dickhäuter und gefühlsstumpfen Grobian finden. Entsprechend zielt der gesamte therapeutische Ansatz, der aus dieser Auffassung resultiert und seinen Ausdruck namentlich in der Art des *Umgangs* mit psychosegefährdeten Menschen findet, auf die Respektierung dieser Eigenart und auf die Realisierung der darin verborgenen Entwicklungsmöglichkeiten. Daß es dazu Therapeuten braucht, die selber, neben einer genügenden Stabilität und Ichstärke, eine gewisse Feinfühligkeit besitzen, liegt auf der Hand.[6] Daß — wie es noch oft geschieht — irgendwelche ganz ungeeigneten Leute mit der Betreuung von Schizophrenen betraut werden, ist aus dieser Sicht der gleiche Unfug, wie wenn man von jemand, der es gewohnt ist, mit klobigen Fingern schwere Handarbeit zu verrichten, verlangen würde, die Harfe zu spielen. Leute mit einem Sensorium für Schizophrene — was mit wehleidiger Säuselei nichts und mit authentischer Direktheit oft sehr viel zu tun hat — verstehen diese geplagten, überall geprellten und im wahrsten Wortsinn hintergangenen Menschen zum Klingen, ja zum Lachen und zum Leuchten zu bringen. Jedermann trägt schließlich, wie eine Pflanze, wie ein Baum, ein ursprüngliches, gesundes Wachstumsgesetz in sich; selbst wenn die Umstände widrig sind und den Baum verkrüppeln,

---

[6] Vgl. Mosher, L. R., A. Reifman, A. Menn (1973): Characteristics of non-professionals serving as primary therapists for acute schizophrenics. *Hospital and Community Psychiatry*, 24, S. 391—396.

wirkt dieses Gesetz weiter: der verkrüppelte Baum ist in vielen Teilen und im großen ganzen doch gesund! Aber man muß dies sehen und zu wecken wissen, genauso wie man im verrunzelten Antlitz einer alten Frau das frühere schalkhafte Mädchen und in den erstarrten Zügen eines mürrischen Hagestolzes den vorlaut-spitzbübischen zwölfjährigen Jungen von ehemals zu ent-decken und erwekken vermag.

Betrachten wir nun, nachdem wir eine Reihe von allgemeinen Grundsätzen aufgestellt haben, einige spezifische, für die Praxis besonders wichtige Probleme genauer.

Zum Behandlungsmilieu

Ich habe erwähnt, daß es mir in diesem Buch *zuerst* um ein besseres Verständnis der Psychose und des psychotischen Menschen und erst *in zweiter Linie* um therapeutische Aktivitäten geht, die sich daraus ergeben mögen. Entsprechend stelle ich der Erörterung institutioneller Probleme die Frage nach dem therapeutisch Wünschbaren voran, zunächst ganz ohne auf die bestehenden Zustände und Sachzwänge Rücksicht zu nehmen. Mit diesen müssen wir uns freilich anschließend auseinandersetzen.

Im Licht der hier vertretenen Psychoseauffassung ist im Prinzip recht klar, welches Behandlungmilieu Schizophrenen angemessen ist: In *akuten Zuständen* brauchen sie, verwirrt und durcheinander wie sie sind, hypersensitiv, von allem Ungewohnten sofort überfordert, unfähig zur Verarbeitung komplexer Informationen und ständig bereit zu wahnhaften Umdeutungen und Verkennungen, vor allen Dingen eine *einfache und ruhige, entspannte und unkomplizierte, übersichtliche, kleinräumige, beschützende und dabei möglichst natürliche Atmosphäre mit wenig Trubel, wenig Aufregung, wenigen, aber verläßlichen, gelassenen, verständnisvollen und vor allem gesunden Menschen um sich herum.*

Ein ganz ähnliches Milieu benötigen die angeblich »affektiv verflachten« oder »versandeten«, untergründig aber nach wie vor heftig reagierenden und gerade deswegen in ihr Schneckenhaus verkrochenen, verunsicherten, devalorisierten, rigidifizierten, in mühsam aufgebauten Abwehrhaltungen erstarrten *chronisch Kranken*, nur muß das ihnen angemessene Milieu offener, großräumiger, anregungs- und anforderungsreicher sein, es soll Hoffnung auf allmähliche Entwicklung und positiven Wechsel verbreiten, die Förderung aller gesunden Kräfte ohne drängende Überforderung anstreben, Respekt und Achtung vor persönlichen Eigenschaften ausströmen, beweglich und lebendig sein und jeder Tendenz zu apathischer Gleichgültigkeit und roboterhafter Stereotypisierung entgegenwirken.

Neuere Forschungsresultate sprechen dafür, daß über solche Grundanforderungen hinaus, je nach psychopathologischem Zustand und Krankheitsphase, weitere Differenzierungen im optimalen therapeutischen Milieu angebracht sind. So kann etwa die »therapeutische Gemeinschaft« nach Maxwell Jones (partnerschaftlich-unautoritäres Verhältnis zwischen Betreuern und Klienten, gemeinsames Erarbeiten von Problem- und Konfliktlösungen, Mitentscheidung, Mitverantwortung, Ko-Therapie etc.), eine im Prinzip für psychiatrische Patienten aller Art sehr förderliche Milieutherapie, für Schizophrene je nach ihrem Zustand und den momentanen Umständen positiv oder aber überfordernd wirken.[7] Heim und seine Mitarbeiter konnten zeigen, daß von der »therapeutischen Gemeinschaft« im Sinne von Maxwell Jones in erster Linie ein kontaktfreudigerer, aktiver »Typus A« von Schizophrenen profitiert, während der verschlossenere, zum Rückzug neigende »B-Typus« dadurch offensichtlich verunsichert wird.[8] Dagegen scheinen passiv-regredierte Langzeitpatienten mit chronifiziert-unproduktiver Minussymptomatik besonders gut auf stark strukturierte, verhaltens- oder sozio- und familientherapeutisch orientierte Programme von der Art, wie sie neuerdings Robert Liberman oder Carol Anderson[9] in den USA entwickelt haben, zu reagieren. Der Versuch, verschiedenen Krankheitszuständen jeweils verschiedene,

---

[7] Vgl. Jones, M. (1968): *Beyond the therapeutic community.* London (Yale). Dt.: *Prinzipien der therapeutischen Gemeinschaft.* Hrsg. von E. Heim. Berlin-Stuttgart-Wien (Huber) 1976. — Ferner: Spandoni, A. J., I. A. Smith (1969): Milieutherapy in schizophrenia. *Arch. Gen. Psychiat.*, 20, S. 547—551.

[8] Heim, E., E. Johnson, C. Lilienfeld, H. Stauffacher, P. Wirz (1976): Application of the principles of the therapeutic community with the participation of schizophrenics. In: Jørstad, J., E. Ugelstad (1976): *Schizophrenia 75, psychotherapy, family studies, research.* Oslo (Universitetsforlaget).

[9] Anderson, C. M. (1985): Ein psychopädagogisches Modell zur Familientherapie der Schizophrenie. In: Stierlin, H., L. C. Wynne, M. Wirsching (Hrsg.): Psychotherapie und Sozialtherapie der Schizophrenie. Berlin–Heidelberg–New York–Tokio (Springer), S. 263—273. — Libermann, R. N., J. R. H. Falloon, R. A. Aitchison (1984): A behavioral approach. *Psychosocial Rehabilitation J.*, 4, S. 60—77.

therapeutisch optimale Milieus zuzuordnen, steht erst ganz am Anfang. Bereits erkennbar ist immerhin eine gewisse Polarität zwischen einer ausgesprochen gewährenden und bergenden, aber doch offenen, »mütterlichen« Umwelt auf der einen Seite, die akut verängstigte Patienten beruhigt und entspannt, und einem eindeutige Grenzen und Forderungen (durch-)setzenden, aber doch gütigen und achtungsvollen, eher »väterlichen« Milieu auf der andern Seite, das chronisch regredierte Patienten zu stimulieren und allmählich aus ihrer Einengung herauszuführen vermag. Dazwischen gibt es alle möglichen Übergangs- und Kombinationsformen, darunter die typische, zu positivem Handeln aktivierende »therapeutische Gemeinschaft«. Es ist offensichtlich, daß hier noch manches der theoretischen und forschenden Durchdringung bedarf; alles spricht dafür, daß dabei keineswegs nur die kognitiv-strukturellen, sondern auch die *affektiven* Qualitäten des »therapeutischen Settings« genau zu beachten sind. Auf einige von ihnen werde ich im Zusammenhang mit dem Umgang mit Kranken und mit organisatorischen Fragen noch genauer zu sprechen kommen.

Im übrigen sind die eingangs beschriebenen, eigentlich ganz einfachen, ganz selbstverständlichen Anforderungen an ein adäquates Behandlungsmilieu im Grunde längst bekannt; sie entsprechen nur dem »gesunden Menschenverstand« und werden von Leuten, die der Wirklichkeit von »Verrückten« mit unverbildetem Sinn begegnen, immer wieder spontan zum Ausdruck gebracht: Angehörige und Freunde formulieren sie, wenn sie ängstlich nach den besten Behandlungsmöglichkeiten fragen, junge Lernschwestern und -pfleger sprechen sie aus, nachdem sie zum ersten Mal die Wachsäle und Chronikerabteilungen veralteter Kliniken erlebt haben, Studenten provozieren mit ihnen nach den Fallvorstellungen ihre Lehrer.

Trotzdem ist, wie gesagt, nicht zu bestreiten, daß im allgemeinen das institutionelle Milieu, in welchem Schizophrene behandelt werden, solchen Forderungen in keiner Weise entspricht. Ein akut Schizophrener wird, vielfach nach undurchsichtigen Manövern von Angehörigen, Ärzten, Polizei etc., in der Regel zunächst in einen sogenannten »unruhigen Wachsaal« oder eine »unruhige Aufnahmeabteilung« mitten unter 20 bis 30 andere, ebenfalls verwirrte, erregte und dazu noch ständig wechselnde Patienten gesteckt, dann in dieser angstvoll gespannten und total fremdartigen Atmosphäre von einem ebenfalls rasch wechselnden Personal unverständlichen Prozeduren (Wegnahme von persönlichen Dingen, eigenen Kleidern und Wertsachen, Waschungen, Sicherheitsmaßnahmen, Spritzen- und evtl. Schockbehandlung, dazwischen Administratives, Fragebogen etc.) unterworfen und schließlich, je nach Zustand innerhalb von wenigen Tagen oder Wochen, oft mehrfach, in andere (ruhigere) Abteilungen mit andern Mitpatienten, anderem Personal, ja sogar oft mit andern Ärzten, andern Verhaltensregeln, andern Geboten und Verboten etc. weiterversetzt. Selbst da, wo einige dieser Schikanen abgeschafft oder gemildert sind[10], gleicht insgesamt, vom ohnehin verwirrten Patienten aus gesehen, die »Behandlung«, die ihm widerfährt, vielfach einer dantesken Höllenfahrt, die auch von einem Geistesgesunden nicht leicht zu verkraften wäre und notgedrungen seinen psychotischen Zustand steigern muß. Zur »Ruhigstellung« sind infolgedessen hohe Dosen von Neuroleptika und evtl. weitere Zwangsmaßnahmen (Isolation, Fixierung etc.) nötig, die mit dem Krankhaften zugleich viel Gesundes verschütten und ersticken.

Ebenso erstickend, wenn auch in einem andern Sinn, ist die Atmosphäre in vielen Abteilungen für Langzeitpatienten, wo sich in unentwirrbarer Wechselwirkung zwischen den chronifizierten Kranken, dem Personal und administrativen Gegebenheiten im Laufe der Zeit fast unvermeidlich ein eigenartig starres und eintöniges, ungeheuer resistentes Binnenklima von Regeln und Gewohnheiten auszubilden pflegt, das wiederum das Krankhafte, speziell in Form des Hospitalismussyndroms, eher verstärkt als dämpft. Ein kleines Beispiel unter vielen:

> Wir waren erstaunt zu konstatieren, daß vier langjährige Spitalpatienten, in eine Wohngemeinschaft in der Stadt verbracht, sich noch nach Monaten regelmäßig schon vor 19.00 Uhr ins Bett verkrochen. Der Grund: Sie hatten seit Jahren völlig verlernt, einen freien Abend zu verbringen; auf ihrer Abteilung im Krankenhaus mußten nämlich die umständlichen

---

[10] Es gibt aber auch Schlimmeres: Noch im Jahre 1980 sah ich in der über 2000-Betten-Klinik einer modernen europäischen Großstadt Aufnahmeabteilungen mit rundum geschlossenen, mit Dreikantschlüsseln gesicherten Gitter- und Netzbetten, in denen Schizophrene wie Vögel in Käfigen eingesperrt wurden! Alle Versuche, dies zu ändern, scheiterten bisher am hartnäckigen Widerstand der Pfleger...

Prozeduren des Nachtessens, Abräumens, Auskleidens und Zubettgehens immer schon gegen 17.00 Uhr beginnen, da ab 18.00 bzw. 19.00 Uhr kein Küchen- und Pflegepersonal mehr zur Verfügung stand.

Auf der andern Seite muß freilich betont werden, daß seit zehn bis zwanzig Jahren die Psychiatrie nicht nur außerhalb, sondern auch *innerhalb* der Kliniken vielerorts aufgebrochen, in Bewegung geraten und vom Zustrom neuer Menschen und Ideen befruchtet worden ist. Überall sind, teils unter dem Feuer der virulenten ideologischen Kritik der »Antipsychiatrie« und teils auf ganz andern Grundlagen (zum Beispiel den schon vielfach erwähnten Forschungen der englischen Sozialpsychiater um Wing, Brown, Bennet, Leff etc.) Bestrebungen in Gang gekommen, das krasse Ungenügen der traditionellen Infrastruktur zu beheben. Aber alte Gewohnheiten sind zählebig; sie manifestieren sich selbst in sehr fortschrittlichen Institutionen an allen möglichen unvermuteten Ecken und resultieren zum Teil ganz einfach aus der unvermeidlichen Schwerfälligkeit, die Apparate von einer gewissen Größe nun einmal haben:

In der unruhigen Aufnahmeabteilung für Männer, die ich vor etwa zehn Jahren in einer mit Recht sehr angesehenen psychiatrischen 300-Betten-Universitätsklinik zu supervidieren hatte, bedurfte es zum Beispiel mehrmonatiger, hartnäckiger Verhandlungen mit der pflegerischen, administrativen und ärztlichen Hierarchie, bis endlich erreicht war, daß die Patienten dort, wie überall sonst im Spital, zum Essen Messer erhielten. Die rationalen wie irrationalen Widerstände waren ungeheuer. In der Folge ist *nie* etwas passiert, kein Mensch wäre nach einiger Zeit auf die Idee gekommen, die Messer wieder abzuschaffen…

Derartige Erfahrungen, verbunden mit den oben formulierten Anforderungen an ein adäquates therapeutisches Milieu, führen zu dem Gedanken, daß im Grund die ganze, von der somatischen Medizin hergeleitete Idee einer *Institution*, jedenfalls einer Institution von einer gewissen Größe, zur Behandlung von Schizophrenen verfehlt ist. Als viel geeigneter müßten kleine, flexible, familienähnliche Gruppen aus verständnisvollen, gesunden Leuten erscheinen, die sich in möglichst alltäglicher Umgebung über längere Zeit durch dick und dünn um einen oder einige wenige Schizophrene kümmern.

Noch besser wäre freilich, soweit nur irgend möglich, eine Behandlung des Schizophrenen direkt in und *mit* seinem natürlichen Milieu in der Familie, am Arbeitsplatz und im Quartier, im Sinn der modernen Gemeindepsychiatrie, Familien- und/oder Netzwerktherapie. Entsprechende Experimente, die zu positiven Erfahrungen geführt haben — allerdings auch zu der Forderung nach weiterer methodologischer Vertiefung —, sind gegenwärtig da und dort (zum Beispiel in den angelsächsischen Ländern und in Italien) im Gang. Eine weitere mögliche Alternative sind kleine Bettenstationen an Allgemeinspitälern, gemeindenahe Tageszentren, Übergangs- und Wohnheime, Werkstätten und andere Teilzeiteinrichtungen, wie sie zur Zeit mancherorts im Aufbau begriffen sind. Erst an dritter oder vierter Stelle aber wäre — weiterhin konsequent von den Idealanforderungen, die sich aus den Bedürfnissen der Patienten ergeben, und *nicht* von bestehenden Sachzwängen aus gedacht — an eine Erneuerung, Reform und (immer nur unzureichende) — Anpassung der überlieferten Institutionen an ein neues Krankheits- und Behandlungsverständnis zu denken.

Solche Forderungen tönen, verglichen mit den meistenorts tatsächlich bestehenden Verhältnissen, utopisch und sind, wenn überhaupt, nur in äußerst langwierigen Umwandlungsprozessen durchführbar. Das Schwergewicht der Schizophreniebehandlung liegt nach wie vor fast überall in den Großkliniken, die übrigens noch ganz andere und zum Teil äußerst belastende Aufgaben wahrzunehmen haben (zum Beispiel die Behandlung von Depressiven, Suchtpatienten, Alterskranken, Persönlichkeitsgestörten, Epileptikern, Oligophrenen etc.). Angesicht der teilweise erschreckenden Zustände werden gegenwärtig viele dieser Krankenhäuser unter dem Druck der Öffentlichkeit vordringlich saniert, renoviert, mit mehr Personal dotiert. Daneben vermögen sich da und dort, sofern die Mittel noch reichen, einige der oben genannten sozialpsychiatrischen Übergangsinstitutionen mit geringer Kapazität zu entwikkeln; der Aufbau einer effizienten ambulanten Betreuung Schizophrener in ihrem Milieu, zum Beispiel durch fliegende Equipen, bestehend aus Sozialarbeiter, Schwester oder Pfleger und Arzt, ist, wenn überhaupt, erst ganz am Anfang und begegnet vielerorts fast unüberwindlichen Widerständen. Unter anderem aus diesem Grund wird bekanntlich seit kurzem in Italien — auf dem Hintergrund von vielfach extrem rückständigen Verhältnissen — mit dem

Versuch der totalen Abschaffung der psychiatrischen Kliniken ein radikal neuer Weg beschritten. Mancherorts entstehen ambulante Behandlungszentren und kleine psychiatrische Abteilungen an Allgemeinspitälern. In gewissen Gegenden leisten ambulante Kriseninterventionsequipen, ganz im Sinn der obigen Konzepte, bereits großartige Arbeit. Für eine gültige Beurteilung dieses kühnen Experiments ist die Zeit allerdings noch viel zu kurz. Höchst ungute Erfahrungen, etwa in Kalifornien, wo der seinerzeitige Gouverneur Reagan (freilich auf ideologisch ganz anderer Grundlage) viele staatliche Kliniken schloß, mahnen sehr zur Vorsicht: Mangels geeigneter Alternativen verkamen unzählige Schizophrene einfach in der Gosse oder wurden das Opfer skrupelloser privater Ausbeuter in Großheimen etc., in denen sich noch viel schlimmere Zustände entwickelten als in den ärztlich geleiteten Institutionen.

Das alles verbietet nicht, sondern verlangt im Gegenteil, daß Idealforderungen als Richtpunkte aufgestellt, überdacht und in der praktischen Arbeit, von welcher Ausgangssituation auch immer, angestrebt und ausprobiert werden. Das Schizophrenieproblem, neben dem Krebs (obwohl unvergleichlich viel weniger beachtet) eine der größten ungelösten Aufgaben der heutigen Medizin, ist volkswirtschaftlich *und* menschlich gesehen enorm; *jede* Möglichkeit zu seiner Linderung verdient deshalb die ernsteste Aufmerksamkeit von Fachleuten und Öffentlichkeit. Anstelle der Förderung einer Luxuspsychiatrie mit Fokussierung auf generelle Lebensprobleme, die zu einer höchst problematischen Psychiatrisierung aller wichtigen Lebensbereiche von der Wiege bis zur Bahre führt[11], sollten wir unsere beschränkten Kräfte vor allem auf eine bessere Behandlung massiver, zum Teil noch schwer vernachlässigter Krankheitszustände konzentrieren, um so mehr, als hier nach langer Stagnation alles in hoffnungsvolle Bewegung geraten ist.

In diesem Sinn berichte ich über einige Modelle, die zeigen, daß manche der oben formulierten Forderungen zumindest punktuell durchaus realisierbar sind. Im Hinblick auf akut Kranke ist in erster Linie auf das sogenannte *Soteria-Projekt*, ein umfangreiches Forschungsprogramm, das in den siebziger Jahren von Loren Mosher

[11] Neuerdings zeigt sich die Tendenz, sogar die doch selbstverständliche Pflicht der menschlichen Stützung und Begleitung Sterbender auf Spezialisten, sogenannte »Thanatologen« abzuwälzen!

vom amerikanischen National Institute of Mental Health inauguriert wurde, hinzuweisen. Provoziert von den Experimenten Ronald Laings und anderen unkonventionellen Erfahrungen, schufen Mosher und seine Mitarbeiter eine Reihe von kleinen Gemeinschaften, die irgendwo mitten in einem Wohnquartier in einem gewöhnlichen, offenen Haus mit zehn bis zwölf Zimmern untergebracht waren. Bis zu sechs Schizophrene, die in einem akuten Stadium dort statt in ein Krankenhaus aufgenommen wurden, lebten für einige Monate mit motivierten, nach Persönlichkeit und Lebenserfahrung sehr sorgfältig ausgewählten Betreuern zusammen. Je zwei bis drei dieser Helfer lebten zwei bis drei Tage pro Woche voll in der Gemeinschaft; die übrigen Tage der Woche verbrachten sie — was als Ausgleich sehr wichtig war — in einem völlig unpsychiatrischen Milieu. Bei Bedarf konnten sie jederzeit Rat und Hilfe von einem ärztlichen Team aus einem Community Mental Health Center bekommen (eine neuartige, seit dem »Kennedy-Act« von 1963 in den USA an allen Orten entwickelte Zwischeninstitution zur halbstationären oder ambulanten Behandlung psychiatrischer Patienten). Zustand, psychopathologische und soziale Entwicklung sowie subjektives Erleben dieser Schizophrenen (bisher an die 200 nach Zufall selektionierte Ersterkrankungen bei Personen zwischen 18—30 Jahren) wurden unter großem Aufwand jahrelang mit genau abgestimmten Vergleichsgruppen aus dem traditionellen Behandlungsbereich verglichen. Die Behandlung bestand im wesentlichen im Miteinandersein und -leben; Medikamente wurden nur ausnahmsweise verwendet. Mit Erregten blieben die Betreuer in einem Raum voller Kissen und mit unzerbrechlichen Fenstern wenn nötig ein bis zwei Tage ständig zusammen; bemerkenswerterweise beruhigten sich die Kranken in dieser Zeit auch ohne Medikamente fast immer spontan. Die Schwierigkeiten mit der Umgebung hielten sich in durchaus vertretbaren Grenzen. Das in über 20 Einzelarbeiten publizierte[12] Ergebnis war, daß bei eher niedrigeren Gesamtkosten ebensogute und teilweise (vor allem in der sozialen Entwicklung und im

[12] Vgl. u. a. Mosher, L. R., A. Z. Menn, S. Mathews (1975): Soteria. Evaluation of a home-based treatment for schizophrenics. *Am. J. Orthopsychiat.*, 45, S. 455—467. — Matthews, S. M., M. T. Roper, L. R. Mosher, A. Z. Menn (1979): A nonneuroleptic treatment for schizophrenia. Analysis of the two-year postdischarge risk of relapse. *Schizophrenia Bulletin*, 5, S. 322—333.

subjektiven Erleben) deutlich bessere Resultate als gewöhnlich erzielt wurden. Bei einem Besuch in einer solchen Gemeinschaft gewann ich den Eindruck, daß hier fast alle oben formulierten Anforderungen für ein ideales Behandlungsmilieu erfüllt waren. Inzwischen liegen aus verschiedenen Gegenden der Welt Informationen über positive Erfahrungen in einer erheblichen Zahl von Einrichtungen mit ähnlichem Charakter vor;[13] auch in unserem eigenen Bereich ist eine solche zur Zeit im Aufbau begriffen.

Von besonderem Interesse erscheinen auch Versuche wie derjenige von Paul Polak in Denver, die alte Idee der *Familienpflege* neu zu beleben: Polak engagierte mit Erfolg geeignete Familien, die psychiatrische Patienten, darunter nicht wenige akut Schizophrene, nicht mehr wie früher für lange Zeit, sondern bloß vorübergehend während einer Krisenphase aufnahmen. Daneben entwickelte er die Technik der ambulanten Krisenintervention und aktivierte viele freiwillige Hilfskräfte in der Gemeinschaft. Auch hier steht eine psychiatrische Einsatzequipe ständig zur Verfügung, speziell zur Überwachung der — hier oft massiven — Anfangsmedikation. Innerhalb von wenigen Jahren reduzierte Polak auf diese Weise in einem bestimmten Stadtteil die jährlichen Hospitalisationen von vielen Hunderten auf weniger als 30 Fälle.[14]

Der offensichtliche Hauptnachteil von unkonventionellen Behandlungsstätten dieser Art, nämlich ihre minimale Kapazität, ist zugleich ihr entscheidender Vorteil: sie haben nicht die Schwerfälligkeit und Undurchsichtigkeit größerer Institutionen. Nach einem ersten Durchbruch kann ihre Multiplikation — in einer Schweizer Stadt mit weniger als 50000 Einwohnern wurden zum Beispiel innerhalb von wenigen Jahren über 20 kleine Wohngemeinschaften für jeweils vier bis fünf schizophrene Langzeitpatienten eröffnet — rasch zu Dimensionen führen, die durchaus ins Gewicht fallen.

Dasselbe gilt von *anderen sozialpsychiatrischen Übergangseinrichtungen* wie Tages- und Nachtkliniken, Kriseninterventionsstationen, Wohnheimen, Wiedereingliederungszentren, geschützten Werkstätten, die freilich, wie alle genannten Ansätze, ihr therapeu-

---

[13] Mosher, L. R., S. J. Keith (1980): Psychosocial treatment: individual, group, family and community support approaches. *Schizophrenia Bulletin*, 6, S. 10—41.

[14] Persönliche Mitteilung. Vgl. auch Polak, P., M. Kirby (1976): A model to replace psychiatric hospitals. *J. Nerv. Ment. Disaease*, 162, S. 13—22.

tisches Potential erst dann optimal zu entfalten vermögen, wenn sie nahe am Wohn- und Arbeitsort gelegen, das heißt *dezentralisiert* und geographisch sinnvoll auf autonome Versorgungssektoren von etwa 100000 bis 250000 Einwohnern verteilt sind. Ein Gefüge von sechs bis acht derartigen Institutionen, von denen (mit Ausnahme des Ambulatoriums) keine mehr als etwa 15 Patienten gleichzeitig behandelt, vermag nach unserer gegenwärtigen Erfahrung mit knapp 50 Mitarbeitern jährlich immerhin rund 1500 mittelschwere, vorwiegend schizophrene Patienten sehr flexibel halbambulant oder ambulant zu betreuen, das heißt ebensoviele wie ein mittelgroßes psychiatrisches Krankenhaus. Bei konsequenter Weiterentwicklung solcher Behandlungsmöglichkeiten reduziert sich die Zahl von dauerhospitalisierten Patienten, wie die Untersuchung der Verhältnisse in einem seit über 15 Jahren in dieser Weise organisierten Schweizer Versorgungssektor zeigt, auf eine vergleichsweise geringe Quote: Bei einer Bevölkerungszahl von rund 280000 Einwohnern blieben (abgesehen von insgesamt 136 dementen Alterspatienten und schwer Oligophrenen) bloß noch 40 psychiatrische Patienten länger als ein Jahr hospitalisiert; die Bettenzahl des zuständigen psychiatrischen Krankenhauses verringerte sich innerhalb von 15 Jahren bei starker Steigerung der Kapazität von über 400 auf weniger als die Hälfte.[15] Sozialpsychiatrische Übergangsinstitutionen überspannen den Graben zwischen psychiatrischem Krankenhaus und Gemeinschaft auf *zwei Achsen*, die etwa die folgenden Stufen umfassen (siehe Tabelle auf S. 355).

Von 81 meist schizophrenen Langzeitpatienten, die in der genannten Region an einem Stichtag in verschiedenen sozialpsychiatrischen Übergangsinstitutionen behandelt wurden, erreichten oder behielten nach Ablauf eines Jahres 72 Prozent die Stufen 4—6 auf der Wohn- und 36 Prozent die Stufen 5 oder 6 auf der Arbeitsachse.[16]

Ein derartiges Netzwerk von kleinen, autonomen Institutionen bietet gute Voraussetzungen zur Erfüllung mancher der oben genannten Forderungen: Es erlaubt nicht nur die Schaffung eines

[15] Vgl. Müller, C. (1976): Die Entwicklung vom Großspital zur gemeindenahen Psychiatrie. Ein Beispiel. *Nervenarzt*, 47, S. 295—299. — Ciompi, L., C. Agué, H.-P. Dauwalder (1978), a.a.O.

[16] Ciompi, L., H. P. Dauwalder, C. Agué (1979), a.a.O.

Wohnachse	**Arbeitsachse**
1. Vollhospitalisation	1. Vollhospitalisation
↓	↓
2. Kriseninterventionsstation, Tages- oder Nachtklinik	2. Vorbereitungswerkstätte
↓	↓
3. Wohn- oder Übergangsheim	3. Rehabilitationszentrum
↓	↓
4. Geschützte Wohngemeinschaft	4. Geschützte Werkstätte
↓	↓
5. Halbgeschütztes Wohnmilieu (Spezialarrangements in Familien, Pensionen etc.)	5. Halbgeschütztes Arbeitsmilieu (Spezialarrangements in normalen Stellen)
↓	↓
6. Autonome Wohnsituation	6. Autonome Arbeitssituation

kleinräumigen, entspannten und persönlichen Behandlungsmilieus, sondern ermöglicht durch mannigfaltige Kombinationen — zum Beispiel Wohnen in einer kleinen Gemeinschaft und stufenweiser Fortschritt auf der Arbeitsachse, oder umgekehrt Arbeit in einem Rehabilitationszentrum und allmähliche Autonomisierung im Wohnbereich — elastisch eine progressive (oder unter Umständen regressive) Anpassung der »sozialen Stimulation« an die wechselnden Bedürfnisse des Patienten gemäß den weiter oben formulierten allgemeinen Grundsätzen (siehe S. 339ff.). Zugleich lassen sich entlang solcher Achsen anstelle von vagen und generellen Zielsetzungen (wie »bessere Anpassung«, »Persönlichkeitsreifung«, »Besserung des psychischen Zustandes«) handfeste, für alle Beteiligten — Patient, Angehörige, Betreuer etc. — gleichermaßen leicht faßliche, konkrete Etappenziele festsetzen (bzw. aushandeln), für welche dann die spezifischen therapeutischen Programme aufgestellt werden können, von denen weiter oben die Rede war.

Die folgenden sozialen Grundfähigkeiten sind für ein selbständiges Leben in der Gemeinschaft unabdingbar und müssen bei Schizophrenen eventuell gezielt eingeübt werden, wenn das konkrete Ziel »selbständiges Wohnen« erreicht werden soll:

- sich adäquat ernähren;
- sich adäquat kleiden;
- ein Bett, ein Zimmer, eine Wohnung in Ordnung halten;

- Transport- und Kommunikationsmittel benutzen;
- mit Geld umgehen;
- Körper- und Gesundheitspflege beherrschen, mit Medikamenten umgehen, ärztliche Konsultationen einhalten;
- mit Ämtern, Vormündern etc. umgehen.

Ganz ähnlich müssen realistischerweise, abgesehen von der reinen Arbeitsleistung, gewisse Minimalanforderungen in folgenden Bereichen erfüllt werden können, falls als Ziel zum Beispiel der Antritt einer bezahlten Stelle ins Auge gefaßt worden ist:

- Präsenz, Pünktlichkeit
- Arbeitsrhythmus
- Konzentration
- Sauberkeit und Ordentlichkeit
- Umgang mit Kollegen
- allgemeines Auftreten
- Selbständigkeit.

Wir haben zur laufenden Evaluation solcher Fähigkeiten geeignete Skalen entwickelt.[17] Ihre gezielte Förderung zum Beispiel durch *(realistisch bezahlte)* Nutzarbeit erweist sich auf die Dauer als weit konstruktiver als etwa die endlose Beschäftigung von chronisch Kranken ausschließlich mit pseudokreativer »Ergo- oder Beschäftigungstherapie«, die untergründig schließlich bloß die Botschaft vermittelt: »Du bist zu nichts anderem mehr fähig als zum Basteln.« Dabei ist nochmals zu betonen, daß es nicht darum gehen kann, derartige Zielsetzungen dem Patienten aufzuoktroyieren, sondern sie mit ihm, als der selbstverantwortlichen Hauptperson, und mit der Umgebung, mit Betreuern, Familien, Vormündern etc., als den nötigen Helfern, zu diskutieren und *auszuhandeln*. Gerade durch solche aufs Konkrete, aufs Sichtbare und Klärbare gerichtete, im *Handeln* statt bloß in einem imaginären Raum des Redens und Erwägens sich vollziehende »Transaktionen« kommt es zu jener (möglicherweise konflikthaften) Abgrenzung der Personen, ihrer Wünsche und Strebungen, Gefühle und Gedanken, Rollen und

[17] Imfeld, M.-Ch. (1977): Berufliche Rehabilitation ehemaliger psychiatrischer Patienten. Konstruktion einer Beobachtungsskala für Arbeitsverhalten. Unveröffentlichte Lizentiatsarbeit, Universität Bern. – Drezdowicz-Parizek, J. (1980): Konstruktion einer Schätzskala zum Sozialverhalten. Unveröffentlichte Lizentiatsarbeit, Universität Bern.

Verantwortlichkeiten, und über diese Identitätsbefestigung zu vielfältigen zwischenmenschlichen Kontakten, kurz, letztlich zu jener Autonomisierung und Reifung, die das eigentliche Ziel jeder Psychotherapie im weiteren Sinn sein muß. *Ohne* diese Verbindung zur konkreten Realität ist speziell bei Schizophrenen die Gefahr groß, daß sich die psychotherapeutische Arbeit im Theoretischen verflüchtigt bzw. durch die Feedbacks aus einer völlig entgegengesetzten Wirklichkeit laufend dementiert und neutralisiert wird. Vom (sinnvollen) Handeln führt, wie wir schon früher gesehen haben und im nächsten Abschnitt noch einmal diskutieren werden, ein direkter Weg zum internalisierten Bild und, davon ausgehend, zu einem klareren und gesünderen Denken und Fühlen. Daß daneben freilich gewisse verbale Psychotherapien im engeren Sinn auch weiterhin ihren Sinn behalten, soll ebenfalls im nächsten Abschnitt deutlich gemacht werden.

Ein Problem ist bei einer Vielzahl kleiner, weitgehend autonomer und zugleich unter sich mannigfaltig verbundener sozialpsychiatrischer Institutionen besonders schwer zu lösen: dasjenige einer *optimalen Kontinuität.* Nichts ist für den Patienten und seine Angehörigen verwirrender, als wenn er immer wieder mit neuen Verantwortlichen, Programmen, Erwartungen etc. konfrontiert wird. Ein gewisser Wechsel von einer Kleininstitution zu einer anderen ist jedoch bei dieser Form der sozialpsychiatrischen Versorgung unabdingbar; auch braucht jedes lokale Betreuerteam eine bestimmte Eigenverantwortlichkeit. Verschärft wird diese Problematik, die sich analog innerhalb einer differenzierten psychiatrischen Großklinik mit ihren verschiedenen Abteilungen stellt, wenn es um die Aufrechterhaltung einer Kontinuität vom vollstationären (klinischen) über einen teilstationären (»sozialpsychiatrischen«) zum rein ambulanten (poliklinischen, privatärztlichen) Behandlungssektor geht, sowohl im Hinblick auf die beteiligten Personen als auch auf das Therapieprogramm.

Restlos befriedigende Lösungen sind meines Wissens bisher nicht gefunden worden. Gesucht wurden und werden sie in zwei entgegengesetzten Richtungen: 1. durch Zusammenfassung aller in Frage stehenden Bereiche unter dem Prinzip der »Unité d'équipe« (die gleichen Betreuer sind teilzeitig sowohl im stationären als auch im halbstationären und ambulanten Feld tätig); die Voraussetzung für diese interessante Formel ist allerdings eine konsequent sektorisierte Versorgungsstruktur;[17a] 2. die Konzentration (fast) sämtlicher Behandlungsaspekte auf kleine, familienähnliche Gemeinschaften.

Eine brauchbare Zwischenlösung, die wir gegenwärtig in unserem eigenen Bereich explorieren, besteht in der »Begleitung« des Patienten über alle Stationen eines langfristigen Rehabilitationsprogramms hinweg durch ein zentrales, ambulantes Team (Arzt, Sozialarbeiter, Schwester oder Pleger), das die Langzeitziele erarbeitet und immer wieder mit allen Beteiligten koordiniert. Besonders wichtig ist dabei die — zwar banale, aber in der Praxis keineswegs immer berücksichtigte — Erkenntnis, daß Langzeitprogramme über mehrere Stationen hinweg wichtiger sind als Kurzzeitbehandlungen in einzelnen Institutionen (Tagesklinik, Kriseninterventionsstation etc.). Letztere haben sich also ersteren anzupassen und nicht umgekehrt.

Was für Konsequenzen ergeben sich schließlich aus dem hier vorgestellten Psychoseverständnis für die traditionelle *psychiatrische Klinik*, die zweifellos meistenorts schon aus Kapazitätsgründen noch für lange Zeit, speziell für schwerere Akutfälle, in erster Linie zuständig bleiben wird? Im Prinzip genau die gleichen wie für die beschriebenen Alternativeinrichtungen: Demnach benötigen Schizophrene anstelle von großen, unruhigen Wachsälen etc., die ihre psychotische Verwirrung noch steigern, in erster Linie kleine, ruhige Sonderabteilungen mit speziell ausgewähltem Personal. Beispiele aus fortschrittlichen Kliniken zeigen, daß unter günstigen Umständen manches von der geforderten therapeutischen Grundatmosphäre — allerdings mit den bereits erwähnten unvermeidlichen Einschränkungen — durchaus auch *innerhalb* von größeren Institutionen, so zum Beispiel in kleinen Spezialabteilungen, Pavillons, ehemaligen Dienstwohnungen etc. realisierbar ist. Ebenso entsprechen der starke Akzent auf sozialer Wiedereingliederung

[17a] Eine solche Organisationsform hat sich zum Beispiel in einem ländlichen und kleinstädtischen Versorgungssektor der Westschweiz von rund 90000 Einwohnern ausgezeichnet bewährt. Vgl. dazu Müller, C. (1976), a. a. O.; ferner Müller, C. (1980): *Psychiatrische Institutionen.* Berlin-Heidelberg-New York (Springer). Sie bietet unter anderem den unschätzbaren Vorteil, daß Personal und Mittel ohne weiteres von einem Versorgungsbereich auf den andern übertragen werden können, während sich sonst zwischen den beteiligten Institutionen unweigerlich eine Rivalitäts- und Abgrenzungsproblematik entwickelt.

mit Verhütung von Langzeithospitalisationen, die Öffnung nach außen, die systematische Zusammenarbeit mit externen Diensten und der generelle Abbau rigider, therapiefeindlicher Strukturen (Geschlechtertrennung, Anstaltskleidung, überflüssige Freiheitsbeschränkungen, extreme Hierarchisierung, beengende Reglemente, Stunden- und Dienstpläne etc.) — Neuerungen, die in vielen modernen Kliniken zu beobachten sind — völlig den oben angeführten Grundsätzen. Vor allem aber ist zu sagen, daß das Wichtigste, was sich aus dem veränderten Schizophrenieverständnis ergibt — nämlich eine therapeutische Haltung und eine bestimmte Art des Umgangs mit dem Kranken —, überhaupt nicht an eine spezifische Institution gebunden ist; diese Haltung kommt in der Begegnung zwischen den einzelnen Menschen zum Tragen, wo immer es auch sei. Im Gegenteil: Gerade innerhalb drückender Anstaltsmauern, gerade inmitten der schlimmsten und rückständigsten Verhältnisse kommt schon einem einzigen verständnisvollen Menschen, der vernünftig auf die »Verrückten« reagiert und vernünftig mit ihnen umgeht, eine besondere Bedeutung zu: Es ist ein gewaltiger Unterschied, ob jemand in der Not wenigstens *einen* oder ob er überhaupt keinen Freund hat! Versuchen wir also jetzt zu präzisieren, was eine »vernünftige therapeutische Haltung« sein könnte.

Zum Umgang mit Schizophrenen

Aus den Informationen über die Wechselwirkungen zwischen Individuum und Umwelt, insbesondere über die Rolle von Feedbackmechanismen und widersprüchlicher Kommunikationen, die in den vorangegangenen Kapiteln beigebracht wurden, ergeben sich, im Verein mit der Hypothese einer bei Schizophrenen von vornherein bestehenden Unklarheit der internalisierten affektlogischen Bezugssysteme, eine Fülle von Hinweisen für den Umgang mit schizophrenen bzw. schizophreniegefährdeten Menschen. Das Eigentümliche daran ist, daß sich viele dieser Verhaltensweisen, vielleicht alle, zwischen zwei Polen ausspannen, die auf den ersten Blick unvereinbar scheinen und dic doch zusammengehören:

So läßt sich verallgemeinernd sagen, daß alles, was in der Kommunikation zur Transparenz und Unmißverständlichkeit der Verhältnisse beiträgt, therapeutisch gut ist, alles, was das Gegenteil bewirkt, schlecht. Soziale Rollen und Funktionen, Zielsetzungen (zum Beispiel der Aufenthalt in einer bestimmten Klinik, Abteilung, Werkstatt, in einem Tageszentrum etc.), Abmachungen, Aufgaben, Erwartungen etc. sollen für *alle* Beteiligten (Patient, Personal, Angehörige etc.) klar und explizit sein, ebenso die Verhaltensregeln, Termine, finanziellen Verhältnisse etc.[18] Wenn etwas unklar bleiben *muß* (zum Beispiel das Entlassungsdatum, die Behandlungsdauer), dann soll dies erklärt werden. »Eure Rede sei ja ja, nein nein« — Schizophrene sollen wissen und merken, woran sie sind mit ihrem Partner, was der andere will und nicht will, ist und nicht ist, denkt oder nicht denkt, fühlt oder nicht fühlt. So ist der Therapeut (der Arzt, der Sozialarbeiter, die Schwester, der Pfleger) eben der Therapeut, er hat seine ganz bestimmte Identität, seine ganz bestimmte Rolle, und der Patient hat eine andere: Der Therapeut ist Helfer von Beruf und wird dafür bezahlt, der Patient dagegen zahlt und bekommt dafür Hilfe; der eine hat Verantwortung (zum Beispiel in der Gruppe), der andere hat keine oder weniger Verantwortung; der eine ist gesund, der andere krank. Jeder ist eindeutig Mann oder Frau, jung oder alt, dick oder dünn, er kommt von hier oder von dort[19], es sind nicht »alle gleich«.

Zugleich aber ist auch das Gegenteil richtig, und dies soll dem Patienten ebenfalls unmißverständlich deutlich gemacht, das heißt gesagt und »getan« (durchs Tun verständlich gemacht) — kurz, ihm auf alle nur möglichen Weisen *mitgeteilt* werden: Er ist *nicht* (nur) krank, *nicht* anders, *nicht* weniger gut, weniger verantwortlich, weniger reif, weniger wert etc. als ich; was er denkt, fühlt, sagt, tut, ist alles auf seine Weise genauso wahr, genauso richtig, so stimmig wie das, was ich selber denke und meine; er kommt aus andern Verhältnissen, hat ein anderes Geschlecht, eine andere Herkunft, Ausbildung, Erfahrung etc., aber das spielt überhaupt keine Rolle — in allem Wesentlichen ist er wie ich und ich bin wie er.

[18] Die meisten Schizophrenen leben in völliger Unkenntnis ihrer finanziellen Verhältnisse und werden allein schon dadurch der Realität immer weiter entfremdet. Der Zugang zu ihrem Geld (Renten etc.) ist ihnen oft völlig ungerechtfertigterweise verwehrt.

[19] Die erste und wichtigste, aber in der heutigen Anonymität merkwürdigerweise oftmals vergessene Frage an einen Fremdling war seit jeher: »Wo kommst du her?« Sie schafft sofort Wärme, Kontakt, Identität und bringt, vor allem wenn sie vertieft und präzisiert wird (genaue Ortsangaben, Quartier, Milieu etc.), fast immer eine Fülle von therapeutisch relevanten Informationen.

Mit andern Worten, der Umgang mit dem schizophrenen Patienten (mit *jedem* Patienten, ja, in Wirklichkeit mit jedem Partner) ist eine hohe Schule des Umgangs mit zwei Gegen-Teilen: mit der eigenen Selbstbehauptung und der des andern. Alles, was diesen grundlegenden Sachverhalt verschleiert, zum Beispiel dem Konflikt immer und um jeden Preis aus dem Weg zu gehen, ist therapeutisch schlecht. Aber es ist auch schlecht, den Konflikt immer und um jeden Preis zu *wollen;* schlecht ist, was *mich* und meine Identität dem andern gegenüber in den Vordergrund bringt, aufs hohe Roß setzt, was den andern überfährt, ihn nicht (gut) sein läßt, was ihm nicht Gelassenheit gibt aus meiner eigenen Gelassenheit und meinem eigenen (von *ihm*) Gelassensein... Es gilt aber auch: Schlecht ist, wenn ich ihm nicht irgendwie mitteile, wenn ich Angst habe, nervös bin oder ungeduldig — damit er *versteht*, warum ich so handle, wie ich handle, zum Beispiel ihn jetzt nicht weggehen lasse oder keine Zeit habe für ein langes Gespräch. Er soll auch wissen, fühlen, merken, daß ich manchmal unsicher bin — und im Grund doch sicher —, daß ich dies und jenes nicht weiß, Fehler mache, Irrtümer — und trotzdem »etwas« bin, nicht »nichts«, wie er in seinem zerstörerischen Nihilismus manchmal meint, von sich selber und von mir...

Ein weiterer, notwendiger Gegenpol dieser Haltung ist: *Nicht* immer sagen, was man denkt, *nicht* immer seine Gefühle zeigen, *nicht* immer grad und direkt, sondern manchmal auf sehr subtile Weise *indirekt* (zum Beispiel suggestiv, metaphorisch, paradox, siehe S. 366ff.) sein. Und noch eine, bereits weiter oben angedeutete Polarität:

Den andern, etwa im Sinn von Heinz Kohut oder Carl Rogers, völlig annehmen, wie er ist (spiegeln, verstärken) —, und ihn auf der andern Seite gerade *nicht* einfach sein lassen, wie er ist — regrediert, verkümmert, verzerrt, eben »verrückt« —, sondern ihn listig zur Progression bringen, ja, ihn geradezu manipulieren, so wie eine Tiermutter, eine Füchsin, eine Katze ihre Kleinen ganz nach deren eigenen Rhythmen und Gesetzmäßigkeiten sein und machen läßt und sie doch im gegebenen Moment recht brutal zum Nest hinauswirft und zum Selbständigwerden geradezu *zwingt*. Das eigentliche Ziel der Therapie ist ja nicht, was gerne vergessen wird, die Herstellung einer möglichst engen Beziehung zwischen dem Therapeuten und seinem Patienten — dies ist in manchen (aber nicht in allen) Fällen bloß ein geeignetes Hilfsmittel —, das Ziel der Therapie ist vielmehr, diese Beziehung, und damit sich selber, schließlich *überflüssig* zu machen...

Eine letzte, vielleicht ebenso bedeutsame, ebenso verwirrende — und klare — Antinomie ist diejenige zwischen dem Tun und dem Reden, zwischen der präverbalen und der verbalen Kommunikation, dem Fühlen und dem Denken. Das Averbale ist, wir haben es gesehen, viel wichtiger als das Verbale; die Aktion, das Geschehen, das Tun ist grundlegender als das Reden. Wir sollen den Patienten also nicht irgend etwas predigen, sondern vor allen Dingen etwas *tun*. Aber: Wir sollen — gerade wenn sie erregt, verängstigt, verwirrt sind — auch geduldig warten können, *einmal gar nichts tun*, mit ihnen schweigen, zusammen warten, sie kommen lassen. Und umgekehrt: auch Reden kann wichtig sein; es ist manchmal dichter (im Sinne einer »Verdichtung von Information«) als das Handeln, es »sagt« insofern mehr. Zugleich aber gilt, daß wir beim Reden mit dem Schizophrenen auch und vor allem *schweigen* und *zuhören* sollen. Wir sollen nicht immerzu »Gespräche *führen*«, weder in der Gruppe noch sonst, sondern dem Gespräch, den Gesprächen, vor allen Dingen *folgen*. Was nicht heißt, daß wir nie die Initiative ergreifen, nie das Schweigen als erste brechen dürften ... Ein Beispiel:

> Der Tag in der Tagesklinik (oder anderswo) beginnt regelmäßig mit einem etwa dreiviertelstündigen Morgengespräch. Alle, Patienten (darunter immer mehrere Schizophrene) und Team, insgesamt etwa 15 Leute, sitzen um einen großen, runden Tisch mit Kaffee oder Tee. *Kein* Gesprächsplan, *kein* Thema. Zu Anfang beklemmendes Schweigen oder »Belanglosigkeiten« (»Schönes Wetter heute«, »Gut geschlafen?« u. ä.). *Immer*, unfehlbar, kommt »irgendwie« etwas Wichtiges — aber man muß sehr wach, sehr präsent sein, bei allem Nichtstun und Nichtssagen, um es nicht zu verpassen: Jemand macht eine Grimasse, flüstert dem Nachbarn verstohlen etwas zu — gerade dies kann das »Happening« sein. Die beiden hatten gestern noch Streit, die ganze Gruppenatmosphäre war vergiftet. Dann sagt einer etwas »Belangloses« von einer Bahnfahrt, der glitschige Bahnsteig im Winter, der Zugwind, man muß aufpassen, daß man nicht drunterkommt... Es sind seine Suizidängste und -phantasien, die er ausdrückt. Einer sagt, man müsse sich halt fest hinstellen, nicht zu nahe herangehen;

ein Therapeut (Schwester oder Pfleger, Sozialarbeiter oder Bewegungstherapeut, Psychologe oder Arzt) wiederholt dies vielleicht, er rühmt die stämmigen Beine des Mannes, dieser schaut erstaunt an sich hinab, wird entspannt, tonifiziert. Die ganze Gruppe redet, merkwürdig erregt, fünf Minuten lang nur von diesem Bahnsteig, wie es einen manchmal förmlich drunterziehe, wenn der Zug komme, wie es vor allem morgens gefährlich sei etc. Niemand hat »gedeutet«, aber jeder spürt, worum es geht, jeder ist beteiligt und angesprochen — wenn's nur die Therapeuten merken und entsprechend reagieren, auf gleicher Wellenlänge mitgehen, nicht vorschnell dazwischenfahren, weil *sie* nicht nachkommen, weil *sie* eine Schweigepause nicht aushalten.

Dann wieder »Leerlauf«, alle starren vor sich hin, schweigen, Tee und Zucker werden angelegentlich herumgereicht, bis einer von der erfolglosen Suche nach Arbeit zu sprechen beginnt. Oder bis einmal ein Therapeut einen Patienten, der seit Wochen kein Wort gesagt hat, einen mürrischen Italiener, den niemand recht versteht und den niemand mag, den man gar nicht bemerkt, aufs Korn nimmt, anspricht, geradewegs auszufragen beginnt, wo er herkomme, aus welchem kleinen Dorf genau im Venezischen, große Familie, Bauernhaus, etwas abseits, wieviel Kühe, wieviel Schweine, wie er schließlich in die Schweiz gelangt sei: Aufs Mal wird er lebhaft, kommt ins Erzählen, Mitpatienten fragen weiter, einer war in der Nähe in den Ferien, plötzlich *ist* der Italiener »jemand« in der Runde, vorher war er wochenlang niemand...

Bei dieser Form des »Umgangs« ist jeder wichtig. Es gibt nicht den Arzt, der's kann und der's darf, und die Lernschwester, die es nicht kann. Das heißt nicht, daß jener, der vielleicht einige Jahre Psychoanalyse und was weiß ich noch für eine Ausbildung hinter sich hat, seine Kompetenz nicht einbringen dürfte und sollte: Jeder soll *sich selber sein, darf sich selber sein,* auch der Praktikant, der heute zum ersten Mal da ist und alles mögliche anders sieht und spürt und *weiß* als wir — und wieviel mehr noch der Patient. Das ist sogar das Wichtigste: Nur so sind wir »ganz«, das heißt therapeutisch, weil wir nur so einheitlich, eindeutig kommunizieren, übereinstimmend in Geist und Körper, im Reden und Handeln, Denken und Fühlen, verbal und averbal, und damit etwas Ganzes mit-teilen, weitergeben — das heißt genau das, was dem Patienten fehlt und was ihm »guttut«: eine affektiv-kognitive bzw. »affektlogische« Einheit.

Es ist möglich, die ungünstigen Milieueinflüsse und Umgangsweisen, von denen bisher die Rede war, mit Erscheinungen im Krankheitsbild des Schizophrenen selber in Beziehung zu setzen, die dazu parallel laufen, und daraus gegenteilige therapeutische Einflüsse und Haltungen abzuleiten. Das Resultat ist verblüffend: Fast die gesamte Psychopathologie schizoprener Zustände, akuter wie chronischer, taucht in dieser Zusammenstellung auf. Auch von dieser Seite her drängt sich die Vermutung auf, daß viele Symptome, viele Verhaltensweisen der Schizophrenen umgebungsbedingt (oder doch zumindest durch Umwelteinflüsse induziert und amplifiziert) sind. Wir gelangen, in Weiterführung eines Ansatzes von Mosher und Menn, auf diese Weise zu der folgenden Tabelle (siehe S. 365/366).[20]

Was je nach Zustand therapeutisch als heilsam erscheint, sei es im Umgang oder in der Gestaltung der Umgebung, erhellt sich aus dieser Zusammenstellung mit großer Klarheit — es ist nichts anderes als das, was sich ganz allgemein auf die psychische Entwicklung und Reifung des Menschen günstig auswirkt: Ruhe und Gelassenheit, Einfachheit und Eindeutigkeit, Verläßlichkeit und Kontinuität, Vertrauen, Toleranz, Gradheit, Authentizität, all dies in erster Linie gerichtet auf eine klare Abgrenzung zwischen mir und dem andern, zwischen *meinen* Gefühlen und *seinen* Gefühlen, Gedanken, Wünschen, Strebungen, das heißt auf die Valorisierung *seiner* Identität ohne Verlust der meinen. Nach allem, was wir heute aus Psychopathologie, Psychoanalyse, System- und Kommunikationstheorie über die Struktur der Psychose und des zugehörigen intra- und interpsychischen Raumes wie über ihre wechselseitige Dynamik wissen, sind wir mit dieser Zusammenstellung offensichtlich beim Wesentlichen angelangt. Das einzige, was verwundert, ist, wie einfach und plausibel diese Zusammenhänge erscheinen.

Daß indessen die Dinge in Wirklichkeit doch nicht so einfach sind, haben wohl schon die oben erwähnten Polaritäten der therapeutischen Haltung deutlich gemacht. Sie werden sich noch weiter kom-

[20] Mosher, L., A. Z. Menn: The surrogate family. An alternative to hospitalisation. In: Shersow, J. C. (Hrsg., 1978): *Schizophrenia: Science and practice.* Cambridge, Mass. (Harvard Univ. Press) S. 223—239. – Vgl. auch Ciompi, L. (1981), a. a. O.

Pathologische versus therapeutische Milieueinflüsse

Pathologisches Milieu (z. B. Familie, Institution)	*Psychopathologische Störungen beim Patienten*	*Optimales therapeutisches Milieu*
Spannung, Angst, Unruhe, zu viele Stimuli	Spannung, Angst, Erregung; produktiv-psychotische Symptome	Entspannung, Ruhe, Sicherheit, Gelassenheit; Reduktion von Stimuli
Komplexe, unklare, unübersichtliche Umgebung;	Derealisation;	Einfache, klare, übersichtliche Umgebung;
Anonymität, zuviel Wechsel, Großgruppe	Verwirrung	Persongebundene Atmosphäre, wenig Wechsel, Kleingruppe
Labilität, Diskontinuität, Unberechenbarkeit;	Labilität, Sprunghaftigkeit, Inkonsistenz;	Stabilität, Kontinuität, Verläßlichkeit;
Unfähigkeit, Aufmerksamkeitsfokus zu teilen	Unaufmerksamkeit, Zerstreutheit	Klare Fokussierung der Aufmerksamkeit
Mißtrauen, Devalorisierung, Intoleranz;	Mißtrauen, Spannung, Ärger, Wut, niedriges Selbstwertgefühl;	Vertrauen, Validierung von Wahrnehmungen, Gedanken, Gefühlen, Toleranz;
Verständnislosigkeit, Kälte, Gleichgültigkeit, fehlendes Engagement	Enttäuschung, Dysphorie, affektiver Rückzug, Verflachung	Verständnis, Wärme, Unterstützung, Engagement, Dialog, Erklärungen
Symbiotisch-narzißtische Beziehung, erzwungener Konsens, Verleugnung von Unterschieden, »Pseudomutualität«;	Unscharfe Ichgrenzen, Überempfindlichkeit, Konfliktunfähigkeit, Verneinung, Verleugnung;	Klare Demarkation der Personen, Anerkennung von Unterschieden in Meinungen, Gefühlen, Verhalten;
Irrationalität, Mystifizierung, Vagheit, Zweideutigkeit, Unklarheit;	Irrationalität, Unklarheit, Vagheit, Verzerrung	Rationalität, Klarheit, Eindeutigkeit;
Widersprüchliche Ge- und Verbote (double-bind), »unmögliche Mission«, widersprüchliche, implizite Erwartungen	Ambivalenz, Denk- und Fühlstörungen, Inkohärenz, Wahn, Halluzinationen	Eindeutigkeit von Ge- und Verboten, realistische, eindeutige, explizite Erwartungen

Pathologisches Milieu (z. B. Familie, Institution)	*Psychopathologische Störungen beim Patienten*	*Optimales therapeutisches Milieu*
Infantilisierung, Abhängigkeit, mangelnde Verantwortung	Regression, Infantilismus, Abhängigkeit, Inkompetenz	Autonomisierung, Verantwortlichkeit, Vertrauen
Rigidität, stereotype Rollen;	Rigidifizierung, stereotypes Verhalten, Manierismen;	Beweglichkeit, Rollenflexibilität;
Stimulationsarmut, Geschlossenheit, intellektuelle und affektive Enge	Gleichgültigkeit, Passivität, affektiver Rückzug, Verflachung, Einengung	Intellektuelle und affektive Stimulation, Offenheit, Weite

plizieren, wenn wir uns nun etwas genauer mit einigen speziellen technischen Aspekten der »Bezugssystemveränderung«, darunter mit besonders raffinierten neuen Verfahren wie dem therapeutischen Double-bind und den paradoxen Verschreibungen, befassen.

Techniken der Bezugssystemveränderung

Wenn die schizophrene Psychose, und in einem weiteren Sinn überhaupt jede gravierende psychische Störung, als »Verrückung« in pathologische affektiv-kognitive Gleichgewichts- und Bezugssysteme aufgefaßt werden kann, so muß, wie gesagt, das Ziel jeder Therapie die Veränderung und »Zurechtrückung« dieser (internalisierten) Bezugssysteme sein. Eine »Technik der Bezugssystemveränderung« müßte sich also im Prinzip die gleichen Mechanismen, die zur Verrückung geführt haben, in umgekehrtem Sinn zunutze machen.

Eine echte, dauerhafte und dazu noch rasche Änderung solcher internalisierten Denk-, Fühl- und Verhaltensprogramme, die ja die gesamte, prägende Erfahrung von Kindheit an resümieren und — zum Beispiel in der sogenannten Übertragung — immer wieder aktualisieren, galt bis vor kurzem, namentlich unter dem Einfluß der Psychoanalyse, als etwas äußerst Schwieriges, wenn nicht Unmögliches. Nicht nur die alltäglichen therapeutischen Erfahrungen, sondern auch die gesamte psychoanalytische Praxis schien zu zeigen, daß eine solche Änderung, wenn überhaupt, allenfalls von äußerst umständlichen, die ganze Vergangenheit in jahrelanger

Deutungsarbeit in allen Tiefen revidierenden therapeutischen Prozeduren zu erwarten war. Dementsprechend galten schnelle Symptomheilungen, wie sie seit jeher gelegentlich beobachtet wurden, als oberflächlich und, wegen des angeblich unvermeidlichen Auftauchens von Ersatzsymptomen, als praktisch nutzlos.

Seit zwei bis drei Jahrzehnten häufen sich allerdings Befunde, die zu einer gewissen Revision dieser Sichtweise zwingen. Dazu gehören die im vorangegangenen Kapitel zusammengefaßten Sargantschen Beobachtungen, ferner die Ergebnisse der Krisenforschung sowie manche Erfahrungen aus der Verhaltenstherapie. So führten umschriebene Symptomheilungen in manchen Fällen, entgegen der Theorie, nicht nur *nicht* zu andersartigen Störungen, sondern generalisierten sich sogar. Bei einem total invalidisierten, finanziell bedrängten und sozial devalorisierten Handelsreisenden zum Beispiel führte die selektive Beseitigung einer jahrelangen Eisenbahnphobie zu einer umfassenden Verbesserung nicht nur seiner beruflichen und familiären Situation, sondern auch seines Selbstwertgefühls und seiner zwischenmenschlichen Beziehungen. Vor allem aber machen jene Verfahren, die sich seit einiger Zeit unter dem Einfluß der modernen System- und Kommunikationstheorie entwickeln, überzeugend deutlich, daß die verinnerlichten Bezugs- bzw. Verhaltenssysteme unter ganz bestimmten Umständen leichter destabilisier- und veränderbar sind, als bisher angenommen wurde. Eine besonders lehrreiche Herausforderung sind in dieser Hinsicht die verblüffenden, von der Hypnotherapie abgeleiteten Verfahren des kürzlich verstorbenen Amerikaners Milton H. Erickson.

Betrachten wir zunächst einmal, bevor wir einige dieser Techniken naher analysieren, eine Reihe von Beispielen für »Bezugssystemveränderungen« aus dem Alltag:

> Wenn ein Kind sich zum ersten Mal an einer Flamme die Finger verbrennt, von einer Wespe gestochen wird oder von einem bisher harmlosen Nachbarn eine saftige Ohrfeige erhält, so ändert es — ganz unabhängig von der Vergangenheit — sofort, und für dauernd, seine diesbezüglichen internalisierten Bezugssysteme, das heißt sein künftiges Fühlen, Denken und Verhalten im entsprechenden Kontext.
>
> Ganz ähnlich revidiert ein Erwachsener gründlich seine entsprechenden Bezugssysteme, wenn er, zum Beispiel auf einer Urlaubsreise in den Süden, dessen Menschen er auf-

grund von positiven Übertragungen (im weiten Sinn) global als »warm« und »herzlich« idealisiert hatte, plötzlich das Opfer einer perfiden Aggression wird.

Dasselbe gilt für *jede* massiv »traumatische«, das heißt sehr eindrückliche Erfahrung. »Unauslöschlich«, das heißt für dauernd fühl-, denk- und verhaltenswirksam prägen sich aber, allen vergangenen Erlebnissen zum Trotz, unter gewissen Umständen auch positive Geschehnisse ein. So wird kaum jemand, der sich schon aufgegeben hatte, das Bild eines plötzlichen Retters aus Bergnot oder auch dasjenige einer alten Frau, die ihm einmal, als er irgendwo auf einer Wanderung war, halb am Verdursten ein erfrischendes Glas Wasser reichte, wirklich vergessen können: es bleibt im Untergrund präsent. Es ist als relevante »Information« eingebaut worden in die betreffenden Assoziationssysteme und wird fortan (zum Beispiel als zähe Hoffnung oder, im negativen Fall, als Angst und Vorsicht) in entsprechenden Situationen immer wieder reaktiviert. Vorbestehende Bezugssysteme verändern sich also durch emotionell besonders intensive Gegenwartserlebnisse.

Für die Therapie läßt sich aus solchen Beobachtungen, in voller Übereinstimmung mit den vorausgegangenen Ausführungen zur Entstehung affektiv-kognitiver Schemata, ein gewisses *Primat der Aktualität, des hic et nunc, über die Vergangenheit und des (sorgfältig in eine ganz bestimmte Richtung polarisierten) konkreten Tuns über das abstrakte Denken und Reden ableiten.* Es findet seine Entsprechung in der — in ihren Konsequenzen bisher zu wenig klar erfaßten — Tatsache, daß nicht in erster Linie das Denken, sondern vor allem das Handeln und Fühlen verändert werden soll. In diesem Zusammenhang erscheint der im vierten Kapitel definierte *affektiv*-kognitive Begriff von »Information« als zentral. Dabei bestätigt sich zunehmend, daß beim Umbau bzw. Einbau von neuer Information aus dem Erleben ins Fühlen und Denken (das heißt in bestehende Bezugssysteme) bildhafte Verdichtungen und andere Zwischenstadien zwischen äußerer Aktion und internalisiertem »Geist« (symbolische Handlungen, Rituale, Metaphern), ganz im Einklang mit unseren Überlegungen zur Entstehung des Bewußtseins in Kapitel 4, gewissermaßen eine Scharnierrolle spielen.[21]

[21] Dies hängt vermutlich auch mit einem spezifisch *zeitlichen* Aspekt jeder bildhaften Darstellung zusammen: Eine bildhafte Darstellung ist bereits ein ausgesproche-

Zwei kleine Illustrationen von therapeutischen »Bezugssystemveränderungen« fanden sich bereits in dem oben wiedergegebenen Gruppengespräch aus unserer Tagesklinik: Als »Antidot« gegen untergründige Suizidphantasien versuchten die Therapeuten (mit jedenfalls momentanem, und in der Folge, im Zusammenspiel mit anderen Einwirkungen, generalisiertem Erfolg) einem ängstlichen und selbstunsicheren Patienten unvermerkt ein ganz anderes Selbst- und Körperbild zu vermitteln, nämlich das eines robusten Mannes, der mit zwei kräftigen Beinen fest auf einem glitschigen Bahnsteig (das heißt im Leben) steht und dem Sog des gefährlichen Zugwinds (das heißt den Selbstmordimpulsen) sicher trotzt. Des weiteren wurde ein bisher ganz im dunkeln verbliebener, gesichts- und identitätsloser, für sich selber (das heißt intrapsychisch) wie für die Umwelt (das heißt interpsychisch) völlig devalorisierter Patient hervorgeholt aus seiner Versenkung, »emporstilisiert« sozusagen und mit Eigenschaften, Wärme, Farbe und Form (Herkunft, Familie, Geschichte etc.) ausgestattet: Zumindest für einen Moment wurde er sowohl für sich selber wie für die andern ein anderer, veränderten sich seine und ihre »Bezugssysteme«, öffnete sich eine therapeutische Bresche, die bei geschicktem Vorgehen (was allerdings in diesem Fall nur teilweise gelang) weiter verbreitert und vertieft werden kann.

Schon diese beiden kleinen Beispiele enthalten manche der oben als bedeutsam bezeichneten Elemente. Wichtig ist zum Beispiel die ausgesprochene Aktualisierung des Geschehens, der gezielte Gebrauch von Bildern und Symbolen, die »unbewußte«, vorwiegend »agierte« Ebene der wesentlichen therapeutischen Kommunikation (das Ansprechen und Emporstilisieren eines bisher unbeachteten Gruppenmitgliedes zum Beispiel ist, trotz des verbalen Aspekts, mindestens ebensosehr ein Handeln und Geschehen wie ein Reden). Ebenso wichtig ist die — in der Schilderung vielleicht nicht genügend spürbare, aber für jede Bezugssystemveränderung unabdingbare — *emotionale Intensität.* In der Verwendung der Symbolsprache ist eine psychoanalytisch inspirierte, im Einbezug bzw. in der Umpolarisicrung des Sozialfeldes eine systemische Auffassungs- und Handlungsweise deutlich.

---

nes Kondensat eines diachronen Geschehens zu etwas Synchronem und kommt damit einem synchronen bzw. achronen inneren Schema schon sehr nahe.

Die manchmal überraschenden Langzeiteffekte von Bildern, im richtigen Moment in bestehende Bezugssysteme »in-formiert«, zeigten sich zum Beispiel im folgenden Fall:

> Eine jetzt kraftvolle und blühende, aber seinerzeit sehr kranke 30jährige Frau, die ich kürzlich zufällig traf, erinnerte mich daran, daß ich sie vor Jahren, als sie wegen eines Suizidversuchs nach schweren familiären Verwicklungen in einem Zustand von totaler Devalorisierung, Entmutigung und Erschöpfung auf unserer Kriseninterventionsstation behandelt worden war, in einem Gespräch mit einer »welken Blume« verglichen hätte, welcher »nur das Wasser fehle, um zu neuem Leben zu erwachen«. Sie könne dieses Bild nie mehr vergessen; daß sie damals, trotz ihrer Hinfälligkeit, etwas mit einer Blume gemeinsam gehabt haben sollte, habe ihr monatelang enormen »Auftrieb« gegeben, wieder gesund zu werden.

Gerade Vergleiche, die das Körperbild — wie die Psychoanalyse lehrt, ein zentraler Aspekt der »Selbstrepräsentanz« — betreffen, können sich (übrigens auch im negativen Sinn: »alte Schachtel«, »Hexe« etc.) unauslöschlich einprägen. Bilder sind zuweilen aber auch im spezifisch-kognitiven Bereich von Nutzen: Für eine andere Patientin, die zu maniformer Sprunghaftigkeit und Desorganisation neigte, bedeutete es zum Beispiel eine große Hilfe, daß ihr in einem Gruppengespräch um einen großen Arbeitstisch, der mit Gegenständen verschiedenster Art übersät war, einprägsam vor Augen geführt wurde, wie wichtig es sei, sich »immer zuerst mit dem Nächstliegenden, und erst später mit dem Entfernteren« zu beschäftigen. Sie vermochte sich an diesem Bild in allen möglichen Lebenssituationen zu orientieren.

Symbolhandlungen und Rituale haben keinen andern Zweck, als derartige »Informationen« durch bildhafte Aktion in bestehende Bezugssysteme »einzubrennen«. Sie sind um so wirksamer, je intensiver ihr affektiver »Inprint« ist. Der Apfel, den Mme. Sechehaye[22] ihrer schizophrenen Patientin in einem emotionsbeladenen Moment im Laufe einer analytischen Psychotherapie als Symbol für

---

[22] Sechehaye, M. (1947): La réalisation symbolique. Nouvelle méthode de psychotherapie appliquée à un cas de schizophrénie. *Rev. Suisse Psychol. Appl. Suppl.*, 12, Bern (Huber).

ihre Brust reichte, ist ein bekanntes Beispiel für die enorme Wirkung solcher Prozeduren im »καιρός«, das heißt im rechten, im ursprünglichen Wortsinne »kritischen« Augenblick. Darauf beruht auch der tiefe Sinn sozialer Zeremonien (Pubertäts- und Initiationsriten, Heirat, Trauerfeier etc.); sie setzen für alle Beteiligten sichtbare »Zeichen« und helfen ihnen mit gefühlswirksamen, »agierten Bildern«, ihre affektiv-kognitiven Bezugssysteme der veränderten Realität anzupassen. Offensichtlich gibt es einen direkten Weg zur Internalisierung von der gewöhnlichen Aktion über Ritual und Metapher bis zur bildhaft fixierten, mentalen Vorstellung. Das Psychodrama und zum Teil das »katathyme Bilderleben«[23] machen sich diesen Sachverhalt gleichermaßen zunutze. Ein unübertroffener Meister in der Anwendung einer solchen Bildersprache war Milton Erickson. Auch Mara Selvini Palazzoli berichtet über die Verwendung von therapeutischen Familienritualen, die zugleich paradoxe Symptomverschreibungen darstellen können:

> Der vierköpfigen Kerngruppe einer patriarchalisch organisierten italienischen Großfamilie bäuerlichen Ursprungs, die wegen einer psychotischen 15jährigen Tochter in Behandlung kam, wurde ohne irgendwelche weiteren Erklärungen als paradoxes Gegenmittel gegen den erstickenden, jeden Konflikt streng tabuisierenden Familienmythos der bedingungslosen Clan-Einheit folgende Verschreibung gegeben: Die Familie sollte eine Zeitlang jeden Abend hinter verschlossenen Türen eine Stunde lang mit einem Wecker in der Mitte um den Eßtisch sitzen, wobei jedes Familienmitglied bei Redeverbot der anderen genau 15 Minuten lang Zeit hatte, über seine Gefühle, Eindrücke und Beobachtungen im Hinblick auf den Clan zu sprechen. Nichts von dem Gesprochenen durfte nach außen dringen oder außerhalb der Sitzung kommentiert werden; dem Clan gegenüber wurde verdoppelte Dienstfertigkeit vorgeschrieben. Die Ziele dieses Rituals, das rasch einen lange vergeblich gesuchten therapeutischen Durchbruch brachte, waren komplex; unter anderem sollte die behandelte Gruppe durch die paradoxe »Symptomverschreibung« (Betonung von Tabu und Mythos) vom Clan abgegrenzt und durch

[23] Leuner, H. C. (1970): *Katathymes Bilderleben.* Stuttgart (Thieme).

> Einräumung gleicher Rechte für alle Gruppenmitglieder in ihrer Struktur verändert werden.[24]

Ein anderes Mittel zur therapeutischen Veränderung von affektiv-kognitiven Bezugssystemen besteht, wiederum in Umkehrung zu den im vorangegangenen Kapitel beschriebenen »Mechanismen der Verrückung«, in der selektiven Umgewichtung einzelner seiner Elemente, sei es durch Verschiebung zum Beispiel von Wertakzenten, sei es durch eine andersartige »Interpunktion«[25] (Aufteilung von Ereignisfolgen, Klassifikation, Taxonomie). Ein amüsantes Beispiel für ersteres findet sich schon in Mark Twains *Tom Sawyer*:

> Tom sollte zu seinem Leidwesen an einem schulfreien Nachmittag den Gartenzaun streichen, während die andern Jungen höhnend an ihm vorbei zum Spielplatz trabten. Tom verzog indessen keine Miene, spielte sich als großer Künstler und Fachmann auf, dem alleine die Lösung einer so heiklen Aufgabe übertragen werden konnte — und erreichte es auf diese Weise, daß sich schließlich die ganze Bubenbande um die Ehre raufte, unter seiner Oberaufsicht, und gegen Entgelt, den Zaun an seiner Stelle streichen zu dürfen...

Wer das Bezugssystem setzt, hat die Macht oder zumindest einen sehr wesentlichen Vorteil, so könnte man verallgemeinernd formulieren. Er bestimmt den Rahmen, das »Spielfeld«, in welchem sich sämtliche nachfolgenden Transaktionen abwickeln müssen — und er bestimmt diese Transaktionen ganz selbstverständlich, das heißt, weitgehend unbemerkt und damit um so wirksamer nach seinen eigenen Gesichtspunkten und Werten. Das gleiche meint Paul Watzlawick, wenn er von der »Beziehungsdefinition« spricht, das heißt von der Tatsache, daß jede zwischenmenschliche Beziehung in ein gemeinsames Bezugssystem gestellt ist, das zunächst »definiert« und statuiert werden muß.[26] Dies geschieht jeweils unmittelbar und ganz vorwiegend über averbal-unbewußte Kanäle; unter anderem geht es um die Frage, wer in einer Beziehung »führt« und wer »folgt«. Hierzu ebenfalls ein hübsches Beispiel:

> Im Gespräch mit einer mir unbekannten Frau, die mich in einer Kongreßhalle angesprochen hatte, fiel mir plötzlich auf,

[24] Selvini Palazzoli, M. u. a. (1975). Dt.: ^{3}1981, a. a. O., S. 95ff.

[25] Watzlawick, P. (1967). Dt.: 1969, a. a. O., S. 57f.

[26] Ebd., S. 127f.

daß sie ständig den Winkel wechselte, in welchem sie mir gegenüberstand, und mich damit zwang, wie selbstverständlich fortwährend um sie herumzutanzen und ihr im Gewühl langsam in eine bestimmte Richtung zu folgen. Sobald ich dieses Spiel nicht mehr mitmachte, sondern ruhig auf meinem Platz stehenblieb, veränderte sich ihr vorher recht verführerisches Verhalten schlagartig: Sie verlor alles Interesse an unserem Gespräch und wandte sich einem andern Partner zu.

Derartige »Beziehungsdefinitionen«, in denen unter anderem grundlegende Abhängigkeiten und Komplementaritäten bzw. kompetitive Symmetrien (Bateson) festgelegt werden, spielen indessen keineswegs nur in momentanen Begegnungen, sondern oft auch über sehr lange Zeiträume eine bestimmende Rolle; sie können sich bis zu typischen Double-bind-Konstellationen entwickeln. Für die Therapie sind sie von großer Bedeutung, denn der Therapeut muß, wenn er irgend etwas gegen die pathologische Homöostase kranker Menschen und Gruppen ausrichten will, unbedingt in einer *führenden* Position sein, selbst wenn er nach der Art eines Jiu-Jitsu-Kämpfers sich fortwährend den Bewegungen des »Gegners« elastisch anpaßt. Der folgende Fall eines der großen, modernen »Magier« der Psychotherapie illustriert diesen Gesichtspunkt und zugleich viele weitere Elemente einer »Bezugssystemveränderung« in dem hier gemeinten Sinne auf frappante Weise.

Salvador Minuchin aus Philadelphia zeigte vor einiger Zeit in einem Seminar[27] die Videoaufnahme einer ersten und einzigen Familientherapiesitzung mit einer Arbeiterfamilie, bestehend aus einer überforderten, rigiden, dominierenden und symbiotisch an ihren Sohn gebundenen Mutter, einem schwächlichen, ausweichenden und schattenhaften Vater und einem 15jährigen, wurstig-gleichgültig und mehr oder weniger hebephren anmutenden Sohn als »designiertem Patienten«, der seit Monaten unfähig war, vor der Mittagszeit aufzustehen und irgend etwas Nützliches zu unternehmen. Binnen einer Stunde veränderte Minuchin die gesamten »Bezugssysteme« dieser gedrückten Gruppe so, daß der Vater plötzlich als kraftvolle Autoritätsperson dastand, die Mutter sowohl entla-

[27] Siehe Guntern, G. (Hrsg., 1981): First International ISO-Symposium on »The Transformation of Human Systems«, a. a. O., S. 71 f.

stet wie auch neutralisiert war und der Sohn seine passive Haltung völlig aufgab. Wie kam dieses »Wunder« zustande?

Minuchin, auftretend als »Experte«, schuf zuerst sehr rasch, unter anderem durch einige ganz belanglos scheinende Erkundigungen nach Name, Herkunft, Alltag etc. in einer Art von initialem »Tanz« mit der Familie, wie er dieses Vorgehen bezeichnenderweise nennt, speziell mit Mutter und Vater einen sehr warmen und herzlichen Kontakt. Dann hakte er unvermittelt bei der beiläufig erwähnten, von niemandem weiter beachteten Tatsache ein, daß der Vater seit 30 Jahren als Röhrenleger bei der gleichen Firma arbeitete und morgens regelmäßig um fünf Uhr aufstand. Er bauschte dieses Faktum sogleich gewaltig auf, spielte den Ungläubigen, gratulierte, veranlaßte den erfreuten Mann, ihm seinen Tageslauf und einige Episoden aus seinem Leben haarklein zu erzählen — und ließ so vor aller Augen unwiderstehlich das Bild eines einsamen, ungeheuer zähen, bisher von allen verkannten Kämpfers erstehen, der allen Widerwärtigkeiten zum Trotz niemals aufgab. Zugleich bezog er den Sohn unmerklich immer mehr in das Geschehen ein, sprach von der allmählichen Lösung seiner »Verbindungsdrähte« zur guten Mutter und von der Chance, nun, da er selber groß werde, »die potente väterliche Energiequelle anzuzapfen«. Daneben eröffnete er die Perspektive einer später ganz von selber folgenden »Abschaltung«, rühmte die Statur des jungen Mannes und prophezeite ihm weiteres Wachstum. Schließlich ließ er alles Gesagte, unter deutlichem Abfall der emotionalen Intensität, in ein unverbindliches Sozialgerede ausmünden und verabschiedete sich zuletzt, in allseitig entspannter Stimmung, wie ein freundschaftlicher Besucher mit einigen guten Wünschen... Mit dieser Sitzung setzte eine entscheidende Wende zum Besseren ein: Der Sohn wurde aktiv und begann schließlich eine Lehre; und die ganze, regressiv blockierte Familienentwicklung geriet wieder in gesunde Bewegung.

Es ist klar, daß eine solche Behandlung von den verschiedensten Seiten aus hochinteressant ist. Der »strukturelle Systemtherapeut«, als welchen sich Minuchin definiert, wird das Gewicht in erster Linie auf die — tatsächlich eindrücklichen — Veränderungen der Familienkonstellation legen. Der Psychoanalytiker dagegen sieht, neben den offenkundigen Übertragungsphänomenen, vor allem die Lockerung der symbiotischen Sohn-Mutter-Beziehung und die Ermöglichung einer konstruktiven Sohn-Vater-Identifikation. Akzentverschiebungen, neue »Interpunktionen«, bildhafte Verdichtungen im oben besprochenen Sinn, dies alles getragen von einer lustvollen Atmosphäre der Sympathie und emotionalen Intensität, spielt eine große Rolle. Hervorzuheben ist ferner der völlig agierte, präsentische oder auf die Zukunft, nicht jedoch auf die Erhellung von Kausalzusammenhängen in der Vergangenheit gerichtete Charakter des therapeutischen Geschehens, die unauffällige, aber totale Domination der Situation durch den Therapeuten, der gänzliche Verzicht auf, ja die aktive Vermeidung jeder bewußten Einsicht.

Das Erstaunlichste ist sicher, daß eine solche Veranstaltung überhaupt wirkt und daß die Wirkung anhält. Ich erkläre dies unter anderem aus der überaus klaren, holzschnittartig prägnanten, affektiv-kognitiv gleichsinnigen Polarisierung und Strukturierung des gesamten familiären Kraftfeldes, welche unter günstigen Umständen eine *entsprechende Umpolarisierung der internalisierten Selbst- und Objektrepräsentanzen zu bewirken vermag, die dann durch veränderte gegenseitige Feedbacks laufend bestärkt wird:* Werden die konstituierenden Elemente des äußeren Feldes — hier Vater, Mutter, Sohn — aktionswirksam an den richtigen Platz gerückt, dann ändern sich, so müssen wir vermuten, auch ihre inneren Repräsentanzen entsprechend; unterbleibt dies, so werden innerpsychische Veränderungen immer wieder durch »negative Feedbacks« aus der äußeren Realität dementiert. Des weiteren ist in diesem Ansatz meines Erachtens ein Element enthalten, dem Minuchin selber in seinen Erklärungen beharrlich ausweicht: nämlich die unbemerkte Induktion einer sogenannten »Alltagstrance« im Sinn von Milton Erickson. Was dies ist, soll direkt durch ein in extenso berichtetes Fallbeispiel dieses noch faszinierenderen »Magiers« illustriert werden.[28]

»Ein 26jähriger Mann mit einem M.A.-Grad in Psychologie kam auf des Vaters diktatorisches Geheiß widerstrebend zu

[28] Siehe Erickson, M. H., E. L. Rossi (1975): Varieties of double-bind. *Amer. J. Clinical Hypnosis*, 17, S. 143—157 (Übersetzung vom Autor, Hervorhebungen von Erickson).

mir und suchte um eine Hypnotherapie nach. Sein Problem war Nägelbeißen, das er im Alter von vier Jahren begonnen hatte als Mittel, um den vierstündigen täglichen Klavierübungen zu entfliehen. Er hatte seine Nägel bis aufs Blut abgebissen, aber seine Mutter zeigte sich ungerührt von den Blutspuren auf den Noten. Er fuhr fort, Klavier zu spielen und Nägel zu beißen, bis letzteres zu einer unkontrollierbaren Gewohnheit wurde. Es ärgerte ihn sehr, daß er zur Hypnotherapie geschickt worden war, und er sagte dies frei heraus.

Ich begann damit, ihm zu versichern, daß seine Unzufriedenheit gerechtfertigt sei; allerdings amüsiere mich die Tatsache, daß er es sich erlaubt hatte, sich 22 Jahre lang selbst zu frustrieren. Er schaute mich verwundert an; also erklärte ich ihm: ›Um dem Klavierspiel zu entfliehen, bissen Sie die Nägel bis aufs Blut ab, so lange, bis dies zu einer unbeherrschbaren Gewohnheit wurde, obwohl Sie eigentlich lange Fingernägel haben wollten. Mit anderen Worten, 22 Jahre lang haben Sie sich buchstäblich um das Privileg gebracht, ein richtig großes Stück Fingernagel abzubeißen, eines, wo Sie die Zähne wirklich befriedigend hineinschlagen konnten.‹

Der junge Mann lachte und sagte: ›Ich begreife genau, was Sie mit mir machen. Sie wollen mich in eine Situation bringen, wo ich die Fingernägel lang genug wachsen lasse, um mir eine echte Befriedigung beim Abbeißen zu verschaffen, und dadurch mein unergiebiges Kauen noch frustrierender zu machen.‹ Nach weiterer, halb humoristischer Diskussion gab er zu, daß er nicht sicher war, ob er wirklich eine richtige Hypnose wollte. Ich anerkannte dies, indem ich mich ausdrücklich weigerte, irgendeinen formellen Versuch zu machen. Dies stellte einen umgekehrten Double-bind dar: Er fragte nach etwas, von dem er nicht sicher wußte, ob er es wirklich wollte. Es wurde ihm verweigert. Deshalb mußte er es nun wollen, da er es jetzt in Sicherheit tun konnte.

In dem folgenden Gespräch indessen wurde *sein Interesse in hohem Grad wachgehalten und seine Aufmerksamkeit streng fixiert*, indem ich ihm ernst und nachdrücklich erklärte, er könnte sich einen langen Fingernagel wachsen lassen. Er könnte dann unendlich stolz darauf sein, daß er ihn so lang habe wachsen lassen, daß er einen ordentlichen Bissen abgäbe. Er könne sich aber zugleich auch weiter frustrieren, so viel er wolle, indem er weiterhin lustlos an den winzigen Nägelstümpfen der andern neun Finger kaue. Obwohl formal keine Hypnose induziert wurde, zeigte seine hochempfängliche Aufmerksamkeit, daß er sich in einem Zustand befand, den wir »gewöhnliche Alltagstrance« nennen könnten, wie sie durch jede absorbierende Aktivität oder Konversation erzeugt wird.

Diese tranceartige Suggestivität wurde verstärkt durch beiläufige, irrelevante Bemerkungen, die ihn aufbrachten, wonach die Instruktionen wiederholt wurden. Was ist das Ziel dieses Vorgehens? Wenn man Suggestionen im Wachzustand, bald nachdem sie in der Trance gehört wurden, beiläufig wiederholt, *sagt der Patient zu sich selber* ›O ja, das kenne ich schon, das geht in Ordnung‹. Indem der Patient dergleichen zu sich sagt, ist er bereits im Begriff, die ersten wichtigen Schritte zur Internalisierung und Verstärkung der Suggestion als einem Aspekt seiner eigenen Innenwelt zu machen. Diese Internalisierung der Suggestion ist es, die ein wirksames Mittel zur Verhaltensänderung aus ihr macht.

Viele Monate später kam der Patient wieder und zeigte an beiden Händen normale Fingernägel vor. Seine Erklärung, obwohl unsicher und zögernd, beschreibt den Effekt des Double-bind in adäquater Weise. Er erklärte: ›Zuerst fand ich das Ganze bloß ungeheuer lustig, obwohl Sie ernst waren in Ihrer Haltung. Dann fühlte ich mich in zwei Richtungen getrieben. Ich wollte zehn lange Fingernägel. Sie sagten, ich könnte einen haben und ich müsse ihn zum Schluß abbeißen, um wirklich einmal ›einen Mundvoll Fingernägel‹ zu bekommen. Das mißfiel mir, aber ich fühlte den Zwang, es zu tun und an meinen andern Fingernägeln weiterzukauen. Das frustrierte mich schmerzlich. Als der eine Nagel hervorzuwachsen begann, war ich erfreut und glücklich; zugleich war ich unzufriedener denn je bei dem Gedanken, ihn abzubeißen, aber ich wußte, daß ich mich damit einverstanden erklärt hatte. Ich umging dies schließlich, indem ich einen zweiten Nagel wachsen ließ — womit ich noch acht Finger zum Kauen hatte, und ich würde den zweiten langen Nagel nicht abbeißen müssen. Ich will Sie nicht mit den Details langweilen. Alles

> wurde immer konfuser und frustrierender. Ich fuhr einfach fort, mehr Nägel wachsen zu lassen und weniger Finger zu benagen, bis ich mir schließlich sagte ›Zum Teufel damit!‹. Dieser Zwang, Nägel wachsen zu lassen und Nägel zu kauen und immer frustrierter zu werden, war einfach unerträglich. Was waren genau die Motivationen, die Sie bei mir ins Werk setzten, und wie wirkten sie?‹
>
> Nun, über acht Jahre später, ist er im Beruf gut vorwärtsgekommen, er ist gut angepaßt, ein persönlicher Freund von mir, und er hat normale Fingernägel. Er ist überzeugt, daß ich einen gewissen Grad von Hypnose bei ihm anwandte, da er sich immer noch an ein ›merkwürdiges Gefühl‹ erinnerte, ›als ob ich mich nicht bewegen könnte, während Sie mit mir sprachen‹.«

Auch dieses Beispiel ist, obwohl es hier um eine viel leichtere Störung geht als eine Psychose, voll lehrreicher Elemente im Hinblick auf unser Thema. Abgesehen von der »gewöhnlichen Alltagstrance«, die meines Erachtens in gewissem Maße bei *jeder* intensiveren therapeutischen Einflußnahme am Werk sein muß und selbstverständlich, psychoanalytisch gesprochen, wiederum ein machtvolles Übertragungsmoment enthält, zeigt diese Beschreibung sehr klar die Internalisierung von »störender« neuer »Information« in destabilisierte alte Bezugssysteme. Des weiteren illustriert sie insbesondere die *Technik des therapeutischen Double-bind*. Die Erfahrungen, die in den letzten Jahren mit dieser neuen Methode gesammelt worden sind, machen offensichtlich, daß sie eines der effizientesten Mittel darstellt, um rigidifizierte Bezugs- bzw. Fühl-, Denk- und Verhaltenssysteme aus den Angeln zu heben. Freilich kommen wir, im Kielwasser von Bateson, Erickson, Haley, Watzlawick, Selvini Palazzoli u. a. erst langsam dahin, die dabei wirksamen Mechanismen zu verstehen und ihre praktische Anwendung zu erlernen.

Erickson definiert den »therapeutischen Double-bind« als eine Situation, in der dem Patienten eine illusorische Freiheit der Wahl zwischen zwei Möglichkeiten eingeräumt wird, von denen keine ihm wirklich zusagt, die aber gleichwohl beide positiv sind. Zur Veranschaulichung zitiert er seinen Vater, der ihn zu fragen pflegte, ob er zuerst lieber die Hühner oder die Schweine füttern wolle bzw. ob er es vorziehe, um acht Uhr oder erst Viertel nach acht zu Bett zu gehen. Jedes Mal wunderte er sich, daß er sich bereitwillig für eine der beiden Alternativen entschloß, obwohl er eigentlich ganz anderes im Sinn gehabt hatte: Die beiden explizit angebotenen Möglichkeiten sind auf einer übergeordneten und impliziten logischen Ebene in einen gemeinsamen Bezugs- bzw. Verhaltensrahmen eingeschlossen, der als ganz selbstverständlich, indiskutabel und unentrinnbar gesetzt wird. Die Analogien zur pathologischen »Beziehungsfalle« sind offensichtlich; sie erstrecken sich auch auf den — in den berichteten einfachen Beispielen nicht sichtbaren — Umstand, daß nach Erickson in der Regel nicht nur ein Double-bind, sondern ganze, komplexe Serien von Double-binds angeboten werden. Der große und entscheidende Unterschied zum pathologischen Double-bind ist, wie bereits in Kapitel 5 angedeutet, die *positive* Grundbeziehung und -situation anstelle der negativen. Die »Fundamentalbotschaft«, die in erster Linie wirksam wird, ist, daß der Therapeut, was immer er auch tut und vorschlägt, dies zum Nutzen des Patienten, im Dienst seiner Heilung, das heißt seines Wachstums und seiner Verselbständigung tut, und nicht im Dienst seiner eigenen Bedürfnisse. Mit andern Worten, eine grundlegend positive »Übertragung« ist die unabdingbare Voraussetzung für jede positive Wirkung derartiger Verschreibungen: Der Patient schluckt die bittere Medizin, weil er zutiefst überzeugt ist, daß sie ihm guttun wird. Double-binds gegen die tieferen Interessen des Patienten gelingen (glücklicherweise), wie Erickson hervorhebt, ebensowenig wie entsprechende hypnotische Verfahren bzw. sie erzeugen, wie der pathologische Double-bind, nur untergründige Spannung und Wut.

Ein weiterer, entscheidender Unterschied zum pathologischen Double-bind liegt in der Tatsache, daß die therapeutische Double-bind-Situation ein grundlegendes Element der *Freiheit* enthält (und notwendig enthalten *muß*), das in der pathologischen Double-bind-Situation fehlt: Der Patient kommt freiwillig in Behandlung, und er kann diese aus freien Stücken wieder verlassen. Dies gilt zum Beispiel auch für die in mancher Hinsicht double-bind-artige Grundsituation in der Psychoanalyse: Die Grundregel, die der Patient annehmen muß, *verlangt*, daß er *spontan* assoziere... Gerade dieser Aspekt macht deutlich, daß jede noch so gute Zwangsbehandlung einen unausweichlich negativ-paradoxen Charakter haben muß. Übrigens muß nicht nur der »Empfänger«, sondern in gewissem Maß auch der »Sender« des therapeutischen Double-bind sein Bezugssystem ein Stück weit verändern: Er muß umdenken, beweglicher werden und zumindst auf einer oberflächlicheren Ebene *mehrere* Lösungen statt nur einer ins Auge fassen, während er zugleich die zweite, tiefere Ebene, ebenso wie die »Fundamentalbotschaft«, äußerst stabil zu halten hat.

In Ericksons eigenen Schriften und den vielen Büchern, die nun über ihn erscheinen, namentlich in Haleys *Uncommon Therapies* und in Rossis *Nature of Hypnosis and Suggestions* finden sich, neben vielen andern wichtigen Elementen, eine große Fülle von frappanten Beispielen für die bezugssystemverändernde Wirkung von therapeutischen Double-binds.[29]

Ähnlich überraschende und in der Grundstruktur verwandte Verfahren entwickelten Selvini Palazzoli und ihre Mitarbeiter in Form der raffinierten Gegenparadoxa, zum Beispiel der »Symptomverschreibung«, wie sie etwa in dem oben als Beispiel angeführten Tabu-Ritual (siehe S. 371) enthalten ist. In den gleichen Zusammenhang gehört ihre »goldene Regel« der paradoxen »positiven Symptombewertung«, das heißt der Vermeidung jeglicher Kritik an noch so pathologischen Verhaltensweisen, wodurch zugleich die Grundlage für eine positive therapeutische Beziehung und Allianz gelegt wird.

Insgesamt ist offenkundig, daß mit all diesen Ansätzen psychotherapeutische Verfahren in Sicht gekommen sind, in denen sich alte psychodynamische, analytische und hypnotherapeutische Erfahrungen mit modernen kommunikations- und systemtheoretischen Erkenntnissen zu neuartigen, potentiell sehr wirksamen »Techniken der Bezugssystemveränderung« verbinden. Sie zwingen zu einem Überdenken des Stellenwerts vieler älterer Verfahren, darunter auch der Psychoanalyse. Hierzu noch ein eigenes Fallbeispiel:

> Eine über 50jährige, unverheiratete Frau, von anderer Seite als »schwer narzißtisch defekte Persönlichkeitsstruktur« diagnostiziert, kam zwei Jahre nach dem gegen ihren Willen erfolgten Abbruch einer mehrjährigen, zuerst positiv verlaufenen, in der Schlußphase aber offenbar gründlich verunglück-

---

[29] Haley, J. (1978), a. a. O. — Rossi, E. L. (Hrsg., 1980): *Collected papers of Milton H. Erickson.* Vol. I—IV. New York (Halsted Press). — Vgl. ferner Bandler, R., J. Grinder (1975): *Patterns of the hypnotic techniques of Milton H. Erickson.* Vol. I and II, Cupertino Calif. (Meta Publ.).

ten Psychoanalyse in einem Zustand schwerer, suizidaler Depression und Verzweiflung als Notfall in meine Behandlung. Die ganze Vergangenheit dieser Frau war durch traumatische Verluste und Frustrationen gekennzeichnet. Ihre Eltern hatten während ihrer gesamten Kindheit in einem endlosen bitteren Scheidungsprozeß gestanden; ein Bruder hatte Selbstmord begangen, mehrere zuerst hoffnungsvolle Beziehungen zu Männern führten schließlich zu nichts. Sie neigte seit jeher zu Depressionen; innerlich war sie zutiefst devalorisiert, sie fühlte sich häßlich, alt, unfahig; die ganze Umgebung erschien ihr unverläßlich und böse. Es war auf den ersten Blick offensichtlich, daß ihr zentrales Problem das Thema der Trennung war, aktualisiert in einer ungelösten, hochambivalenten Übertragungsbeziehung zu ihrem — männlichen — Analytiker. Die Patientin verlangte von mir eine Wiederaufnahme der abgebrochenen Psychoanalyse und erwartete unbewußt eine Reparation aller erlittenen Enttäuschungen.

Ich bot ihr alles in allem zehn Stunden an, nicht mehr und nicht weniger, zu »beziehen« wann und wie sie wollte, jetzt gleich, in den nächsten Wochen, in einem oder erst in zehn Jahren. Sie »brauchte« zuerst mehrere Stunden in rascher Folge; diese Stunden waren, auf dem Hintergrund einer ausgesprochen positiven Beziehung, geprägt durch den Ausdruck ihrer vergangenen und aktuellen Frustration nebst dem Versuch, mich von meinem Entschluß abzubringen und doch noch eine Psychoanalyse, oder wenigstens einige zusätzliche Stunden zu bekommen. Ich blieb unter direkter Deutung negativer Übertragungsgefühle unerschütterlich fest; allmählich gelang es, durch Techniken wie die oben beschriebenen, positivere Elemente, namentlich in bezug auf das Selbst- und Körperbild, einzubringen; was ich vor allem sah und hervorhob, waren nicht ihre Schwächen, Unsicherheiten, Hinfälligkeiten, sondern ihre enorme, untergründige Widerstandskraft trotz aller Schicksalsschläge, ihre Fähigkeit zum Alleinsein, zur Menschenbeobachtung und zu einem — als »Legat« des Vaters lange verlorenen, aber allmählich wieder zum Vorschein gekommenen — kreativen und sehr persönlichen Humor. Nach sechs Stunden begann sie immer längere Pausen einzulegen; die letzte, vor der neunten Stunde, dauerte genau ein

Jahr. Etwa im selben Maße besserte sich ihre Depression bis auf geringfügige Schwankungen und machte einer vorher kaum je gekannten Arbeitsfreude und -effizienz Platz. Äußeres Aussehen und inneres Selbstbild änderten sich frappant. — In der achten und besonders in der neunten Stunde wurde die folgende, vielschichtige therapeutische Double-bind-Situation strukturiert: Ob sie sich dazu entschließt, die zehnte Stunde auf unabsehbare Zeit in Reserve zu behalten oder aber irgendwann einmal zu beziehen und damit die Therapie endgültig zu beenden — in beiden Fällen ist sie endlich fähig geworden, ihr Leben aus eigener Kraft zu führen... Seither sind über drei Jahre mit, wie ich einmal hörte, weiterhin sehr positiver Entwicklung vergangen. Die zehnte Stunde ist immer noch »in der Schwebe«.

Warum ist eine solche Situation zutiefst therapeutisch, das heißt konstruktiv statt destruktiv? Wohl vor allem deshalb, weil die »Fundamentalbotschaft«, welche die »therapeutische Zwickmühle« enthält und ständig mit-teilt, auf der Basis einer positiven Grundbeziehung ein echtes, unerschütterliches, wie »selbstverständliches« Vertrauen in die untergründigen Stärken dieser devalorisierten und leidgeprüften Frau zum Ausdruck bringt. Genau dasselbe gilt für das gesamte Behandlungsarrangement, das neben der Begrenzung und Trennung eben auch das Moment der »Bindung«, das heißt der (paradoxen) Anerkennung ihrer langfristigen Stützbedürftigkeit enthält.

Es besteht die Gefahr, daß die wenigen hier gegebenen Hinweise und Fallbeispiele, die die positiven Möglichkeiten dieser neuen Techniken der Bezugssystemveränderung illustrieren sollen, fälschlicherweise den Eindruck erwecken könnten, daß damit immer leichte und rasche Erfolge erzielt werden. Nichts wäre verfehlter. Zum einen kommen auch im Rahmen dieser Methoden jahrelange, zeitlich einer psychoanalytischen Intensivbehandlung durchaus vergleichbare Fälle vor;[30] zum andern räumen selbst die besten Therapeuten mancherlei Mißerfolge und Fehler ein.[31] Um zuweilen elegante Erfolge zu erzielen, bedarf es — vergleichbar etwa der blitzschnellen japanischen Pinselmalerei — unter Umständen einer

[30] Vgl. zum Beispiel Ericksons Fall »Harald« (siehe S. 388f.).

[31] Vgl. Selvini Palazzoli, M. u. a. (1975), a. a. O.

vieljährigen vorbereitenden Übungsarbeit. Der Umgang mit diesen Methoden ist heute noch in erster Linie ein — allmählich vielerorts in Gang gekommener — Lernprozeß, und weder ihre Möglichkeiten noch ihre Grenzen sind zur Zeit klar erkennbar. Genauso offen ist vorderhand ihr Verhältnis zu manchen älteren, zum Beispiel zu traditionell psychoanalytischen, übenden oder medikamentösen Verfahren.

Auf letztere werde ich weiter unten noch kurz eingehen. Was die *Psychoanalyse* betrifft, so zwingen die Erfolge der besagten Methoden zweifellos dazu, wie schon mehrfach angedeutet, sowohl theoretisch als auch in der Praxis manches neu zu überdenken. Im Licht dieser modernen Behandlungsverfahren erscheint die klassische Analyse mehr und mehr als ein Feininstrument, vergleichbar etwa einer mikroskopischen Operationstechnik, die als Therapie nur noch in ganz bestimmten Ausnahmefällen überhaupt sinnvoll ist. Der geübte Alltagschirurg wird gröbere, raschere, effizientere Verfahren vorziehen. Wer jedoch das intrapsychische Gewebe in der Tiefe kennenlernen will, wie zum Beispiel der Psychotherapiespezialist, der kann auf die Aufschlüsse über seine Feinstruktur, die ihm nur das psychoanalytische Mikroskop zu vermitteln vermag, genausowenig verzichten wie der Arzt auf die Grundlagenwissenschaften der Histologie und Physiologie, selbst wenn er sich ihrer in der Praxis schließlich recht selten direkt bedient. Eine derartige Entwicklung scheint schon Freud selbst vorausgeahnt zu haben, als er 1926 schrieb: »Die Zukunft wird wahrscheinlich urteilen, daß die Bedeutung der Psychoanalyse als Wissenschaft des Unbewußten ihre therapeutische Bedeutung weit übertrifft.«[32]

Dieser Auffassung entspricht auch die — ein offenes Geheimnis darstellende — Tatsache, daß viele Psychoanalytiker fast nur noch ihresgleichen und deren Angehörige, das heißt werdende Psychotherapeuten und andere Vertreter der heilenden Berufe analysieren. Noch viel mehr gilt dies von der ungeheuer aufwendigen, vor zwei bis drei Jahrzehnten von Pionieren wie Rosen, Fromm-Reichmann, Sechehaye, C. Müller, Benedetti, Stierlin und auch Selvini Palazzoli (manchmal erfolgreich) versuchten, großen psychoanalytischen Einzeltherapie Schizophrener. Es ist in diesem Zusammen-

[32] Freud, S. (1926): *Psycho-Analysis*. Ges. W., Bd. 14, a. a. O., S. 301 (erstmals erschienen 1926 in der »Encyclopaedia Britannica«).

hang übrigens bemerkenswert, daß die meisten Bahnbrecher der modernen Familien- und Systemtherapie eine fundierte, auf Schritt und Tritt spürbare psychoanalytische Ausbildung hinter sich haben. Mara Selvini Palazzoli zum Beispiel verzichtet trotz ihrer ganz anderen therapeutischen Methoden keineswegs auf ein psychoanalytisches Verständnis intra- und interpsychischer Vorgänge. Sie schreibt im Zusammenhang mit der Begründung, warum sie in den familientherapeutischen Sitzungen keine Ursachenerhellung anstrebt: »Die Gründe, die Fragen: ›Warum‹, die Gefühle müssen in der Verborgenheit bleiben. Das heißt aber nicht, daß wir Therapeuten, die wir ja der psychoanalytischen Richtung angehören, die Sitzungen nicht regelmäßig nach dem linearen psychoanalytischen Modell besprechen würden...«[33]

Auch Ericksons intuitives Verständnis erscheint, ganz im Gegensatz zu seinem äußeren Vorgehen, immer wieder spezifisch psychoanalytisch; seine Therapien muten oft geradezu wie eine »agierte«, aktualisierte, statt in die Vergangenheit in die Gegenwart und Zukunft projizierte Psychoanalyse an. Die klare Abgrenzung der Generationen und der einzelnen Familienmitglieder, die Auflösung dysfunktioneller Allianzen etc., die von der »strukturellen Familientherapie« Minuchinscher Prägung durch Beeinflussung des äußeren sozialen Feldes angestrebt wird, liegt gleichfalls ganz auf der Linie entsprechender Zielsetzungen der Psychoanalyse im intrapsychischen Raum.

Ein besonders bedenkenswerter Aspekt dieser gesamten Problematik ist ihre zeitliche Dimension. Wahrscheinlich brächte ein echtes Verständnis der verschiedenen Aspekte des Zeiterlebens und ihrer im wahrsten Sinn grund-legenden Bedeutung, von dem wir noch weit entfernt sind, bedeutsame Aufschlüsse über Genese und Struktur der Psyche. Die systemisch-strukturalistischen Erfassungs- und Therapiemethoden sind, wie erwähnt, ausgesprochen präsentisch; Systemtherapeuten arbeiten (scheinbar) nur im synchronen System und vernachlässigen die Diachronie. Die wesentliche Entdeckung Freuds und das zentrale Arbeitsfeld der Psychoanalyse dagegen liegt (ebenfalls scheinbar) nur im Geschichtlichen. Beide Feststellungen müssen bei näherem Zusehen allerdings stark

---

[33] Selvini Palazzoli, M. u. a. (1975). Dt.: [3]1981, a. a. O., S. 133.

relativiert werden: Systemtherapeuten explorieren und verwenden durchaus auch bedeutsame Elemente aus der Vergangenheit; Selvini Palazzoli zum Beispiel konstruiert daraus sogar hocheffiziente Gegenparadoxa.[34] Die Psychoanalyse wiederum bleibt bekanntlich ohne emotionale Aktualisierung der Vergangenheit im hic et nunc der Übertragung wirkungslos. Jedenfalls gibt es, komplex verschachtelt mit dem synchronen Gegenwartssystem, wie wir im dritten Kapitel schon sahen, auch ein diachrones, im zeitlichen Längsschnitt gesetzmäßig strukturiertes Vergangenheit-Zukunft-System; beide wirken in noch ungeklärter Weise zusammen bzw. beeinflussen einander.[35] Eine vertiefte Einsicht in ihr Zusammenspiel — ein grundsätzliches Problem, das sich ganz ähnlich auch in der Biologie, in der Sprachwissenschaft, Politik oder Wirtschaft stellt — würde zweifellos in vielen Bereichen interessante neue Erkenntnisse und Möglichkeiten eröffnen. Allein schon deshalb scheint es angezeigt, die Ergebnisse der Psychoanalyse nicht etwa, wie gewisse rabiate Sytemtheoretiker heute fordern, kurzerhand über Bord zu werfen, sondern die Gegensatzspannung zwischen den beiden Denkweisen auszuhalten, um schließlich aus den Elementen, die hüben und drüben in Einklang zu bringen sind, weitere kreative Fortschritte zu erzielen. Bei einer solchen Konfrontation müßte sich die Psychoanalyse freilich, wie schon angedeutet, mit einer ganzen Reihe von neuen Fragen und Tatsachen auseinandersetzen, darunter vor allem mit den folgenden:

- Affektiv genügend intensive Gegenwartserfahrungen vermögen offenbar unter ganz bestimmten Umständen in der Vergangenheit internalisierte affektiv-kognitive Bezugssysteme — darunter sogar die zentral wichtigen Selbst- und Objektrepräsentanzen — insbesondere dann erstaunlich rasch und dauerhaft umzustrukturieren, wenn diese Umstrukturierung nachher durch gleichsinnige Feedbacks aus einem entsprechend polarisierten sozialen Feld laufend

[34] Vgl. etwa den Fall des zehnjährigen psychotischen Lauro, der, wie sich im Laufe der Therapie herausstellte, in seinem skurrilen Verhalten fortwährend einen vor vier Jahren verstorbenen, im Familiengleichgewicht bitter fehlenden Großvater zu ersetzen suchte. Die paradoxe, »deutende« Verschreibung gerade dieser Großvaterrolle löste den Bann (Selvini Palazzoli u. a., 1975. Dt.: [3]1981, a. a. O., S. 80f.).

[35] Zentral ist in beiden Systemen jedenfalls das Phänomen des *Gleichgewichts;* die Vermutung liegt nahe, daß sie sich gerade hierin irgendwie treffen bzw. daß sich hier das eine in das andere umsetzt.

bestätigt und verstärkt wird. Damit erhebt sich die Frage, ob bzw. wann und wieweit der beschwerliche Umweg über die systematische Reaktivierung der Vergangenheit überhaupt beschritten werden soll, insbesondere da Psychologie und Lerntheorie, ganz im Sinne der vorstehenden Überlegungen, gezeigt haben, daß affektlogische Bezugssysteme durch den Gebrauch weiter gebahnt und befestigt werden. Alte und vielleicht schon halb verödete Denk-, Fühl- und Verhaltensweisen zum Beispiel regressiver, aggressiver oder depressiver Art, wie sie etwa in schweren frühkindlichen Frustrationsphasen erfahren und angelegt wurden, müßten sich demnach durch langdauernde und häufig wiederholte Aktualisierungen im »therapeutischen Prozeß« notwendig zunächst verstärken — nur um dann mühsam und nicht ohne Risiko wieder abgebaut zu werden. Interessanterweise tauchen neuerdings recht ähnliche Fragestellungen, ganz unabhängig von aller Systemtheorie, auch innerhalb der Psychoanalyse selber auf: Benedetti zum Beispiel konzentriert sich gerade bei Schizophrenen bewußt ganz vorwiegend auf die Gegenwart.[36] Aber auch bei Neurotikern wird das Ziel der systematischen Vergangenheitserhellung zunehmend relativiert, sei es in den fokalisierten Kurztherapien auf spezifisch psychoanalytischer Grundlage[37], sei es, wenn dem französischen Analytiker Serge Viderman auch in Langzeittherapien die gesamte Deutungsarbeit am »analytischen Material« ganz vorwiegend als Mittel zum Zweck der — völlig präsentischen — »Konstruktion des analytischen Raumes«, das heißt der Etablierung einer gemeinsamen Sprache für den »analytischen Dialog« zwischen Patient und Therapeut erscheint.[38] Das aber ist im Prinzip gar nichts anderes als die oben beschriebene »Polarisierung des sozialen Feldes« durch Errichtung eines gemeinsamen Bezugssystems, beschränkt allerdings auf die analytische Zweierbeziehung, die damit ein enormes emotionales Gewicht bekommen muß, um verhaltenswirksam zu werden. Genau dies erstrebt bekanntlich die klassische Psychoanalyse mit der Konzentration aller wesentlichen Problematik in der sogenannten »Übertragungsneurose«.

---

[36] Benedetti, G. (1981): Entwicklungen in der Psychotherapie der Schizophrenie. *Schweiz. Arch. Neurol. Neurochir. Psychiat.*, 128, S. 177—181.

[37] Vgl. zum Beispiel Malan, D. H. (1963). Dt.: *Psychoanalytische Kurztherapie. Eine kritische Untersuchung*. Stuttgart (Huber u. Klett) 1965.

[38] Viderman, S. (1970): *La construction de l'espace analytique*. Paris (Denoël).

● Die Rolle der Übertragung ist in den modernen »Techniken der Bezugssystemveränderung« aus der Sicht der Psychoanalyse ganz unverkennbar; ihre Erfolge imponieren vielleicht zunächst nur als sogenannte, für gewöhnlich als oberflächlich geltende »Übertragungsheilungen«. Indessen ist bekanntlich auch in der (Kurz- oder Langzeit-)Psychoanalyse die Regression in eine intensive, allerdings hier direkt fokalisierte Übertragungsbeziehung das wesentliche therapeutische Agens. Ganz ähnlich wird zweifellos auch in manchen der erwähnten neuen Verfahren die — implizite statt explizite — Übertragungsbeziehung zum Vehikel für Veränderungen, deren Tiefgang indessen über die Effekte einer oberflächlichen Übertragungsreaktion weit hinausgeht: Die verhaltens- und übertragungswirksamen internalisierten affektlogischen »Schemata«, die zum Beispiel die Selbst- und Objektrepräsentanzen etc. betreffen, dürfen mit einer Art von erworbenen intrapsychischen »Matrizen« oder »Genen« verglichen werden, die in grundsätzlich verwandtem Kontext immer wieder ähnliche Reaktionen hervorrufen. Insofern als brisante moderne Techniken von der Art des therapeutischen »Double-bind« oder der paradoxen Verschreibung derart zentrale Strukturen wirksam zu modifizieren vermögen, stellen sie möglicherweise eine Art von neuen — wie gesagt in ihren Grenzen und Möglichkeiten noch recht unklaren — Methoden der »psychologischen Genmanipulation« dar.

● Ebenso bedeutsame Fragen stellen sich hinsichtlich der Bedeutung von Bewußtsein und Einsicht als dem Endziel einer erfolgreichen Therapie. Ihr Stellenwert erscheint angesichts der beschriebenen Methoden der Bezugssystemveränderung in einem neuen Licht. Erickson, Minuchin, Selvini Palazzoli und andere zum Beispiel scheinen oft eine bewußte Einsicht in dem bisher angestrebten Sinn geradezu absichtlich zu vermeiden; von Piaget wissen wir überdies, daß bewußte Zuwendung bei der Aktualisierung mancher internalisierter Schemata eher störend als erleichternd wirken kann. Immer, selbst bei den hypnotischen Techniken Ericksons, stellen wir jedoch zumindest eine vorübergehende affektintensive Konzentration der bewußten[39] Aufmerksamkeit auf die zu verändernde Problematik fest. In Übereinstimmung mit unseren Über-

[39] Der Begriff »bewußt« schließt hier hypnotische und andere ungewöhnliche Bewußtseinszustände ein (vgl. Kapitel 4).

legungen aus Kapitel 4 müssen wir vermuten, daß ein Umbau von affektlogischen Bezugssystemen überhaupt nur im Fokus einer gezielten, affektiven und kognitiven Zuwendung erreichbar ist. Die nötige Fesselung der Aufmerksamkeit und emotionale Aufheizung kommt offenbar gerade über intensive Übertragungsphänomene zustande. Nach Einbau und Einübung der relevanten Information wird dagegen eine solche Zuwendung und damit eine »bewußte Einsicht« wahrscheinlich mehr oder weniger überflüssig und vielleicht sogar störend. (Das heißt freilich nicht, daß Freuds berühmte therapeutische Forderung »Wo Es war, soll Ich werden« nicht mehr gültig wäre, aber es könnte sich bei diesem »Ich« weit mehr, als bisher angenommen, um letztlich *unbewußte* Ichanteile handeln.)

Es ist offenkundig, daß schon diese wenigen Probleme eine Fülle von komplexen theoretischen Fragen aufwerfen, die hier nicht weiter diskutiert werden können. Die Reflexion darüber steht, gerade unter psychoanalytischen Gesichtspunkten, erst ganz am Anfang. Vor allem die Ericksonschen, aber auch die Selvinischen Techniken mit ihrem, wie erwähnt, intuitiv psychoanalytischen Verständnis bei ganz anderem praktischen Vorgehen zeigen, daß irgendwo der Ort einer faszinierenden und fruchtbaren Synthese zwischen den verschiedenen Methoden liegen muß, aus der sich vielleicht die Psychotherapie der Zukunft ergeben wird. Als Beispiel für die Effizienz und Tiefe der »Bezugssystemveränderung«, die mit Hilfe der neuen Verfahren unter Umständen selbst bei schweren Fällen erreicht werden kann, weise ich noch auf Ericksons großen Fall »Harald« hin, der in Haleys Buch sehr ausführlich dargestellt wird.[40]

> Es handelt sich um einen seit Jahren völlig verwahrlosten, vereinsamten und verzweifelten, unsteten, extrem frauenfeindlichen, homosexuellen Clochard, der von Erickson über einige Jahre, zum Teil in großen zeitlichen Intervallen, mit dem schier unerschöpflich scheinenden Arsenal seiner bald hypnosenahen und individuumzentrierten, bald zugleich das soziale Feld wirksam einbeziehenden Techniken behandelt wurde. Er wandelte sich in dieser Zeit von Grund auf, gewann ein völlig anderes, positives Selbst- und Weltbild, holte eine High-School-Bildung nach, wurde gesuchter Privatsekretär, erwarb sich Freunde, knüpfte schließlich erstmals eine intime

[40] Haley, J. (1973), a. a. O., S. 120—148.

Beziehung zu einer viel älteren und mütterlichen Frau an, vermochte sich von ihr wieder zu lösen und erlebte, wie er berichtet, gegen den Schluß der Behandlung folgendes:

»Montag morgen stand ich zeitig auf und ging zur Arbeit, ohne daß ich wußte, warum ich so früh ging. Es dauerte nicht lange, bis ich es herausgefunden hatte. Ich fuhr die Straße hinunter, als es passierte. Ein Mädchen kam mir auf dem Gehsteig entgegen, und ich war so überwältigt, daß ich bei der Kurve anhalten und es aus den Augenwinkeln anschauen mußte, bis es vorüber war. Dieses Mädchen war schön, außerordentlich, absolut, unglaublich schön — das erste schöne Mädchen, das ich je gesehen hatte. Zwei Häuserblocks weiter geschah dasselbe nochmals, nur daß es diesmal *zwei* über alle Maßen schöne Mädchen waren. Es wurde mir schwer, zur Arbeit zu gehen. Ich wollte anhalten und die Dinge ansehen. Alles war so verändert. Das Gras war grün, die Bäume waren schön, die Häuser sahen wie frisch gestrichen aus, die Autos in den Straßen schienen neu, die Männer sahen gleich aus wie ich selber, und die Straßen von Phoenix waren voll, einfach voll von hübschen Mädchen. So war es die ganze Zeit seit Montag. Die Welt ist verändert.«[41]

Ein solches Erleben bildet das frappierende Gegenstück zu einer pathologischen »Verrückung«, wie wir sie im letzten Kapitel etwa im Conradschen Fall des Gefreiten K. oder bei der jungen »Frau mit dem Vogel« kennengelernt hatten: Es ist ein freudvolles »Wieder-eingerückt-« oder »-eingerenktsein« in etwas Richtiges und Stimmiges, Offenes, Harmonisches, das nichts anderes als das natürliche, jedem Menschen eingeborene Wachstums- und Entwicklungsgesetz selber ist.

Nun mag man sich angesichts der Tatsache, daß die meisten der angeführten Beispiele nicht eigentlich schizophrene Patienten betreffen, fragen, ob die hier in den Vordergrund gestellten, neuartigen »Techniken der Bezugssystemveränderung« auch für schwerere Psychosen, die ja unser eigentliches Thema darstellen, von Belang sind. Dazu ist zu sagen, daß manche von ihnen tatsächlich gerade mit Schizophrenen entwickelt wurden. Selvini Palazzoli und ihre Mitarbeiter zum Beispiel berichten in ihrem Buch *Paradoxon*

[41] Ebd., S. 147 (Übersetzung vom Autor).

und Gegenparadoxon ausschließlich über Psychosen, wobei sie sich allerdings auf nicht hospitalisierte Kinder und Jugendliche konzentrierten. Auch Erickson behandelte nicht selten Schizophrene mit erstaunlichem Erfolg. Bandler und Grinder berichten zum Beispiel detailliert den eindrücklichen Fall eines seit fünf Jahren nur in einer völlig zerfahrenen, sinnlosen Kunstsprache redenden und ansonsten total mutistisch-katatonen Spitalpatienten, den Erickson innerhalb Jahresfrist dadurch heilte, daß er selbst eine analoge Kunstsprache erlernte. Über diese Kunstsprache vermochte er mit dem Patienten einen Kontakt anzuknüpfen und allmählich immer angeregtere »Gespräche« mit ihm zu führen, bis dieser plötzlich von sich aus zunächst ganz geordnet zu sprechen und schließlich auch zu handeln anfing.[42] Daß selbst oder vielleicht *gerade* bei schizophrenen Langzeitpatienten interessante Möglichkeiten existieren, zeigt auch der folgende Fall aus meinem eigenen Bereich:

> In unserer Tagesklinik versuchten wir, wie vor uns seit Jahren andere Therapeuten auch, über 14 Monate lang vergeblich, einen 29jährigen, ehemaligen Handelsschüler und Musikstudenten, der seit zehn Jahren mehrfach wegen wahnhaft-halluzinatorisch-schizophrenen Schüben hospitalisiert werden mußte und dazwischen malend und klavierspielend allen möglichen unrealistischen künstlerischen Ambitionen nachhing, auf individueller Basis in eine konstruktivere Lebenssituation zu bringen. Sobald irgendwelche konkreten Änderungen drohten, nahmen jedoch seine Halluzinationen und wahnhaften Ängste derart zu, daß alles immer wieder ins Wasser fiel. Wir schickten ihn schließlich in seinen Heimatkanton zu einem bekannten Systemtherapeuten[43], der alsbald vor versammelter Familie einerseits die schöpferischen und menschlichen Qualitäten des Patienten herausstrich, andererseits aber die ganze schizophrene Symptomatik als reines »Privatkino« zwecks Zeitvertreib und verspäteter Flucht vor erwachsener Verantwortung »umdefinierte«. Zugleich etablierte er eine engere Beziehung des »designierten«Patienten zum jüngeren Bruder und grenzte das Elternpaar durch besondere Valorisation besser von der jüngeren Generation ab.

---

[42] Bandler, R., J. Grinder (1975), a. a. O., S. 139f.

[43] G. Guntern.

Dann handelte er auf dem Boden einer ausgesprochenen Vertrauensbeziehung mit allen Beteiligten einen minuziösen Plan mit klaren Verhaltensanweisungen für jedes einzelne Familienmitglied aus, der als ersten Schritt auf das erklärte Ziel einer Verselbständigung hin die sofortige Aufnahme irgendeiner Halbtagsarbeit vorsah. Gegenläufige ärztliche und andere Einflüsse wurden taktvoll, aber systematisch neutralisiert; Ziele, Werte, Zukunftserwartungen, Ideen über die Natur und Prognose seiner gegenwärtigen Schwierigkeiten etc., kurz, ganze, umfassende »affektiv-kognitive Bezugssysteme« aller Familienangehörigen wurden in eine bestimmte Richtung — nämlich in Richtung Gesundheit, Kraft und Selbständigkeit — »umpolarisiert«. Das unmittelbare Resultat war, daß der Patient, in seiner ganzen Haltung völlig verändert, von Bruder und Eltern konsequent unterstützt, schon nach Ablauf einer Woche eine harte Arbeit als Tellerwäscher annahm. In der Folge wich seine ausweichende, ängstliche Zerfahrenheit mehr und mehr einer klaren, momentweise auch konflikthaften Bestimmtheit; Halluzinationen und Wahn traten völlig in den Hintergrund. Nach über zwei Jahren hält mit Hilfe einer Familiensitzung pro Monat trotz allerhand Verwicklungen eine klare Aufwärtsentwicklung nicht nur des Patienten selber, sondern auch des Bruders und der Eltern unvermindert an.

Das Entscheidende war hier zweifellos die gekonnt »in-formierte Umdefinition« der gesamten Situation und Zielsetzung: Es ging nicht mehr darum, eine Krankheit zu behandeln, sondern mit vereinten Kräften eine unterbliebene, gesunde Entwicklung zu fördern.

Neben den genannten gibt es, in Analogie zu den vielfältigen »Mechanismen der Verrückung«, zweifellos noch viele *weitere Techniken der therapeutischen Bezugssystemveränderung*, im gesamten Spektrum vom sozialen, interaktionellen bis hin zum biochemisch-organischen Bereich. In einem weiteren Sinn darf man dazu wohl auch verschiedene übende Verfahren rechnen, darunter die zunehmend differenzierten Methoden des kognitiven Verhaltens- und Selbstbehauptungstrainings, des sozialen Rollenspiels, der formalisierten Arbeits- und Verhaltenstherapie. Selbst gewisse medikamentöse Wirkungen, so zum Beispiel die frappanten Verschiebungen, die manchmal unter dem Effekt von antidepressiven oder angstlösenden Psychopharmaka zu beobachten sind, können als typische »Bezugssystemveränderungen« verstanden werden. Aus der Sicht der Affektlogik muß die Effizienz aller genannten Einflüsse wiederum in erster Linie von der Klarheit und Folgerichtigkeit aller therapeutischen Aktionen und der konsequenten Einbeziehung des Sozialfeldes abhängen. Genau dies ist das Resultat einer der gründlichsten amerikanischen Untersuchungen der letzten Jahre zu dieser Frage. Die folgenden Variablen erwiesen sich, in voller Übereinstimmung mit den von uns aufgestellten allgemeinen Behandlungsprinzipien, bei vorwiegend chronisch Schizophrenen über fünf Jahre im Vergleich der üblichen Routinebehandlung einerseits mit intensiver Milieutherapie im Sinn der »therapeutischen Gemeinschaft« und andererseits mit stark strukturierten Lernprogrammen als erfolgsdeterminierend:[44]

1. Behandlung als »Klient« und nicht als »Patient«;
2. Induktion spezifischer, positiver Erwartungen;
3. Strukturierte Aktivitäten mit progressiv erhöhter Verantwortung;
4. Konzentration auf Aktion (*nicht* auf Erklärungen);
5. Organisierte, strukturierte Programme;
6. Stabile, voraussehbare Umgebung;
7. Konzentration auf individuell ausgewählte, zum Leben in der Gemeinschaft nötige soziale Fertigkeiten (Beruf, Haushalt etc.);
8. Schaffung von Kontakten mit der Gemeinschaft;
9. Stützende und erziehende Nachbetreuung in der Gemeinschaft.

Was schließlich die Frage der *Medikamente*, speziell der Neuroleptika betrifft, so steht aus der hier entwickelten Sicht ihre potentielle Nützlichkeit nicht in Zweifel, weder in akuten Zuständen noch zur Rückfallprophylaxe. Unter anderem vermindern sie Sensibilität und Reizempfindlichkeit, mildern die Heftigkeit der Emotionen und können deshalb vor allem in Streßsituationen eine wirksame Bremse für einen katastrophalen, psychotischen »Runaway« bilden. Insofern erscheinen sie in erster Linie als generelle Puffer und Dämpfer, die in manchen Situationen sinnvoll, in andern aber mög-

[44] Paul, G. L., R. J. Lentz (1977): *Psychosocial treatment of chronic mental patients. Milieu versus social learning programs.* Cambridge (Mass.), London (Harvard University Press).

licherweise überflüssig oder gar schädlich sein mögen. Bekannte Untersuchungen von Vaughn, Leff und anderen Autoren[45] haben zum Beispiel gezeigt, daß die rückfallverhütende Wirkung der Neuroleptika vor allem bei engem Kontakt eines Patienten mit seiner (»emotional-overinvolvement«) Familie wesentlich ins Gewicht fällt; bei entspannteren Verhältnissen oder fehlenden Kontakten überwiegen dagegen, insbesondere bei hoher Dosierung, auf die Dauer häufig die pharmakologisch und sozial toxischen Nebenwirkungen (zum Beispiel Affekt- und Persönlichkeitsverflachung, Potentialeinbuße, Ermüdbarkeit, Verlangsamung, Sehstörungen, soziale Infantilisierung und Etikettierung, späte irreversible Bewegungsstörungen). Mit andern Worten, Medikamente sind aus unserer Sicht in erster Linie ein — eventuell sehr nützliches — Hilfsmittel, das nur unter Berücksichtigung und Einbezug des gesamten sozialen und persönlichen Kontextes optimal eingesetzt werden kann. Die berichteten Erfahrungen aus den »Soteria-Gemeinschaften« haben erwiesen, daß sie unter besonders günstigen Bedingungen selbst bei akut Schizophrenen überflüssig werden, und in unseren eigenen Nachuntersuchungen trafen wir ebenfalls eine große Zahl von ehemals schwer chronisch Schizophrenen an, die seit Jahren und Jahrzehnten medikamenten- und rückfallfrei lebten.

Schlußbemerkungen

Zum Abschluß dieses Kapitels und des gesamten Buches möchte ich zweierlei Betrachtungen anstellen; die einen sind auf therapeutische Fragen, die anderen auf das allgemeine Problem der »Affektlogik« gerichtet.

Was das Therapeutische betrifft, so ist hervorzuheben, daß die paar Streiflichter, die ich gegeben habe, im wesentlichen *elementare* Dinge betreffen, »elementar« sowohl im Sinn von »einfach« wie auch, so meine ich, »grundlegend«. Was ich zu formulieren suchte, sind in der Tat — abgesehen natürlich von den zuletzt dargestellten, raffinierten Techniken der Bezugssystemveränderung — ganz vorwiegend »Selbstverständlichkeiten«, und gerade deshalb viel-

[45] Vaughn, C., J. Leff (1976), a. a. O. — Goldberg, S. C., N. R. Schooler, G. E. Hogarty, M. Roper (1977): Prediction of relapse in schizophrenic outpatients treated by drug and sociotherapy. *Arch. Gen. Psychiat.*, 34, S. 171—184.

fach verborgene und vergessene »Geheimnisse«: Sie drohen immer wieder unter einem undurchdringlichen Wust von spitzfindigen, hyperintellektuellen, psychoanalytischen, systemtheoretischen u. a. Komplikationen des Denkens und Fühlens verlorenzugehen. Sie sind aber jedermann unmittelbar zugänglich. Und gerade das ist, so glaube ich, ihre hauptsächliche Stärke: Sie sind nicht nur für ausgesprochene Spezialisten (Psychoanalytiker, Familiendynamiker, System- oder Verhaltenstherapeuten etc.), sondern auch für den einfachen Arzt, für das — im therapeutischen Alltag viel wichtigere — Pflegepersonal, für den Sozialarbeiter, für den Leiter einer Rehabilitationswerkstätte, für die Angehörigen und schließlich für den, dem alle unsere Bemühungen gelten, für den Patienten selbst, *faßbar* und einsichtig. Jeder von ihnen vermag sich unter den hier hervorgehobenen konkreten Zielsetzungen, Programmen, Methoden etwas vorzustellen, man kann darüber diskutieren, sie annehmen oder verwerfen, kurz, damit sinnvoll und konstruktiv arbeiten. Insofern stellen sie, in erster Linie für Schizophrene, aber in mancher Hinsicht gewiß auch für viele andere Patienten, eine Art von Basis dar, auf der differenziertere Spezialverfahren wie auf einem soliden Fundament aufzubauen vermögen und ohne das sie in der Luft hängen würden. In der extremen und deshalb in gewissem Sinn transparenteren Situation der Schizophrenen wird etwas sichtbar, das wir bei den subtileren verwickelteren Verhältnissen zum Beispiel der Neurotiker, vielleicht wegen zu großer Nähe, weniger gut wahrzunehmen vermögen. Auch didaktisch gesehen erscheinen deshalb die Grundsätze der psychotherapeutischen Behandlung von Schizophrenen, in Umkehrung geläufiger Auffassungen, nicht unbedingt als ein nur von ganz wenigen Auserwählten überhaupt zu erreichender End- und Höhepunkt der Kunst Psychotherapie überhaupt, sondern als ein möglicher *Ausgangs*punkt: Wer hier Wesentliches begriffen hat, wird reichen Gewinn für die Therapie aller anderen Arten von (milderen) »Verrückungen« davontragen.

Daß freilich gerade hinsichtlich der in Sicht gekommenen neueren Behandlungsmethoden noch vieles weiter zu klären, daß ihre verwirrende Vielfalt zu ordnen und zu gewichten, ihr optimales Zusammenspiel besser zu verstehen und schließlich auch das Spezifische vom Unspezifischen eindeutiger zu sondern ist, sei abschließend nochmals mit Nachdruck hervorgehoben. Andererseits steckt in dem beschriebenen Ansatz sicher noch manches, was jetzt nicht explizit formuliert werden konnte. Viel zu kurz gekommen ist zum Beispiel das Körperliche, der *therapeutische Zugang zum affektiv-kognitiven Doppelsystem der Psyche von der Körperseite her*. Wenigstens theoretisch ist er immer wieder betont worden. In der Praxis gibt es — komplementär zum Gruppengespräch, zur Ergo- und Soziotherapie, zur Rehabilitation, zur Einzel- oder Familienpsychotherapie — unendlich viele und sehr fruchtbare Möglichkeiten, um die relevante Problematik des Patienten vom körperlich-averbalen, zum Beispiel vom bildhaften, symbolischen, rituellen Erleben her anzugehen, zu stimulieren, aktions- und damit affektwirksam werden zu lassen. Voraussetzung hierzu ist allerdings eine volle »Integration« der Körpertherapeuten, wie man geeignete Tanz- oder Bewegungstherapeuten, Gymnastiklehrer etc. ganz allgemein nennen könnte, in das therapeutische Team; das heißt zum Beispiel Teilnahme auch an anderen therapeutischen Aktivitäten, an den Gruppengesprächen, an der Formulierung und periodischen Evaluation von therapeutischen Programmen etc., und nicht bloß gelegentlicher Informationsaustausch. Das gleiche gilt für die Musik-, Mal-, Zeichentherapie u. ä. Das Ziel ist, wie schon früher betont, die Herstellung einer optimalen Übereinstimmung zwischen Körper und Geist, Fühlen und Denken, averbalen und verbalen Ausdrucks- und Kommunikationsweisen.

Nicht unwesentlich erscheinen mir ferner, wiederum gerade für Schizophrene, die weitgehend unausgeschöpften therapeutischen Möglichkeiten, die im (personifizierten) Umgang mit Tieren, Pflanzen, überhaupt mit dem elementaren, großartig klar und unmißverständlich »kommunizierenden« Geschehen der Natur liegen: Wer — im buchstäblichen Wortsinne — zu *reden* versucht mit Tieren und sogar mit Pflanzen, bekommt sehr rasch genaue und feinfühlige Antwort...

Ein weiteres Potential der hier vorgestellten Auffassung von Psychose und Psychosentherapie dürfte im — immer noch stark vernachlässigten — *präventiven Bereich* liegen. Die gleichen klaren, graden, entspannten Verhältnisse und Kommunikationsformen, die als therapeutisch wesentlich benannt wurden, haben naturgemäß auch prophylaktische Wirkung. Darüber hinaus ließe sich als sinnvolles Ziel einer *Primärprävention (Verhütung eines erstmaligen Krankheitsausbruchs)* die *Erlernung eines adäquaten*

Umgangs mit komplexer, affektiv-kognitiver Information bezeichnen. Kindergärten etwa vom Montessori-Typ sowie gewisse Piagetsche Ansätze für den mehr kognitiven Bereich und Methoden, wie sie im Hinblick auf das affektive und gemüthafte Feld zum Beispiel die Anthroposophen in ihrer Arbeit mit Kindern entwickelt haben, zeigen Möglichkeiten, wie eine solche Primärprävention vielleicht aussehen könnte. *Zur Sekundärprophylaxe (Verhütung von Rückfällen)* ist neben der erwiesenen Effizienz von Medikamenten in bestimmten Belastungssituationen auch an eine Methode zur Verbesserung des Umgangs zum Beispiel mit komplexen Berufs- oder Familienverhältnissen zu denken. Ein einfaches Mittel könnte in gezielten Anstrengungen zur Internalisierung einer besseren Hierarchisierung von Coping-Mechanismen im Sinn der oben erwähnten Devise »Zuerst das Nahe- und dann das Fernerliegende« — oder, analog und allgemeiner formuliert: *»Zuerst das Einfache und dann das Komplizierte«* — liegen. Englische Forschergruppen explorieren gegenwärtig ferner die Möglichkeiten sozialen Lernens schwer gestörter Familien von gelasseneren Familien im Umgang mit ihren Kranken. *Tertiär präventive Wirkungen (Verhütung der Chronifizierung)* schließlich sind in vielen der oben gestreiften Ansätze (Vermeidung von Voll- und insbesondere von Langzeithospitalisationen, Entwicklung von Alternativmöglichkeiten, optimale Stimulation, Wiedereingliederung etc.) mit enthalten.

Zugleich bedarf alles, was ich über die Therapie der Schizophrenen gesagt habe, einer umfassenden Relativierung. Was die »Affektlogik«, so wie ich sie darzustellen versucht habe, hergibt, sind Hinweise, Anregungen — sie setzt und verschiebt Akzente, stellt viele und zum Teil neue Fragen, bietet aber keine Sicherheiten, keine Gewißheiten und Rezepte. Wir sind — gerade auch im praktischen Alltag in unserem therapeutischen Team — nach wie vor am Suchen, Lernen und Entwickeln nach dem Modus von »Versuch und Irrtum«. Neben ermutigenden Erfolgen haben wir, genau wie andere Therapeuten, immer noch viel zu viele Miß- oder Teilerfolge. Auch im Hinblick auf die Forschung bleibt vieles, was hier angesprochen wurde, insbesondere die Behauptung, daß Behandlungsprogramme, die mehrere der genannten therapeutischen Ansätze integrieren, von vergleichsweise größerer Effizienz seien, in vielfältigster Weise zu verifizieren und zu durchdringen.

Dies führt zur zweiten Frage, die ich zum Schluß kurz diskutieren möchte: Wie weit sind wir jetzt eigentlich, nach einem langen und komplizierten Weg, von dem ich nicht weiß, wie weit der Leser mir gefolgt oder seinen eigenen Fährten nachgegangen ist, wie oft wir einander verloren und dann vielleicht überraschend wieder gefunden haben, mit unserer Suche nach einer »Affektlogik«, das heißt nach einer ganzheitlicheren Erfassung des Zusammenspiels zwischen Fühlen und Denken in der menschlichen Seele und in der Psychose gekommen?

Gewiß, es hat sich allerhand geklärt, wenigstens aus einer bestimmten Sicht. Es ist eine Art von umfassendem »Bezugssystem« entstanden, in das sich viele disparate Sachverhalte mit einiger Kohärenz — aber auch mit noch manchen Unschärfen und Lücken — einordnen lassen. Dieses Bezugssystem ist, wie besonders in diesem Kapitel wohl klar geworden ist, zugleich aktionswirksam, das heißt, in gewissen Grenzen zur »Bewältigung des Begegnenden« geeignet. Die »Wahrheit«, oder jedenfalls die *ganze* Wahrheit, ist es deswegen natürlich noch lange nicht und kann es auch nicht sein; es ist lediglich, wie jede andere »Wahrheit«, wie jede spannungslösende »Stimmigkeit«, *eine* mögliche Sichtweise, *ein* Aspekt und Fragment des nach wie vor verborgenen Ganzen.

Aber vergegenwärtigen wir uns einmal, wie wir Fragen dieser Art überhaupt beantworten: »›Stimmt‹ das eigentlich, zum Beispiel das mit der ›Affektlogik‹«? Die so gestellte Frage birgt unverhofft noch eine ganze Reihe von wesentlichen Aufschlüssen: Wir vermögen sie nicht mit dem Denken, mit noch so objektivem, kognitiven Beobachtungen und Messen allein zu beantworten; wir müssen zugleich unser »Gefühl« befragen, uns nicht nur »eindenken«, sondern auch »einfühlen« in den gesuchten und fokalisierten Sachverhalt. Mit andern Worten, das Instrument, das wir benutzen, um zu entscheiden, ob etwas »stimmt« oder nicht, ist — nicht nur in diesem Fall, sondern *immer*, meine ich, selbst dann, wenn uns zum ersten Mal die schöne Stimmigkeit von einfachsten reziproken Verhältnissen wie $2 \times 2 = 4$ und $4 : 2 = 2$ aufgeht — nicht bloß das logische Denken, ebensowenig wie es bloß ein Gefühl, eine unkontrollierte Emotion ist, sondern es ist *beides:* ein Denken-Fühlen, Fühlen-Denken in einem eigentümlichen, spezifischen und ökonomischen *Gleichgewicht,* in einer Art von harmonischem Zusammenschwingen, das maximale kognitiv-affektive Entspannung *und* Strukturierung, psychischen »Abbau« *und* »Aufbau« zugleich bedeutet. Auf diese besondere Art von Gleichgewicht zwischen Fühlen und Denken streben wir offenbar ständig hin. Das Fallen in dieses Gleichgewicht — und nicht, wie Freud eine Zeitlang spekulierte, ins Nirwana der völligen Entspannung — ist subjektiv *lustvoll. Diese spezifische Art von Lust aber erscheint damit als der eigentliche Motor aller psychisch-geistigen Entwicklung.* Auch glaube ich in diesem Spezialfall nur die Wirkung einer sehr allgemeinen »Tendenz zum Fallen ins Gleichgewicht« zu erkennen, die vielleicht sogar — insbesondere wenn die vielfach vermutete, grundlegende Satz-Gegensatz-Struktur alles Bestehenden zutreffen sollte — eine recht interessante Neuformulierung jener fundamentalen Naturgesetzlichkeit darstellt, die als zweites thermodynamisches Grundgesetz (ubiquitäre Tendenz zu maximalem Spannungsausgleich) bekannt ist. Wie dem auch sei, mit der ganzheitlich affektiv-kognitiven »Psyche« tragen wir offenbar dieses besondere Fühlen-Wissen-Denken von »Stimmigkeit« ständig als eine Art von Kompaß mit uns herum. Es hat gewiß etwas mit dem — der Philosophie zwar verdächtigen, von ihr aber doch nie überwundenen — »Evidenzerleben« zu tun, auf das alle Axiome gründen. Mit ihm entscheiden wir letztlich, ob ein Sachverhalt, eine Erklärung, eine Hypothese, eine wissenschaftliche Theorie »stimmt«, das heißt, ökonomisch und harmonisch ist, oder ob es sich bloß um eine einseitig intellektuelle Verstiegenheit oder eine ebenso einseitige, schwärmerisch-gefühlvolle Pseudoevidenz handelt.

Diese »Theorie« ist freilich nicht leicht zu schlucken; sie räumt dem »Gefühl« als Erkenntnisinstrument denselben (wenn auch keinen *größeren*) Platz ein wie dem Denken. Wir sind es gewohnt, jedenfalls in der Wissenschaft, nur letzteres als gültig zu betrachten (und sind damit, alles in allem, auch in entsprechende, ungeheuer einseitige, rein rationale, gefühlskalte, technik- und effizienztolle Verrücktheiten hineingeraten...) Ich behaupte dagegen, daß wir den für »selbstverständlich« genommenen Gefühlsaspekt — zum Beispiel bei Kopernikus, als er die Stimmigkeit seiner neuen Erklärung der Beziehung zwischen Sonne und Planeten zu entdecken begann, bei Kekulé, als er plötzlich die Stimmigkeit des im Traum erblickten Schlangensinnbilds für den Benzolring einsah, bei Watson und Crick, als ihnen die Schuppen von den Augen fielen und sie, überwältigt, die Stimmigkeit ihres Modells der Doppelspiralstruktur der Gene erfaßten — immerzu realitätsblind vergessen und verdrängen. Das war keineswegs bloß »Freude« als *Reaktion* auf die gelungene Entdeckung, sondern die Freude, die Lust, das Suchen nach dem Gefühl der Harmonie waren selbst Instrument der Entdeckung, genauso wie persistierende Disharmonie und Unlust uns anzeigen, daß etwas, allem glatten äußern Anschein zum Trotz, *nicht* stimmt.

Und schließlich vermag vielleicht der folgende Gedanke manches, was in den verschiedenen Kapiteln erst andeutungsweise sichtbar geworden ist, abzurunden und in einen größeren Gesamtzusammenhang zu stellen: Wenn, wie wir gesehen haben, das Gefühl in unseren affektlogischen Bezugssystemen im wesentlichen die »Invarianz« ist und der Intellekt die »Varianz«, dann erfassen eben nur Fühlen und Denken *zusammen* wirklich »Struktur« in dem definierten Sinn! Mit andern Worten, was wir »Gefühl« nennen und was uns durch den Körper als *Gesamtinstrument* vermittelt wird (und was, wie wir gesehen haben, offenbar mehr im rechten Hirn zu lokalisieren ist), erfaßt (»intuitiv«) in erster Linie Ganzheiten und Gemeinsamkeiten, die der analytische, abstrahierende, mehr »linkshirnige« Intellekt dann mit Einzelheiten erfüllt und »moduliert«. Wie im binokularen Sehen aber geben erst beide Aspekte *zusammen* unserer Wahrnehmung des Begegnenden Tiefe und Schärfe; das eine oder das andere allein führt, jedes auf seine Weise, zu seichter Einseitigkeit.

»Stimmt« also die Affektlogik? Für *mein* »Gefühl« (bzw. »Fühlen-Denken«) ist die Antwort nicht eindeutig, die Freude nicht ungeteilt, obwohl ich ständig gerade mit dem besagten Kompaß nach »Stimmigkeiten« strebte. Ich spüre: die *Richtung* ist gut, aber das Ziel noch lange nicht erreicht. Sicherlich ist alles noch viel komplexer *und* zugleich viel einfacher, als ich es hier darzustellen vermochte. Wir können das »Wirkliche« nur anpeilen mit unserem kognitiv-affektiven Erkenntnisinstrument, indem wir bald scharf logisch denken, beobachten, messen und schließen, bald ganz auf unsere Intuition und unser Gefühl achten, uns »einspüren« und »einfühlen« in den wahr-scheinlichen bzw. »wahren« Sachverhalt. Wir *müssen* dies sogar tun; es vollzieht sich darin ein gesetzmäßiges Geschehen zwischen zwei eingeborenen psychischen Polaritäten, das nicht zu umgehen ist und unsere Gesamtbewegung reguliert: Dieses Hin und Her, diese »Fluktuationen« aber begründen, so wird uns plötzlich bewußt, einen »Runaway« ganz besonderer Art, nämlich einen *schöpferischen Prozeß.* Sie leiten uns »ganz von selber«, wie die vom Wind dahergetragenen Pheromone den Falter, von einer »Stimmigkeit« zur nächsten. So können wir offenbar gar nicht anders, als alle miteinander einer umfassenderen Wahrheit entgegenzutorkeln.

Literaturverzeichnis

Akert, K. (1979): Morphologische Vielfalt und Komplexität von Synapsen und Mikroschaltungen. In: Schweiz. Arch. Neurol. Neurochir. und Psychiatrie, 125, S. 217ff.

Anderson, C. M. (1985): Ein psychopädagogisches Modell zur Familientherapie der Schizophrenie. In: Stierlin, H., L. C. Wynne u. M. Wirsching (Hrsg.): Psychotherapie und Sozialtherapie der Schizophrenie. Berlin–Heidelberg–New York–Tokyo (Springer), S. 263ff.

Anonymous (1981): In: Schizophrenia Bulletin, 7, S. 196ff.

Arnold., M. B. (1970): Perennial problems in the field of emotion. In: Arnold, M. B. (Hrsg.): Feelings and emotions. New York (Academic Press), S. 169ff.

Balint, M. (1968): The basic fault. London (Tavistock Publ.). Deutsch: Therapeutische Aspekte der Regression. Stuttgart (Klett) 1970.

Bandler, R. u. J. Grinder (1975): Patterns of the hypnotic techniques of Milton H. Erickson, Vol. I and II. Cupertino Calif. (Meta Publ.).

Bastide, R. (1962): Senses et usages du terme »structure«. Den Haag (Mouton & Co.).

Bateson, G. (1971): The cybernetics of »self«: A theory of alcoholism. In: Psychiatry, 34, S. 1ff.

– (1978): In: Berger, M. M. (Hrsg.): Beyond the Double-bind. New York (Brunner and Mazel), S. 211.

– (1979): Mind and nature. A necessary unit. Toronto–New York–London (Bantam Books), S. 76. Deutsch: Oekologie des Geistes. Frankfurt (Suhrkamp) 1981.

Bateson, G., D. D. Jackson, J. Haley u. J. W. Weakland (1956): Towards a theory of schizophrenia. In: Behav. Science, Vol. I, S. 251ff. Deutsch: Auf dem Weg zu einer Schizophrenie-Theorie. In: Habermas, J., D. Henri u. J. Taubes (Hrsg.): Schizophrenie und Famile. Frankfurt (Suhrkamp), 1969.

Bellak, L. (Hrsg., 1979): Psychiatric aspects of minimal brain disfunction in adults. New York–San Francisco–London (Grune & Stratton).

Bellak, L., M. Hurvich u. H. K. Gedimann (1973): Ego functions in schizophrenia, neurotics and normals. Ego strength rating scales. New York (Wiley).

Benedetti, G. (1981): Entwicklungen in der Psychotherapie der Schizophrenie. In: Schweiz. Arch. Neurol. Neurochir. Psychiat., 128, S. 177ff.

Bertalanffy, L. v. (1928): Modern theories of development. New York (Harper, Tordbooks) 1962.

– (1950): An outline of general systems theory. In: Brit. J. Phil. Sci., 1, S. 134ff.

Bierwisch, M. (1966): Strukturalismus. Geschichte, Probleme und Methoden. In: Kursbuch, 5, S. 77ff.

Binswanger, L. P. (1922): Einführung in die Probleme der allgemeinen Psychologie. Berlin (Springer).

Bleuler, M. (1972): Die schizophrenen Geistesstörungen im Lichte langjähriger Kranken- und Familiengeschichten. Stuttgart (Thieme).

– (1981): Einzelkrankheiten in der Schizophreniegruppe? In: Huber, G. (Hrsg.):

Schizophrenie, Stand und Entwicklungstendenzen der Forschung: Stuttgart–New York (Schattauer), S. 155 ff.
Böker, W. u. H. Häfner (1973): Gewalttaten Geistesgestörter. Eine epidemiologische Studie auf Bundesebene. Berlin–Heidelberg–New York (Springer).
Boszormenyi-Nagy, J., u. G. Spark (1973): Invisible Loyalties. New York (Harper and Row). Deutsch: Unsichtbare Bindungen. Stuttgart (Klett-Cotta) 1981.
Bowen, M. (1978): Schizophrenia as a multi-generational phenomenon. In: Berger, M. M. (Hrsg.): Beyond the double-bind. New York (Brunner and Mazel), S. 101 ff.
Brown, G. W. u. J. L. T. Birley (1968): Crisis and life changes and the onset of schizophrenia. In: J. Soc. Health and Soc. Behav., 9, S. 203 ff.
Brown, G. W., J. L. T. Birley u. I. K. Wing (1972): Influence of family life on the course of schizophrenics disorders: a replication. In: Brit. J. Psychiatry, 121, S. 241 ff.
Buchsbaum, M. S. u. D. H. Ingvar (1982): New visions of the schizophrenic brain: regional differences in electrophysiology, blood, flow, and cerebral glucose use. In: Henn, F. A. u. Nasarallah: Schizophrenia as a brain disease. New York–Oxford (Oxford Univ. Press), S. 235 ff.
Caplan, G. (1964): Principles of preventive psychiatry. New York (Basic Books).
Chapman, L. (1979): Recent advances in the study of schizophrenic cognition. In: Schizophrenia Bulletin, 5, S. 258 ff.
Chomsky, N. (1968): Sprache und Geist. Frankfurt a. M.(Suhrkamp) 1973.
Ciompi, L. (1962): Über abnormes Zeiterleben bei einer Schizophrenen. In: Psychiat. Neurol., 142, S. 100 ff.
– (1977): Gedanken zu den therapeutischen Möglichkeiten einer Technik der provozierten Krise. In: Psychiatria Clinica, 10, S. 96 ff.
– (1980): Ist die chronische Schizophrenie ein Artefakt? Argumente und Gegenargumente. In: Fortschr. Neurol. Psychiat., 48, S. 237 ff.
– (1980): The natural history of schizophrenia in the long term. In: Brit. J. Psychiatr., 136, S. 413 ff.
– (1981): Psychoanalyse und Systemtheorie — ein Widerspruch? In: Psyche, 35, S. 66 ff.
– (1981): Wie können wir die Schizophrenen besser behandeln? Eine Synthese neuer Krankheits- und Therapiekonzepte. In: Nervenarzt, 52, S. 506 ff.
– (1982): Organo- oder Soziogenese? Beiträge neuerer Langzeituntersuchungen zur Frage der Ätiologie der Schizophrenie. In: Beck, H. (Hrsg.): Biologische Psychiatrie. Stuttgart–New York (Thieme), S. 38 ff.
Ciompi, L. u. C. Müller (1976): Lebenslauf und Alter der Schizophrenen. Eine katamnestische Langzeitstudie bis ins Senium. Berlin–Heidelberg–New York (Springer).
Ciompi, L., C. Agué u. H. P. Dauwalder (1978): Ein Forschungsprogramm über die Rehabilitation psychisch Kranker. II. Querschnittsuntersuchung einer Population von chronischen Spitalpatienten. In: Nervenarzt, 49, S. 232 ff.
– (1979): Ein Forschungsprogramm zur Rehabilitation psychisch Kranker. III. Längsschnittuntersuchungen zum Rehabilitationserfolg und zur Prognostik. In: Nervenarzt, 50, S. 366 ff.
Conrad, K. (1958): Die beginnende Schizophrenie. Stuttgart (Thieme).
Cotman, C. W. (1978): Neuronal plasticity. New York (Raven).

Crow, T. J. (1980): Molecular pathology of schizophrenia: more than one disease process? In: Brit.-Med. J., S. 66ff.

Dell, P. F. u. H. A. Goolishan (1981): »Ordnung durch Fluktuation«. Eine evolutionäre Epistemologie für menschliche Systeme. In: Familiendynamik, 6, S. 104ff.

Denbigh, K. G. (1981): Three concepts of time. Berlin–Heidelberg–New York (Springer).

Dohrenwendt, W. P. u. G. Egri (1981): Recent stressfull life events and episods of schizophrenia. In: Schizophrenia Bulletin, 7, S. 12ff.

Dorazé, Ch. (1962): Les structures temporelles. In: Bastide, R.: Senses et usages du terme »structure«. Den Haag (Mouton & Co.).

Drezdowicz-Parizek, J. (1980): Konstruktion einer Schätzskala zum Sozialverhalten. Unveröffentlichte Lizentiatsarbeit, Universität Bern.

Eccles, J. C. (1971): Das Gehirn des Menschen. München (Piper) 1979.

Erickson, E. H. (1968): Jugend und Krise. Die Psychodynamik im sozialen Wandel. Stuttgart (Klett-Cotta), 3. Aufl. 1980.

Erickson, M. H. u. E. L. Rossi (1975): Varieties of double-bind. In: Amer. J. Clinical Hypnosis, 17, S. 143ff.

Erlenmeyer-Kimling, L., B. Comblatt, D. Friedman, Y. Marcuse, J. Rutschmann, S. Simmens u. D. Dav (1982): Neurological, electrophysiological and attentional deviations in children at risk for schizophrenia. In: Henn, F. A. u. H. A. Nasrallah (Hrsg.): Schizophrenia as a brain disease. New York (Oxford Univ. Press), S. 61ff.

Ernst, K. (1962): Neurotische Residualzustände und endogene Residualzustände. In: Arch. Psychiat. Neurol., 203, S. 61ff.

Escalona, S. F. (1963): Patterns of infantile experience and the developmental process. In: The Psychoanalytic Study of the Child, Vol. XVIII.

Ey, H. (1963): Das Bewußtsein. Berlin (de Gruyter) 1967.

Fairbairn, R. R. (1952): An object relation-theory of the personality. New York (Basic Books).

Freud, S. (1900): Die Traumdeutung. Ges. Werke, Bd. II u. III.

– (1911): Formulierungen über zwei Prinzipien des psychischen Geschehens. Ges. Werke, Bd. VIII.

– (1920): Jenseits des Lustprinzipes. Ges. Werke, Bd. XII u. XIII.

– (1924): Das ökonomische Problem des Masochismus, Ges. Werke, Bd. XII.

– (1936): Das Ich und die Abwehrmechanismen. Wien (Internat. Psychoanalyt. Verlag).

– (1985): Entwurf einer Psychologie. In: Aus den Anfängen der Psychoanalyse (1887—1902). Frankfurt a. M. (Fischer) 1975.

Fromm, E. (1974): Anatomie der menschlichen Destruktivität. Stuttgart (DVA).

Fromm-Reichmann, F. (1948): Notes on the development of schizophrenia by psychoanalytic psychotherapy. In: Psychiatry, 11. S. 263ff.

Goldberg, S. C., N. R. Schooler, G. E. Hogarty u. M. Roper (1977): Prediction of relapse in schizophrenic outpatients treated by drug and sociotherapy. In: Arch. Gen. Psychiatr., 34, S. 171ff.

Gottesman, J. u. J. Shields (1976): A critical review of recent adoption, twin, and family studies on schizophrenia: behavioural genetics perspectives. In: Schizophrenia Bulletin, 2, S. 360ff.

Gouin-Décarie, T. (1962): Intelligence et affectivité chez le jeune enfant. Neuchâtel (Delachaux & Niestlé).
Gressot, M. (1955): Psychoanalyse et connaissance. In: Le royaume intermédiaire. Paris (Presses Univ. France) 1979.
Guntern, G. (1980): Die kopernikanische Wende in der Psychotherapie. Der Wandel vom psychoanalytischen zum systemischen Denken. In: Familiendynamik, 5, S. 4ff.
– (Hrsg., 1981). First International Symposium on "The Transformation of Human Systems", Brig.
Habermas, J., D. Henri u. J. Taubes (Hrsg., 1969): Schizophrenie und Familie. Frankfurt a. M. (Suhrkamp).
Haley, J. (1978): Ideas which handicap therapists. In: Berger, M. M. (Hrsg.): Beyond the double-bind. New York (Brunner & Mazel), S. 67ff.
Haring, C. u. K. H. Leickert (1968): Wörterbuch der Psychiatrie und ihrer Grenzgebiete. Stuttgart–New York (Schattauer), S. 108.
Hartmann, H. (1939): Ego-psychology and the problem of adaptation. New York (Internat. Univ. Press). Deutsch: Ich-Psychologie und Anpassungsproblem. Stuttgart (Klett), 2. Aufl. 1970.
Hartwich, P. (1980): Schizophrenie und Aufmerksamkeitsstörungen. Berlin–Heidelberg–New York (Springer).
Haynal, A. (1975): Freud und Piaget. Parallelen und Differenzen zweier Entwicklungspsychologien. In: Psyche, 29, S. 242ff.
Heim, E., E. Johnson, C. Lillienfeld, H. Stauffacher u. P. Wirz (1976): Application of the principles of the therapeutic community with the participation of schizophrenics. In: Jørstad, J. u. E. Ugelstad: Schizophrenia 75, Psychotherapy, family studies, research. Oslo (Universitetsforlaget).
Heimann, H. (1973): Bewußtseinsstörungen. In: Müller, Chr. (Hrsg.): Lexikon der Psychiatrie. Berlin–Heidelberg–New York (Springer), S. 61.
Hirsch, S. R. (1979): Eltern als Verursacher der Schizophrenie. Der wissenschaftliche Stand einer Theorie. In: Nervenarzt, 50, S. 337ff.
Hirsch, S. R. u. J. P. Leff (1975): Abnormalities in parents of schizophrenics. London (Univ. Press).
Hogarty, G. E., S. C. Goldberg, N. R. Schooler and the Collaborative Study Group (1973 u. 1974): Drug and socio-therapy in the aftercare of schizophrenic patients. In: Arch. Gen. Psychiat., 28, S. 54ff. und 31, S. 603ff.
Honnefelder, G. (1976): Lieber Vater. Eine Sammlung. Frankfurt (Insel).
Hoppe, H. (1975): Die Trennung der Gehirnhälften. Ihre Bedeutung für die Psychoanalyse. In: Psyche, 29.
Hoyer, S. (1982): Veränderungen von Hirndurchblutung und Hirnstoffwechsel bei verschiedenen Formen endogener Psychosen. In: Beckmann, H.: Biologische Psychiatrie. Stuttgart–New York (Thieme), S. 104ff.
Imfeld, M.-Ch. (1977): Berufliche Rehabilitation ehemaliger psychiatrischer Patienten. Konstruktion einer Beobachtungsskala für Arbeitsverhalten. Unveröffentlichte Lizentiatsarbeit, Universität Bern.
Inhelder, B. (1976): The sensori-motor origins of knowledge. In: Inhelder, B. u. H. H. Chipman (Hrsg.), S. 158ff.
– (1976): Memory and intelligence in the child. In: Inhelder, B. u. H. H. Chipman (Hrsg.), S. 100ff.

Inhelder, B. u. H. H. Chipman (Hrsg., 1976): Piaget and his school. New York–Heidelberg–Berlin (Springer).
Jacobson, E. (1964): Das Selbst und die Welt der Objekte. Frankfurt a. M. (Suhrkamp) 1973.
– (1974): Programs and technics of crisis intervention. In: Arieti, S. (Hrsg.): American Handbook of Psychiatry. New York (Basic Books).
Jantsch, E. (1975): Dissipative Strukturen: Ordnung durch Fluktuation. Neue Zürcher Zeitung, wissenschaftliche Beilage, Nr. 275, S. 55ff.
– (1975): Anwendung der Theorie dissipativer Strukturen. Neue Zürcher Zeitung, wissenschaftliche Beilage, Nr. 281, S. 45ff.
Janzarik, W. (1959): Dynamische Grundkonstellationen in endogenen Psychosen. Berlin–Göttingen–Heidelberg (Springer).
Jaspers, K. (1953): Allgemeine Psychopathologie. Berlin–Göttingen–Heidelberg (Springer).
Jaynes, J. J. (1976): The origins of consciousness in the breakdown of the bicameral mind. Boston (Houghton–Mifflin).
Jones, M. (1968): Prinzipien der therapeutischen Gemeinschaft. Berlin–Stuttgart–Wien (Huber) 1976.
Kafka, J. S. (1971): Ambiguity for individuation. A critique and reformulation of the double-bind-theory. In: Arch. Gen. Psychiat., 25, S. 232ff.
Keppler, K., R. Lempp, D. Pascheday, H. E. Rebmann u. R. Rupps (1979): Die frühkindliche Anamnese der Schizophrenie. In: Nervenarzt, 50, S. 719ff.
Kety, S. S., D. Rosenthal, P. H. Wender u. F. Schulsinger (1968): The types and prevalence of mental illness in the biological and adoptive families of adopted schizophrenics. In: Rosenthal, D. u. S. Kety (Hrsg.): The transmission of schizophrenia. Oxford (Pergamon Press), S. 345ff.
Kety, S. S., D. Rosenthal, P. H. Wender u. F. Schulsinger (1976): Studies based on a total sample of adopted individuals and their relatives: why they were necessary, what they demonstrated and failed to demonstrate. In: Schizophrenia Bulletin, 2, S. 413ff.
Kernberg, O. (1973): Psychoanalytic object-relations-theory, group processes and administration: toward an integrative theory of hospital treatment. In: Ann. Psychoanal., Vol I, New York (New York Times Book Co.), S. 363ff.
– (1975): Borderline conditions and pathological narcissism. New York (Aronson). Deutsch: Borderline-Störungen und pathologischer Narzißmus. Frankfurt a. M. (Suhrkamp) 1979.
– (1976): Object relations theory and clinical psychoanalysis. New York (Jason Aronson). Deutsch: Ojektbeziehungen und Praxis der Psychoanalyse. Stuttgart (Klett-Cotta) 1981.
– (1980): Internal world and external reality. New York–London (Aronson).
Kleist, H. v.: Über die allmähliche Verfestigung der Gedanken beim Reden. In: Erzählungen und Anekdoten. Bücher der Weltliteratur, Bd. 2. Basel (Haldimann).
Koestler, A. (1959): Die Nachtwandler. Bern–Stuttgart–Wien (Scherz).
– (1966): Der göttliche Funke. Bern–München (Scherz).
Krings, H., H. M. Baumgartner u. Ch. Wild (Hrsg., 1974): Handbuch philosophischer Grundbegriffe. München (Kösel), Bd. II, S. 1051ff.
Krüll, M. (1979): Freud und sein Vater. München (Beck).

Kuhn, Th. S. (1970): The structure of scientific revolutions. Chicago (University of Chicago Press). Deutsch: Die Struktur wissenschaftlicher Revolutionen. Frankfurt a. M. (Suhrkamp) 1979.
Lacan, J. (1937): Le stade du miroir comme formateur de la fonction du Je. Ecrits I. Paris (Seuil) 1966.
– (1978): Die vier Grundbegriffe der Psychoanalyse. Olten (Walter).
Lempp, R. (1973): Psychosen im Kindes- und Jugendalter – eine Realitätsbezugsstörung. Bern–Stuttgart-Wien (Huber).
Leuner, H. C. (1970): Katathymes Bilderleben. Stuttgart (Thieme).
Lévi-Strauss, C. (1958): Anthropologie structurale. Paris (Plon). Deutsch: Strukturale Anthropologie I und II. Frankfurt (Suhrkamp) 1977/78.
– (1962): La pensée sauvage. Paris (Plon). Deutsch: Das wilde Denken. Frankfurt a. M. (Suhrkamp) 1968.
Liberman, R. N., J. R. H. Falloon u. R. A. Aitschison (1984): A behavioral approach. In: Psychosocial Rehabilitation, 4, S. 60ff.
Lidz, Th. (1978): Egocentric cognitive regression and family setting of schizophrenic discorders. In: Wynne, L. C., S. Cromwell u. S. Matysse (Hrsg., 1978): The nature of schizophrenia. New York (Wiley).
Lorenz, K. (1963): Das sogenannte Böse. Zur Naturgeschichte der Aggression. Wien (Borotha-Schoeler).
Mahler, M. S. (1968): Symbiose und Individuation. Band I: Psychosen im frühen Kindesalter. Stuttgart (Klett-Cotta) 1979.
Malan, D. H. (1963): Psychoanalytische Kurztherapie. Eine kritische Untersuchung. Stuttgart (Huber u. Klett) 1965.
Marty, P. (1972): Sur la pensée opératoire. In: Rev. Franç. Psychanal. 36, S. 805ff.
Matthews, S. M., M. T. Roper, L. R. Mosher u. A. Z. Menn (1979): A non-neuroleptic treatment for schizophrenia. Analysis of the two-year postdischarge risk of relapse. In: Schizophrenia Bulletin, 5, S. 322ff.
Matussek, P. (1963): Wahrnehmung, Halluzination und Wahn. In: Gruhle, H. W., R. Jung, W. Mayer-Gross u. M. Müller (Hrsg.): Psychiatrie der Gegenwart, Grundlagen und Methoden der klinischen Psychiatrie. Berlin–Göttingen–Heidelberg (Springer).
Mednick, S. A., F. Schulsinger u. H. Schulsinger (1975): Schizophrenia in children of schizophrenic mothers. In: Davis, A. (Hrsg.): Childhood personality and psychopathology. Current topics. New York (Wiley).
Menninger, K. (1963): The vital balance, New York (Viking Press).
Miller, J. G. (1969): Living systems: Basic concepts. In: Gray, W., F. J. Dual u. N. D. Rizzo (Hrsg.): General systems theory and psychiatry. Boston (Little and Brown).
– (1975): General systems theory. In: Freedmann, A. M., H. J. Kaplan u. B. J. Sadock (Hrsg.): Comprehensive Textbook of Psychiatry. Baltimore (William & Wilkins).
Miller, G. A., E. Galanter u. K. H. Pribram (1960): Plans and the structure of behavior. New York (H. Holt & Co.).
Minuchin, S. (1974): Families and family therapy. Cambridge (Harvard University Press). Deutsch: Familie und Familientherapie. Freiburg (Lambertus) 1977.
Monod, J. (1979): Le hasard et la nécessité. Essai sur la philosophie naturelle de la biologie moderne. Paris (Seuil).

Morey, L. C. u. R. K. Blashfield (1981): A symptom analysis of the DMS-III-definition of schizophrenia. In: Schizophrenia Bulletin, 7, S. 258ff.
Mosher, L. R., A. Reifman u. A. Menn (1973): Characteristics of non-professionals serving as primary therapists for acute schizophrenics. In: Hospital and Community Psychiatry, 24, S. 391ff.
Mosher, L. R., A. Z. Menn u. S. Mathews (1975): Soteria. Evaluation of a home-based treatment for schizophrenics. In: Am. J. Orthopsychiat., 45, S. 455ff.
Mosher, L. u. A. Z. Menn (1978): The surrogate family. An alternative to hospitalisation. In: Shersow, J. C. (Hrsg.): Schizophrenia, science and practice. Cambridge, Mass. (Harvard Univ. Press).
Mosher, L. R. u. S. J. Keith (1980): Psychosocial treatment: individual, group, family and community support approaches. In: Schizophrenia Bulletin, 6, S. 10ff.
Müller, C. (1976): Die Entwicklung vom Großspital zur gemeindenahen Psychiatrie. Ein Beispiel. In: Nervenarzt, 47, S. 295ff.
– (1980): Psychiatrische Institutionen. Berlin–Heidelberg–New York (Springer).
Mundt, C., W. Radu u. E. Gluck (1980): Computertomographische Untersuchungen der Liquorräume an chronisch schizophrenen Patienten. In: Nervenarzt, 51, S. 743ff.
Paul, G. L. u. R. J. Lentz (1977): Psychosocial treatment of chronic mental patients. Milieu versus learning programs. Cambridge, Mass., London (Harvard University Press).
Payne, R. W. (1971): Cognitive defects in schizophrenics. Overinclusive thinking. In: Hellmut, J. (Hrsg.): Cognitive studies, Bd. II: Deficits in cognition. New York (Brunner & Mazel).
Piaget, J. (1923): La pensée symbolique et la pensée de l'enfant. In: Arch. Psychologie, 18, S. 273ff.
– (1933): La psychanalyse et le développement intellectuel. In: Rev. Franç. Psychoanalyse, 6, S. 404ff.
– (1954): Das moralische Urteil beim Kinde. Frankfurt a. M. (Suhrkamp) 1973.
– (1966): Autobiographie. In: Jean Piaget et les Sciences sociales. Genève (Droz), S. 129ff.
– (1967): La psychologie de l'intelligence. Paris (Armand Collin). Deutsch: Die Psychologie der Intelligenz. Olten–Freiburg i. Br. (Walter) 1972.
– (1968): Le structuralisme. Paris (Presses Universitaires de France). Deutsch: Der Strukturalismus. Olten-Freiburg (Walter) 1973.
– (1975): Die Äquilibration der kognitiven Strukturen. Stuttgart (Klett) 1976.
– (1976): The affective unconscious and the cognitive unconscious. In: Inhelder, B. u. H. H. Chipman (Hrsg.): Piaget and his school. New York–Heidelberg–Berlin (Springer).
– (1977): Mes idées. Propos recueillis par Richard I. Evans-Denoel. Paris (Gouthier).
Piaget, J. u. B. Inhelder (1966): Die Psychologie des Kindes. Frankfurt a. M. (Fischer) 1977.
Piatelli-Palmarini, M. (Hrsg., 1979): Théories du langage /Théories de l'apprentissage. Le débat entre Jean Piaget et Noam Chomsky. Paris (Seuil).
Platt, J. (1970): The two faces of expression. In: Platt, J.: Perception and change. Ann Arbor (Univ. of Michigan Press).

Polak, P. u. M. Kirby (1976): A model to replace psychiatric hospitals. In: J. Nerv. Ment. Disease, 162, S. 13ff.
Poljakov, J. (1973): Schizophrenie und Erkenntnistätigkeit. Stuttgart (Thieme).
Pongratz, L. (1971): Lexikon der Psychologie, Bd. I. Fribourg–Basel–Wien (Herder).
Popper, K. u. J. Eccles (1977): The self and its brain. Berlin–Heidelberg–London–New York (Springer). Deutsch: Das Ich und sein Gehirn. München (Piper) 1982.
Prigogine, I. u. I. Stengers (1980). Deutsch: Dialog mit der Natur. Neue Wege naturwissenschaftlichen Denkens. München (Piper) 1981.
Rapaport, D. (1950): On the psychoanalytic theory of thinking. In: Int. J. Psycho-Anal., 31, S. 161ff.
Ringuette, E. u. T. Kennedy (1966): An experimental study of the double-bind-hypothesis. In: J. Abnorm. psychol., 71, S. 136ff.
Rosenhan, D. L. (1973): On being sain in insain places. In: Science, 179, S. 250ff.
Rossi, E. L. (Hrsg., 1980): Collected papers of Milton H. Erickson. Vol. I–IV. New York (Halsted Press).
Sargant, W. (1957): Battle for the mind. New York (Combleday).
Sartre, J.-P. (1960): Questions de méthode. Paris (Gallimard).
de Saussure, F. (1916): Cours de linguistique. Lausanne–Paris. Deutsch: Grundfragen der allgemeinen Sprachwissenschaft. Berlin–Leipzig 1931, 2. Aufl. 1967.
de Saussure, R. (1933): Psychologie génétique et psychanalyse. In: Rev. Franç. Psychanal., 6, 1959, S. 364ff.
Scharfetter, C. (1976): Allgemeine Psychopathologie. Stuttgart (Thieme).
Scheflen, A. E. (1978): Communicational concepts of schizophrenia. In: Berger, M. M. (Hrsg.): Beyond the double-bind. New York (Brunner & Mazel), S. 125ff.
– (1981): Levels of schizophrenia. New York (Brunner & Mazel).
Schmid-Kitsikis, E. et al. (1975): Quelques aspects cognitifs du schizophrène. In: Annales méd.-psychol., 133, S. 197ff.
Schneider, H. (1981): Die Theorie Piagets, ein Paradigma für die Psychoanalyse? Bern–Stuttgart–Wien (Huber).
Schneider, K. (1950): Klinische Psychopathologie. Stuttgart (Thieme).
Searles, H. F. (1959): The effort to drive the other person crazy. In: Brit. J. Med. Psychol., 32, S. 1ff. Deutsch: In: Habermas, J. u. a. (Hrsg., 1969): Das Bestreben, den andern verrückt zu machen – ein Element in der Ätiologie und Psychotherapie der Schizophrenie, S. 128ff.
Sechehaye, M. (1947): La réalisation symbolique. Nouvelle méthode de psychothérapie appliquée à un cas de schizophrénie. In: Rev. Suisse Psychol. Appl. Suppl., 12, Bern (Huber).
Selvini Palazzoli, M., L. Boscolo, G. Cecchin u. G. Prata (1975): Paradosso e Contro-paradosso. Mailand (Feltrinelli). Deutsch: Paradoxon und Gegenparadoxon. Ein neues Therapiemodell für die Familie mit schizophrener Störung. Stuttgart (Klett-Cotta), 6. Aufl. 1988.
Shands, H. C. (1976): Structuralism and genetic epistemology. 6th Internat. Interdisciplinary Seminar on Piagetian Theory. Univ. South. Calif., Jan. 1976 (Manuskript).
Shannon, C. A. u. W. Weaver (1949): The mathematic theory of communication. Urbana (Univ. Ill. Press).

Sinclair, H. (1976): Development psycholinguistics. In: Inhelder, B. u. H. H. Chipman: Piaget and his school. New-York–Berlin–Heidelberg (Springer), S. 129ff.
– (1976): Epistemology and the study of language. In: Inhelder, B. u. H. H. Chipman: Piaget and his school. New York–Berlin–Heidelberg (Springer), S. 205ff.
Singer, M. T., L. C. Wynne u. B. A. Toohey (1978): Communication disorders in the families of schizophrenics. In: Wynne, L. C., R. L. Cromwell u. Matthysse (Hrsg.): The nature of schizophrenia. New York–Chichester–Brisbane–Toronto (Wiley).
Spandoni, A. J. u. I. A. Smith (1969): Milieu-therapy in schizophrenia. In: Arch. Gen. Psychiat., 20, S. 547ff.
Sperry, R. W. (1970): Cerebal dominants in perception. In: Joung, F. A. u. D. B. Lindsley (Hrsg.): Early experience in visual information processing in perceptual and reading disorders. Nat. Akad, Sci., Washington.
Spitz, R. (1957): Nein und Ja. Die Ursprünge der menschlichen Kommunikation. Stuttgart (Klett) 1970.
Spitz, R. (1965): Vom Säugling zum Kleinkind. Naturgeschichte der Mutter-Kind-Beziehungen im ersten Lebensjahr. Stuttgart (Klett-Cotta), 9. Aufl. 1989.
Spohn, H. E. u. T. Patterson (1979): Recent studies of psycho-physiology in Schizophrenia. In: Schizophrenia Bulletin, 5, S. 581ff.
Stephens, J. H., G. O'Connor u. G. Wiener (1969): Long-term prognosis in schizophrenia. In: Amer. J. Psychiat., 126, S. 498ff.
Stierlin, H. (1978): Delegation und Familie. Frankfurt a. M. (Suhrkamp).
– (1980): Von der Psychoanalyse zur Familientherapie. Stuttgart (Klett-Cotta), 2. Aufl. 1980.
– (1981): Die „Beziehungsrealität“ Schizophrener. In: Psyche, 35, S. 49ff.
Strauss, J. S., R. F. Kokes, R. Klorman u. J. L. Sacksteder (1977): Premorbid adjustment in schizophrenia. Concepts, measures and implications. In: Schizophrenia Bulletin, 3, S. 182ff.
Süllwold, L. (1977): Symptome schizophrener Erkrankungen. Berlin–Heidelberg–New York (Springer).
Tienari, P., A. Sorri, I. Lathi, M. Naurala, K. E. Wahlberg, J. Pohjola u. J. Moring (1985): Interaction of genetic and psychosocial factors in schizophrenia. In: Acta Scandinavica, 71, S. 19ff.
Vidorman, S. (1970): La construction de l'espace analytique. Paris (Denoël).
Watzlawick, P., J. H. Beavin u. D. D. Jackson (1967): Menschliche Kommunikation. Bern–Stuttgart–Wien (Huber).
Watson, J. D. (1968): The double helix. London (Weidenfeld & Nicholson). Deutsch: Die Doppel-Helix. Reinbek (Rowohlt) 1969.
Wexler, B. E. (1980): Cerebral laterality and psychiatry: A review of the literature. In: Amer. J. Psychiatry, 137, S. 279ff.
Wing, J. K.: Clinical concepts of schizophrenia. In: Wing, J. K. (Hrsg., 1978): Schizophrenia. Toward a new synthesis. London (Brunner & Mazel), New York (Academic Press).
Wing, J. K. u. G. W. Brown (1970): Institutionalism and schizophrenia. London (Cambridge Univ. Press).
Wing, J. K., J. E. Cooper u. N. Sartorius (1974): The description and classification of psychiatric symptoms. An instruction manual for the PSE and Catego-System. London (Cambridge Univ. Press).

World Health Organisation (1979): Schizophrenia. An international follow-up-study. Chichester–New York–Brisbane–Toronto (Wiley).

Wynne, L. C., I. M. Ryckoff, J. Dave u. S. J. Hirsch (1958): Pseudomutuality in the family relations of schizophrenics. In: Psychiatry, 21, S. 205ff.

Wynne, L. C., M. T. Singer u. M. L. Toohey: Communication of the adoptive parents of schizophrenics. In: Jørstadt J. I. u. E. Ugelstad (Hrsg., 1976): Schizophrenia 75. Oslo (University of Oslo Press).

Zahn, M. (1974): System. In: Krings, H., H. M. Baumgartner u. C. Wild (Hrsg., 1974): Handbuch philosophischer Grundbegriffe. München (Kösel), S. 1458ff.

Autorenregister

Sachregister

Über den Autor

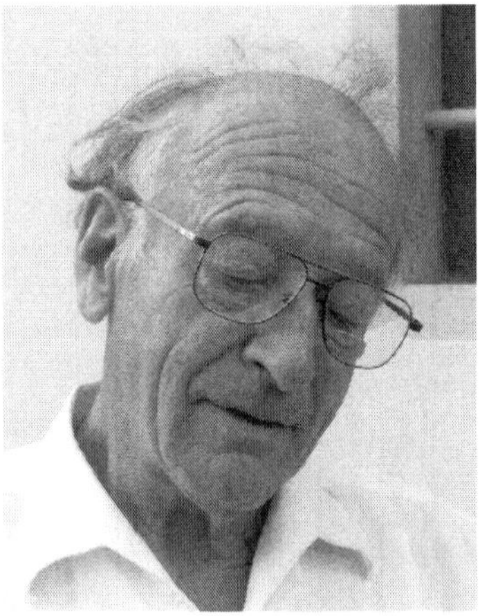

Luc Ciompi, Prof. em.; Studium der Medizin, Facharzt für Psychiatrie und Psychotherapie; psychoanalytische und systemisch-familientherapeutische Ausbildung; 1977–1994 Ordentlicher Professor an der medizinischen Fakultät der Universität Bern, Mit-Vorsteher des Departements der Universität Bern und ärztlicher Direktor der Sozialpsychiatrischen Universitätsklinik Bern; 1984–1998 Begründer und erster ärztlicher Leiter der therapeutischen Wohngemeinschaft „Soteria Bern"; seit 1995 freier wissenschaftlicher Buchautor und Publizist; psychotherapeutische Beratungs- und Supervisionstätigkeit, Computerforschung zum Konzept der Affektlogik.